现代临床输血与检验

XIANDAI LINCHUANG SHUXUE YU JIANYAN

主编　张立娥　张晓明　杜迎新　夏丽翚

　　　高真子　吴会丽　吴　爽

上海科学技术文献出版社
Shanghai Scientific and Technological Literature Press

图书在版编目（CIP）数据

现代临床输血与检验 / 张立娥等主编 .-- 上海：
上海科学技术文献出版社,2023
ISBN 978-7-5439-8970-2

Ⅰ.①现… Ⅱ.①张… Ⅲ.①输血－血液检查 Ⅳ.
①R446.11

中国国家版本馆CIP数据核字（2023）第199617号

组稿编辑：张　树
责任编辑：王　珺
封面设计：宗　宁

现代临床输血与检验

XIANDAI LINCHUANG SHUXUE YU JIANYAN

主　　编：张立娥　张晓明　杜迎新　夏丽翚　高真子　吴会丽　吴　爽
出版发行：上海科学技术文献出版社
地　　址：上海市长乐路746号
邮政编码：200040
经　　销：全国新华书店
印　　刷：山东麦德森文化传媒有限公司
开　　本：787mm×1092mm 1/16
印　　张：25.25
字　　数：646千字
版　　次：2023年8月第1版　2023年8月第1次印刷
书　　号：ISBN 978-7-5439-8970-2
定　　价：198.00元

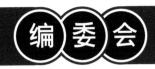

主 编

张立娥　张晓明　杜迎新　夏丽翚

高真子　吴会丽　吴 爽

副主编

李春兰　吴玉平　韩 鑫　迟小伟

王朋飞　黄 慧

编 委（按姓氏笔画排序）

王朋飞（山东省冠县第一中医医院）

杜迎新（山东省聊城市中医医院）

李春兰（山东省东营市东营区中医院）

吴 爽（锦州医科大学附属第一医院）

吴玉平（山东省威海市中心血站）

吴会丽（新疆医科大学第三临床医学院/附属肿瘤医院）

迟小伟（山东中医药大学附属医院）

张立娥（山东省宁津县人民医院）

张晓明（阳谷县中医医院）

夏丽翚（山东省威海市中心血站）

高真子（聊城市茌平区人民医院）

郭 斓（日照市妇幼保健院）

黄 慧（常州市第一人民医院）

韩 鑫（临朐县蒋峪中心卫生院大关分院）

前言

FOREWORD

输血医学是医学领域中由多学科发展起来的一门新兴学科，它是围绕将献血者血液输给患者进行救治这一中心，进行研究、开发、应用，从而保证临床输血安全性和有效性的医学学科。目前，临床输血已成为非常重要的治疗手段，因而对从事输血医学研究和临床输血工作人才的需求也发生了变化，对输血检验专业人员的要求也越来越高。为适应我国输血检验技术与临床事业的发展，输血检验专业人员在提高检验技能的同时，也要加强临床知识的学习，掌握输血检验项目的临床意义，以便更好地协助临床，服务患者。在临床用血方面，各级医疗机构要积极推广科学、合理用血技术，杜绝血液的浪费和滥用，保证临床用血的质量和安全。基于以上原因，我们特组织一批专家编写了《现代临床输血与检验》一书。

本书首先介绍了临床检验的基础内容；然后简要讲解了红细胞、白细胞与凝血检验，以及生化检验等临床常用检验项目；最后重点阐述了临床输血及其检验内容，包括血液的制备与保存，血型系统的鉴定，输血技术，输血相关疾病检测及输血不良反应等。本书注重科学性、实用性的有机统一，总体上实现了基础与应用、检验与临床、系统与局部的高度结合，可供医学检验技术专业学生使用，也可以作为医疗卫生机构输血科（库）、中心血站工作人员的专业参考书。

本书由临床领域内优秀学术骨干根据多年的临床实践经验，并参阅大量国内外文献和科研成果编写而成。由于编者编写水平和精力有限，书中难免有疏漏之处，敬请广大读者不吝指正，以便日臻完善。

《现代临床输血与检验》编委会

2023 年 6 月

目录

CONTENTS

第一章

检验的标本处理与结果分析

第一节　临床检验的标本处理

合格的检验标本是保证检验质量的先决条件,只有合格的检验材料,才有可能得到正确的检验结果。因此,评价检验结果和检验质量时必须包括合格的检验标本在内。

一、血液标本

(一)血液标本的种类和用途

血液标本分为全血、血浆或血清,根据试验项目和用血量不同,可自皮肤、静脉或动脉采血。除床边试验外,全血和血浆标本需要添加抗凝剂。

1.末梢采血

可满足用血量不超过 $200\ \mu L$ 的检验,如全血细胞计数、血细胞形态学和血液寄生虫学检验、床边出血时间、血糖、血脂等快速检验以及婴幼儿某些临床化学检验,推荐使用手指采血,也可由耳垂采血,婴幼儿可在足跟部采血。但采血时应避免用力挤压以防组织液的干扰。

2.静脉采血

静脉采血是最常使用的血液标本,用于绝大多数临床化学、血清学和免疫学、全血细胞计数和血细胞形态学、出血和血栓学、血液寄生虫学和病原微生物学检验、血液和组织配型等。

3.动脉采血

动脉采血用于血气分析、乳酸测定。用含有干燥肝素注射器或用肝素溶液充满注射器空腔和针头,过多的肝素可使 pH 和 $PaCO_2$ 值降低及相关计算参数错误。注射器内不得有气泡,因可改变 PaO_2 结果。与静脉血比较,乳酸、PaO_2、SaO_2(氧饱和度)不同,如用静脉血或动脉化毛细血管血测定血气一定要注明。

对婴幼儿或儿童血气测定,可用动脉化毛细血管采血,用不超过 $42\ ℃$ 的湿巾温热采血部位皮肤,使血液增加,血流加速,达到动脉化。

(二)采血器材和添加剂

1.采血器材

(1)注射器和试管:塑料器材与玻璃器材,普通采血与真空采血,对某些试验有不同的影响。

凝血因子测定以用塑料注射器和塑料试管为好,玻璃器材可加速血液凝固。用塑料注射器和塑料试管,因血液不易凝固,分离血清时间延长,不利于临床化学检验。普通注射器取血由于抽吸和转注,容易引起可见的或不可见的溶血,使血浆某些成分发生改变,例如 K^+、LDH、AST 升高等。

(2)真空采血装置:真空管采血简便、快速、省力,可连续多管采血;免去用注射器的抽吸和转注步骤,可避免或减轻机械性溶血;无血液污染,保持手、工作台面和申请单清洁,预防交叉感染,对工作人员和患者有保护作用;抗凝剂与血液比例固定,有利于保证检验质量。不能用大真空管采取小量样本血,因真空蒸发而使血液浓缩。厂商提供不同规格和不同用途的真空采血管,应按试验要求的标本性质和需血量选用,不仅可避免真空蒸发,还可防止暴露蒸发。真空管的规格和标志见表 1-1。

表 1-1 真空管的规格和标志

标记	抗凝剂	促凝剂	分离胶	用途	规格(mL)
红帽	—	—	—	常规临床化学和血清学测定	3、5、7、10
黄帽	—	+	+	常规临床化学和血清学测定	3、5、7、10
橘帽	—	+	—	常规临床化学和血清学测定	3、5、7、10
绿帽	肝素钠	—	+	除钾、钠外的急诊生化测定	3、5、7、10
浅绿	肝素锂	—	+	急诊临床化学各种项目测定	3、5、7、10
深蓝				血药浓度和微量元素测定	3、5、7
蓝帽	枸橼酸钠	—	—	出血和血栓学检验	2
黑帽	枸橼酸钠	—	—	红细胞沉降率测定	2
紫帽	EDTA-K$_2$	—	—	全血细胞计数和血细胞形态学检验	2

注:—表示无,+表示有。

2.添加剂

除全血细胞计数、血气、血氨、血沉、凝血因子、急诊生化等检验使用全血或血浆需加抗凝剂外,临床化学和免疫学检验多不用抗凝剂。草酸盐、氟化钠可抑制测试的酶活性或酶法检验的酶触反应,不推荐使用。

全血细胞计数、血细胞形态学检验推荐使用 EDTA-K$_2$ 盐,1.5 mg/mL 血,可保持血细胞体积不变,在 1～4 小时间无影响;但应及时制作血涂片,因延迟时间过长(超过 4 小时可使中性粒细胞颗粒消失。

凝血因子检验用枸橼酸钠抗凝优于草酸盐,因可使 V 因子稳定。用 109 mmol/L(3.2%)溶液与血液按 1∶9 比例,浓度与比例虽对凝血酶原时间(PT)影响不大,但对活化部分凝血活酶时间(APTT)有影响。抗凝剂 pH 对 PT 试验有影响,pH<7.1 或 pH>7.4 可使 PT 延长。应在 2 小时内完成检验,4 ℃ 贮存不稳定,Ⅶ因子仍可激活,−20～−70 ℃ 可稳定 3 周。

魏氏法血沉测定用 109 mmol/L(3.2%)枸橼酸钠,抗凝剂与血液应严格按 1∶4 比例,抗凝剂多或血液少则血沉加速;反之,抗凝剂少或血液多则血沉减慢。

血气分析用肝素抗凝,针管中不得有残留空气,针头用橡胶泥(或橡胶瓶塞)封口,混合后放在冰盒中立即送实验室按急诊检验处理。

血氨测定用添加肝素的有帽试管(25 U 抗凝 1 mL 血)或真空管采血,混合后立即送实验室按急诊检验处理。

血糖测定如标本放置过久,糖被血细胞分解而降低,用肝素或 EDTA(均指其盐,后同)抗凝,采血后立即分离血浆,试管加塞防蒸发,室温条件下可稳定 24～48 小时;用带分离胶的肝素或 EDTA 的真空管采血立即分离血浆,室温条件下可保存 3～4 天。氟化钠虽有抑制糖酵解的作用但也能抑制测试的酶触反应。或用碘乙酸钠或碘乙酸锂 0.5 mg/mL 血,可稳定 3 天。

急诊临床化学检验用肝素锂抗凝或浅绿帽真空管采血,可快速分离血浆不影响酶和电解质测定;也可用含凝血酶的真空管采血,可加速纤维蛋白原转变,缩短血液凝固时间。

(三)采血条件和患者准备

血液成分受饮食、情绪和肌肉活动的影响,也受采血体位影响。采血一般应在安静、空腹状态下进行,通常取早晨静脉血,无饮食影响。为了方便门诊患者可以放宽约束,但血脂、血磷等的测定则必须空腹。血糖测定根据需要可测清晨空腹血糖、三餐前血糖、餐后 2 小时血糖或就寝前血糖。一些有节律性变化的成分应在规定的时间取血。

1.住院患者

除特殊检验外,住院患者一般应在早晨起床活动前安静卧床空腹状态下取血。这不仅是为了保证检验质量,也是为了方便临床和实验室工作;急诊检验可随时取血。

2.门诊患者

门诊患者采血很难避免肌肉活动,应静息半小时以上,坐位取血按立位解释结果。因短时间的坐位机体无法调整体液的分布。空腹者可在上午 7～9 时取血,进餐者除血脂外可在上午 9～12 时取血。由于医院设备水平的不断提高,对门诊患者除血、尿、便常规以外非特别费时的检验项目,也应尽可能做到当时或当日等取结果以减少患者的复诊次数。

3.急诊患者

急诊患者可以随时卧位取血,不受饮食限制,但须注意输液和用药对检验结果的影响,特别是血糖和电解质。不得在输液的同一侧近心端血管取血,并要注明输液以及输注液体和药物种类,供实验室和临床医师解释结果时参考。

(1)进餐:可使葡萄糖、胰岛素、甘油三酯、尿素氮、碱性磷酸酶、尿酸、胆红素、乳酸、钠升高;血清总蛋白、清蛋白、α_2-球蛋白、血红蛋白、血细胞比容、游离脂肪酸、钾(高糖食物时)、无机磷降低。

(2)饮食:虽可影响某些成分,但进餐 90 分钟后多数试验项目与对照组比较无统计学意义。为方便门诊患者,除下述应在空腹取血的项目外,一般在午餐前 3 小时内取血不妨碍临床评价,但应注明进餐和取血的时间以便解释结果时参考。

(3)应在空腹取血的试验:血脂、血清铁、铁结合力、维生素 B_{12}、叶酸、胃泌素、抗体;血糖和胆汁酸有时需要在餐前或餐后测定。

(4)空腹:指禁食 6 小时以上。血脂测定应禁食 12～14 小时,不禁水,但须忌茶、咖啡、烟、酒或药物。

4.周期变化成分

对有周期变化的成分测定,应按规定的时间取血,如促肾上腺皮质激素(ACTH)、皮质醇,应在上午 8 点和下午 4 点两次取血,了解其分泌水平和分泌节律;醛固酮(ALD),应在早 6～8 点或 8～10 点分别采取立位和卧位静脉血;甲状旁腺激素(PTH),最好在早 8 点取血;急性心肌梗死(AMI)发病后,心肌酶变化有一定的规律,应记录取血的时间。

(四)采血技法和注意事项

1.止血带或压脉器

静脉压迫时间过长,引起淤血,静脉扩张,水分转移,血液浓缩,氧消耗增加,无氧酵解加强,乳酸升高,pH 降低,K^+、Ca^{2+}、肌酸激酶升高。

静脉取血技术要熟练,止血带压迫时间以不超过 40 秒为宜,乳酸测定最好不用止血带或针头刺入静脉后立即解除止血带。

2.输液与采血

应尽量避免输液时取血,输液不仅使血液稀释,而且对测试结果产生严重干扰,特别是糖和电解质;不得已时可在对侧手臂或足背静脉取血,并要注明输液及其种类。在一般情况下,推荐中断输液至少 3 分钟后取血,但也要加以注明。

3.避免溶血

红细胞某些成分与血浆不同,标本溶血可使红细胞成分释放干扰测定结果,应尽力避免人为因素造成的机械性溶血。

取血器材必须无菌、干燥、洁净,避免特别用力抽吸和推注,避免化学污染和细菌污染;推荐使用真空管采血。

(五)糖尿病血糖监测标本

出于不同的目的,可测定空腹、餐后、睡前以及夜晚任何时间的血糖,不同时间采血其临床意义不同。可用静脉血或末梢血。用于糖尿病监测以用末梢血快速测定较为简便,用于糖尿病诊断则必须用静脉血标准法测定,因快速法误差太大,不能满足临床需要。

1.空腹血糖

用于住院常规检查、健康体检、人群普查和糖尿病流行学研究(若仅测血糖,则以餐后血糖为敏感),以及胰岛储备功能和基础分泌水平评价。一般在早 6~8 时空腹取血,住院患者也不可以取血过早,以免因放置时间过长而使血糖降低。若为临床需要,则应按急诊及时送检,立即测定。

2.餐前血糖

用于糖尿病治疗监测和疗效评价。在午餐前和晚餐前 30 分钟内取血;或为方便门诊患者测午餐前血糖,意义同空腹血糖。空腹或餐前血糖正常不能排除糖尿病。

3.餐后血糖

用于糖尿病早期筛查和流行病学研究、诊断和治疗监测、药物调整和疗效评价。

(1)用于糖尿病筛查、流行学研究和糖尿病早期诊断,较空腹血糖敏感。一般应在摄取谷类食物干重不少于 100 g 的早餐后 2 小时取静脉血,用标准法(葡萄糖氧化酶法或已糖激酶法)测定;由于升糖激素水平的因素,早餐后血糖较午餐后更为敏感。

(2)用于糖尿病治疗监测、药物调整和疗效评价,可用简便快速的血糖仪测定。①自我监测:应分别测定口服降糖药和胰岛素注射的早、午、晚三餐后 2 小时血糖,每周 1 天或 2 天;根据餐后血糖水平逐步调整降糖药或胰岛素剂量,直至达到最佳控制状态。②门诊监测:测定口服降糖药或胰岛素注射的早餐后和午餐后 2 小时血糖;或为方便患者也可测定餐后 1~3 小时血糖。餐后不同时间的血糖,判定标准不同(1 小时 PPG<8.9 mmol/L,2 小时 PPG<7.8 mmol/L,3 小时 PPG<6.7 mmol/L)。

4.夜间血糖

为防止夜间低血糖发生或鉴别清晨高血糖原因,监测就寝前(如晚 9~10 时)血糖,或必要时加测夜间 0 时、2 时、4 时或早晨 6 时血糖。此时以用外周血床边快速测定为好。

二、尿液标本

(一)尿液标本种类

1.化学定性和常规检验标本

尿化学定性和常规检验应留取中段尿,女性须用湿消毒纸巾擦净外阴部以免阴道分泌物混入。按留取标本的时间,尿标本分为以下几种。

(1)首次晨尿:清晨第一次尿,较浓缩,适用于化学成分和有形成分检验。但常因留取后至送检放置时间过长,尿液温度降低盐类成分析出、细菌繁殖和尿素分解,使尿液变碱性,影响相对密度(比重)、亚硝酸盐和酸碱度测定的准确性。

(2)二次晨尿:清晨起床后首先将第一次尿排出并弃去,仍在空腹、静息状态下收集第二次排出的尿标本。

(3)随时尿:适用于化学成分和有形成分检验。尿液比较稀薄,对亚硝酸盐和细菌学检验不如清晨首次尿敏感;但方便患者,适合门诊或健康体检,尿液新鲜,有形成分和酸碱度可保持不变。亚硝酸盐试验须留取在膀胱存留 3 小时以上的尿,立即检验。

(4)负荷尿:为某种特殊需要检查一定负荷后的尿,如葡萄糖负荷后的糖耐量试验、菊糖负荷后的菊糖清除率试验、运动负荷后的运动后血尿、起立活动后的直立性蛋白尿等。

(5)餐后尿:进餐前排尿弃去,留取餐后 2 小时尿检测尿糖或常规,用于糖尿病筛查和糖尿病流行病学研究,糖尿病治疗监测、药物调整和疗效评价。

(6)餐前尿:早、午、晚三餐前 0.5～1 小时排尿弃去,进餐前再留取尿标本检测尿糖。此为进餐前两次尿液间隔的一小段时间内肾脏排泌的尿,尿糖浓度反映餐前空腹(或餐后 3～4 小时)的血糖平均水平。用于糖尿病治疗监测和疗效评价。

(7)睡前尿:夜晚就寝前(如 9 时)排尿弃去,就寝时(如 10 时)留取尿标本检测尿糖,用于监测夜间血糖水平,预防药物性低血糖反应和评价晨间高血糖原因。

2.化学定量和细胞计数标本

须先排尿弃去,计时,准确留取规定时间内的全部尿液。留取 3 小时尿,用于测定细胞排泄率;留取 4 小时尿,用于测定肌酐清除率;留取 12 小时尿,用于 Addis 计数;留取 24 小时尿,用于化学成分定量。一般自早 7 时或 8 时起排净膀胱,尿液弃去并计时,准确收集规定时间内的全部尿液。留取期间尿液须置 4～8 ℃冷藏;或在容器中先加入 100 g/L 麝香草酚异丙醇溶液 5～10 mL 防腐;或用二甲苯 1～2 mL 防腐,适用于化学成分检验;或用甲醛防腐,适用于有机成分检验。

(二)尿液标本留取的注意事项

1.容器

要保持清洁,避免化学品和细菌污染,最好使用一次性尿杯。

2.尿液标本

要求新鲜,留取后 1 小时内检验,否则应冷藏,测试前须复温。

3.定时尿

定时尿也称定量尿标本,必须留取规定时间内的全部尿液,时间开始的尿排净弃去,时间结束的尿排净收集,不得遗失,记录尿量,混匀后取 10～20 mL 送检。

4.微量元素测定尿

容器须用 10％硝酸浸泡 24～48 小时,用蒸馏水洗净,在无落尘的空气中干燥备用。

三、粪便标本

通常采用自然排出的粪便,采集方法是否得当直接影响检验结果的准确性。采集时应注意以下几点。

(一)标本

要求新鲜,不得混有尿液及其他成分;盛器需干燥洁净,最好使用一次性有盖的塑料专用容器。标本采集后应及时送检,最好在 1 小时内检查完毕。否则,由于受消化酶和酸碱度变化等的影响,导致有形成分被破坏。

(二)操作

应用干净竹签选取有脓血、黏液等成分的粪便,外观正常时应注意从粪便的不同部位多处取材,其量至少为指头大小(5 g)。

(三)寄生虫检查

检查溶组织内阿米巴原虫滋养体时应于排便后立即检查,寒冷季节标本传送及检查时均须保温;检查日本血吸虫卵时应取脓血、黏液部分,孵化毛蚴时至少留取 30 g 粪便且须尽快处理;检查蛲虫卵须用透明薄膜拭子或棉拭子于晚 12 时或清晨排便前自肛门周围皱襞处拭取并立即镜检。

(四)细菌培养

应将标本采集于无菌有盖容器内。

(五)隐血试验

用化学法做隐血试验时,应于 3 天前禁食动物血、肉类、肝脏,并禁服铁剂及维生素 C 等药物。

(六)无粪便排出而必须检查

可用拭子采取,不宜采用肛诊法和使用泻剂或灌肠后的粪便标本。

(七)检验后处理

粪便检验后,应将剩余标本与盛器一同焚烧消毒。

四、痰液标本

参考微生物检验的痰标本留取。

五、微生物检验标本

(一)血液标本微生物检验

1.标本采集时间、采集频率

(1)一般原则:一般情况下应在患者发热初期或发热高峰时采集。原则上应选择在抗生素应用之前,对已用药而因病情不允许停药的患者,也应在下次用药前采集。

(2)疑为布氏杆菌感染:最易获得阳性培养的是发热期的血液或骨髓。除发热期采血外还可多次采血,一般为 24 小时抽 3～4 次。

(3)疑为沙门菌感染:根据病程和病情可在不同的时间采集标本。肠热症患者在病程第 1～

2 周内采集静脉血液,或在第 1～3 周采集骨髓。

(4)疑为亚急性细菌性心内膜炎:除在发热期采血外应多次采集。第一天做 3 次培养,如果 24 小时培养阴性,应继续抽血 3 次或更多次进行血液培养。

(5)疑为急性细菌性心内膜炎:治疗前 1～2 小时分别在 3 个不同部位采集血液,分别进行培养。

(6)疑为急性败血症:脑膜炎、骨髓炎、关节炎、急性未处理的细菌性肺炎和肾盂肾炎除在发热期采血外,应在治疗前短时间内于身体不同部位采血,如左、右手臂或颈部,在 24 小时内采血 3 次或更多次,分别进行培养。

(7)疑为肺炎链球菌感染:最佳时机是在寒战、高热或休克时,此时采集样本阳性率较高。

(8)不明原因发热:可于发热周期内多次采血做血液培养。如果 24 小时培养结果阴性,应继续采血 2～3 次或更多次做血液培养。

2.采集容量

采血量以每瓶 5～8 mL 为宜。当怀疑真菌感染时采集双份容量。

3.采集标本注意事项

(1)培养瓶必须为室温,采血前后用 75% 乙醇或碘伏消毒培养瓶橡胶瓶盖部分。采集标本后应立即送检,如不能及时送检,请放于室温条件下。在寒冷季节注意保温(不超过 35 ℃)。

(2)标本瓶做好标记,写好患者的姓名、性别、年龄、病历号。

(3)严格做好患者采血部位的无菌操作,防止污染。

(4)应在申请单上标明标本采集时间。

(5)如同时做需氧菌及厌氧菌培养,应先把血样打入厌氧瓶,再打入需氧瓶,并且要防止注射器内有气泡。

(二)尿液标本的微生物检验

1.采集时间

(1)一般原则:通常应采集晨起第一次尿液送检。原则上应选择在抗生素应用之前采集尿液。

(2)沙门菌感染一般在病后 2 周左右采集尿液培养。

(3)怀疑泌尿系统结核时,留取 10～15 mL 晨尿或 24 小时尿的沉渣部分送检。

2.采集方法

(1)中段尿采集方法。①女性:以肥皂水清洗外阴部,再以灭菌水或高锰酸钾(1∶1 000)水溶液冲洗尿道口,然后排尿弃去前段,留取 10 mL 左右中段尿于无菌容器中,立即加盖送检;②男性:以肥皂水清洗尿道口,再用清水冲洗,采集 10 mL 左右中段尿于无菌容器中立即送检。

(2)膀胱穿刺采集法:采集中段尿有时不能完全避免污染,可采用耻骨上膀胱穿刺法取尿 10 mL 并置于无菌容器中立即送检。

(3)导尿法:将导尿管末端消毒后弃去最初的尿液,留取 10～15 mL 尿液于无菌容器内送检。长期留置导尿管患者,应在更换新管时留尿。

3.注意事项

尿液标本采集和培养中最大的问题是细菌污染,因此要严格无菌操作,标本采集后应立即送检。无论何种方法采集尿液,均应在用药之前进行,尿液中不得加入防腐剂、消毒剂。

（三）粪便标本的微生物检验

1.采集时间

（1）采样原则：腹泻患者应在急性期采集，以提高检出率，同时最好在用药之前。

（2）怀疑沙门菌感染：肠热症在2周后；胃肠炎患者在急性期，早期采集新鲜粪便。

2.采集方法

（1）自然排便法：自然排便后，挑取有脓血、黏液部位的粪便2～3 g，液状粪便取絮状物盛于无渗、漏、清洁的容器中送检。

（2）肠拭子法：如不易获得粪便或排便困难的患者及幼儿，可用拭子采集直肠粪便，取出后插入灭菌试管内送检。

3.注意事项

（1）为提高肠道致病菌检出率，应采集新鲜粪便做培养。

（2）腹泻患者应尽量在急性期（3天内）采集标本，以提高阳性率。

（3）采集标本最好在用药之前。

（四）痰及上呼吸道标本的微生物检验

1.采集时间

（1）痰：最好在应用抗生素之前采集标本，以早饭前晨痰为好，对支气管扩张症或与支气管相通的空洞患者，清晨起床后进行体位引流，可采集大量痰液。

（2）鼻咽拭子：时间上虽无严格限制，但应于抗生素治疗之前采集标本，咽部是呼吸和食物的通路，因此，亦以晨起后早饭前为宜。

2.采集方法

（1）痰液标本。①自然咳痰法：患者清晨起床后，用清水反复漱口后用力自气管咳出第一口痰于灭菌容器内，立即送检；对于痰量少或无痰的患者可采用雾化吸入加温至45 ℃的10％NaCl水溶液，使痰液易于排出；对咳痰量少的幼儿，可轻轻压迫胸骨上部的气管，使其咳嗽，将痰收集于灭菌容器内送检。②支气管镜采集法：用支气管镜在肺内病灶附近用导管吸引或支气管刷直接取得标本，该方法在临床应用有一定困难。③小儿取痰法：用弯压舌板向后压舌，用无菌棉拭子伸入咽部，小儿经压舌刺激咳嗽时，可喷出肺部或气管分泌物沾在棉拭子上，立即送检。

（2）上呼吸道标本：采集上呼吸道标本通常采用无菌棉拭子。采集前患者应用清水反复漱口，由检查者将舌向外拉，使腭垂尽可能向外牵引，将棉拭子通过舌根到咽后壁或腭垂的后侧，涂抹数次，但棉拭子要避免接触口腔和舌黏膜。

（五）化脓和创伤标本的微生物检验

1.开放性感染和已溃破的化脓灶

外伤感染、癌肿溃破感染、脐带残端、外耳道分泌物等感染部位与体腔或外界相通，标本采集前先用无菌生理盐水冲洗表面污染菌，用无菌棉拭子采集脓液及病灶深部分泌物；如为慢性感染，污染严重，很难分离到致病菌，可取感染部位下的组织，无菌操作剪碎或研磨成组织匀浆送检。

（1）结膜性分泌物：脓性分泌物较多时，用无菌棉球擦拭，再用无菌棉拭子取结膜囊分泌物培养或涂片检查；分泌物少时，可做结膜刮片检查。

（2）扁桃体脓性分泌物：患者用清水漱口，由检查者将舌向外牵拉，将无菌棉拭子越过舌根涂抹扁桃体上的脓性分泌物，置无菌管内立即送检。

（3）外耳道分泌物：脓性分泌物较多时，先用无菌棉球擦拭，再取流出分泌物置无菌管送检。

（4）手术后切口感染：疑有切口感染时可取分泌物，也可取沾有脓性分泌物的敷料置灭菌容器内送检。

（5）导管治疗感染：应做导管尖端涂抹培养再加血培养。

（6）瘘管内脓液：用无菌棉拭子挤压瘘管，取流出脓液送检；也可用灭菌纱布条塞入瘘管内，次日取出送检。

2.闭合性脓肿

（1）皮肤化脓（毛囊炎、疖、痈）和皮下软组织化脓感染：用2.5％～3.0％碘酊和75％乙醇消毒周围皮肤，穿刺抽取脓汁及分泌物送检，也可在切开排脓时，以无菌注射器或无菌棉拭子采集。

（2）淋巴结脓肿：经淋巴结穿刺术取脓液，盛于无菌容器内送检。

（3）乳腺脓肿、肝脓肿、脑脓肿、肾周脓肿、胸腔脓肿、腹水、心包积液、关节腔积液：可在手术引流时采集脓液或积液，也可做脓肿或积液穿刺采集脓液或积液，盛于无菌容器内立即送检。

（4）肺脓肿：体位引流使病肺处于高处，引流的支气管开口向下，痰液顺体位引流至气管咳出；也可在纤维支气管镜检查或手术时采集。

（5）胆囊炎：①十二指肠引流术采集胆汁，标本分三部分，即来自胆总管、胆囊及肝胆管；②手术时采集：在进行胆囊及胆管手术时，可从胆总管、胆囊直接采集；③胆囊穿刺法：进行胆道造影时采集胆汁。

（6）盆腔脓肿：已婚妇女可经阴道后穹隆切开引流或穿刺采集脓液，也可在肠镜暴露下经直肠穿刺或切开引流采集脓液检查。

（7）肛周脓肿：在患者皮肤黏膜表面先用碘酊消毒，75％乙醇脱碘，再用无菌干燥注射器穿刺抽取脓液，盛于无菌容器内立即送检。

（六）生殖道标本的微生物检验

1.尿道及生殖道分泌物

（1）男性。①尿道分泌物：清洗尿道口，用灭菌纱布或棉球擦拭尿道口，采取从尿道口溢出的脓性分泌物或用无菌棉拭子插入尿道口内2～4 cm轻轻旋转取出分泌物；②前列腺液：清洗尿道口，用按摩法采集前列腺液盛于无菌容器内立即送检；③精液：受检者应在5天以上未排精，清洗尿道口，体外排精液于无菌试管内立即送检。

（2）女性。①尿道分泌物：清洗尿道口，用灭菌纱布或棉球擦拭尿道口，然后从阴道的后面向前按摩，使分泌物溢出，无肉眼可见的脓液，可用无菌棉拭子轻轻深入前尿道内，旋转棉拭子，采集标本；②阴道分泌物：用窥器扩阴道，用无菌棉拭子采集阴道口内4 cm内侧壁或后穹隆处分泌物；③子宫颈分泌物：用窥器扩张阴道，先用灭菌棉球擦拭子宫颈口分泌物，用无菌棉拭子插入子宫颈管2 cm采集分泌物，转动并停留10～20秒，让无菌棉拭子充分吸附分泌物，或用去掉针头的注射器吸取分泌物，将所采集分泌物盛于无菌容器内立即送检。

2.注意事项

（1）生殖器是开放性器官，标本采集过程中，应严格遵循无菌操作以减少杂菌污染。

（2）阴道内有大量正常菌群存在，采取子宫颈标本应避免触及阴道壁。

（3）沙眼衣原体在宿主细胞内繁殖，取材时拭子应在病变部位停留十几秒钟，并应采集尽可能多的上皮细胞。

(七)穿刺液的微生物检验

1.脑脊液

(1)采集时间:怀疑为脑膜炎的患者,应立即采集脑脊液,最好在使用抗生素以前采集标本。

(2)采集方法:用腰穿方法采集脑脊液 3～5 mL,一般放入 3 个无菌试管,每个试管内 1～2 mL。如果用于检测细菌或病毒,脑脊液量应大于或等于 1 mL;如果用于检测真菌或抗酸杆菌,脑脊液量应大于或等于 2 mL。

(3)注意事项:①如果用于检测细菌,收集脑脊液后,在常温下 15 分钟内送到实验室,脑脊液标本不可置冰箱保存,否则会使病原菌死亡,尤其是脑膜炎奈瑟菌,肺炎链球菌和嗜血杆菌,常温下可保存 24 小时;②如果用于检测病毒,脑脊液标本应放置冰块,在 4 ℃ 环境中可保存72 小时;③如果只采集了 1 管脑脊液,应首先送到微生物室;④做微生物培养时,建议同时做血培养;⑤采集脑脊液的试管不需要加防腐剂;⑥进行腰穿过程中,严格无菌操作,避免污染。

2.胆汁及穿刺液

(1)检测时间:怀疑感染存在时,应尽早采集标本,一般在患者使用抗生素之前或停止用药后 1～2 天采集。

(2)采集方法:①首先用 2％碘酊消毒穿刺要通过的皮肤;②用针穿刺法抽取标本或外科手术方法采集标本,然后放入无菌试管或小瓶内,立即送到实验室;③尽可能采集更多的液体,至少 1 mL。

(3)注意事项。①在常温下 15 分钟内送到实验室,除心包液和做真菌培养外,剩余的液体可在常温下保存 24 小时;如果做真菌培养,上述液体只能在 4 ℃ 以下保存。②应严格无菌穿刺。③为了防止穿刺液凝固,最好在无菌试管中预先加入灭菌肝素,再注入穿刺液。④对疑有淋病性关节炎患者的关节液,采集后应立即送检。

(八)真菌检验

1.标本采集的一般注意事项

(1)用适当方法准确采集感染部位的标本,避免污染。

(2)注意标本采集时间。清晨的痰和尿含菌较多,是采集这类标本的最佳时间。另外,应尽可能在使用抗真菌药物前采集。

(3)标本采集量应足够。如从血中分离真菌,一般采集量为 8～10 mL。

(4)所用于真菌学检验的标本均需用无菌容器送检。

(5)对送检项目有特殊注意事项时,一定要在检验申请单上注明,或直接与真菌实验室联系,以便实验室采用相应特殊方法处理标本。

2.临床常见标本的采集

(1)浅部真菌感染的标本采集。①皮肤标本:皮肤癣菌病采集皮损边缘的鳞屑;采集前用 75％乙醇消毒皮肤,待挥发后用手术刀或玻片边缘刮取感染皮肤边缘,刮取物放入无菌培养皿中送检;皮肤溃疡采集病损边缘的脓液或组织等。②指(趾)甲:甲癣采集病甲下的碎屑或指(趾)甲;采集前用 75％乙醇消毒指(趾)甲,去掉指(趾)甲表面部分,尽可能取可疑的病变部分,用修脚刀修成小薄片,5～6 块为宜,放入无菌容器送检。③毛发:采集根部折断处,不要整根头发,最少 5～6 根。

(2)深部真菌感染的标本采集。①血液:采血量视所用真菌培养方法确定,一般为 8～10 mL;如用溶剂-离心法,成年人则需抽血 15 mL 加入 2 支 7.5 mL 的 Isolator 管中;此法可使红细胞和白细胞内的真菌释放出来,尤其适用于细胞内寄生菌,如荚膜组织胞浆菌和新型隐球菌的培养;采血后应立刻送检,如不能及时送检,血培养瓶或管应放在室温或 30 ℃以下环境,8～9 小时,否则影响血中真菌的检测。②脑脊液:通常为 3～5 mL,分别加入两支无菌试管中送检:一管做真菌培养或墨汁染色,另一管用于隐球菌抗原检测或其他病原菌培养。其他深部真菌感染的标本采集,如呼吸道、泌尿生殖道等标本,采集及送检方法与细菌学检验相同。

六、其他标本

(一)脑脊液标本的采集

1.适用范围

适用于脑脊液常规及糖、蛋白质、氯化物定量等检验。

2.注意事项

(1)脑脊液标本由临床医师采集,医护人员必须明确通知患者脑脊液标本的采集注意事项。

(2)在脑脊液标本采集前,应使患者尽量减少运动以保持平静,患者安静 15 分钟后卧床进行采集。

(3)脑脊液标本由临床医师采集,准备好采集标本所用的容器以及消毒器材、一次性注射器等。确认患者姓名,并将姓名或标本标识贴于标本采集试管上。

(4)临床医师必须向患者讲清楚脑脊液标本检验的目的(脑脊液检验主要对神经系统疾病的诊断、治疗及预后判断提供依据),采集前应向患者做适当解释,以消除疑虑和恐惧,并检查患者有无颅内压增高症状和体征,做眼底检查。告知患者脑脊液标本采集的适应证和禁忌证。

(5)将脑脊液分别收集于 3 个无菌小瓶(或试管)中,每瓶(管)1～2 mL,第一瓶(管)做细菌学检查,第二瓶(管)做化学或免疫学检查,第三瓶(管)做常规检查。

(6)脑脊液标本采集后,让患者去枕平躺 2～4 小时,严密观察病情,注意生命体征和瞳孔的变化。

(7)脑脊液标本留取后应立即送检。如送检时间过长,超过 2 小时不能做脑脊液检查。不能及时送检的标本,应 2～8 ℃(生化检验)或室温(常规检验)保存,但不要超过 2 小时。脑脊液放置过久,细胞可破坏或沉淀后纤维蛋白凝集成块,导致细胞分布不匀而使计数不准确;葡萄糖酵解造成糖含量降低。

(二)浆膜腔积液的标本采集

胸腹水的标本采集由临床医师负责进行,穿刺必须严格无菌操作,标本采集后分别加入 3 支试管,第一管用于微生物和化学检查,第二管用于细胞学检查,第一、第二管可加入25 U/mL肝素抗凝,第三管不加抗凝剂,置于透明试管以观察一般性状和有无凝集。

(三)精液的标本采集

(1)检测前一周要忌房事:将一次射出的全部精液直接排入洁净、干燥的容器内(不能用乳胶避孕套),特别是前几滴。

(2)标本留取后,37 ℃保温立即检验。

(张晓明)

第二节　临床检验的结果分析

实验室检验结果受多种因素影响,解释和评价时应注意以下几个问题:①正常范围、参考区间的概念,个体变异在群体变异中的分布;②方法学的敏感性、特异性和疾病预测值;③疾病识别值和方法学允许误差;④各种可能的影响因素,如遗传背景、生理波动、年龄和性别差异等;⑤多种检验检查参比对照,结合临床综合分析,定期复查并观察动态变化。

一、参考区间和样本分布

(一)参考区间不是疾病的诊断值

1.参考区间

为按一定条件选择的参考个体的测定值,用于确定正常范围的统计学分析,但在习惯上等同于参考值使用;参考区间是正常范围频数分布的统计学处理结果。正态分布用 $\overline{X} \pm 1.96s$ 或 $\overline{X} \pm 2s$(s 为均数标准差);偏态分布用百分数法,增大有意义者取 95% 百分位,减小有意义者取 5% 百分位。无论正态分布或偏态分布均取 95% 分布区间作为参考区间,正常受试者有 5% 概率分布在参考区间之外。用参考区间取代正常范围的目的在于用词准确和避免误解,不论用正常范围或参考区间,都是相对的概念,不能机械地用作划分正常与异常的界限。

2.参考个体和参考样本群

参考个体的选择有一定难度。首先是"健康者"定义困难,看似健康、其实不一定正常,潜在性和遗传性疾病用一般问诊和体检方法不易或不能发现。其次是参考样本群需要一定的数量,男女样本数须相等;有年龄差异时不同年龄组或年龄段的样本数也须基本满足正态分布;人群抽样不能没有老年样本,而老年人则多有潜在性疾病。因此,正常人群抽样难免混入异常者,参考区间不一定是全部正常者的测定值范围。

3.关于参考区间的代表性

参考区间的代表性受抽样误差和参考区间变异等因素影响。抽样误差由参考个体变异和参考群体变异构成,而参考区间变异则由抽样误差和技术误差构成。

(1)参考个体变异(Si,用标准差表示的个体变异):为个体内变异,包括日内变异和日间变异,主要受饮食、行为习惯、精神和体力活动等因素影响。

(2)参考群体变异(Sg,用标准差表示的群体变异):为个体间变异,不同生理、生化和代谢项目或指标变异不同,主要受遗传因素、年龄、性别、民族差异和参考样本群数量的影响。

(3)分析技术变异(Sa,用标准差表示的方法变异):为实验误差,主要受标本采集、测试方法、试剂品质、设备水平、工作环境、人员素质等因素影响。

$$E = s = \sqrt{Si2 + Sg2 + Sa2}$$

参考区间变异为以上 3 种误差的累加,式中:E 为参考区间的误差;s 为参考区间均数的标准差。当参考个体的变异大、参考样本群的数量少或方法学的精密度低时,s 增大,测定的参考区间相应增大。由此可见,参考区间不是一组固定不变的数字,不仅因测定方法而异,而且同一方法在不同的实验室,或同一实验室在不同时期的测定结果,也常有较大的差别。

由此可见,参考区间不是决定正常与异常的黄金标准,不能是疾病的诊断值,仅是一个大致接近于正常人的参考范围。

(二)样本在参考样本群中的分布

1.样本在样本群中的理论分布

取参考样本群分布的95%范围作为参考区间,由于参考个体的变异,健康者有5%的概率分布在参考区间之外,而病理者也有同样可能的概率分布在正常范围之内。换言之,正常个体与异常个体的测定值分布有交叉,健康人群与患病人群的测定值分布有重叠。这种交叉或重叠一般仅限于临界范围,可用敏感性和特异性衡量。如果交叉或重叠范围过多过大,说明方法学的敏感性和特异性两个方面均属于不合格,这样的方法不能用于临床诊断。

2.样本分布理论的临床意义

参考个体的变异范围小,参考群体的变异范围大,个体变异在参考区间内的分布虽多数接近均值,但也有可能接近于上限或下限。如接近下限,即使病理性升高参考均值的2~3个均数标准差,仍可在参考区间之内而被解释为正常;如接近上限,即使生理变异升高参考均值的1个均数标准差,也有可能超出参考区间而被解释为异常。换言之,对临界值无论解释为正常或异常都有可能判断错误,因此对边缘结果的评价必须持十分慎重的态度。测定值越远离参考均值,即t检验理论的t值越大,判断失误的可能性就越小。

二、检验指标的方法学评价

(一)敏感性、特异性与疾病预测值

1.敏感性和特异性

敏感性和特异性是诊断方法学评价的重要指标,二者既相互矛盾又相互联系。其特点是提高敏感性往往降低特异性,反之,提高特异性又会降低敏感性。用有质量控制的标准程序测定一定数量的疾病人群和非病人群,将结果绘制成2×2分割表(四格表),如表1-2所示。表中纵向疾病组栏反映方法学的敏感性,非病组栏反映方法学的特异性;横向阳性(+)栏反映阳性预测值,阴性(一)栏反映阴性预测值。TP为真阳性,FP为假阳性,FN为假阴性,TN为真阴性。

表 1-2 方法学特性评价四格表

组别和结果	黄金标准	
	疾病组	非病组
结果 (+)阳性	a(TP)	b(FP)
(一)阴性	c(FN)	d(TN)

理想方法的敏感性和特异性都应是100%,二者之和等于200%,疾病与非病的分界既无重叠又无干扰,然而这样的诊断方法极少。二者之和小于100%的方法不能使用。

$$敏感性(度)=疾病组阳性率=\frac{疾病组阳性数}{疾病组总数}=\frac{a}{a+c}$$

$$特异性(度)=非病组阴性率=\frac{非病组阴性数}{非病组总数}=\frac{d}{b+d}$$

2.预测值和可能性比值

实验室资料一般不是简单的分割正常与异常的界限,而是判断有病与非病的可能性有多大。

敏感性和特异性不能说明此问题,需借助预测值、可能性比值等几个参数。

(1)预测值:预测疾病与非病的诊断符合率。比率越大,诊断疾病或排除疾病的符合率越高。分为阳性预测值和阴性预测值。

$$阳性预测值 = 真阳性比率 = \frac{真阳性数}{阳性总数} = \frac{a}{a+b}$$

阳性预测值越大,则误诊率越小。

$$阴性预测值 = 真阴性比率 = \frac{真阴性数}{阴性总数} = \frac{d}{c+d}$$

阴性预测值越大,则漏诊率越小。

(2)可能性比值:预测疾病和非病识别的可能性大小。比值越大,则有病或非病识别的可能性越大,诊断的正确性越高,误诊或漏诊的可能性越小。

$$阳性可能性比值 = \frac{真阳性率}{假阳性率} = \frac{敏感性}{1-特异性} = \frac{a}{a+c} \times \frac{b+d}{b}$$

用于评估方法学诊断疾病的可能性程度,比值越大诊断疾病的误诊率越小。

$$阴性可能性比值 = \frac{真阴性率}{假阴性率} = \frac{特异性}{1-敏感性} = \frac{d}{b+d} \times \frac{a+c}{c}$$

用于评估方法学排除疾病的可能性程度,比值越大,否定疾病的漏诊率越小。

(二)ROC 曲线的应用

ROC 曲线(受试者操作特性曲线)或敏感性/特异性线图(sensitivity/specificity diagram),用于方法学评价和疾病识别值或分界值的确定。绘正方形图,纵轴为敏感性即疾病组阳性率,从下至上分度为 0、10%、20%……100%;横轴为阳性率[即(1-特异性)],从左至右分度同样为 0、10%、20%……100%。取不同测定值相对应的敏感性和假阳性率或(1-特异性)作图,并将各点连成曲线。左上角为敏感度 100%和假阳性率 0 的交点。用于不同方法学评价,越接近左上角的曲线,方法学的敏感性和特异性越好。

用于疾病识别值确定,最接近左上角的曲线切点值是最佳分界值,敏感性与特异性之和最大。

疾病筛查应选用敏感性高的方法以减少漏诊;疾病诊断应选用特异性高的方法以避免误诊。

三、疾病识别值和方法学允许误差

(一)疾病识别值和临床决定水平

1.疾病识别值或分界值

疾病识别值或分界值是指对疾病诊断的敏感性和特异性都较高,识别疾病意义最大的某一阈值,通常取 ROC 曲线最接近左上角的切点值。一般而言,生理变异大的指标参考区间界限值与疾病识别值不同,如血糖参考区间与糖尿病诊断值、转氨酶参考区间与肝损害诊断值、胆固醇参考区间与动脉粥样硬化危险性评价值、肿瘤标志物参考区间与可疑肿瘤的分界值不同。有时还须根据经验调整,如 γ-谷氨酰转肽酶(转肽酶,GGT)用于 40 岁以上饮酒者肝损害的早期发现,分界值应定在参考区间上限之下;用于肝癌筛查,因肝癌与肝炎的结果有重叠,为减少假阳性结果造成的不必要的思想负担,应定在上限之上。生理变异范围小的指标,如血清 K^+、Na^+、Cl^-、Ca^{2+}、Mg^{2+}、P^{3-}、pH 等,通常超出参考区间即有识别意义,超出参考区间及其 1/4 值(参考区间均值 1 个均数标准差),即有显著识别意义。

2.临床决定水平(clinic decision level,CDL)

CDL 是根据病理生理和临床经验而确定的有决定疾病诊断、紧急施治或判断预后意义的一种阈值,同一试验项目可有几个不同的临床决定水平。一般都是由临床医师根据病理生理学理论和临床实践经验总结确定。

(二)实验室方法学允许误差

1.偶然误差是不可避免的误差

偶然误差虽然不可避免,但是必须有明确限度。关于方法学的允许误差范围,有不同的意见,并因设备水平和分析项目而异。一般倾向于不超过参考区间的 1/4,即参考均值的 1 个均数标准差值。

参考区间=参考均值($\overline{X}$)$\pm 2s$,即参考区间由 4 个均数标准差组成,故 $1s=1/4$ 参考区间。

允许误差范围=参考均值的 $1s=\pm 1/2s=\pm$(参考区间上限一下限)$\times 1/4 \times 1/2$。

换言之,测定值的允许误差为该测定值$\pm 1/2$ 参考均值的标准差。例如,血糖测定的方法学允许误差为空腹血清葡萄糖(FPG)参考区间(青年组)为 3.33~5.55 mmol/L。

参考均值的标准差(s)=(5.55-3.33)mmol/L$\times 1/4=0.56$ mmol/L。

血糖允许误差范围=测定值加减 $1/2s$=测定值± 0.56 mmol/L$\times 1/2$=测定值± 0.28 mmol/L。

2.应用疾病识别值时须考虑测定值的允许误差

允许误差是因为任何方法学都不可避免的误差,所以任何一个试验结果都包含有允许误差。例如,某患者 FPG 测定值为 7.66 mmol/L,如上所述允许误差为 0.56 mmol/L,亦即 7.66 mmol/L 的允许范围为(7.66± 0.56)mmol/L=7.10~8.22 mmol/L。换言之,标准方法 FPG 测定值 7.66 mmol/L 的真实值是在 7.10~8.22 mmol/L。糖尿病诊断标准为 FPG$\geqslant$7.77 mmol/L 和/或餐后血糖(PPG)$\geqslant$11.1 mmol/L,故该例患者可能为糖尿病(DM,因为 FPG 8.22 mmol/L$>$7.77 mmol/L),但也可能为糖耐量降低(IGT,因为 FPG 7.10 mmol/L$<$7.77 mmol/L)。如果按美国糖尿病协会或 WHO 糖尿病咨询委员会诊断标准,FPG$\geqslant$6.99 mmol/L 为糖尿病,虽然无论是7.10 mmol/L 还是 8.22 mmol/L 均大于 6.99 mmol/L,应诊断为 DM;但是,由于血糖测定受多种因素影响,不能仅根据一次结果评价,所以应重复测定 FPG 或加测 PPG,必要时(如当 PPG 结果可疑时)还须做葡萄糖耐量试验(GTT)以确定诊断。

四、实验过程中的影响因素

临床检验从项目申请到结果解释是一个包括医师、患者、护士、检验多层次参与的环式运作过程,每一环节都受到多种因素影响。

(一)检验项目和检验时机的选择

1.不同检验项目在不同疾病和不同病期阳性率不同

如急性心肌梗死的心肌酶谱变化,不同的酶升高、峰值和恢复的时间不同,多种酶联合并于不同时间连续多次测定,可提高其临床意义。如在发病 2 小时内或 1 周后检测,阳性率降低。又如急性胰腺炎的酶学变化,淀粉酶一般在发病 6~12 小时升高,持续 3~5 天,脂肪酶则晚于淀粉酶升高;而急性出血性坏死性胰腺炎则可不见酶学改变。再如细菌性感染或组织损伤,1~2 天可见白细胞计数和 C-反应蛋白升高,而红细胞沉降率增速则需要 5~7 天的时间。自身抗体检测应在激素使用之前,细菌培养应在抗生素使用之前,并且需要连续采取 2~3 次或以上标本以提高检出率。一旦开始有效治疗,则阳性率将显著降低。

2.疾病早期使用有效治疗抗体可不升高

抗体生成需1~2周才能达到方法学可检出的水平,在起病1周内阳性率很低,2~3周后逐渐升高。其阳性率与测定方法的敏感性也有关,敏感方法可提前检出。此外,抗体水平与治疗也有关,在疾病早期进行有效的治疗,抗体水平可不升高或轻微升高,达不到方法学敏感性所能检测出的水平。因此,感染性抗体只有支持疾病诊断的意义,而无否定疾病诊断的作用。

(二)遗传背景的影响因素

1.性别差异

(1)男性大于女性的项目:如红细胞计数、血红蛋白、血细胞比容、血清铁、尿酸(UA)、肌酐(CRE)、肌酸激酶(CK)、天门冬氨酸转氨酶(AST)、视黄醇结合蛋白、前清蛋白。

(2)女性大于男性的项目:如促黄体生成素(LH)、卵泡刺激素(FSH)、高密度脂蛋白胆固醇(HDL-C)、载脂蛋白A、α_2-巨球蛋白等。

性别差异较大的项目应分别设定参考区间,如UA、CRE、CK、HDL-C;差别较小的项目一般不必单独设定参考区间,如AST、碱性磷酸酶(ALP)、总胆固醇、甘油三酯等。与性别有关的某些指标如CRE、肌酐清除率(CCR)、UA、CK、AST等,实际是与肌肉量相关。

2.年龄差异

(1)新生儿。增高:血清游离脂肪酸、乳酸脱氢酶(LDH)、ALP、无机磷、醛固酮、血浆肾素活性、甲胎蛋白(AFP);血液白细胞计数(WBC)、中性粒细胞比例。降低:血清总蛋白、CRE、总胆固醇、淀粉酶。

(2)婴幼儿。增高:血清ALP、胆碱酯酶;血液WBC、淋巴细胞(绝对数)。降低:血液中性粒细胞(相对数)。

(3)中青年。渐增:血清总胆固醇、甘油三酯,除此之外随年龄变化的项目不多。

(4)老年人。增高:血清LH、FSH、儿茶酚胺、甲状旁腺激素、ALP、葡萄糖、免疫球蛋白。降低:血清睾酮、雌二醇、降钙素、醛固酮、总蛋白、清蛋白。

60岁后老年人常有多种潜在性疾病。个体之间的变异,年龄是最重要的因素。差别较大的项目应设定不同年龄组或年龄段的参考区间。

3.生理差异

(1)妊娠期间。增高:AFP、α_1-抗胰蛋白酶、碱性磷酸酶、淀粉酶、尿酸、总胆固醇、甘油三酯、绒毛膜促性腺素、催乳素、甲状腺激素结合球蛋白、皮质醇、糖类抗原125(CA125)。降低:血清总蛋白(TP)、清蛋白(ALB)、尿素氮(BUN)、胆碱酯酶(ChE)、血清铁、Na^+、Ca^{2+}、红细胞计数、血红蛋白、血细胞比容。

(2)日周期节律:促肾上腺皮质激素(ACTH)、皮质醇,清晨5~6时最高,夜间0~2时最低。生长激素(GH)、促甲状腺激素(TSH)、催乳素(PRL),夜间睡眠时升高。儿茶酚胺昼间高而夜晚低。血浆肾素活性上午升高,傍晚降低。甘油三酯、肌酐、转铁蛋白、血清磷、血清铁下午增高,后者增高有时达2倍。尿素氮、胆红素(BIL),下午降低,过夜空腹则BIL升高。血Ca^{2+}中午最低,夜间有降低倾向。白细胞总数、淋巴细胞、BIL早晨最高,嗜酸性粒细胞下午最低,尿胆原午餐后2小时排泄最多。血红蛋白含量早晨空腹最低,下午4时最高。尿淀粉酶上午较低,晚餐后最高。

(3)月周期节律:LH、FSH、雌二醇(E_2)、血清磷、CA125随月经周期而变化,E_2在排卵期最高。纤维蛋白原(Fg 或 FBG)在月经前期开始升高,胆固醇在月经前期最高。

(4)生命周期改变:绝经期后性激素水平降低而促性腺激素水平升高,血脂相应升高。

(三)生活行为的影响因素

1.情绪

精神紧张和情绪激动可使儿茶酚胺、皮质醇、血糖、白细胞计数、中性粒细胞比例升高。

2.体力活动

出汗增多血液浓缩,血浆蛋白质和高分子成分,如总蛋白、胆固醇(TC)、高密度脂蛋白胆固醇(HDL-C)、AST、ALT、γ 谷氨酰转肽酶、红细胞计数(RBC)、血红蛋白(HGB)含量、血细胞比容(HCT)相对增加。骨骼肌成分,如肌酸激酶(CK)、AST、乳酸脱氢酶释放;CK 可超过正常范围的一至数倍,CK 同工酶 MB(CK-MB)也可见升高,但在总 CK 中的比值不升高($<5\%$)。代谢加速,代谢产物肌酐、尿酸、尿素氮增多;K^+、P^{3-} 升高,Ca^{2+}、Mg^{2+} 降低。剧烈运动无氧代谢产物乳酸、丙酮酸增加,碳酸氢盐(HCO_3^-)、pH 降低;如有溶血发生则 K^+、游离血红蛋白含量增多,结合珠蛋白减少并可出现蛋白尿和血尿。应激激素及反应因子,如儿茶酚胺、皮质醇、生长激素、转铁蛋白、白细胞计数、中性粒细胞比例增高,淋巴细胞、嗜酸性粒细胞计数降低。长期体育锻炼 HDL-C 增高。体力活动和肌肉运动的影响可持续数小时或在数小时后发生。

3.进餐

饮食对血液成分的影响与食物的种类和餐后取血的时间有关。

(1)进餐影响的成分:血清总蛋白、清蛋白,餐后由于血液稀释,测定结果较空腹约降低 0.44%;起床活动后由于体液重新分布,较晨间卧床时增高 0.41%~0.88%。门诊患者餐后取血与住院空腹取血两者结果比较,无显著性差异。血清胆固醇,正常人普通膳食餐后与餐前比较无统计学意义,血清甘油三酯受进餐影响明显,应在禁食 12~14 小时取血,饮水 90 分钟后基本不受影响。血糖,餐后增高,但正常波动较小,在 0.56 mmol/L 范围之内;糖尿病患者升高明显。糖尿病早期或轻型病例空腹血糖多正常,仅餐后血糖增高,而且多无临床症状。故对糖尿病的早期诊断和疾病筛查,以测定进食不少于 100 g 大米或面粉食品的早餐后 2 小时血糖较空腹血糖敏感。血清尿素氮和尿酸,由于夜间代谢率降低,早晨空腹尿素氮减少,进餐后则增多。血清电解质和无机盐类,进餐对 K^+、Na^+、Cl^-、Ca^{2+} 的影响,无统计学意义;血清无机磷餐后变化与血糖呈负相关,约降低 0.1 mmol/L,但与对照组比较无显著性差别。血清酶学,摄取食物或饮水后 90 分钟与空腹比较,无统计学意义。

(2)食物性质的影响:高蛋白膳食可增高血尿素氮、氨氮和尿酸浓度。多食高核酸食物(如内脏)可增高血尿酸浓度。多食香蕉、菠萝、番茄、凤梨可增加尿 5-羟吲哚乙酸(5-HIAA)的排泄。

(3)取血时间的影响:餐后立即取血,葡萄糖、甘油三酯增高,钾倾向于增高;游离脂肪酸降低约 30%,血清磷倾向于降低。高脂肪餐后 2~4 小时,肠源性碱性磷酸酶倾向于增高,特别是 B 血型和 O 血型 Lewis 阳性分泌型的患者。餐后血清浑浊可干扰某些试验,如使胆红素、乳酸脱氢酶、血清总蛋白增高,而尿酸、尿素氮则可轻度降低。高脂对梅毒、病毒、真菌、支原体抗体检验也有影响,应空腹取血。长时间空腹对血糖、糖耐量及其他多种试验有影响,例如,可增高血清胆红素(先天性非溶血性黄疸、非结合型胆红素血症或称 Gilbert 病,空腹 48 小时可增加 240%),可降低血前清蛋白、清蛋白、转铁蛋白和补体 C3 浓度。

据有关研究,进餐 90 分钟后除血糖、甘油三酯明显增高,血红蛋白、平均红细胞体积降低,血清总蛋白、清蛋白、α_2-球蛋白轻度降低外,其他多种成分与对照组比较,差别无统计学意义。为方便门诊患者,除血脂、血清铁、铁结合力、维生素 B₁₂、叶酸、胃泌素等测定应在空腹取血外,在午餐前 3 小时内取血,对检验结果的解释和评价应不会受很大影响。血糖、胆汁酸有时需要在空腹或餐后取血测定。

4.饮茶和咖啡

由于咖啡可抑制磷酸二酯酶的分解,一磷酸腺苷(AMP)转变为 5'-AMP 延缓,使糖酵解酶产物增多;使脂肪酯酶活性增强,脂肪分解,甘油和游离脂肪酸增多,游离药物和游离激素增多。

5.饮酒

酗酒早期尿酸、乳酸、丙酮增高;中期 GGT、尿酸增高;晚期谷丙转氨酶(ALT)增高。慢性乙醇中毒,胆红素(BIL)、天门冬氨酸转氨酶(AST)、碱性磷酸酶、GGT、平均红细胞体积(MCV)增高,叶酸降低。低分子碳水化合物和乙醇可致甘油三酯增高。

6.吸烟

吸烟可使一氧化碳血红蛋白(HbCO)、血红蛋白、白细胞总数、MCV、癌胚抗原(CEA)增高,免疫球蛋白 G(IgG)降低。

7.药物

多种药物可影响实验室检查结果。

(1)影响机体代谢的药物:如激素、利尿剂可导致水、电解质和糖代谢紊乱;咖啡因、氨茶碱可增加儿茶酚胺排泄。多种抗癫痫剂、解热镇痛剂、安眠镇静剂、抗生素、抗凝剂等通过诱导肝微粒体酶活性,使肝源性碱性磷酸酶、GGT 增高,高密度脂蛋白、甘油三酯合成亢进,血尿酸浓度增高。青霉素可使血清蛋白和新生儿胆红素降低,AST、肌酸激酶、肌酐、尿酸增高;青霉素钠可使血清钠增高,钾降低。阿司匹林可使血钙降低,血糖增高;普萘洛尔、利血平可使胆红素增高。口服避孕药对多种试验有影响,如可使 T₄ 增高,甲状腺激素摄取率(T-U)降低;α₁-抗胰蛋白酶、血清铁、甘油三酯、ALT 增高,清蛋白降低等。

(2)干扰化学反应的药物:如大剂量输注维生素 C 可使血清转氨酶、胆红素、肌酐增高,胆固醇、甘油三酯、血糖、乳酸脱氢酶降低,隐血假阴性,尿胆原结果减少等。

(四)标本采取的影响因素

1.取血时间的影响

一些激素和化学成分有周期性变化,不同时间取血其结果不同。如 ACTH、皮质醇有日间变化节律,应在上午 8 时和下午 4 时两次取血,不仅需要了解其血浓度而且需要了解其分泌节律。醛固酮应在上午 6~8 时分别取立位和卧位静脉血,甲状旁腺激素最好在上午 8 时取血。急性心肌梗死发病后心肌酶谱变化有一定规律,应多次取血测定并须记录取血时间,以便比较其演变过程。

2.患者体位的影响

从卧位变为直立位,低部位静脉压升高,毛细血管压升高,部分血浆超滤至组织间质,血细胞、蛋白质等大分子成分如血红蛋白、红细胞、总蛋白、清蛋白、碱性磷酸酶、转氨酶、胆固醇等不易通过毛细血管内皮细胞,因浓缩而增加;卧位间质液反流回血,使血液稀释,因而大分子成分浓度降低。而容易弥散的物质,受体位的影响则较小。

肾素、血管紧张素、醛固酮、儿茶酚胺等神经内分泌激素直立位时增加,用以维持血管张力和神经兴奋性,维持体液平衡和血压恒定,保证脑组织的血液供应。

3.止血带或压脉器

静脉取血,压脉带压迫时间过长可使多种血液成分发生改变。例如,压迫 40 秒,AST 增加 16%,总蛋白增加 4%,胆固醇和尿素氮增加 2%;压迫超过 3 分钟,因静脉扩张,淤血,水分转移,致血液浓缩,氧消耗增加,无氧酵解加强,乳酸升高,pH 降低,K^+ 和 Ca^{2+} 升高。

4.输液的影响

应尽可能避免在输液过程中取血。输液不仅使血液稀释,而且使测试反应发生严重干扰,特别是糖和电解质。葡萄糖代谢率正常约为 0.35 g/(h·kg),如输注 5% 葡萄糖,在特殊情况下可在输液的对侧肢静脉取血,并要注明在输液中。如输注 10% 葡萄糖≥3.5 mL/min,即使在对侧肢取血,血糖也会显著升高。在一般情况下,推荐中断输液至少 3 分钟后取血,但也要注明。

5.溶血的影响

红细胞成分与血浆不同,标本溶血可使乳酸脱氢酶、K^+、转氨酶(AST、ALT)、Zn^{2+}、Mg^{2+}、酸性磷酸酶升高,严重溶血对血清总蛋白、碱性磷酸酶、血清铁、无机磷、胆红素的测定以及与凝血活酶相关的试验也有影响。红细胞虽不含肌酸激酶(CK),但可因腺苷酸激酶的释放而使 CK 测定值增高。

6.皮肤和动脉采血

皮肤采血适用于全血细胞分析或称全血细胞计数(CBC)、血细胞形态学检验、婴幼儿血气分析以及其他快速床边检验,用力挤压可使组织液渗出造成干扰。动脉采血用于血气分析、乳酸测定和肝衰竭时的酮体测定。过多的肝素可降低 pH 和二氧化碳分压($PaCO_2$)测定值并导致相关计算参数的错误,注射器内有气泡可改变氧分压(PaO_2)结果。

7.血浆与血清

血浆含有纤维蛋白原,血浆总蛋白和清蛋白测定结果高于血清标本;血清含有血液凝固时血小板释放的 K^+ 和乳酸脱氢酶(LDH),当血小板增多时血清 K^+ 和 LDH 高于血浆。床边快速血糖测定和干化学法其他血液化学成分测定,虽用全血,其实为血浆,红细胞内成分一般不参与反应。

(五)标本转送和试验前处理

1.及时转送和尽快分离血清或血浆

取血后应尽快转送和分离血清或血浆,否则血清与血块长时间接触可发生以下变化。

(1)由于血细胞的糖酵解作用,血糖以每小时 5%~15% 的速率降低,糖酵解产物乳酸和丙酮酸升高。

(2)由于红细胞膜通透性增加和溶血加重,红细胞内化学成分发生转移和释放,酶活性受影响,血清无机磷、钾、铁、乳酸脱氢酶、天门冬氨酸转氨酶、肌酸激酶等升高。

(3)由于酯酶作用,胆固醇酯因分解而减少,游离脂肪酸增加。

(4)与空气接触,pH 和 PaO_2、$PaCO_2$ 改变,影响结果的准确性。

2.细菌学标本必须按要求采取

必须按要求采集标本,否则将影响结果的准确性,并给评价其意义带来麻烦甚至误导。

细菌学标本极易被污染,污染的标本杂菌大量繁殖抑制病原菌生长。条件致病菌也是致病菌,如污染条件致病菌将误导临床,造成对患者的损害以及经济和时间的浪费。脑膜炎球菌、流感杆菌离体极易死亡,应请实验室人员协助在床边采取和接种或立即保温送至实验室检验。室温放置延迟送检,阳性率降低;冷藏的标本根本不能使用。厌氧菌标本采取必须隔绝空气,混入空气的标本影响检验结果,不能使用。

3.微量元素测定标本

标本采取的注射器和容器必须注意避免游离金属污染。使用的玻璃或塑料注射器、试管或尿容器都需用 10%稀硝酸浸泡 24～48 小时,用蒸馏水洗净,在无降尘的空气中干燥;采血器材需高压灭菌,或用美国 Becton Dickinson 公司(B-D 公司)深蓝帽真空管和不锈钢针头采血。

随便采取的标本不能保证质量,其结果不能用于临床评价。

(六)实验室的影响因素

分析检验结果必须了解实验室设备水平和质量管理,没有质量保证的实验室资料是不可信赖的。

1.试验误差的原因、特点和对策

(1)系统误差。原因:系统(仪器、方法、试剂)劣化,定标错误或管理失当,是造成准确性降低的主要因素。特点:误差的性质不变,总是正的或负的误差;误差可大可小或成比例变化。对策:质量控制,对系统定期检测、考评、维修或必要时更换,保证系统优化组合。

(2)随机误差。原因:不固定的随机因素或不可避免的偶然因素,又称偶然误差,是造成精密度降低的因素。特点:误差有正有负,正负误差概率相等;小误差多,大误差少,呈正态分布。对策:质量监控,可将误差控制在允许范围之内;必要时重复测定或平行测定,可减小误差。

(3)责任差错。原因:粗心大意,违章操作,标本弄错,制度不严或管理缺陷。特点:误差或差错的大小和性质不定,有不同程度的危害性,但可以完全避免。对策:加强人员教育,严格查对制度,遵守操作规程,提高管理水平。

2.结果处理和信息传递

(1)对过高或过低有临床决定意义、与患者生命安全有关的检验结果,在确保检验质量的前提下,应立即通知临床医师;在诊断治疗上需要早知的信息,应提前报告或主动与有关人员联系。

(2)对检验结果必须认真审核,有疑问应及时复查,有缺陷应及时弥补;如有异常发现应予提前报告或与临床医师联系,审核无误应及时发出。做好登录(计算机的或手工的)以便查询并要定期进行质量分析和评价。

(3)对血清、脑脊液以及其他不易获得或有创采集的标本,应分别保存 3 天和 1 周以便必要时复查;对特殊、罕见或诊断不清病例的检验材料,应在 −20～−70 ℃长期保存直至失去使用价值。

五、检验结果综合分析

由于检验结果受多种因素影响,在解释和评价时必须结合其他检查资料、疾病流行学资料和临床资料全面综合分析。

(一)关于血象或全血细胞计数

白细胞计数(WBC)参考区间通常为$(4～10)×10^9/L$,对发热患者来说即使是 $5×10^9/L$,如伴有中性粒细胞减少也应视为降低;或即使为 $9×10^9/L$,如伴有粒细胞增多也应视为增高。因为生理性白细胞分布虽有较多机会接近参考均值($7×10^9/L$),但也有可能接近于上限或下限。假如患者生理分布在参考区间下限,如 $5×10^9/L$,病理性增高为参考区间的一半(2 个均数标准差),如 $3×10^9/L$,仍未超出参考区间;如生理分布在参考区间上限,如 $9×10^9/L$,病理性减少参考区间的一半,如 $3×10^9/L$,也还在参考区间之内。发热和白细胞变化是对病原刺激的共同反应,此时 WBC 虽然表面在参考区间之内,但是实际上已经发生了变化,因为中性粒细胞的改变已足以说明其病理性增减。

(二)女性患者的尿常规检验

如尿白细胞增多同时见有大量鳞状上皮细胞,提示白细胞来源于阴道或外阴而非尿路。此时用消毒纸巾清洁外阴和尿道外口后留取中段尿(尿流的中段)检验,则可避免阴道和外阴分泌物的混入。尿常规检验,凡女性患者均应留取中段尿,即使不清洁外阴也可减少污染。

(三)转氨酶和嗜酸性粒细胞升高

临床医师当发现血清转氨酶和血嗜酸性粒细胞增高时,不要忘记与肝有关的寄生虫感染。对不明发热或血吸虫、华支睾吸虫疫区或来自疫区的转氨酶增高者,应做显微镜白细胞分类或嗜酸性粒细胞计数。一些慢性血吸虫病例常因转氨酶升高而被长期误诊为肝炎,由于发现嗜酸性粒细胞增高和经结肠镜检查及结肠黏膜活检,始得到明确诊断。

(四)如何评价血脂结果

评价血脂不应仅根据报告单的参考区间确定高低或是否为合适水平,还必须结合年龄、有无冠心病(CHD)和动脉粥样硬化(AS)等其他危险因素、高密度脂蛋白胆固醇(HDL-C)和非高密度脂蛋白胆固醇(non-HDL-C)水平进行综合评价。例如,60 岁以上老年人,无 CHD、无 AS 等其他危险因素,也无 HDL-C 降低,胆固醇(TC)小于 5.69 mmol/L 属于期望水平,小于 6.47 mmol/L 属于边界范围。如有 CHD 或 AS 等其他危险因素或有 HDL-C 降低,TC 应小于 5.17 mmol/L 为期望水平。如年龄小于 30 岁,即使无 AS 等其他危险因素,TC 大于 5.17 mmol/L 即应视为增高水平;如有 CHD 或 AS 危险因素,TC 以小于 4.65 mmol/L 较为适宜。

TC＝HDL-C＋non-HDL-C。HDL-C 对 AS 的发生发展具有延缓作用,而 non-HDL-C 则具有促进作用。non-HDL-C 包括 LDL-C 和 VLDL-C 两种胆固醇,而以 LDL-C 对 AS 的影响更为重要。因此,当 TC 增高时应分析其组分胆固醇的水平或比率,分清主次,不可一概而论。

(五)评价甲状腺激素必须结合 TSH 水平

由于甲状腺疾病可原发于甲状腺,也可原发于垂体或下丘脑;甲状腺激素反馈调节 TRH(促甲状腺激素释放激素)和促甲状腺激素(TSH);同时甲状腺激素水平又受非甲状腺疾病的影响,不同实验室和不同方法设定的参考区间也有所不同,所以,同一轴系不同水平激素的联合使用,无论是对诊断还是鉴别诊断都更有意义。对甲状腺功能减退的诊断,高敏法测定的 TSH 比甲状腺激素更为敏感,更为重要。

(六)分析肿瘤标志物对肿瘤的诊断价值

由于肿瘤标志物敏感性和特异性的有限性,除考虑测定值水平、观察动态变化外,还必须结合超声波、CT、MRI 等影像检查和必要时的病理组织学检查,才有可能减少分析判断上的失误。对一时不能确定或有疑问的结果,应及时复查并观察其动态变化,以探明原因和总结经验。经验证明,即使是病理组织学检查,也难免有失误;应提倡联合看片,多人会诊,集体讨论诊断,以提高病理诊断的正确性。

(张晓明)

第二章

临床常用检验技术

第一节　血气分析技术

一、血气分析技术发展概况

该技术最早可追溯到 Henderson(1908 年)和 Hassel Balch(1916 年)关于碳酸离解的研究。有人在临床上应用化学方法对血气酸碱进行分析,即 Van Slyke-Neill 法、Scholander-Roughton 法、Riley 法,但这些化学分析方法操作麻烦,测定时间长,准确性差,已基本被淘汰。

20 世纪 50 年代中期,丹麦哥本哈根传染病院检验科主任 Astrup 与 Radiometer 公司的工程师合作研制出酸碱平衡仪,其后血气分析仪发展非常迅速,其发展过程大致分三个阶段。

第一阶段:血液 pH 平衡仪。采用毛细管 pH 电极,分别测量样品及样品与两种含不同浓度 CO_2 气体平衡后的 pH,通过计算或查诺模图得到 PCO_2、SB、BE、BB 等四个参数。代表性产品为 Radiometer 公司的 AME-1 型酸碱平衡仪。

第二阶段:酸碱血气分析仪。1956 年 Clark 发明覆膜极谱电极,1957 年 Siggard Anderson 等改进毛细管 pH 电极,1967 年 Severinghous 研制出测量 PCO_2 的气敏电极,奠定了目前所有血气分析仪传感器的基础。随后,采用电极直接测定血液中 pH、PCO_2、PO_2 的仪器大量涌现,经查表或用特殊计算尺除可获得 SB、BE、BB 外,还可换算出 AB、TCO_2、SBE、Sat、O_2 等。

第三阶段:全自动酸碱血气分析仪。20 世纪 70 年代以来计算机技术的发展,微机和集成电路制造技术的提高,使血气分析仪向自动化和智能化方向迈进,仪器可自动校正、自动进样、自动清洗、自动计算并发报告、自动检测故障和报警,甚至可提供临床诊断参考意见。

由于近年来电极没有突破性进展,虽然出现了点状电极和溶液标定等新技术,但因其寿命短、稳定性欠佳而影响了应用,不过血气分析仪产品在系列化、功能提高、增加电解质测量等方面还是取得很大进步。

值得一提的是,在过去的几年里,"接近患者"或"床边检测"观念激发了临床医疗服务机构的极大兴趣,相应的血气电解质分析仪应运而生。这些设备快速提供符合检验标准的结果,有效、可靠和精确,卓有成效地促进了临床医疗服务工作。

二、血气酸碱分析仪的工作原理、基本结构与主要机型

(一)血气酸碱分析仪的工作原理与基本结构

测量管的管壁上开有 4 个孔,孔里面插有 pH、PCO_2 和 PO_2 三支测量电极和一支参比电极。待测样品在管路系统的抽吸下,入样品室的测量管,同时被四个电极所感测。电极产生对应于 pH、PCO_2 和 PO_2 的电信号。这些电信号分别经放大、处理后送到微处理机,微处理机再进行显示和打印。测量系统的所有部件包括温度控制、管道系统动作等均由微机或计算机芯片控制。

血气分析仪虽然种类、型号很多,但基本结构可分电极、管路和电路三大部分。实际上,血气分析仪的发展与分析电极的发展进步息息相关,新的生物传感器技术的发明和改进带动了血气分析仪的发展。因此,了解分析电极的原理和基本结构对更好地使用血气分析仪有帮助。下面简单介绍 pH 电极、PCO_2 电极、PO_2 电极的基本结构。

1.电极的基本结构

(1)pH 电极与 pH 计类似,但精度较高,由玻璃电极和参比电极组成。参比电极为甘汞电极或 Ag/AgCl 电极。玻璃电极的毛细管由钠玻璃或锂玻璃吹制而成,与内电极 Ag/AgCl 一起被封装在充满磷酸盐氯化钾缓冲液的铅玻璃电极支持管中。整个电极与测量室均保持恒温 37 ℃。当样品进入测量室时,玻璃电极和参比电极形成一个原电池,其电极电位仅随样品 pH 的变化而变化。

(2)PCO_2 电极是一种气敏电极。玻璃电极和参比电极被封装在充满碳酸氢钠、蒸馏水和氯化钠的外电极壳里。前端为半透膜(CO_2 膜),多用聚四氟乙烯、硅橡胶或聚乙烯等材料。远端具有一薄层对 pH 敏感的玻璃膜,电极内溶液是含有 KCl 的磷酸盐缓冲液,其中浸有 Ag/AgCl 电极。参比电极也是 Ag/AgCl 电极,通常为环状,位于玻璃电极管的近侧端。玻璃电极膜与其有机玻璃外端的 CO_2 膜之间放一片尼龙网,使两者之间保证有一层碳酸氢钠溶液间隔。CO_2 膜将测量室的血液与玻璃电极及外面的碳酸氢钠溶液分隔开,它可以让血中的 CO_2 和 O_2 通过,但不让 H^+ 和其他离子进入膜内。测量室体积可小至 $50\sim70\ \mu L$,现代仪器中与 PO_2 电极共用。整个电极与测量室均控制恒温 37 ℃。当血液中的 CO_2 透过 CO_2 膜引起玻璃电极外碳酸氢钠溶液的 pH 改变时,根据 Henderson-Hassebalch 方程式,可知 pH 改变为 PCO_2 的负对数函数。所以,测得 pH 后,只要接一反对数放大电路,便可求出样品的 PCO_2。

(3)PO_2 电极是一种 Clark 极化电极,O_2 半透膜为聚丙烯、聚乙烯或聚四氟乙烯。由铂阴极与 Ag/AgCl 阳极组成,铂丝封装在玻璃柱中,暴露的一端为阴极,Ag/AgCl 电极围绕玻璃柱近侧端,将此玻璃柱装在一有机玻璃套内,套的远端覆盖着 O_2 膜,套内充满磷酸盐氯化钾缓冲液。玻璃柱远端磨砂,使铂阴极与 O_2 膜间保持一薄层缓冲液。膜外为测量室。电极与测量室保持恒温 37 ℃。血液中的 O_2 借膜内外的 PO_2 梯度而进入电极,铂阴极和 Ag/AgCl 阳极间加有稳定的极化电压($0.6\sim0.8$ V,一般选 0.65 V),使 O_2 在阴极表面被还原,产生电流。其电流大小决定于渗透到阴极表面的 O_2 的多少,后者又决定于膜外的 PO_2。

无论是哪种电极,它们对温度都非常敏感。为了保证电极的转换精度,温度的变化应控制在 ±0.1 ℃。各种血气分析仪的恒温器结构不尽相同,恒温介质和恒温精度也不一样。恒温介质有水、空气、金属块等,其中水介质以循环泵、空气、风扇、金属块、加热片来保证各处温度均衡,以热敏电阻做感温元件,通过控制电路精细调节温度。

2.体表 PO_2 与 PCO_2 测定原理

(1)经皮 PO_2(PtO_2)测定:用极谱法的 Clark 电极测量。通过皮肤加温装置,使皮肤组织的

毛细血管充分动脉化,变化角质与颗粒层的气体通透性,在皮肤表面测定推算动脉血的气体分压。结果比动脉 O_2 低,原因是皮肤组织和电极本身需要消耗 O_2。

(2)经皮 PCO_2($PtCO_2$)测定:电极是 Stowe-Severinghaus 型传感元件。同样也是通过皮肤加温装置来测定向皮肤表面弥散的 CO_2 分压。结果一般比动脉 CO_2 高,原因是皮肤组织产生 CO_2、循环有障碍组织内有 CO_2 蓄积、CO_2 解离曲线因温度上升而向下方移位等因素比因温度升高造成测量结果偏低的作用更大。

(3)结膜电极($PcjO_2$,$PcjCO_2$):微小的 Clark 电极装在眼睑结膜进行监测,毛细血管在眼睑结膜数层细胞的表浅结膜上皮下走行,不用加温就能测定上皮表面气体。$PcjO_2$ 能反映脑的 O_2 分压状况。

当前,绝大多数仪器可自动吸样,从而减少手工加样造成的误差,也不必过于考虑样品体积。现在大家的注意力集中在怎样才能不再需要采集血标本的技术上,如使用无损伤仪器测 PO_2 和 PCO_2。经皮测定血气,在低血压、灌注问题(如在休克、水肿、感染、烧伤及药物)不理想的电极放置、血气标本吸取方面问题(如患者焦虑),以及出生不足 24 小时的婴儿等情况下可能与离体仪器测定的相关性不够理想。但不管怎样,减少患者痛苦、能获得连续的动态信息还是相当吸引人的。

为了把局部血流对测定的影响减至最小,血管扩张是必要的。由于每个人对血管扩张药物如尼古丁和咖啡因等的反应不同,很难将其作为常规方法使用,因此加热扩散几乎是目前唯一使用的方法。通常加热的温度为 42～45 ℃,高于 45 ℃的温度偶尔可能造成Ⅱ度烫伤。实际测定时,每 4 小时应将电极移开一次,一方面可以避免烫伤,另一方面仪器存在一定的漂移,需要校正以减小误差扩大。

(二)血气酸碱分析仪应用的主要机型

1.ABL 系列

丹麦 Radiometer 公司制造的血气分析仪,在 20 世纪 70 年代独领风骚,随后才有其他厂家的产品。该系列血气分析仪在国内使用广泛,其中 ABL3 是国内使用较多的型号,可认为是代表性产品。近年该公司推出的 ABL4 和 ABL500 系列带有电解质(钾、钠、氯、钙)测定功能。

2.AVL 系列

瑞士 AVL 公司从 20 世纪 60 年代起就开始研制生产血气分析仪,多年来形成自己的系列产品,其中有 939 型、995 型等,以及 90 年代初推出 COMPACT 型。代表性产品为 995 型,有以下特点。

(1)样品用量少,仅需 25～40 μL。

(2)试剂消耗量少,电极、试剂等消耗品均可互换,电极寿命长。

(3)管路系统较简单,进样口和转换盘系统可与测量室分开,维修、保养方便。

3.CIBA-CORNING 系列

美国汽巴-康宁公司在 1973 年推出第一台自动血气分析仪。早期产品有 165、168、170、175、178 等型号。近年来生产的 200 系列,包括 238、278、280、288 等型号。该公司现被 BAYER 公司收购,最新的型号是 800 系列血气分析系统。

4.IL 系列

美国实验仪器公司是世界上生产血气分析仪的主要厂家,早期产品有 413、613、813 等手工操作仪器。20 世纪 70 年代末开始研制的 IL-1300 系列血气分析仪,因设计灵活,性能良好、可靠而广受欢迎。BG3 实际上也属于 IL-1300 系列。该公司推出的新型血气分析仪有 BGE145、BGE1400 等,性能上的改进主要是增加了电解质测定,这是大多数血气分析仪的发展趋势。

IL-1300 系列血气分析仪特点如下。

(1)固体恒温装置:IL-1300 系列以金属块为电极的恒温介质,没有运动部件(空气恒温需风扇循环,水恒温需搅拌或循环),结构紧凑,升温快。同时片式加热器和比例积分(PI)温控电路确保较好的恒温精度(0.1 ℃)。

(2)微型切换阀:特殊设计的微型切换阀在测量管道的中间,在校正时将 pH 测量电极(pH、Ref)和气体电极(PCO_2、PO_2)分成两个通道,同时用 H 标准缓冲液(7.384、6.840)和标准气体(Cal1、Cal2)分别校正。这使管路系统大大简化,减少了许多泵阀等控制部件,易于维护检修。

(3)测量结果:可溯源至国家标准 IL-1300 系列采用的两种 pH 缓冲液和两种标准混合气均符合标准法规定,可逐级由上一级计量部门检定。经此校正,pH 电极和气体电极的结果具有溯源性,即测定结果符合标准传递。

(4)人造血质控液:IL 公司生产的人造血质控液(abe)在理化和生物特性上与血液样品非常接近,通过三种水平(偏酸、中性、偏碱)的 ABC 可以更好地检测仪器的测量系统,甚至可反映出样品污染、冲洗效果对测量的影响。

5.NOVA 系列

代表产品为 NOVA SP-5,仪器特点如下。

(1)管道系统:以一个旋转泵提供动力,可同时完成正反两个方向的吸液和充液动作;用止流阀和试剂分隔器代替传统的液体电磁阀;所有管路暴露在外等。不仅大大降低了故障率,还容易查明故障原因和维修。

(2)测量单元:采用微型离子选择电极,各种电极均应用表面接触技术,拆卸方便,节约样品,并且这些电极安装在特制的有机玻璃流动槽上,可直接观察整个测试过程中的气体-液体交替的流动过程;采用特殊设计的自动恒温测量单元。

(3)红细胞比容(HCT)测定:电极在 S 形通道内设两个电极作为 HCT 的测定电极,同时还可作为空气探测器电极。它是根据红细胞和离子都能阻碍电流通过,其阻值大小与红细胞的百分比减去由离子浓度所得到的阻值成正比,从而达到测定 HCT 的目的。电极内有温度调节热敏电阻,使样品通过该电极时,能迅速达到 37 ℃ 并恒定,以减小测定误差。

(4)仪器校正由仪器本身根据运行状态自动进行校正间隔时间可设置。

6.DH 系列

DH 系列由南京分析仪器厂研制。其技术性能基本与 ABL 系列相近。该厂的最新型号为 DH-1332 型,具有强大的数据处理功能,可将指定患者的多次报告进行动态图分析;尤其是其特有的专家诊断系统,可在每次测定后的测试报告上标出测量结果的酸碱平衡区域图,并根据国际通用的临床应用分析得到参考诊断意见。这样,临床医师可不用再对测量数据进行分析,从而可以迅速、有效地进行治疗。

7.医疗点检测用的仪器

医疗点检测(POCT)或床边检测用的仪器,以便携、小型化为特点。这类仪器分两类:一为手提式、便携的单一用途电极仪器,提供各种检测用途的便携式电极,包括 I-STAT 型(I-STAT 公司)和 IRMA 型(Diametrics 公司,St.Paul,MN)仪器。二为手提式、含有所有必需电极的液体试剂包的仪器,包括 GEM 系列分析仪(Mallinckrodt Medical 公司)和 NOVA 系列分析仪

（NOVA Biomedical公司）。这类利用便携式微电极的仪器能检测电解质、PCO_2、PO_2、pH、葡萄糖、尿素氮和 HCT,仅用少量的未稀释全血样品即可,能为临床提供有效、可靠、精密、准确的结果。其最明显的优点是能快速地从少量的全血中提供生化试验结果。

三、血气酸碱分析技术的临床应用

血液酸碱度的相对恒定是机体进行正常生理活动的基本条件之一。正常人血液中的 pH 极为稳定,其变化范围很小,即使在疾病过程中,也始终维持在 pH 7.35～7.45。这是因为机体有一整套调节酸碱平衡的机制,通过体液中的缓冲体系及肺、肾等脏器的调节作用来保证体内酸碱度保持相对平衡。疾病严重时,机体内产生或丢失的酸碱超过机体调节能力,或机体酸碱调节机制出现障碍时,容易发生酸碱平衡失调。酸碱平衡紊乱是临床常见的一种症状,各种疾患均有可能出现。

(一)低氧血症

可分为动脉低氧血症与静脉低氧血症,这里只讨论前者。

(1)呼吸中枢功能减退。特发性肺泡通气不足综合征、脑炎、脑出血、脑外伤、甲状腺功能减退、CO_2 麻醉、麻醉和镇静药过量或中毒。

(2)神经肌肉疾患。颈椎损伤、急性感染性多发性神经根综合征、多发性硬化症、脊髓灰质炎、重症肌无力、肌萎缩、药物及毒物中毒。

(3)胸廓及横膈疾患。

(4)通气血流比例失调。

(5)肺内分流。

(6)弥散障碍。

(二)低二氧化碳血症

(1)中枢神经系统疾患。

(2)某些肺部疾患。间质性肺纤维化或肺炎、肺梗死,以及呼吸困难综合征、哮喘、左心衰竭时肺部淤血、肺水肿等。

(3)代谢性酸中毒。

(4)特发性过度通气综合征。

(5)高热。

(6)机械过度通气。

(7)其他,如甲亢、严重贫血、肝昏迷、水杨酸盐中毒、缺氧、疼痛刺激等。

(三)高二氧化碳血症

(1)上呼吸道阻塞:气管异物、喉头痉挛或水肿、溺水窒息通气受阻、羊水或其他分泌物堵塞气管、肿瘤压迫等。

(2)肺部疾患:慢性阻塞性肺病、广泛肺结核、大面积肺不张、严重哮喘发作、肺泡肺水肿等。

(3)胸廓、胸膜疾患:严重胸部畸形、胸廓成形术、张力性气胸、大量液气胸等。

(4)神经肌肉疾病:脊髓灰质炎、感染性多发性神经根炎、重症肌无力、进行性肌萎缩等。

(5)呼吸中枢抑制:应用呼吸抑制剂如麻醉剂、止痛剂,中枢神经系统缺血、损伤,特别是脑干伤等病变。

(6)原因不明的高 CO_2 血症:心肺性肥厚综合征、原发性肺泡通气不足等。

(7)代谢性碱中毒。

(8)呼吸机使用不当。

(四)代谢性酸中毒

(1)分解性代谢亢进(高热、感染、休克等)酮症酸中毒、乳酸性酸中毒。

(2)急慢性肾衰竭、肾小管性酸中毒、高钾饮食。

(3)服用氯化氨、水杨酸盐、磷酸盐等酸性药物过多。

(4)重度腹泻、肠吸引术、肠胆胰瘘、大面积灼伤、大量血浆渗出。

(五)代谢性碱中毒

(1)易引起 Cl^- 反应的代谢性碱中毒(尿 $Cl^- < 10\ mmol/L$),包括挛缩性代谢性碱中毒,如长期呕吐或鼻胃吸引、幽门或上十二指肠梗阻、长期或滥用利尿剂及绒毛腺瘤等所引起、Posthy-percapnic 状态、囊性纤维化(系统性 Cl^- 重吸收无效)。

(2) Cl^- 恒定性的代谢性碱中毒,包括盐皮质醇过量,如原发性高醛固酮血症(肾上腺瘤或罕见的肾上腺癌)双侧肾上腺增生、继发性高醛固酮血症、高血压性蛋白原酶性高醛固酮血症、先天性肾上腺增生等;糖皮质醇过量,如原发性肾上腺瘤(Cushing's 综合征)垂体瘤分泌 ACTH(Cushing's 症)外源性可的松治疗等;Bartter's 综合征。

(3)外源性代谢性碱中毒,包括医源性的,如含碳酸盐性的静脉补液,大量输血(枸橼酸钠过量),透析患者使用抗酸剂和阳离子交换树脂,用大剂量的青霉素等,乳类综合征。

四、血气酸碱分析技术应用展望

血气分析仪能满足精确、快速、微量的要求,并且已达到较高的自动化程度。从发展趋势来看,大体上有以下几方面。

(1)发展系列产品,满足不同级别医疗单位的要求大量采用通用部件,如电极、测量室、电路板、控制软件,生产厂家只需对某一部件或某项功能进行小的改进就可以推出新的型号。如 IL 的 1300 系列。也有的厂家采用积木式结构,将不同的部件组合起来成为不同型号。如 NOVA SP 系列。同一系列的产品功能不同,价格有时相去甚远。因此,用户应根据本单位的实际情况选择合适的型号,不能盲目追求新的型号,造成不必要的浪费。

(2)功能不断增强这些功能的拓展是与计算机技术的发展分不开的,主要体现在两个方面。①自动化程度越来越高,向智能化方向发展当今的血气分析仪都能自动校正、自动测量、自动清洗、自动计算并输出打印,有的可以自动进样。多数具备自动监测功能(包括电极监测、故障报警等)。有些仪器在设定时间内无标本测定时会自动转入节省方式运行。②数据处理功能加强除存储大量的检查报告外,还可将某一患者的多次结果做出动态图进行连续监测。专家诊断系统已在部分仪器上采用,避免了误诊,特别是对于血气分析技术不熟悉的临床医师。通过数据发送,使联网的计算机迅速获取检查报告。

(3)增加检验项目,形成"急诊室系统"具备电解质检测功能的血气分析仪是今后发展的主流,临床医师可以通过一次检查掌握全面的数据。此外,葡萄糖、尿素氮、肌酐、乳酸、HCT、血氧含量测定也在发展,有的已装备仪器。

(4)免保养技术的广泛使用:目前的血气分析仪基本上采用敏感玻璃膜电极,由于测量室结构复杂,电极需要大量日常维护工作。据估计,电检故障约占仪器总故障的 80% 左右。采用块状电极,在寿命期内基本不用维护,成为"免维护"或准确说来是"少维护"电极,这是今后血气电极发展的主流。更新的技术是点状电极,即在一块印刷电路板上的一个个金属点上,滴上电极液并覆盖不同的电极膜而形成电极,由沟槽状测量管通道相连,插入仪器后与仪器的管道、电路相接成为完整的检测系统。这是真正意义上的"免维护"电极,有广阔的发展前景。

(5)为实现小型化,便携式的目的,有几种发展趋势:①密闭含气标准液将被广泛使用,从而摆脱笨重的钢瓶,仪器可以真正做到小型化,能随时在床边、手术室进行检查。②把测量室、管路系统高度集成,构成一次性使用的测量块,测量后,测量块即作废,免除了排液、清洗等烦琐的工作,简化了机械结构,减小了仪器体积。③彻底抛弃电极法测量原理,采用光电法测量,使其成为真正免维护保养、操作简便可靠的仪器。即发光二极管发出的光经透镜和激发滤光片后,照射到半透半反镜上,反射光再经一个透镜照射到测量小室的传感片上,根据测量参数不同(如 pH 大小不同),激发出来的光强度也不同,发射光经透镜及发射滤光片,到达光电二极管,完成光信号到电信号的转换。由于这一改革采用了光电法测量,无须外部试剂(只需测量块即可),大大降低了对外部工作环境的要求,同时也使操作变得简单易行。如 AVL 公司生产的 AVL OPTI,采用后两种技术,总重量仅为 5 kg,可以在任何情况和环境下运送,提高了仪器的便携性,使其成为面向医师、护士,而不是面向工程技术人员和实验技术人员的免维护仪器。该仪器十分适于在各种紧急情况下快速、准确地对患者进行检查,指导医师进行治疗。

(6)非损伤性检查血气分析仪已经做到经皮测定血液 PO_2、PCO_2,尽管结果与动脉血的结果有一定差异,但基本能满足病情监测的需要。从理论上说,测定 pH 实行非损伤性检查是不可能的。现在研究的方向是如何在微小损伤的情况下,用毛细管电极插入血管来测定血液 pH,甚至进行连续监测。由于不会造成出血,患者没有什么痛苦,适合危重患者特别是血气酸碱平衡紊乱患者的诊断抢救。

(张晓明)

第二节 发光免疫分析技术

一、发光免疫分析技术发展概况

提供可靠的检测技术和快捷的服务是临床实验室提供高质量服务的关键。这种需求促使临床检验技术不断更新发展。就激素、多种特定蛋白及药物的定量检测而言,因被检物质分子量小,体液中含量极微,其检验方法必须具有高度的特异性及灵敏度。20 世纪 60 年代开始发展起来的放射免疫技术在一定程度上解决了上述技术性问题,但因标志物放射性污染、半衰期短影响试剂稳定性以及分离技术需时较长、无法实现全自动化等缺点,已渐被淘汰。随着单克隆抗体的成功应用和多种标志物和标记技术的发展,现代化免疫检测技术的灵敏度及特异性又有了一个飞跃。上述两种技术的日趋完善及临床对分析技术准确性及速度的要求,又促进了自动化免疫测定仪器的诞生。全自动发光免疫技术集经典方法学和先进技术于一身,问世于 20 世纪 90 年代初,近年来已被国内外的临床实验室及科研单位广泛应用于激素、多种特定蛋白及药物监测的分析。

发光免疫技术依其示踪物检测的不同而分为荧光免疫测定、化学发光免疫测定及电化学发光免疫测定三大类。荧光免疫测定又可分为两种:时间分辨荧光免疫测定(TR-FIA)及荧光偏振免疫测定(FPIA)。

发光免疫技术具有明显的优越性:①敏感度高,超过放射免疫分析法(RIA);②精密度和准确性均可与 RIA 相媲美;③试剂稳定,无毒害;④测定耗时短;⑤自动化程度高。

目前该类技术已能为临床提供许多项目检测。试剂随机配置,至今尚未有开放型的先例。各厂家在检测项目的技术和试剂开发上花尽心思。一般是先发展临床常用、样本量大的检测项目,推出仪器后,再根据市场需要及本身技术特点,逐渐开发技术难度较高的新检测项目。有发展前途的仪器,每年都有新的检测项目推出。归纳起来,目前市面上的仪器所能检测的项目包括以下内容。

(1)甲状腺功能及相关疾病的检测项目:总 T_3(TT_3)、总 T_4(TT_4)、游离 T_3(FT_3)、游离 T_4(FT_4)、促甲状腺素(TSH)、甲状腺球蛋白抗体(TG-Ab)、甲状腺过氧化酶抗体(TPO-Ab)。

(2)生殖内分泌激素:促卵泡生成激素(FSH)、促黄体生成素(LH)、孕激素(Prog)、催乳素(PRL)、睾酮(Test)、雌激素(E_2)及胎盘激素,包括滋养叶细胞分泌的人绒毛膜促性腺激素(β-hCG)和胎儿-胎盘单位共同生成的激素(μE_3)等。

(3)心肌缺血或梗死的标志物:肌钙蛋白 I(cTnI)、肌钙蛋白 T(cTnT)、肌红蛋白、CK-MB。

(4)肿瘤标志物:癌胚抗原(CEA)、甲胎蛋白(AFP)、CA19-9、CA125、CA15-3、角蛋白-18、前列腺特异抗原(PSA)β-hCG、β_2 微球蛋白(β_2-MG)铁蛋白等。

(5)糖尿病指标:胰岛素、C 肽。

(6)贫血指标:叶酸盐、维生素 B_{12}、铁蛋白。

(7)肾上腺激素皮质醇。

(8)感染性疾病的血清学标志物:HIV 抗体、病毒相关抗原及抗体(如 HBsAg、抗 HBs、HBeAg、抗 HBe、抗 HBc、抗 HAV-IgM、CMV-IgG、CMV-IgM、RUBELLA-IgG、RUBELLA-IgM、Toxo-IgG、Toxo-IgM 等)。

(9)药物浓度监测:地高辛、庆大霉素、cAMP、苯妥类、甲氨蝶呤、三硝基苯酚(TNP)。

二、发光免疫分析技术

化学发光技术(LIA)离不开经典免疫分析法的基本手段,后者包括三大要素:①抗原(Ag)抗体(Ab)反应及其复合物(Ag-Ab)的形成;②结合物和游离物的分离;③示踪物的定量检测。

(一)发光免疫分析的种类

发光免疫分析是一种利用物质的发光特征,即辐射光波长、发光的光子数与产生辐射的物质分子的结构常数、构型、所处的环境、数量等密切相关,通过受激分子发射的光谱、发光衰减常数、发光方向等来判断该分子的属性以及通过发光强度来判断物质的量的免疫分析技术。

1.根据标志物的不同分类测定

(1)化学发光免疫分析:其标志物为氨基酰肼类及其衍生物,如 5-氢基邻苯二甲酰肼(鲁米诺)等。

(2)化学发光酶免疫分析:先用辣根过氧化物酶标记抗原或抗体,在反应终点再用鲁米诺测定发光强度。

(3)微粒子化学发光免疫分析:其标志物为二氧乙烷磷酸酯等。

(4)生物发光免疫分析:荧光素标记抗原或抗体,使其直接或间接参加发光反应。

(5)电化学发光免疫分析:所采用的发光试剂标志物为三氯联吡啶钌$[Ru(bpy)_3]^{2+}$＋N羟基琥珀酰胺酯。此种分类方法较常用。

2.根据发光反应检测方式的不同分类测定

(1)液相法:免疫反应在液相中进行,反应后经离心或分离措施后,再测定发光强度。所用分离方法包括葡聚糖包被的活性炭末、Sephadex G-25层析柱、第二抗体等。

(2)固相法:将抗原抗体复合物结定在固相载体(如聚苯乙烯管)或分离介质上(如磁性微粒球、纤维素、聚丙烯酰胺微球等),再测定发光强度,此法较常用。试验原理与固相RIA和ELISA方法基本相同。

(3)均相法:如均相酶免疫测定一样,在免疫反应后,不需要经过离心或分离步骤,即可直接进行发光强度检测。其原理是某些化学发光标志物(如甾体类激素的发光标志物)与抗体或蛋白结合后,就能增强发光反应的发光强度。在免疫反应系中,标记的抗原越多,光强度增加越大,因而免除了抗原抗体复合物与游离抗原、抗体分离的步骤。

(二)化学发光标志物

在发光免疫分析中所使用的标志物可分为三类,即发光反应中消耗掉的标志物、发光反应中起催化作用的标志物以及酶标志物。这种分类方法在发光免疫分析的应用中,对标志物的选择、检测方案和测定条件的确定以及分析数据的评价等都有实际意义。

1.直接参与发光反应的标志物

这类标志物在发光免疫分析过程中直接参与发光反应,它们在化学结构上有产生发光的特有基团。一般这类物质没有本底发光,有可能精确地测定低水平的标志物,并且制备标志物的偶联方法对发光的影响不大,因此,这类标志物非常类似于放射性核素标志物。

(1)氨基苯二酰肼类:主要是鲁米诺和异鲁米诺衍生物。鲁米诺是最早合成的发光物质,也是一种发光标志物。但鲁米诺偶联于配体形成结合物后,其发光效率降低。而异鲁米诺及其衍生物(如氨丁基乙基异鲁米诺,氨己基乙基异鲁米诺等)克服了这一缺点,是比较成功的标志物。

(2)吖啶酯类:吖啶酯是一类发光效率很高的发光剂,可用于半抗原和蛋白质的标记。用于标记抗体时,可获得高的比活性,有利于双位点免疫化学发光分析的建立,可用于多抗或单抗的标记。

(3)三氯联吡啶钌$[Ru(bpy)_3]^{2+}$:此标志物是用于电化学发光的新型标志物,经电化学激发而发射电子,但一定在与抗体或抗原结合成复合物以后才有特异性反应,在标记抗体或抗原之前,需要化学修饰为活化的衍生物三氯联吡啶钌$[Ru(bpy)_3]^{2+}$＋N-羟基琥珀酰胺酯(NHS),其为水溶性,可与各种生物分子结合成稳定标志物,分子量很小,不影响免疫活性。

2.不参与发光反应的标志物

这类标志物作为反应的催化剂或者作为一种能量传递过程中的受体,不直接参与化学发光反应。在这类发光体系中,标志物不影响总的光输出,而是加入后起反应的发光物质越多,体系产生的光越强。

(1)过氧化物酶:这类标记酶主要是辣根过氧化物酶(HRP)。它在碱性条件下,对鲁米诺和过氧化氢的反应起催化作用。以HRP标记的结合物的量可用过量的H_2O_2和鲁米诺来测量,如对皮质醇的测定可达20 pg。以过氧化物酶作为标志物而建立起来的免疫分析法属于酶免疫分析技术,但是发光酶免疫分析不同于其他酶免疫分析技术。此外,这种催化反应是在较高碱性条件下进行的,所以酶的活性较低,主要是酶结构中的铁卟啉部分起催化作用,蛋白质部分仅提供与其他分子结合的功能基团。

（2）荧光素酶：它是催化荧光素与腺苷三磷酸（ATP）的酶。它也是作为一种标记酶使用，如用于甲氨蝶呤和肌钙蛋白 T（TNT）的测定，其中对 TNT 的检测灵敏度可达 10 fmol/L。

（3）荧光素：在 TCPO 发光反应体系中，荧光素作为反应体系中一种能量传递的受体，它在反应中不消耗。在这类发光反应中，体系所发出的光与荧光物质的浓度成正比，所以它可作为标志物用于化学发光免疫测定。

（4）三丙胺（TPA）：类似酶免疫测定（EIA）中的底物，是电化学发光（ECL）中的电子供体，氧化后生成的中间产物是形成激发态三氯联吡啶钌[Ru(bpy)₃]²⁺的化学能来源。

3.酶标志物

利用某些酶作为标志物，然后通过标志物催化生成的产物，再作用于发光物质，以产生化学发光或生物发光。这种方法对分析物的检测极限有赖于形成产物的量。

（1）葡萄糖氧化酶：葡萄糖氧化酶能催化葡萄糖氧化为葡萄糖酸并形成过氧化氢，所形成的过氧化氢可以通过加入鲁米诺和适当的催化剂而加以检测。应用葡萄糖氧化酶做标志物对被标志物进行检测，其检测极限量可达 $10 \sim 17$ mol/L，如对 17α-羟基孕酮的测定，检测灵敏度可达每管 0.5 pg，对甲状腺素（T_4）的测定可达 6.4 fmol/L。

（2）葡萄糖-6-磷酸脱氢酶葡萄糖-6-磷酸脱氢酶（G-6-PDH）能够催化 NAD 形成 NADH，然后利用生物发光反应体系检测 NADH。以 G-6-PDH 作为标志物，运用生物发光体系检测肌钙蛋白 T（TNT），其检测灵敏度可达 $10 \sim 17$ mol/L。

（3）碱性磷酸酶：以碱性磷酸酶为标志物、ATP 为底物，运用荧光素酶-ATP 发光体系进行检测，可以建立多种高灵敏度的发光免疫分析方法。

（4）丙酮酸激酶：用丙酮酸激酶做标志物，催化形成 ATP，用荧光素酶-ATP 发光体系进行检测，也可建立多种发光免疫分析方法。

三、发光免疫分析原理

（一）化学发光免疫分析

化学发光的发光原理是在一个反应体系中 A、B 两种物质通过化学反应生成一种激发态的产物（C·），在回到基态的过程中，释放出的能量转变成光子（能量 hν）从而产生发光现象，其反应式为：

A＋B→C·

C·＋D→C＋C·

C·→D＋hν

式中：h——普朗克常数；ν——发射光子的频率。

化学发光反应可在气相、液相或固相反应体系中发生，其中液相发光对生物学和医学研究最为重要。溶液中的化学发光从机制上讲包括三个步骤：反应生成中间体；化学能转化为电子激发态；激发分子辐射跃迁回到基态。

在化学发光免疫测定中，主要存在两个部分即免疫反应系统和化学系统，其反应如下。

竞争性结合分析法：Ag＋Ag－L＋Ab→Ag－Ab＋Ag－Ab－L（L：发光物质）

非竞争性结合分析法：Sp－Ab＋Ag↔Sp－Ab－Ag（Sp：固定物质）

Sp－Ab－Ag＋Ab－L↔Sp－Ab－Ag－Ab－L

(二)化学发光酶免疫分析

从标记免疫测定来看,化学发光酶免疫测定应属酶免疫测定。测定中 2 次抗原抗体反应步骤均与酶免疫测定相同,仅最后一步骤反应所用底物为发光剂,通过化学发光反应发出的光在特定的仪器上进行测定。常用的发光物为鲁米诺及其衍生物。

(三)生物发光免疫分析

生物发光是化学发光的一个特殊类型,它是由生命活性生物体所产生的发光现象,发光所需的激光来自生物体内的酶催化反应,催化此类反应的酶称为荧光素酶。生物发光包括萤火虫生物和细菌生物发光,前者发光反应需 ATP 的参与,故萤火虫生物发光又称 ATP 依赖性生物发光。ATP 依赖生物发光反应中,萤火虫荧光素和荧光素酶在 ATP、Mg^{2+} 和 O_2 存在下可发光,反应式如下。

ATP＋荧光素＋荧光素酶 Mg^{2+} 腺甙基荧光素

腺甙基荧光素＋O_2 腺甙基氧化荧光素＋光($\lambda max = 562\ nm$)

整个反应过程中,发出的总光量和荧光素、荧光素酶、O_2 和 ATP 的浓度有关,在所有其他反应产物过量时,发出的总光量和最大光强度与 ATP 的量成正比。最大光强度在测试条件下可立即获取,故实际工作中多以发光光度计所测得的最大光强度作为 ATP 浓度的换算依据。发光细菌具有两种酶,细菌荧光素酶和 NAD(P)H:FMN 氧化还原酶,前者在有 O_2 存在下催化 $FMNH_2$ 和长链脂肪醛氧化,生成黄素单核苷酸(FMN)和长链脂肪酸并发光;后者能使 FMN 还原成 $FMNH_2$,$FMNH_2$ 再参与上述反应。生物发光免疫分析比较典型的体系有萤火虫荧光素-荧光素酶发光体系和细菌荧光素-荧光素酶发光体系。

(四)微粒子化学发光免疫分析

微粒子化学发光免疫分析是采用顺磁性微粒子作为固相载体,以碱性磷酸酶标记抗原或抗体,以 AMPPD 作为化学发光剂的一种发光免疫分析技术。

作为微粒子化学技术标志物的二氧乙烷磷酸酯是一种超灵敏的碱性磷酸酶底物(AMPPD),AMPPD 在碱性磷酸酶的作用下,迅速去磷酸化生成不稳定的中介体 AMPD。AMPD 产生单线激发态产物,发生化学荧光,在这种二级动力学反应的一定时间内,就产生持续稳定的发光,此时动力反应从高能级的激发态回到低能量级的稳定态,每次稳定的发光可持续数天,发射光所释放的能量以光强度形式被检测。

微粒化学发光是以磁性微珠作为载体包被抗体,因其表面积增大,可迅速捕捉抗原,所需标本量极少,反应时间缩短。测定时间减少,同时因其选择性吸附抗原,可减少污染,降低交叉污染概率。

(五)电化学发光免疫分析

电化学发光免疫分析(ECLIA)是继酶免疫、放射免疫、化学发光免疫测定之后的新一代标记免疫测定技术,是电化学发光和免疫测定相结合的产物。

电化学发光与一般化学发光技术的主要区别在于标志物的不同:一般化学发光是标记催化酶(辣根过氧化物酶等)或化学发光分子(鲁米诺等),这样的化学反应一般发光不稳定,为间断的、闪烁性发光,而且在反应过程中易发生裂变,导致反应结果不稳定;此外检测时需对结合相与游离相进行分离,操作步骤多。而电化学发光则不同,为电促发光,采用的发光试剂标记分子是三氯联吡啶钌[$Ru(bpy)_3$]$^{2+}$,[$Ru(bpy)_3$]$^{2+}$ 在三丙胺(TPA)阳离子自由基(TPA$^+$·)的催化及三角形脉冲电压激发下,可产生高效、稳定的连续发光,同时由于[$Ru(bpy)_3$]$^{2+}$ 在发光反应中的再循环利用使发光得以增强、稳定,而且检测采用均相免疫测定技术,不需将游离相与结合相分开,从而使检测步骤大大简化,也更易于自动化。

电化学发光分析是一种在电极表面引发的特异性化学发光反应,参与反应的发光试剂标志物为三氯联吡啶钌$[Ru(bpy)_3]^{2+}$,另一种试剂是三丙胺(TPA)。在阳极表面,以上两种电化学活性物质可同时失去电子发生氧化反应,2价的$[Ru(bpy)_3]^{2+}$标志物被氧化成3价的$[Ru(bpy)_3]^{3+}$标志物,TPA被氧化成阳离子自由基$TPA^+\cdot$,$TPA^+\cdot$很不稳定,可自发地释放一个质子而变成自由基$TPA\cdot$,其为强还原剂,可将一个电子给3价的$[Ru(bpy)_3]^{3+}\cdot$,使其形成激发态的$[Ru(bpy)_3]^{2+}\cdot$,而TPA自身被氧化成氧化产物。激发态的$[Ru(bpy)_3]^{2+}\cdot$衰减的同时发射一个波长为620 nm的光子,重新形成基态的$[Ru(bpy)_3]^{2+}$。以上发光反应在电极表面周而复始地不断循环进行,产生许多光子,使光信号增强。

电化学发光分析技术和其他免疫技术相比具有十分明显的优点:①由于三氯联吡啶钌可与蛋白质、半抗原激素、核酸等各种化合物结合,因此检测项目很广泛。②由于磁性微珠包被采用"链霉亲和素-生物素"新型固相包被技术,使检测的灵敏度更高,线性范围更宽,反应时间更短。

四、发光免疫分析仪器

(一)ACS:180SE 全自动化学发光免疫分析系统

ACS全自动化学发光免疫分析系统由拜耳公司生产,采用化学发光技术和磁性微粒子分离技术相结合的免疫分析系统。在20世纪90年代初首次推出全自动化学发光免疫分析系统ACS:180,20世纪90年代中期推出第二代产品为ACS:180SE分析系统,最近该公司又推出了ACS:CENTAUR。第二代产品将微机与主机分开,软件程序加以改进,使操作更灵活,结果准确可靠,试剂贮存时间长,自动化程度高。

1.仪器测定原理

该免疫分析技术有两种方法,一是小分子抗原物质的测定采用竞争法。二是大分子的抗原物质测定采用夹心法。该仪器所用固相磁粉颗粒极微小,其直径仅$1.0\ \mu m$。这样大大增加了包被表面积,也增加了抗原或抗体的吸附量,使反应速度加快,也使清洗和分离更简便。其反应基本过程如下。

(1)竞争反应:用过量包被磁颗粒的抗体,与待测的抗原和定量的标记吖啶酯抗原同时加入反应杯温育。其免疫反应的结合形式有两种,一是标记抗原与抗体结合成复合物;二是测定抗原与抗体的结合形式。

(2)夹心法标记:抗体与被测抗原同时与包被抗体结合成一种反应形式,即包被抗体-测定抗原-发光抗体的复合物。上述无论哪种反应,所结合的免疫复合物被磁铁吸附于反应杯底部,上清液吸出后,再加入碱性试剂;其免疫复合物被氧化激发,发射出430 nm波长的光子,再由光电倍增管将光能转变为电能,以数字形式反应光量度,计算测定物的浓度。竞争法是负相关反应。夹心法是正相关反应。

2.仪器组成及特点

该仪器由主机和微机两部分组成。主机部分主要是由仪器的运行反应测定部分组成,它包括原材料配备部分、液路部分、机械传动部分及光路检测部分。微机系统是该仪器的核心部分,是指挥控制中心。该机设置的功能有程控操作、自动监测、指示判断、数据处理、故障诊断等,并配有光盘。主机还配有预留接口,可通过外部贮存器自动处理其他数据并遥控操作,以备实验室自动化延伸发展。

ACS:180SE 分析仪为台式,其主要特点。①测定速度:每小时完成 180 个测试,从样品放入到第一个测试结果仅需要 15 分钟,以后每隔 20 秒报一个结果。②样品盘:可放置 60 个标本,标本管可直接放于标本盘中,急诊标本可随到随做,无须中断正在进行的测试。③试剂盘:可容纳 13 种不同的试剂,因此每个标本可同时测定 13 个项目。④全自动条码识别系统:仪器能自动识别试剂瓶和标本管,加快了实验速度。⑤灵敏度:达到放射免疫分析的水平。

3.测定项目

现有检测项目 47 项,更多的项目还在开发之中。①甲状腺系统:总、游离 T_3,总、游离 T_4,促甲状腺素,超敏促甲状腺素,T_3 摄取量。②性腺系统:绒毛膜促性腺激素,催乳素,雌二醇,雌三醇,促卵泡成熟素,促黄体生成素,孕酮,睾酮。③血液系统:维生素 B_{12},叶酸,铁蛋白。④肿瘤标志物:AFP,CEA,CA15-3,CA125,CA19-9,β_2-微球蛋白,PSA。⑤心血管系统:肌红蛋白,肌钙蛋白 T,肌酸激酶-MB。⑥血药浓度:地高辛,苯巴比妥,茶碱,万古霉素,庆大霉素,洋地黄,马可西平。⑦其他:免疫球蛋白 E,血清皮质醇,尿皮质醇,尿游离脱氧吡啶。

(二)ACCESS 全自动微粒子化学发光免疫分析系统

ACCESS 全自动微粒子化学发光免疫分析系统是美国贝克曼-库尔特公司生产的,它采用微粒子化学发光技术对人体内的微量成分以及药物浓度进行定量测定。该系统具有高度的特异性、高度的敏感性和高度的稳定性等特点。全自动操作,一次可以对 60 份标本进行 24 种项目的测定,只需 10～30 分钟就可完成第一个测定并打印出结果。

1.分析方法及过程

ACCESS 系统采用磁性微粒作为固相载体,以碱性磷酸酶作为发光剂,固相载体的应用扩大了测定的范围。以竞争法、夹心法和抗体检测等免疫测定方法为基础。试剂包装采用特殊的设计,每个试剂包有 5 个小室,分别把不同的试剂分开,减少了交叉污染,保证了检测质量。

(1)抗原抗体结合:将包被单克隆抗体的顺磁性微粒和待测标本加入反应管中,标本中的抗原与微粒子表面的抗体结合,再加入碱性磷酸酶标记的抗体,经温育后形成固相包被抗体-抗原-酶标记抗体复合物。

(2)洗涤、分离:在电磁场中进行 2～3 次洗涤,很快将未结合的多余抗原和酶标记抗体洗去。

(3)加入底物 AMPPD 发光剂:AMPPD 被结合在磁性粒子表面的碱性磷酸酶的催化下迅速去磷酸基因,生成不稳定的中介体 AMPD。AMPD 很快分解,从高能激发态回到低能量的稳定态,同时发射出光子,这种化学发光持续而稳定,可达数小时之久。通过光量子阅读系统记录发光强度,并从标准曲线上计算出待测抗原的浓度。

2.仪器组成及特点

ACCESS 是由微电脑控制的,由样品处理系统、实验运行系统、中心供给系统和中心控制系统四部分组成,其仪器特点。①测定速度:每小时完成 100 个测试,从样品放入到第一个测试结果需要15～30 分钟。②样品盘:可放置 60 个标本,标本管可直接上机,急诊优先,标本可随到随做,无须中断运行。③试剂盘:可容纳 24 种试剂,因此每个标本可同时测定 24 个项目,试剂可随意添加。④全自动条码识别系统:仪器能自动识别试剂盒和标本管条码,加快了实验速度。⑤灵敏度:通过酶放大和化学发光放大,灵敏度达到甚至超过放射免疫分析的水平。

3.分析范围

该系统主要对人体内的微量成分以及药物浓度进行定量。①甲状腺功能:游离、总 T_3,游离、总 T_4,TSH,甲状腺素摄取率。②血液系统:铁蛋白,叶酸盐,维生素 B_{12}。③变态反应:总 IgE。④内分泌激素:β-hCG,LH,FSH,E_2,PT,PRL,皮质醇。⑤药物检测:茶碱,地高辛。⑥肿瘤因子:CEA,AFP,PSA。⑦心血管系统检查:肌钙蛋白 I,肌红蛋白。⑧糖尿病检查:胰岛素。

(三)Elecsys 全自动电化学发光免疫分析仪

电化学发光免疫分析技术在新一代实验室免疫检测技术中很有特点,它在 20 世纪 90 年代一问世就引起广泛的关注。德国 Roche 公司在链霉亲和素-生物素包被技术的基础上,引用电化学发光免疫分析技术并开发出相应的检测系统。Elecsys 型号的仪器功能上完全一致,操作也有相同(都是触摸屏操作)之处;细节有差异,有完善的使用说明。

1.测定原理及过程

Elecsys 分析仪集多种技术于一身,应用了免疫学、链霉亲和素生物包被技术及电化学发光标记技术。

(1)将待测标本与包被抗体的顺磁性微粒和发光剂标记的抗体加在反应杯中共同温育,形成磁性微珠包被抗体-抗原-发光剂标记抗体复合物。

(2)将上述复合物吸入流动室,同时用 TPA 缓冲液冲洗。当磁性微粒流经电极表面时,被安装在电极下的磁铁吸引住,而游离的发光剂标记抗体被冲洗走。同时在电极加电压,启动电化学发光反应,使发光试剂标志物三氯联吡啶钌$[Ru(bpy)_3]^{2+}$和 TPA 在电极表面进行电子转移,产生电化学发光。光的强度与待测抗原的浓度成正比。

2.仪器组成及特点

Elecsys 分析仪为台式一次进样(Elecsys 1010)或随机进样(Elecsys 2010)自动化分析仪,主要由样品盘、试剂盒、温育反应盘、电化学检测系统及计算机控制系统组成。仪器特点为:①测定速度,每小时完成 90 个测试,从样品放入到出第一个测试结果需要 9 分钟或 18 分钟,根据测试的项目而定。②样品盘:可放置 75 个或 30 个标本,标本管可直接上机。由于采用急诊通道,急诊标本可随到随做,无须中断运行。③试剂盘:可容纳 6 或 18 种试剂,并带有内置恒温装置,以利于试剂保存。④全自动二维条码识别系统:仪器能自动识别试剂盒、标准品、质控品和标本管条码,并读入测定参数等,减少人工输入的误差。⑤灵敏度:由于采用链霉亲和素-生物素技术和电化学发光技术,灵敏度达到甚至超过放射免疫分析的水平。

3.应用的免疫学方法原理

有三种抗原抗体反应方法被应用:抑制免疫法,用于小分子量蛋白抗原检测;夹心免疫法,用于大分子量物质检测,桥联免疫法,用于抗体如 IgG、IgM 检测。还有钌标记用于 DNA/RNA 探针分析。

4.检测项目该仪器

可应用项目很多,已提供试剂盒的项目如下。①肿瘤标志物:AFP,CEA,PSA,CA15-3,CA19-9,CA72-4,CA125II,CYFRA21-1,β-hCG,NSE。②甲状腺功能:TSH,FT_3,FT_4,FBG,TG,Anti-TG。③内分泌:FSH,LH,PT,hCG;β-hCG,肾上腺皮质醇,胰岛素,前列腺素,PRL。④感染性疾病:Anti-HAV,Anti-HAV-IgM,HBsAg,Anti-HBc,Anti-HBs,Anti-HBe,HBeAg,Anti-HCV,HIV-Ag。⑤心肌标志物:TNT,CK-MB,肌红蛋白,地高辛,洋地黄。⑥维生素类:维生素 B_{12},叶酸,铁蛋白。

五、发光免疫分析技术的临床应用

(一)甲状腺疾病相关免疫检测与临床应用

常规甲状腺功能血清学检查主要包括甲状腺激素、垂体激素和自身免疫指标的检查。前者包括总 T_3(TT$_3$)、总 T_4(TT$_4$)、游离 T_3(FT$_3$)、游离 T_4(FT$_4$)及其相关垂体促甲状腺素(TSH)、甲状腺摄取率(TU)及游离甲状腺素指数(FT$_4$I);后者包括甲状腺球蛋白抗体(TgAb)、甲状腺过氧化酶抗体(TPO)或甲状腺微粒体抗体(TmAb)、促甲状腺受体抗体(TRAb)等。TmAb 和 TRAb 目前仍未采用化学发光法。

(二)生殖内分泌激素检测与临床应用

化学发光免疫分析技术提供传统的生殖内分泌激素检测项目,主要有促卵泡生成激素(FSH)、促黄体生成激素(LH)、孕激素(Prog)、催乳素(Prol)、睾酮(Test),以及胎盘激素,包括滋养叶细胞分泌的人绒毛膜促性腺激素(β-hCG)、胎儿-胎盘单位共同生成的激素、非联合雌三醇(UE$_3$)。现代化检测技术不但提高了这些检测项目的灵敏度、特异性,还从速度上提供了急诊服务的条件,迎合了临床急诊检测的需要,在妇产科临床方面开拓了前所未有的应用前景。

(三)心肌蛋白检测与临床应用

典型心绞痛和心肌梗死(AMI)患者,心肌供血不足,细胞受损破坏,细胞内容物渗出,进入血循环。血清(浆)肌酸激酶(CK)及其同工酶(CK-MB)作为上述病理改变的标志物已被临床应用多年。心肌酶活性的测定需时不长,又较便宜,一般情况下尚能满足临床确诊 AMI、监测疗效和估计梗死范围等的需要。

然而,在某种特殊情况下上述标志物尚有明显不足之处:伴有肌肉组织损伤的病例,心肌酶因组织特异性不高而失去其应有的诊断价值;另一方面,酶活性检测法的精确度不足,临床正常参考范围较宽,诊断敏感性不足以辅助确诊微小心肌梗死或轻微心肌细胞损伤。目前,化学发光法除提供心肌酶检测技术外,还提供临床应用价值更高的肌钙蛋白 T(cTnIT)肌钙蛋白 I(cTnI)和肌红蛋白(MYO)检测。

(四)胰岛素和 C 肽测定与临床应用

1.胰岛素

胰岛素由胰岛 β-细胞分泌,主要控制糖代谢,也参与控制蛋白质合成和三酰甘油的储存。血循环中胰岛素包括真胰岛素及其前身胰岛素原,包括完整胰岛素原和裂环胰岛素原。传统放射免疫法测定免疫活性胰岛素,即笼统测定所有胰岛素原分子及真胰岛素,其临床应用的推广正随着高特异性真胰岛素与胰岛素原的检测技术的发展而受到冲击。真胰岛素测定对糖尿病的诊断、分型及疗效随访有重要的临床应用意义。目前,个别化学发光免疫分析系统推出真胰岛素检测技术,如美国贝克曼 Access 免疫分析系统的超敏感胰岛素检测仅测定真胰岛素(与胰岛素原无交叉反应)。该检测项目在临床及科研方面的应用,将使人们对 2 型糖尿病的发病机制有更进一步的认识。

胰岛素检测的重要意义之一在于了解糖尿病高危人群和糖尿病患者的胰岛 β-细胞分泌功能,并依此协助临床对患者进行临床分型和选择治疗方案。1 型糖尿病患者胰岛 β-细胞分泌功能不足,表现为空腹和餐后血真胰岛素水平降低,释放曲线呈低水平状;根据胰岛 β-细胞分泌功能,2 型糖尿病患者可分为两个人群组:A 组胰岛素释放试验的结果一般表现为空腹胰岛素值比正常人高,餐后 30 分钟、1 小时值低于正常人,整个反应过程中虽峰值高于正常,但峰时延迟至

2 小时或 3 小时,呈延迟增高型;B组表现为空腹胰岛素值比正常人低,餐后释放反应低,呈无反应或低反应型。对 2 型糖尿病更进一步的分型,将随着真胰岛素检测技术的问世而实现。详细的分型有利于更合理地选择治疗方案。除此之外,真胰岛素检测还被用于评价不同胰岛素制剂在不同个体血中的有效作用期,以便及时调整治疗方案。

胰岛 β 细胞肿瘤可导致高胰岛素血症,并继发低血糖症。重复数次空腹血胰岛素水平测定,可协助诊断胰岛细胞瘤。

2.C 肽

胰岛 β 细胞所分泌的胰岛素原,经一系列的转化酶作用后,一个胰岛素原分子裂解为一个真胰岛素和一个 C 肽,两者呈等分子释放入血循环。但因 C 肽降解部位在肾脏而胰岛素在肝脏,且其生物半衰期是胰岛素的 2 倍,故外周血循环中 C 肽的克分子浓度比胰岛素高,两者比值约为 6∶1。C 肽与胰岛素抗体无交叉反应,也不与细胞膜上的受体结合。如此种种,C 肽测定被认为更能反映胰岛 β 细胞的功能。

C 肽测定在协助糖尿病分型和疗效的观察、分析方面与胰岛素相同,但在评价机体胰岛 β 细胞分泌功能方面有其特有的优点。对长期使用外源性胰岛素患者测定胰岛素,既受外源性胰岛素影响(方法学上不能区分内源性或外源性),也受机体产生的胰岛素抗体和胰岛素结合的影响。外源性胰岛素中不含 C 肽,且 C 肽不和胰岛素抗体发生免疫交叉反应,因此,即使在有特异真胰岛素测定技术的情况下,技术性可靠的 C 肽测定仍颇受临床欢迎。

(五)贫血指标检测与临床应用

多年来,贫血的鉴别诊断主要依靠血液学的特殊染色及骨髓穿刺等复杂的实验室手段。随着免疫学技术的发展,某些血液疾病可以依赖简单的免疫分析进行鉴别诊断及治疗随访。目前所有的化学发光免疫分析系统都提供铁蛋白、维生素 B_{12}、血清及红细胞叶酸盐等鉴别贫血原因的免疫检测项目。铁蛋白是缺铁性贫血的敏感指标,临床上除用以作为诊断依据外,还应用于补铁治疗的随访。维生素 B_{12} 及铁蛋白检测,在协助诊断白血病方面也有一定的临床应用价值。

1.叶酸盐

叶酸盐是一种维生素,由小肠吸收后储存于肝脏。其生物化学功能是辅酶 A,与细胞生长及 DNA 合成密切相关。叶酸缺乏将导致巨幼红细胞/巨红细胞性贫血,并导致神经病理学方面的疾病。

叶酸缺乏常见于摄入不足、吸收不良或体内需求增加。后者常见于怀孕期间,可导致神经管脊髓漏等胎儿先天性疾病,或见于酗酒、肝炎或其他引起肝功能不全的疾病。

2.维生素 B_{12}

维生素 B_{12} 经口摄入后,与胃液中的"内因子"蛋白结合后,在回肠中吸收后储存于肝脏。其生物化学功能与叶酸类似。维生素 B_{12} 缺乏同样将导致巨幼细胞性贫血及神经病理学方面的疾病。

维生素 B_{12} 缺乏常见于原发内因子分泌不足、继发维生素 B_{12} 吸收减少,这种现象称"恶性贫血",常见于 50 岁以上人群组。因为维生素 B_{12} 吸收量与功能小肠的长度成正比,胃、肠切除术后可导致维生素 B_{12} 缺乏。不同细菌或炎症引起的小肠疾病同样影响维生素 B_{12} 吸收。维生素 B_{12} 摄入不足也见于长期吃素者。

3.铁蛋白

铁蛋白是一种铁储存蛋白。血清铁蛋白浓度与体内总铁储存量成正比。铁蛋白是一种最常用的诊断有关铁代谢疾病的指标。

缺铁性贫血者血清铁蛋白浓度仅为正常人的 1/10；而铁摄入过量者，其血清铁蛋白浓度明显高于正常人。有报道认为铁蛋白是早期发现缺铁性贫血的敏感指标。铁蛋白测定也常被应用于补铁治疗的疗效随访。临床上还应用铁蛋白辅助诊断血色素沉着病。血色素沉着病分遗传性和继发性，两者的共同发病机制是铁储存异常增高，导致组织毒性作用。遗传性血色素沉着病患者的小肠吸收铁的功能异常增高；继发性血色素沉着病患者多见于反复接收输血治疗的患者。临床上发现铁蛋白是反映血中铁储存量最好的指标，血清铁测定不如铁蛋白敏感。

白血病、骨髓瘤、胃癌、肠癌、肺癌、乳腺癌、胰腺癌黑素瘤等均可有铁蛋白异常增高，临床上也用铁蛋白作为肿瘤标志物辅助诊断肿瘤及疗效随访。

(六)肿瘤标志物检测与临床应用

肿瘤标志物是指肿瘤组织和细胞由于癌基因及其产物的异常表达所产生的抗原和生物活性物质，但健康组织有时也能产生类似的赘生物，其中包括与之相关的各类激素、酶、特异性或非特异性蛋白质、肿瘤代谢产物等。尽管肿瘤标志物的研究不断取得进展，目前仍没有任何一种标志物能对肿瘤完全特异。原因：①绝大多数肿瘤标志物既不是器官特异又不是疾病特异，肿瘤组织本身可产生，非恶性病变组织也可产生，因此一些良性疾病也可出现不同程度的阳性反应；②肿瘤可因多种因素而呈现一过性或阶段性阴性；③受科技水平的限制而未揭示出高特异性的肿瘤标志物。为了克服上述缺点，临床工作者通过大量的实践，推荐追踪观察和联合检测，以便及时发现一些常规检测难以发现的恶性肿瘤。

六、发光免疫分析技术的前景展望

我国的临床免疫检测与国外比较，发展起步较晚。目前，在常规的实验室免疫学检测中，还是以凝集、沉淀试验及手工操作的酶、放免试验为主。这些检测方法在实际应用中，操作烦琐，投入人力多，质量控制难以保证，环境污染等问题多多。发光免疫技术的引进使我国临床免疫学检验工作达到了一个新的水平。

发光免疫技术基本原理与放免分析技术相同，标志物可稳定贮存，敏感性与放免技术相近或更高，检测速度较放免技术快 3～8 倍，可进行全自动化的检测，而且无辐射防护、环境污染及标志物衰变等问题。以发光免疫技术为代表的非放射分析技术最终将取代同位素分析技术已成为众多学者的共识，这是一种技术发展的趋势。

发光免疫技术能够做到像全自动生化分析仪一样，自动化程度高，标本处理能力强，随机性好，灵活性高，使临床检验工作者从烦琐的手工操作中解放出来，减少了人力，减少了人为误差；急诊及加急服务工作得以真正实现；质量控制易于做到，将分析误差进一步减小。这些是传统的非自动化免疫分析技术所无法达到的。应当说这项技术已适合于现代临床检验技术的发展需要，它将广泛地应用于我国的临床检验医学领域。

发光免疫技术的问世，将扩大医学工作者们对人体许多微量物质的认识，并加以应用到临床诊断、治疗及预后评估中。利用发光免疫技术开发更多的、更全面的检验项目已成为这类技术的重要任务之一。拥有这类技术的厂商均投入巨资进行研究和开发新的项目，并积极推广应用，而且每年都有一两项或多项新项目问世。这对推广和加速发光免疫技术的应用起到了积极的作用。

当然，目前我们要面对的一个现实问题是应用这类技术的费用比传统的技术要高，而与政府控制医疗费用的政策相矛盾。加速这类技术的国产化,将是降低成本的直接有效手段,但困难是很大的。在国产化技术问世前,引进并广泛推广国外这一先进技术是医疗市场的需要。目前,国外厂商面对我国潜在的市场,面对众多同行的竞争,已逐渐改变其市场策略,并有调低仪器及试剂价格的趋势。另外,应积极宣传这一技术的及时、快速、准确等优点,减少患者因等候而造成的浪费,这也许是间接节约成本的有效手段。

(张晓明)

第三节 自动化酶免疫分析技术

抗原抗体特异性反应的特性引入到临床实验诊断技术上,已有很长的历史并发挥了重要的作用。除了利用抗原抗体特异性反应的原理进行某种未知物质的定性了解(定性方法)外,应用这一原理进行物质的定量分析在临床应用上已越来越广泛和深入。标记免疫化学分析技术就是一类很重要的免疫定量分析技术,酶联免疫吸附剂测定(ELJSA)技术的问世是免疫学定量分析方法的重要标志之一。从 ELISA 引申出来的一系列标记酶免疫化学分析(简称酶免疫分析,EIA)技术,使标记免疫化学分析技术得以丰富和完善,并得到广泛应用。本节着重介绍 ELISA 技术的自动化及应用。

一、免疫分析技术的发展

酶免疫分析(EIA)是利用酶催化反应的特性来进行检测和定量分析免疫反应的。在实践上,首先要让酶标记的抗体或抗原与相应的配体(抗原或抗体)发生反应,然后再加入酶底物。酶催化反应发生后,可通过检测下降的酶底物浓度或升高的酶催化产物浓度来达到检测或定量分析抗原抗体反应的目的。

1971 年 Engvall 和 Perlman 发表了酶联免疫吸附剂测定用于 IgG 定量测定的文章,从此开始普遍应用这种方法。在标记酶的研究上学者们做了大量工作,包括酶的种类开发、酶催化底物的应用、酶促反应的扩大效应研究,以及底物检测手段等。

(一)酶联免疫吸附剂分析

这是一项广泛应用于临床分析的 EIA 技术。在这一方法中,一种反应组分非特异性地吸附或以共价键形式结合于固体物的表面,像微量反应板孔的表面、磁颗粒表面或塑料球珠表面。吸附的组分有利于分离结合和游离的标记反应物。ELISA 技术可分为双抗体夹心法、间接法和竞争法三类。双抗体夹心法多用于检测抗原,是最广泛应用的 ELISA 技术,但此法检测的抗原,应至少有两个结合位点,故不能用于检测半抗原物质。间接法是检测抗体最常用的方法,只要更换不同的固相抗原,用一种酶标抗抗体就可检测出各种相应的抗体。竞争法可用于检测抗原和抗体。

(二)倍增性免疫分析技术

酶倍增性免疫分析技术(EMIT),也是一种广泛应用于临床分析的 EIA 技术。由于 EMIT 不需"分离"这一步骤,易于操作,现用于分析各种药物、激素及代谢产物。EMIT 易于实现自动化操作。在这一技术中,抗待药物、激素或代谢产物的抗体与底物一起加入被检的患者标本中,让抗原抗体发生结合反应,再加入一定量的酶标记的相应药物、激素或代谢产物作为第二试剂;酶标志物与相应的过量抗体结合,形成抗原抗体复合物,这一结合封闭了酶触底物的活性位点或改变酶的分子构象,从而影响酶的活性。抗原抗体复合物形成引起的酶活性的相应改变与患者标本中待测成分的浓度成比例关系。从校准品曲线上即可算出待测成分的浓度。

(三)隆酶供体免疫分析

隆酶供体免疫分析这一分析技术是一项利用基因工程技术设计和发展起来的 EIA 技术。通过巧妙地操作大肠埃希菌 E.Colir 的 lac 操纵子的 Z 基因,制备出 β-岩藻糖苷酶的无活性片段(酶供体和受体)。这两种片段可自然地装配重组形成有活性的酶,即使是供体片段结合到抗原上也不受影响。但是,当抗体结合到酶供体-抗原胶连体时,则会抑制这种装配重组,使有活性的酶不能形成。因此,在酶受体存在的情况下,被检抗原与酶供体-抗原胶连体对相应一定量的抗体的竞争便决定了有活性的酶的多少,被检抗原浓度高时,有活性酶形成的抑制便减少,反之便增多。测定酶活性可反映出被检抗原的量。

EIA 所用的酶主要有碱性磷酸酶、辣根过氧化物酶、葡萄糖-6-磷酸脱氢酶及 β-岩藻糖苷酶。抗体的酶标记和抗原的酶胶连是通过双功能制剂的共价键联合技术来制备的,重组的胶连物是利用基因融合技术来制备的。

EIA 技术中,有各种各样的酶促反应检测体系。光学比色测定就是一种很普遍的检测。目前使用的比色计,像酶标仪,结构紧密,性能较高,且以多用途、可靠、易于操作及价廉等特点得到用户的青睐。然而,用荧光剂或化学发光剂标记底物或产物的 EIA 相比用光学比色的在灵敏度上更具优势。磷酸伞形花酮是一种不发荧光的底物,在碱性磷酸酶的催化下可转变成强荧光性的伞形花酮,这一酶促反应可用于以碱性磷酸酶做标记酶的 EIA 定量分析。用碱性磷酸酶做标记酶做化学发光免疫分析时,选择一种名叫 adamantyl1,2-dioxetanearyl phosphate 的化学发光剂作为底物可获得很好的灵敏度效果。在酶的浓度为 $10 \sim 21 \ mol$ 时也可检出。酶级联反应也已用于 EIA 技术,其优点是结合了两种酶——标记酶碱性磷酸酶和试剂酶乙酰脱氢酶的放大效应,使检测的灵敏度大大提高。

化学发光 ELISA 技术作为常用的 ELA 技术,其自动化的发展已在临床应用上受到重视。目前,国外已有许多公司发展了从样品加样、洗板到最终比色过程全自动化的仪器,以满足临床检验的各种需要。国内已用的仪器主要型号有:意大利 STB 公司生产的 AMP 型及 BRIO 型全自动酶免分析系统 Grifols 公司的 TRITURUS 型(变色龙)全自动酶免分析系统、BioRad 公司的 Coda 型全自动酶免分析系统。另外,还有将加样和酶免分析分开处理的系统,如瑞士的 AT 型全自动标本处理系统和 FAME 型酶免分析系统。

二、ELISA 技术与自动化

(一)ELISA 技术的基本原理

1.双抗体夹心法

双抗体夹心法是检测抗原最常用的方法,可检测患者体液中各种微量抗原物质以及病原体有关的抗原,应用较广。其操作步骤是将特异性抗体包被载体,使形成固相抗体,洗去未结合的抗体和杂质后,加入待测样品,使其中相应抗原与固相抗体呈特异性结合,形成固相抗原抗体复合物,再洗涤除去未结合的物质,继加酶标记抗体,使与固相上的抗原呈特异性结合,经分洗涤除去未结合的游离酶标记抗体,最后加入相应酶的底物化,固相的酶催化底物变成有色产物,颜色反应的程度与固相上抗原的量有关。

用此法检测的抗原应至少有两个结合位点,故不能用以检测半抗原物质。

2.间接法

间接法是检测抗体最常用的方法。其操作步骤是将特异性抗原包被载体,形成固相抗原,洗涤去除未结合的物质后,加待测样品,使其中待测的特异性抗体与固相抗原结合形成固相抗原抗体复合物,再经洗涤后,固相上仅留下特异性抗体,继加酶标记的抗人球蛋白(酶标抗抗体),使与固相复合物中的抗体结合,从而使待测抗体间接地标记上酶。洗涤去除多余的酶标抗抗体后,固相上结合的酶量就代表待测抗体的量。最后加底物显色,其颜色深度可代表待测定抗体量。

本法只要更换不同的固相抗原,用一种酶标抗抗体就可检测出各种相应的抗体。

3.竞争法

竞争法也可用以测定抗原和抗体。以测定抗原为例,受检抗原和酶标记抗原共同竞争结合固相抗体,因此与固相结合的酶标记抗原量与受检抗原量成反比,其操作步骤是将特异性抗体包被载体,形成固相抗体,洗涤去除杂质后,待测孔中同时加待测标本和酶标记抗原,使之与固相抗体反应。如待测标本中含有抗原,则与酶标记抗原共同竞争结合固相抗体。凡待测标本中抗原量较多,酶标记抗原结合的量就越少,洗涤去除游离酶标志物后,加底物显色。结果是不含受检抗原的对照孔,其结合的酶标记抗原最多,颜色最深。对照孔与待测颜色深度之差,代表受检标本中的抗原量。待测孔越淡,标本中抗原量越多。

(二)自动化

ELISA技术的理论基础与实践在一般的概念里,ELISA技术的可操作性强,不需复杂设备,甚至完全手工加样、洗板和肉眼判读结果,便可完成技术操作。近年来,人们的质量控制意识不断加强,要求尽可能做到最低限度地减小系统误差,降低劳动强度,这就需要解决ELISA技术中加样、温育、洗板及判读结果过程的系统误差问题及高效率运作问题,自动化技术应运而生。将ELISA技术的加样、温育、洗板及判读结果过程科学地、有机地、系统地结合,尽可能地减少各环节人为因素的影响,便成为自动化ELISA技术的理论基础。

在自动化ELISA技术中,可以将整个体系分成加样系统、温育系统、洗板系统、判读系统、机械臂系统、液路动力系统及软件控制系统等几种结构,这些系统既相互独立又紧密联系。加样系统包括加样针、条码阅读器、样品盘、试剂架及加样台等构件。加样针有两种,一为有TEFLON涂层的金属针,另一为可更换的一次性加样头(Tip)。有些仪器的加样针只配金属针,无一次性加样头,有些是两种针都配备。加样针的功能主要是加样品及试剂,它靠液路动力系统提供动力,通过注射器样的分配器进行精确加样。加样针的数量在各型号仪器上是不同的,有一根的、两根的或多根的。条码阅读器是帮助识别标本的重要装置,目前的仪器均配有此装置。样品盘除了放置标本外,还能放置稀释标本用的稀释管,供不同检测目的使用。试剂架是供放置酶标记试剂、显色液、终止液等试剂用的,有些型号的仪器这一部分是独立的,有些是并在样品盘上。加样台是酶标板放置的平台,有些仪器在台上设置温育装置,让温育在台上进行。整个加样系统由控制软件进行"按部就班"的协调操作。

温育系统主要由加温器及易导热的金属材料板架构成。有些是盒式的,有些是台式的。一般控制温度可在室温至50 ℃。温育时间及温度设置是由控制软件精确调控的。

洗板系统是整个体系的重要组成部分,主要由支持板架、洗液注入针及液体进出管路等组成。洗液注入针一般是 8 头的。每项洗板的洗板残留量一般控制在 5 μL 以内,最好的设备可控制在 2 μL 内。洗板次数可通过软件控制实现并可更改。

读板系统由光源、激光片、光导纤维、镜片和光电倍增管组成,是对酶促反应最终结果作客观判读的设备。各型号仪器的比色探头配置不一样,有单头的,也有 8 头的。控制软件通过机械臂和输送轨道将酶标板送入读板器进行自动比色,再将光信号转变成数据信号并回送到软件系统进行分析,最终得出结果。

酶标板的移动靠机械臂或轨道运输系统来完成。机械臂的另一重要功能是移动加样针。机械系统的运动受控于控制软件,其运动非常精确和到位。

为了更易于理解自动化 ELISA 技术的操作,在此列举 AMP 型全自动酶免分析系统的操作过程。

(三)主要型号的全自动酶免分析仪的性能及特点

1.AMP 型全自动酶免分析仪

该型仪器适用于各样项目的 ELISA 检测。可随机设置检测模式,每块上可同时检测相关条件的 8 个项目。加标本的速度为每小时 700 个;标本加样体积为 7～300 μL,进度是 1 μL 可调;加样精度为 10 μL 时 CV＜2.5％,100 μL 时 CV＜1％。试剂加样速度为 1 400 孔/小时;加样体积为 10～300 μL;进度为 1 μL 可调,加样精度为 100 μL 时 CV＜2％。有液面感应装置。样品架为 6 个可移动模块,一次可放置 180 个标本和稀释管,有标本识别的条码阅读器。温育系统中有可检温度在 20～45 ℃之间的平式加热器,温度设置误差在±0.5 ℃内,真正工作时需预热 5 分钟;孵育架有 8 个板位,每个板位温度设置是一样的,不能独立。洗板机配有 8 头洗液注入头,无交叉吸液,每洗液残留体积＜5 μL。读板器光源为 20W 钨光灯,有 8 光纤的光度计,检测器有 8 个硅管,滤光片架可同时装 8 个滤光片,一般配装 405、450、492、550、620 nm 波长的滤光片。吸光度范围为 0～3.000 OD,分辨率为 0.001 OD,精度在 OD＝0.15 时,CV＜2.5％;0.8 时,CV＜1.5％;1.5 时,CV＜1.5％。

2.Triturus 型全自动酶免分析仪

该型仪器适用于各种项目的 ELISA 检测。随机安排项目检测,每板上可同时做 8 个相同条件的项目检测。可用加样针或 Tip 头加样;加样速度为＞700 个/小时;加样体积为:用针时 2～300 μL,用 Tip 头时 10～300 μL,进度均为 1 μL 可调;加样精度为:用针时 CV＜1％,用 Tip 头时 CV＜2％。试剂加样速度为 2 760 孔/小时;加样体积 2～300 μL,进度为 1 μL 可调;加样精度为 100 μL 时,CV＜2％。有液面感应装置。标本架为一圆形可移动架,可同时放置 92 管标本和 96 个稀释管。标本架中心为 12 个可移动的试剂架,并有 8 个稀释液架。有标本识别的条码阅读器,温育系统有可控温在 20～40 ℃的平台加热器,温度设置误差在±0.5 ℃内,工作时需预热 10 分钟;有 4 个加热孵育板位,轨道式振荡,每个板位独立控温,互不干扰。洗板机配有 8 头洗液注入头,液残量控制在 2 μL 以内。读板器有重复性读的单光纤光度计,光源为 20W 钨光灯,检测器有 1 个硅光管,滤光片架可同时装 7 个滤光片,一般配装 405、450、492、550、600、620 nm 波长的滤光片,吸光度范围为 0～3.000 OD,分辨率为 0.001 OD,精度为 CV＜1％。软件平台为 Windows 95/98。

3.CODA 型全自动开放式酶免系统

在本系统上配用开放的 ELISA 药盖。整个酶免分析过程都在一个组合式的系统内完成:加样、孵育、洗板、结果判读、打印报告。但也可以自动操作酶免反应过程中个别的功能。一次操作中最高可设置 5 种分析项目。可同时做 3 块酶标板的分析,测试量可大可小。可以贮存标准曲线,并为下次的测试作校正调节。能将测出的资料进行曲线拟合的积分计算。在大量筛选样品时,可用阈值测定的方法,筛查大批定性分析的样品。酶标板的孔底为平底或"U""V"形底;样品管 5 mL 或 1.5 mL 均可放置。温育温度可控制在 35～47 ℃。检测光谱的波长范围为 400～700 nm。载板架有振板功能。软件平台为 Windows 95。

4. FAME 型酶免分析处理系统

该系统为除标本加样外的温育、加试剂、洗板、读板的自动化酶免分析装置。每项可同时处理 9 块酶标板。加样针为一次性,为回头加样探头,加样速度较快。酶试剂的混合须在机外进行。每板只能同时检测一个项目,但对于大样品、项目一致性强的工作,该系统应为上佳选择的机型。一般配上 AT 型标本处理系统,其全自动化的概念更可体现出来。

三、自动化 ELISA 技术的临床应用

由于 ELISA 技术具有无污染性、操作简便、项目易于开发等优点,加上已实现自动化,已受到临床实验室的重视。在骨代谢状况、糖尿病、药物浓度监测、内分泌学、生殖内分泌学、免疫血液学、肿瘤、感染性疾病、自身免疫性疾病的诊断或监测上,ELISA 技术已占据了较优势的地位。但其与发光免疫技术比较起来,灵敏度上稍逊色了些,重点介绍以下内容。

(1)骨代谢中骨重吸收的指标(Crosslaps):Crosslaps 是 Ⅰ 型胶原连素中的 C 端肽交连区的商品名,是最近发展起来的一项反映骨形成和骨重吸收的重要指标。已有报道,在骨质疏松、Paget's 病、代谢性骨病等的患者中,尿中的 Crasslaps 升高。抑制骨重吸收的药物可导致 Crosslaps 水平降低。停经后妇女或骨质疏松患者雌激素等治疗可引起这一标志物降低。停经前妇女尿中 Crosslaps 的浓度一般在 5～65 nmol BCE/mmol Cr,正常男性为 86 nmol BCE/mmol Cr。

(2)与糖尿病有关的自身抗体:主要有抗谷氨酸脱羧酶抗(抗 GAD 抗体)IAA、ICA。

(3)细胞因子的检测:干扰素(IFN-α、γ、β)白介素-1～10(IL-1～10)、TGFβ$_1$、TGFβ$_2$、TNF-α 等。

(4)肝炎标志物及其他感染指标:甲、乙、丙、丁、戊型肝炎的血清学标志物、艾滋病病毒抗体、EB 病毒、巨细胞病毒、风疹病毒、弓形体等。

(5)自身免疫抗体 ENA、TGAb、TPOAb 等。

四、自动化 ELISA 技术应用展望

ELISA 技术在临床实验室里已是一项重要的应用技术,在病毒性肝炎血清学标志物的检测方面应用最广泛,在肿瘤标志物的检测上也经常用到该技术。但大多数的实验室仍停留在手工操作上,甚至连最基本的酶标仪都没有配备,势必影响到该技术的质量保证。

有人认为 ELISA 技术已逐步走向退化,可能会逐步退出临床实验室。目前认为,这是一种不全面的看法。ELISA 技术除其自身的优点外,自动化的发展更应当为临床实验室提供可靠的质量保障,以及提高工作效率和减轻工作强度等。自动化的发展是 ELISA 技术更有生命力的象征。

应当提倡和推广自动化的 ELISA 技术,自动化技术大大减少了手工操作中造成的系统误差。比如,有些标本,尤其是低浓度的,反复手工测定时经常出现忽阴忽阳的情况,受很多主观因

素的影响。当然,应用自动化设备会增加测试的成本,但这种成本的增加带来的是检测质量的保证。另外,应当看到,随着用户和产品的增加,设备的成本价格会逐渐下调。

(张晓明)

第四节　特种蛋白免疫分析技术

随着实验技术的发展,血浆蛋白分析技术由最初的试管沉淀反应、琼脂凝胶的扩散试验,发展到现代免疫分析技术。特种蛋白免疫分析技术方法逐步完善,其灵敏度逐步提高,检测水平由微克(μg)发展到纳克(ng)甚至皮克(pg)水平。

一、概述

免疫技术是利用抗原-抗体反应进行的检测法,即应用制备好的特异性抗原或抗体作为试剂,以检测标本中的相应抗体或抗原,它的特点是具有高度的特异性和敏感性。特种蛋白免疫分析技术随着自动化程度的不断提高,其检测方法主要为透射比浊法和散射比浊法。免疫比浊法的发展史 1959 年 Schultze 和 Schwick 提出用抗原抗体结合后形成复合物使溶液浊度改变,用普通比浊计测定免疫球蛋白的含量,由于其敏感性太差未引起人们广泛注意。

1965 年 Mancini 提出利用单向辐射免疫扩散(SRID)原理使可溶性抗原和相应的抗体在凝胶中扩散,形成浓度梯度,在抗原、抗体浓度比例恰当的位置形成肉眼可见的沉淀线或沉淀环,即可确定该抗原的浓度。1966 年,德国 Behringwerke 公司根据此法生产出 Panigen® 平板,可测定 40 多种血清蛋白。这种系统被认为是现代实验室的一种革新。但此法适用于大分子抗原,反应时间长,不能满足临床快速诊断的需要。

1967 年 Ritchie 提出,分别利用补体 C3 和结合珠蛋白与相应的抗体形成抗原抗体复合物,定量测定悬浮的免疫复合物颗粒与射入光束成一定角度时产生光散射的强度来评估补体 C3 和结合球蛋白的含量,并称为激光散射比浊法,这使经典的凝胶内沉淀法的测定由数十小时一下子缩短为数小时,给蛋白免疫分析开创了一个新纪录。1970 年 Technicon 公司根据此原理很快制造出蛋白免疫分析的自动检测系统,称之为 AIP。

1977 年,Behring 公司制造出了一种新的测定特种蛋白分析的激光浊度分析仪(BLN),使这种新的检测技术付诸实际应用。其后,随着计算机技术的高速发展,该公司又相继推出 BNA(1985)TTS(1987)和 BN-100(1988)激光散射比浊分析仪。最近该公司又推出更先进的 BN-Ⅱ激光散射比浊分析仪。

然而,激光散射比浊法是终点比浊,即抗原抗体复合物完全形成后才能检测,其间必须温育 2~3 小时(或 1~2 小时),这仍不能满足临床快速诊断的需要。1970 年 Hellsing Harrington 等提出,在抗原抗体反应中加入聚合物,可使反应时间明显缩短。另外,用激光作为光源,其波长固定(氦-氖激光 633 nm,氦-镉激光 442 nm),散射夹角小,也降低了蛋白免疫检测的敏感度。1977 年 Sternberg 提出了更快速的测定方法,即测定抗原与抗体反应的最高峰时其复合物形成的量,称之为速率散射比浊法,由此可使抗原结合的反应在几十秒钟之内得出检测结果。美国 Beckman 公司根据上述原理大批量制成了免疫化学分析系统(ICS),用计算机程序分析处理抗原抗体反应的动态数据,直接显示受检抗原的浓度电位。此种仪器已发展为自动控制的仪器,最近又推出了带条码的全自动特种蛋白免疫分析系统 ARRAY 360CE。

二、免疫比浊法的特点

由于自动化免疫浊度分析克服了以前免疫测定法操作烦琐、敏感度低($10\sim100$ ng/L)时间长和不能自动化等四个缺点,使得自动化免疫分析一出现就受到普遍重视。其主要优势在于以下几点。

(1)自动化免疫分析稳定性好,敏感性高(达 ng/L 水平),精确度高(CV<5%),干扰因素少,结果判断更加客观、准确,也便于进行室内及室间质量控制。

(2)自动化免疫分析快速、简便,标本回报时间短,便于及时将各种信息向临床反馈,又可节约大量人力、物力,利于大批量样品的处理。

(3)自动化免疫分析能更好地避免标本之间的污染及标本对人的污染。

(4)自动化免疫分析可利用多道计数器、测光仪,同一份样品同时测定几十种和临床有关的分析物,血清用量少,具有明显的应用优势。

三、特种蛋白免疫浊度分析测定法

免疫测定(IA)是利用抗原抗体反应检测标本中微量物质的分析方法。这种方法最大的特点是特异性好,即某一特定抗原只与其相应的抗体反应。蛋白质具有抗原性,将血浆中的某一特定蛋白质免疫动物,可得到针对性的抗体。以此抗体作为试剂,可以在不需分离的条件下,定量检测存在于复杂蛋白质混合物中的此种特定蛋白质。因此免疫测定将血浆蛋白质的测定大大推进了一步,使血清中数十种具有临床意义的微量蛋白质可以简便地进行单个定量测定。免疫测定的另一特点是敏感性高,可测出纳克(ng)水平的量。将反应物进行标记而做的免疫测定,如放射免疫测定和酶免疫测定,其敏感度可达皮克(pg)水平。但具有临床意义的多种血浆蛋白质,其含量一般均高于纳克(ng)水平,用简便、快速的浊度法已达到检测目的。

特种蛋白自动化免疫浊度测定仪根据检测角度的不同,可分为免疫透射浊度分析仪和免疫散射浊度分析仪。

(一)免疫透射浊度测定

免疫透射浊度测定可分为沉淀反应免疫透射浊度测定法和免疫胶乳浊度测定法。

1.沉淀反应免疫透射浊度测定法

沉淀反应免疫比浊测定法的基本原理是:抗原抗体在特殊缓冲液中快速形成抗原抗体复合物,使反应液出现浊度。当反应液中保持抗体过剩时,形成的复合物随抗原增加而增加,反应液的浊度亦随之增加,与一系列的标准品对照,即可计算出未知蛋白质的含量。

免疫复合物的形成有时限变化,即当抗原抗体相遇后立即结合成小复合物(<19 秒),几分钟到数小时才形成可见的复合物(>19 秒)。作为快速比浊,这种速度太慢,加入聚合剂(或促聚剂)则大的免疫复合物会立即形成。目前促聚剂用得最多的是聚乙二醇(MW 6 000~8 000),浓度约为 4%。

浊度测定亦有其弱点:其一是抗原或抗体量大大过剩,出现可溶性复合物,造成误差。对于单克隆蛋白的测定,这种误差更易出现。其二是应维持反应管中抗体蛋白量始终过剩,这个值要预先测定,使仪器的测定范围在低于生理正常值到高于正常范围之间。其三是受到血脂浓度的影响,尤其是在低稀释时,脂蛋白的小颗粒可形成浊度,造成假性升高。

2.免疫胶乳浊度测定法

免疫胶乳浊度测定法为一种带载体的免疫比浊法,其敏感度大大高于比浊法,操作也极为简便。少量小抗原抗体复合物极难形成浊度,除非放置较长时间。如需要形成较大的复合物,抗原和抗体量应较大,这显然不符合微量化的要求。鉴于这点,发展了免疫胶乳浊度测定。

免疫胶乳浊度的基本原理:选择一种大小适中、均匀一致的胶乳颗粒,吸附抗体后,当遇到相应抗原时,则发生凝集。单个胶乳颗粒在入射光波长之内,光线可透过。当两个胶乳颗粒凝集时,则使透过光减少,这种减少的程度与胶乳凝聚成正比,当然也与抗原量成正比。

该技术的关键在于两个方面:其一是选择适用的胶乳,其大小(直径)要稍小于波长。经研究:用500 nm波长者,选择0.1 μm胶乳较适合;用585 nm波长者,选择0.1～0.2 μm胶乳为好。目前多用0.2 μm胶乳。其二是胶乳与抗体结合,用化学交联虽好,但失活也较大。目前一般应用吸附法。

(二)激光散射浊度测定

激光散射浊度测定按测试的方式不同分两种比浊法,即终点散射比浊法和速率散射比浊法。

激光散射浊度的基本原理是:激光散射光沿水平轴照射,通过溶液时碰到小颗粒的抗原-抗体免疫复合物时,光线被折射,发生偏转。偏转角度可以为0～9°,这种偏转的角度可因光线波长和离子大小不同而有所区别。散射光的强度与抗原-抗体复合物的含量成正比,同时也和散射夹角成正比,和波长成反比。

1.终点散射比浊法

在抗原-抗体反应达到平衡时,即复合物形成后作用一定时间,通常为30～60分钟,复合物浊度不再受时间的影响,但又必须在聚合产生絮状沉淀之前进行浊度测定。因此,散射比浊法是在抗原与抗体结合完成后测定其复合物的量。

2.速率散射比浊法

速率法是一种先进的动力学测定法。所谓速率是指抗原-抗体结合反应过程中,在单位时间内两者结合的速度。因此,速率散射比浊法是在抗原与抗体反应的最高峰(在1分钟内)测定其复合物形成的量。该法具有快速、准确的特点。

四、免疫浊度测定法

在清澈的水中添加各种不溶性的粉末如面粉或泥沙等便呈混浊状,而且混浊程度与加入粉末的粗细及量相关;澄明的液体经化学、生物学或免疫学等反应变为混浊等。这些现象早已为人们所认识,并发展出相关的分析手段。浊度测试方法也早已用于医学检验中,并占有一席之地。近年来的发展更为迅速,原因在于混浊或浊度这种自然现象蕴有深刻的科学基础,即胶体化学、免疫化学和光学等领域的理论和分析技术,更得益于仪器制造、计算机和自动化领域的技术进步,以及对许多具有临床意义物质的标准品、抗血清的产生和标准化等研究所取得的成果。因此浊度分析,尤其是免疫浊度分析已从长期的探索进入广泛应用的阶段。在医学领域浊度法几乎已成为免疫浊度法的代名词。

(一)浊度分析的科学基础——胶体化学及其特性

1.胶体溶液

各种分析最常用的样品是溶液。即便是固体标本,也常需溶解后才可作为样品进行分析,医学检验中也是如此。溶液是各式各样的,据其性状大致可分为真溶液和胶体溶液或悬浮液,俗称溶胶。胶体溶液也是多样的,外观上可表现为无色或色彩纷呈的各种澄明液体到浊度不等的各种悬浮液。但它们的基本特征都是由粒径不同的溶质均匀地分散或悬浮于溶剂构成的。由于溶质粒径和性质的差别,这种分散状态的均匀性和稳定性不尽相同,溶胶微粒的表面电荷也与这些性质密切相关。

2.胶体溶液的分类和性质

从溶质与溶剂的关系上可把溶胶分为疏液溶胶和亲液溶胶两类,前者为不溶性固体物质在液体中高度分散的一种多相态的不均匀体,常需靠稳定剂维持单分散性;后者是大分子物质溶解后形成的溶液,依其与溶剂的极强亲和力而保持胶体的稳定性或分散性。因此亲液溶胶又表现为真溶液,即单相态,如各种蛋白质溶液。但疏液与亲液溶胶间并无绝对的界限。任何胶体溶液的本质是粒子在溶剂中形成的单分散体系,这是它们的共性。但粒子大小或直径的不同可使这种单分散体系显示不同的特性,并对溶胶分类。直径＞100 nm 的粒子分散体系构成的溶胶,肉眼便隐约可见其所显示的浊度,一般不能通过滤纸,为第一类,如红细胞和细菌等;第二类为直径在 1～100 nm 的分散粒子,在普通显微镜下看不见,能通过滤纸,但不能通过半透膜,如胶体金、微小合成胶乳、免疫球蛋白等生物大分子、病毒颗粒和脂肪微粒等;第三类为粒径在0.1～1.0 nm的胶体溶液,可透过半透膜,如溶于水的氧分子等。胶体的高度分散和不均匀态(多相性)使之具有独特的光学性质,这是由于分散粒子对光的反射、折射、散射(衍射)和吸收等作用所致。此外还有布朗运动、电泳和电渗,在超离心力作用下沉降等特性,均可作为分析胶体的手段,但基于光学特性的浊度分析最为简便和实用。

3.朗伯-比尔光透射理论

带有微小粒子的悬浮液和胶体溶液都具有散射入射光的性质。一束光线通过此种溶液时受到光散射和光吸收两个因素的影响,可使光的强度减弱。

平行光线通过带有微小粒子的悬浮液和胶体溶液后,由于光吸收和光散射,使入射光强度减弱。根据朗伯-比尔定律,该现象可用以下公式表示。

$$E=lgI_0I=KC$$

式中:E——吸收光变化率;I_0——入射光;I——透光度;C——溶液的浓度;K——常数。

4.雷莱光散射理论

粒子被光照射后而发光。这一现象主要取决于粒子的大小,即当粒子直径大于入射光波波长的一半(半波长)时就发生散射现象。散射作用是入射光作用于粒子后向各个方向发射的光,即可绕过粒子发射光线,故称散射或衍射光。因入射光不一定是单色的,即便为单色光也不很纯,因此当光照射到胶体溶液后,粒子发生的光学现象是复杂的,包含高深的光学理论。但当阳光通过孔隙射入黑暗的房内,在光束中可看到飞舞的尘埃粒子则是常见的现象,这是它们对入射光的反射作用所致,即各个粒子起着微型反光镜的作用,科学上称为丁达尔效应。浊度法中检测的光信号成分虽主要为散射光或透射光,但在原理和理论上是和这种现象相通的。

雷莱对小粒子溶胶系统进行研究后,于 1871 年总结出反映粒子对入射光散射作用的有关因素相关的公式,即 $I_\theta=24\pi3\lambda4\gamma\upsilon I_0[n2-n20n2+2n20](1+\cos2\theta)$。

式中:λ——入射光的波长;I_0——入射光强度;I_θ——与入射光束成 θ 角度处散射光的强度;γ——单位容积内粒子的数目;υ——单个粒子的容积或大小;n——粒子的折射率;n_0——溶剂的折射率;θ——光信号检测器与入射光之间的夹角。从该公式可做出如下推论。

(1)I_θ 与 λ 成反比,即入射光波长越短,粒子对它产生的散射光越强。

(2)I_θ 与 $[n2-n20n2+2n20]$ 成正比,即粒子溶剂的折射率相差越大,散射光越强。

(3)I_θ 与粒子容积的 2 次方成正比,但这一规律只适用于粒子直径在 5～100 nm 的范围。当粒子直径＞100 nm 时,散射光渐弱,主要是反射和折射等现象。

(4)I_θ 和检测器与入射光夹角之间的关系是在 90°处最小,在 0°处最强。

因雷莱研究的是小粒子系统,只有当粒子直径小于可见光波长(例如 500 nm)的 1/10 时,散射光强度在各个方向上才是一致的,即对称的或各向同性的,此时公式中散射光强度与入射光波长间的上述关系才能成立。当粒径与入射光波长比例大于该比值时,各方向上散射光的强度不尽相同,即变为不对称或各向异性的了,正向散射光强度趋于增强。这种情况实际上偏离了雷莱原来提出的公式(即公式中括号项及其前边部分),为此 Mie 及 Debye 先后对雷莱公式加以修正,即公式后面小括号中所示的部分,表示检测器的位置与被测光信号的性质及强度之间的关系。这些修正反映了散射光的不对称性与粒子大小及入射光波长之间的相关性变化,即 Debye 所做的修正适合于粒径略小于入射光波长的情况,Mie 所做的修正更适合于粒径等于或大于入射光波长的场合。在免疫化学反应过程中,可溶性抗体(Ab)与可溶性抗原(Ag)反应,形成免疫复合物(IC)粒子,混合物系统中的粒子由小变大,并不恪守某一固定公式,实际上随反应的进行,由雷莱公式的关系逐渐向 Mie 和 Debye 的修正公式过渡和转移。

根据检测器的位置及其接收光信号的性质,浊度分析可分为透射比浊法和散射比浊法两大类,前者可用分光光度计及比色计进行测定,后者则需专用的浊度计。透射浊度法测定的信号主要是溶液的光吸收及其变化,即溶液的光吸收因散射作用造成的总损失之和。因此本方法测定的光信号中包含了透射、散射甚至折射光等因素,是难以区别的。散射浊度法检测的是与入射光成某一角度的散射光强度。因此有人认为透射浊度法测定的信号成分较杂,其灵敏度和特异性不如散射浊度法好。但长期以来的实践经验表明,情况并非如此。

上述公式所示信号测定的光路,构成了浊度分析方法学、试剂制备和检测仪器研究及设计的基础,各项因素达到最佳标准时,方法的灵敏度也最佳。在其他条件都相同时,散射光强度与粒子大小及数量的关系可写为以下形式。

$$I=k\gamma\upsilon^2$$

式中:k——常数。

(二)免疫浊度测定

胶体溶液中存在的粒子及其大小和数量,经比浊测定便可达到目的。但临床医学中更重要的是鉴别样品中粒子的性质,这样才能对疾病做出诊断。抗原与抗体的反应具有很高的特异性,且随反应的进行形成的免疫复合物分子和大小不断发生变化,反应系统的浊度也相应变化。此外,随抗体制备技术的进步,对小分子物质,即称为半抗原的甾体激素、治疗药物及毒物等也可产生特异的抗体,对它们也可用浊度法检测。因此免疫浊度分析在医学检验中占有独特的地位。以下叙述免疫浊度分析的基本方法和试剂。

1.免疫化学反应的基本特点

抗原(Ag)与抗体(Ab)反应形成免疫复合物(IC)是个可逆的过程,但反应的可逆程度主要取决于抗体的亲和力及亲合力。当抗体的亲和力很高,尤其是亲和力及亲合力都很强时,Ag 和 Ab 的比例又较适当,形成的 IC 实际上并不解离,即反应为不可逆的。若在定量的抗体中加入一定量(未过量)的抗原,经一定时间后,便基本全部形成 IC,此时反应达到了平稳或"终点",一般为 10～30 分钟。这一过程并非以匀速进行的。Ag 与 Ab 混合的瞬间便引发反应,开始至少有数秒钟的滞后时间,随后反应速度加速,即单位时间内形成较多的 IC,被测信号变化也相应较大。在此动态变化过程中选取反应速率相对最大,而且与被测物浓度呈线性关系的瞬间(一般在反应开始后 5～15 分钟),对信号进行监测的方法,即为速率测定法;检测反应终点与起始点之间信号变化的方法为终点测定法。当反应接近终点时,信号不一定为最大,因为形成的 IC 粒子间相互碰撞而形成较大的凝聚物,发生沉淀,悬浮的粒子数开始减少,被测信号也减弱。这两种方法都可通过手工和自动化操作进行。

速率法的灵敏度和特异性都比终点法好,前者的灵敏度可比后者高 3 个数量级之大。自动化速率法的精密度也较好,但这与仪器的质量和性能关系密切。首先对定时精确性及混匀速度要求很高。浊度法与离心式自动生化分析仪通用,虽可达到快速混匀目的,但 IC 很可能在离心力作用下沉淀,引起误差。速率法的校正结果也较稳定,故可贮存使用一定时间。

在定量抗体中加入的抗原量达到与之成当量关系时,形成的 IC 量最大,反应速度最快。若继续加抗原,形成 IC 的量不但不再增加,反而减少,这是 Heideberger 在 1929 年的重大研究发现。反之,在定量抗原中加抗体,在抗体过量时也会产生同样的现象。分别称为后带和前带现象,统称钩状效应,表示同一信号也许表现为两个决然不同的分析物浓度。钩状效应可产生假象的弱阳性或假阴性结果,是免疫学测定的一个缺陷。若在被测抗原或抗体中添加抗原或抗体,反应信号不再增加甚至减小,揭示存在钩状效应。在方法学研究及试剂制备时,往往只能照顾一般,不能顾及全面,钩状效应是难免的。

2.免疫浊度法的试剂

(1)抗血清的基本要求免疫浊度法最重要的试剂是抗体或抗血清,抗血清的要求是其特异性、亲和力、亲合力及效价都尽可能地高。虽然单克隆抗体在一定条件下也可使用,但最常用的是由兔产生的多抗血清(R 型)。

(2)高分子物质加强剂有些高分子物质尤其是聚乙二醇(PEG)可促进 IC 的形成,提高方法的灵敏度。其作用较复杂,与它的分子量及浓度等关系密切。PEG 的作用机制不详,也许因它们对水分子的空间排斥作用,可以有效地提高 Ag 和 Ab 的浓度;也许促使 IC 分子疏水区的暴露,利于水不溶性粒子的形成。以前多用 PEG6 000,现多用 PEG8 000。PEG 浓度过低,不能达到促进 IC 粒子形成的目的;浓度过高则促使非特异性蛋白质大分子的凝聚。终浓度为 10% 的 PEG6 000 可使反应系统散射光强度增加 2～3 倍,使反应时间缩短 1/15～1/10。应对 PEG 的浓度和质量加以严格选择,以便达到最佳效果(常在 4% 左右)。

(3)电解质(稀释缓冲液)电解质的性质和强度影响 IC 的形成和稳定性,以下阴离子按促进 IC 形成的递增次序排列:SCN^-,ClO_4^-,NO_3^-,Br^-,Cl^-,I^-,SO_4^{2-},HPO_3^{2-},PO_4^{3-},阳离子中钠离子有利于 IC 的形成和稳定。

(4)校正品应参照世界卫生组织等权威机构认定的原始标准品校正第二标准品,以此制备校准品。

(5)混浊样品澄清剂消除因脂肪微粒及蛋白质等凝聚产生的样品伪浊度。为防止试剂中粒子伪浊度的影响,以上试剂都需经 $0.22~\mu m$ 滤膜过滤。

(三)免疫浊度法的应用

免疫浊度法的原理和传统的凝胶沉淀试验、血凝试验及胶乳凝集试验一样,均基于可溶性抗原-抗体反应,形成不溶性 IC 的过程。因此后三类方法可做的检测均可用免疫浊度法替代进行,但灵敏度有突破,可与放射免疫测定法(RIA)媲美。二是从定性及半定量的分析,进入了精确的定量分析。这些技术进步对于肿瘤标志和病毒等的定量分析及疗效监测和预后分析等极有帮助。

(四)免疫浊度法测定中应注意的问题

免疫浊度分析作为一种非放射性同位素和非酶标记的均相免疫测定技术,因其独特的优点在实践中不断发展、提高和推广应用,并具广阔的发展前景。但任何技术都不可能是完美无瑕的,即便很好的方法也只有在正确使用时才可取得最佳效果。因此,对以下问题应予注意。

1.伪浊度的影响

产生伪浊度的因素很复杂。①抗血清的质量:含有非特异的交叉反应性抗体成分及污染和变质等;②增浊剂浓度和反应时间等掌握不当;③样品本身浊度及处理不当;④试剂污染和变质;⑤器材(包括比色杯)清洁度等。

2.钩状效应的影响

现在许多仪器虽已具有检查钩状效应的功能,一经发现便可对样品稀释后复测,但对它还应保持警惕为好。当患者症状与检验结果明显不符时,应怀疑其存在。

3.结果报告中的计量问题

自推行国际计量制(SI)以来,常有可否把现常用的国际单位(IU 或 U)换算成 ng 或 mol 的问题。回答是在理论上可以,但一般不提倡做这种换算。所用校正品用何计量单位,患者报告便用相同主量为妥。医学检验中针对的许多物质是生物大分子,其 IU 计量与其纯度及活性等因素间的关系极为复杂,仍是免疫学测定标准化中的一个重要研究课题。

因此对免疫浊度测定实施严密的实验室内部质控极为重要,可参照现行的质控措施进行。至少对器材需予严格的清洗并遵守对测试系统的校正措施。

(张晓明)

第五节　分子细胞遗传学检测技术

一、荧光原位杂交

(一)荧光原位杂交技术的基本原理

荧光原位杂交(简称 FISH)技术是一种应用非放射性荧光物质依靠核酸探针杂交原理在核中或染色体上显示 DNA 序列位置的方法。FISH 技术是利用一小段(通常 15～30 个 bp)用荧光物质标记过的 DNA 或 RNA 序列作为探针,穿透经过甲醛固定的微生物样品的细胞壁,与细胞内特定的靶序列进行杂交,探针与细胞内互补的 DNA 或 RNA 序列相结合,当用表面荧光显微镜激发时,含有与探针互补序列的微生物就会发光。

(二)FISH 技术的操作步骤

FISH 技术主要包括以下几个步骤。①样品的固定与预处理:待测样品在处理后的载玻片上进行固定,有时需要进行一些特殊的预处理。②杂交:加入探针进行杂交,一般用一种或多种探针同时进行杂交。③洗脱:去除未杂交或非特异性杂交的探针。④观察与分析:将样品置于荧光显微镜下观察,记录结果并对结果进行分析。可用图 2-1 简示。

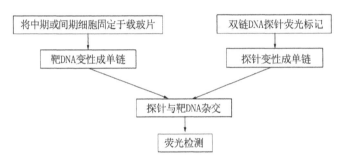

图 2-1 FISH 技术的操作步骤

(三)FISH 技术的应用

荧光原位杂交技术广泛用于分析复杂环境的微生物群落构成,可以在自然生境中监测和鉴定微生物,并能对未被培养的微生物进行检测。根据不同种属 16Sr RNA 序列差异设计的探针则可以对不同的微生物种类进行特异性鉴定。近几年,应用 FISH 技术研究自然环境微生物群落的报道较多,如海水沉积物的群落、海水、河水和高山湖雪水的浮游菌体、土壤和根系表面的寄居群落。FISH 技术不仅能提供某一时刻的微生物景象信息,还能监测生态环境中的微生物群落和种群动态。此外,应用 FISH 技术检测和鉴定未被培养的种属或新种属,如巨大硫酸盐细菌、全噬菌属和酸杆菌属等。FISH 技术对于探明自然菌群的生态学和组成,以及群落对自然和人为因素动态变化的应答研究均是最有力的技术手段。

二、原位 PCR

原位 PCR(IS-PCR)将 PCR 技术的高效扩增与原位杂交的细胞定位结合起来,从而在组织细胞原位检测单拷贝或低拷贝的特定 DNA 或 RNA 序列。

(一)原理和方法

1.基本原理

(1)原位杂交技术是将分子杂交与组织化学技术结合起来,用标记的 DNA 或 RNA 为探针,在原位检测组织细胞内特定的 DNA 或 RNA 序列。因此,在显示阳性杂交信号时,不仅能判别含有靶序列的细胞类型,还能显示组织细胞的形态结构特征与病理变化。但是,原位杂交对拷贝数较少的序列检出有一定的困难。

(2)PCR 技术是在 DNA 聚合酶的作用下,经过模板的变性、退火和引物延伸三种循环,将引物引导下的特异靶序列迅速地进行扩增,经过扩增的靶序列在凝胶电泳中显示出来。因此,PCR技术具有灵敏度高,特异性强的优势。但是,PCR 技术是在液相中进行的,在扩增前,需将细胞破坏,从中提取核酸作为模板。因此,很难将 PCR 的结果与组织细胞的形态结构联系起来,也很难判断含特异性靶序列的细胞类型。

原位 PCR 技术成功地将 PCR 技术和原位杂交技术结合起来,保持了 2 项技术的优势又弥补了各自的不足。

2.原位 PCR 分类方法

(1)直接法原位 PCR:特点是使扩增产物直接携带标记分子。在反应体系中使用标记的三磷核苷酸或引物。放射性核素、生物素和地高辛是 3 种最常见的标志物。当 PCR 扩增时,标记分子就掺入到扩增产物中。根据标志物的性质,用放射自显影、免疫组织化学或亲和组织化学等技术对扩增产物进行检测。直接法原位 PCR 的优点是具有高度敏感性,可检测出单拷贝,操作简便、省时省力。缺点是特异性较差、容易出现假阳性,且扩增效率较低。

(2)间接法原位 PCR:是目前应用最广泛的靶核酸序列原位扩增技术。用经固定的细胞悬液做 PCR 扩增,然后将细胞离心沉淀在玻片上,再对扩增产物进行原位检测。

间接法原位 PCR 的反应体系与常规 PCR 相同,所用的引物和三磷核苷酸都不带任何标志物。当 PCR 原位扩增结束后,再用原位杂交技术检测特异性扩增产物。与直接法原位 PCR 相比,间接法虽然复杂些,多了原位杂交检测步骤。但其扩增效率较高,更重要的是特异性比直接法强。这是因为原位杂交所用的探针可特异性地检出扩增产物中的靶序列。这样,即使扩增产物中有非靶序列成分,它们也不会呈现阳性反应,因而提高了原位 PCR 的特异性。

(3)原位反转录 PCR(IS Rt-PCR):是结合反转录反应和 PCR 扩增检测细胞内低拷贝 mRNA 的方法。整个反应分两步进行。第一步以 mRNA 为模板、在逆转录酶的催化下合成 cDNA;第二步则以 cDNA 为模板、用 PCR 对靶序列进行扩增。与液相反转录 PCR 不同的是,原位反转录 PCR 反应过程在固定的组织细胞标本上进行。进行原位反转录 PCR 的标本先要用 DNA 酶处理、以破坏组织细胞中的 DNA。这样可保证 PCR 扩增的模板是从 mRNA 反转录合成的 cDNA,而不是细胞中原有的 DNA。

(4)原位再生式序列复制反应:再生式序列复制反应(3SR)是随着 PCR 技术发展而出现的一项直接进行 RNA 扩增的新技术。再生式序列复制反应特点:①需 3 种工具酶,即 AMV 逆转录酶、Escherichia coli RNA 酶 H 和 T7RNA 聚合酶。②引物的 5′端含 T7RNA 启动子。③扩增反应在 42 ℃下进行 2 小时,不需要热循环。

再生式序列复制反应为检测细胞内低拷贝数的 mRNA 开辟了一个新途径。因其扩增反应在较低的温度下进行,组织抗原性不会被破坏,特别有利于与免疫组织化学相结合。

(二)实验程序

1.标本的制备

组织细胞固定,以 10% 的缓冲甲醛溶液或 4% 的多聚甲醛固定后,进行原位 PCR。固定的时间一般不宜过长,视组织的大小而定,一般以 4 ℃ 4~6 小时为宜。在进行 PCR 前,组织标本需经蛋白酶处理,增加其通透性,充分允许反应系统中的各成分进入细胞内,并能很好地暴露靶序列以利于扩增。

2.原位扩增 PCR

在组织标本中进行 PCR 扩增,其基本原理与液相 PCR 完全相同。PCR 所用的引物长度一般为 15~30 bp 为宜,扩增片段的长度为 100~1 000 bp。原位 PCR 宜用较短的引物,从石蜡切片中提取的 DNA 很少超过 400 bp,RNA 很少超过 200 bp,较长序列的扩增易导致引物与模板的错配,产生非特异性扩增产物。

3.洗涤

原位扩增结束后,标本应清洗,以除去弥散到细胞外的扩增产物。洗涤不充分,会导致非扩增产物在检测中显现,造成背景过深或假阳性结果。洗涤过度,造成细胞内扩增产物脱落,使阳性信号减弱或丢失。

4.原位检测

原位 PCR 扩增产物的检测方法,取决于原位 PCR 的设计方案。直接法则根据标记分子的性质对扩增产物进行原位检测,间接法则需用原位杂交的方法检测。

三、在血细胞诊断和研究中的应用

(一)FISH 在生物医学领域中的主要泛应用

1.在基因制图和基因诊断方面的应用

基因制图或基因定位是人类基因组计划的主要任务之一。FISH 能将克隆的 DNA 或 cDNA 顺序在染色体上进行精确定位,并能同时对多个 DNA 片段在染色体上的排列加以显示。基因定位可为遗传连锁分析提供更多 DNA 标记,反过来也为更多基因的克隆提供信息。某些遗传病,如威廉姆斯综合征多由染色体的微小缺失所致,当采用 FISH 时,可以对缺失加以检测(图 2-2)。

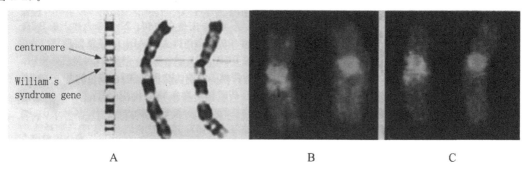

图 2-2 威廉姆斯综合征中的染色体微小缺失

A.威廉姆斯综合征基因用荧光标记;威廉姆斯综合征患者染色体(B 右,

C 右)与正常人(B 左,C 左)比较表现为威廉姆斯综合征基因缺失

2.在产前诊断和肿瘤细胞遗传学方面的应用

先天性染色体数目异常导致的疾病和肿瘤的发生。利用染色体特异的探针(如着丝粒的 α 卫星)可以对染色体数目进行 FISH 显示。绝大多数肿瘤伴有染色体结构的改变,如染色体断裂、重排等,使用染色体描绘的方法,可以很直观地了解染色体结构改变的情况。

3.在感染性疾病的诊断和研究中的应用

有些感染性疾病,主要是病毒,如 EB,HPV,SV40,HBV,HCV 等感染不仅可导致急性病症,而且其特异的基因组可以整合到人基因组中去,导致肿瘤发生。利用 FISH 可对机体的感染情况进行分析,并能对感染后的预后进行判断。

4.在细胞和染色体分选方面的应用

FISH 不仅应用于染色体,还可以应用于间期细胞;不仅可以在玻片上进行,也可以在悬液中操作。如 FISH 与流式细胞技术联用,即可对特异的细胞和染色体加以分选。

5.在生物进化方面的应用

利用 FISH 可以在染色体水平上对生物的进化情况进行研究,并能确定物种之间的亲缘关系。

(二)原位 PCR 在生物医学领域的主要应用

1.感染性疾病基因检测

(1)病毒基因的检测:应用原位 PCR 技术,使感染病毒的细胞较容易地被检出。利用原位 PCR 对乙肝病毒、丙肝病毒、单纯疱疹病毒、麻疹病毒、脊髓前角灰质炎病毒及人乳头瘤病毒等病毒的检测,既提高了敏感性,也达到了组织细胞定位的目的,能够及时发现感染人群。

（2）细菌基因的检测：最突出的应用是在结核分枝杆菌的检测上，当结核病变不够典型时，经过抗酸染色的方法很难在镜下找到结核分枝杆菌，而应用原位 PCR 技术可以帮助明确诊断。

（3）导入基因的检测：在转基因动物及接受基因治疗的个体中，是否导入了基因，均可用原位 PCR 技术证实。因此，原位 PCR 技术在研究导入基因的遗传稳定性、基因工程应用以及基因治疗等方面有着重大的意义。

2.基因变异的研究

生物体具有遗传和变异的特性，当机体内外环境改变时，某些基因会发生变异。原位 PCR 能用于基因突变、基因重组和染色体易位等基因变异研究。Embleton 等用原位反转录 PCR 技术，在单个细胞内显示了扩增拼接重排的免疫球蛋白重链及轻链可变区基因。此外，应用此技术还可鉴定特定种类的单个细胞获得或遗传的特定 DNA 序列变异。

3.基因表达及定位研究

原位 RT-PCR 技术能够反转录 mRNA 到 cDNA，然后原位扩增 cDNA 来检测 mRNA 的表达。可用于检测固有内源性基因表达和导入的外源基因表达。其定位从组织细胞逐渐发展到了亚细胞及染色体上。原位 PCR 的检测范围大大超过原位杂交技术，为特殊细胞 mRNA 的拷贝数和基因低水平的表达提供了一种最有效方法。

（三）在血液系统肿瘤诊断中的应用

1.分子遗传学基础

肿瘤相关基因包括癌基因、抑癌基因和细胞程序化死亡基因三大类。这些基因表达的产物控制着细胞生命最基本过程：生长、增生、分化，并参与机体的协调发育。由此对肿瘤相关基因的协同作用的研究也成为目前肿瘤作用机制研究的一个热点。研究癌基因的激活及灭活方法、抑癌基因功能失活以及癌基因与抑癌基因间的相互作用和平衡，在白血病和淋巴瘤的发病过程中具有重要作用。

造血系统肿瘤中癌基因激活机制主要是染色体易位，包括两种方式：①两个基因（其中一个是原癌基因）发生重组，产生融合基因并表达融合蛋白，融合蛋白具有转化活性。②将癌基因置于免疫球蛋白基因或 T 细胞受体基因的控制下，使之异常表达或易位表达，导致肿瘤的发生。

（1）基因融合。①BCR-ABL 融合基因在 90% 以上的慢性粒细胞性白血病和部分急性白血病中，由于 9 号染色体和 22 号染色体间交互易位 t(9;22)形成 Ph 阳性白血病。22 号染色体上的 BCR 基因与 9 号染色体上的 ABL 原癌基因易位融合，形成 BCR-ABL 融合基因。导致 22 号染色体缩短，即为费城染色体（Ph 染色体）。易位的 BCR-ABL 融合基因转录为 8.5 kb BCR-ABL 融合 mRNA，在慢性粒细胞白血病中表达为一种 BCR-ABL 融合蛋白（P210），在急性白血病中，表达两种融合蛋白 P210 和 P190。与正常的 ABL 相比，P210 和 P190 在体外具有较强的酪氨酸蛋白激酶活性，使一系列的信号蛋白发生持续性的磷酸化，从而影响细胞的增生、分化、凋亡和黏附，最终引起细胞的恶性转化和白血病的发生。②PML-RARα 融合基因是 t(15;17)易位及 t(11;17)变异型易位所致。早在 20 世纪 70 年代就已经发现 APL 中存在一种特异的染色体易位 t(15;17)。是由于 17 号染色体上的维 A 酸受体 α(RARα)基因和 15 号染色体上的早幼粒细胞白血病基因(PML)发生交易互换所致，产生长型和短型两种不同长度的 PMLRARα 融合基因转录本。PML-RARα 融合基因编码的融合蛋白具有嵌合转录因子特征，具有复杂的 DNA 结合和转录调节特征。PML/RARα 嵌合体受体可能通过"负显性作用"作用，抑制野生型 RARα

的正常功能,从而阻止细胞分化,使细胞产生持续增生。PML/RARα 融合基因见于 90% 以上的 APL 患者中,这些患者对全反式维 A 酸敏感。另外,APL 中还存在一种变异型易位 t(11;17),是由于 17 号染色体上的 RARα 基因与 11 号染色体上一个被称为早幼粒细胞白血病锌指(PLZF)基因发生融合,形成 PLZF-RARα 融合基因,该类患者对全反式维 A 酸不敏感。PLZF-RARα 融合基因也可能通过类似 PML-RARα 融合基因的机制发挥作用。③AML1-ETO 融合基因在 90% 的 AML-M$_{2b}$ 亚型中存在一种 t(8;21)易位,是 21 染色体上的 AML1 基因和 8 号染色体上的 ETO 基因交互易位,形成 AMLI-ETO 融合基因,产生嵌合转录因子 AMLI-ETO。嵌合 AMLI-ETO 对 AML-1 依赖的转录性产生"负显性作用",还可以直接抑制与骨髓分化相关的转录因子的活性,如 CCAAT/增强结合蛋白 α,Pul 等。另外,AMLI-ETO 嵌合在体外抑制白血病细胞向粒细胞系、单核细胞系和红细胞系等的分化。

(2)与免疫球蛋白有关的易位。①Burkitt 淋巴瘤中的 t(8;14)易位:75% 的 Burkitt 淋巴瘤患者存在染色体 t(8;14)易位,是 8 号染色体(8q24)上的癌基因 c-MYC 与 14 号染色体免疫球蛋白重链基因(IgH 基因)C 区的 5′端上游发生交互易位,使 c-MYC 基因由原癌基因激活,从而产生过高表达或中等持续表达,包括细胞的增生、循环、黏附及细胞支架结构,即使在没有生长因子存在的情况下,也能诱导细胞增生,但其编码蛋白的顺序无结构异常。在 Burkitt 淋巴瘤患者中,20% 存在 t(8;22)易位,5% 存在 t(2;8)。它们是 8 号染色体(8q24)上的癌基因 c-MYC 分别与免疫球蛋白 λ 基因(22q11)的 C 区和 κ 基因(2p12)的 V 区或 C 区发生重排易位,使得 λ 和 κ 基因拼接到 8 号染色体 c-MYC 基因下方的不同区域,从而激活癌基因,产生肿瘤。②滤泡性 B 淋巴细胞瘤中的 t(14;18)易位:85% 的人类滤泡性淋巴瘤中都可存在 t(14;18)染色体易位,使 18q21 上的癌基因 Bcl-2 重组到 14 号染色体上的免疫球蛋白基因的连接片段(J1~J2)并使之激活。Bcl-2 是一种细胞凋亡抑制药,延迟细胞的死亡,从而导致大量的细胞堆积。

(3)与 T 细胞受体基因有关的易位。约 15% 的儿童急性淋巴细胞白血病(ALL)属于 T 细胞系,急性 T 淋巴细胞白血病(T-ALL)中染色体易位的种类很多,几乎易位的一侧都与 T 细胞受体(TCR)基因 αδ(14q11)或 β(q34~36)位点有关,而易位另一侧所累及的癌基因编码的产物大多数为转录因子,根据这些转录因子 DNA 结合区域结构不同,可分为螺旋-环-螺旋(HLH)、同源盒结构、半胱氨酸富集或锌指(LIM)等。一般认为 T-ALL 中染色体易位主要是由于介导 V-(D)-J 生理性重排的重组酶发生错误识别而引起,常见的染色体易位有 t(1;14),t(10;14),t(11;14),t(7;9),t(7;11)等。

2.原位分子诊断

常规的细胞遗传学方法是在全基因组水平筛查染色体易位,但是标准的核型分析和显带技术容易漏检许多染色体的微小异常。在分子水平诊断白血病和淋巴瘤主要是针对特定的染色体易位和易位形成的融合基因,其方法主要包括 FISH 和 PCR 等。染色体核型的波谱分析(SKY)和比较基因组杂交技术(CGH)是以分子杂交检测为基础利用荧光染料检测全基因组染色体异常的新技术。

FISH 适用于多种临床标本,包括血液、骨髓、组织印片、体液,甚至石蜡包埋的组织标本。由于 FISH 对处于分裂中期和间期细胞都能检测,克服了常规的细胞遗传学诊断淋巴瘤和白血病必须细胞处于分裂中期的障碍。FISH 利用 DNA 链可以和其互补链结合(杂交)的原理,杂交分子探针用荧光素、生物素或者地高辛标记,检测附着在显微镜玻片上的分裂中期或间期细胞的核 DNA。FISH 的灵敏度不及 PCR,主要用于初诊和复发的检测。

PCR 是检测融合基因确定染色体易位的首选方法。尽管不同类型的白血病和淋巴瘤存在多种染色体易位,但可以用多重 PCR 在数个试管同时检测数十种融合基因。IS-PCR 技术是将常规 PCR 的高效扩增与原位杂交技术结合起来的新方法。该方法在不破坏细胞的前提下,利用原位完整的细胞作为一个微反应体系来扩增细胞内的靶片段并进行检测,做到了在细胞原位检测单拷贝或低拷贝的 DNA 或 RNA,从而综合了 PCR 和原位杂交各自的优点,既能分辨鉴定带有靶序列的细胞,又能标出靶序列在细胞内的位置,于分子和细胞水平上研究疾病的发病机制和临床过程及病理的转归有重要的实用价值,且特异性和敏感性均高于一般 PCR 技术。因此,在医学研究和临床诊断中具有良好的应用前景。

（张晓明）

第三章

红细胞、白细胞与凝血检验

第一节　红细胞形态学检查

不同病因作用于红细胞发育成熟过程不同阶段,可致红细胞发生相应病理变化及形态学改变(大小、形状、染色及结构)。红细胞形态学检查结合 RBC、Hb 和 Hct 及其他参数综合分析,可为贫血等疾病诊断和鉴别诊断提供进一步检查线索。

一、检验原理

外周血涂片经瑞特-吉姆萨染色后,不同形态红细胞可显示各自形态学特点。选择红细胞分布均匀、染色良好、排列紧密但不重叠的区域,在显微镜下观察红细胞形态。

二、操作步骤

(1)采血、制备血涂片与染色。

(2)低倍镜观察:观察血涂片细胞分布和染色情况,找到红细胞分布均匀、染色效果好、排列紧密,但不重叠区域(一般在血涂片体尾交界处),转油镜观察。

(3)油镜观察:仔细观察红细胞形态(大小、形状、染色及结构)是否异常,同时浏览全片是否存在其他异常细胞或寄生虫。

三、方法评价

显微镜检查可直观识别红细胞形态,发现红细胞形态病理变化,目前仍无仪器可完全取代,也是仪器校准和检测复核方法。

四、质量管理

(1)血涂片制备及染色:应保证血涂片制备和染色效果良好。操作引起的常见红细胞形态异常的人为因素有以下几个。①涂片不当:可形成棘形红细胞、皱缩红细胞、红细胞缗钱状聚集。②玻片有油脂:可见口形红细胞。③EDTA 抗凝剂浓度过高或血液长时间放置:可形成锯齿状红细胞。④涂片干燥过慢或固定液混有少许水分:可形成面包圈形、口形、靶形红细胞。⑤涂片末端附近:可形成与长轴方向一致假椭圆形红细胞。⑥染色不当:可形成嗜多色性红细胞。

(2)检验人员必须有能力、有资格能识别血液细胞形态。

(3)油镜观察:应注意浏览全片,尤其是血涂片边缘,观察是否存在其他异常细胞。

五、临床应用

(一)参考范围

正常成熟红细胞形态呈双凹圆盘状,大小均一,平均直径 7.2 μm(6.7～7.7 μm);瑞特-吉姆萨染色为淡粉红色,呈正色素性;向心性淡染,中央 1/3 为生理性淡染区;胞质内无异常结构;无核;可见少量变形或破碎红细胞。

(二)临床意义

正常形态红细胞(图 3-1):除了见于健康人,也可见于急性失血性贫血、部分再生障碍性贫血(aplastic anemia,AA)。

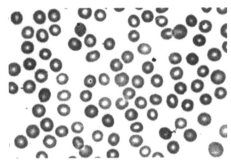

图 3-1　正常红细胞形态(瑞特-吉姆萨染色)

形态异常红细胞:如发现数量较多形态异常红细胞,在排除人为因素后,提示为病理改变。红细胞形态异常可分为大小、形状、染色(血红蛋白)、结构和排列等五大类。

1.红细胞大小异常

(1)小红细胞:指直径<6 μm 红细胞,出现较多染色浅、淡染区扩大的小红细胞(图 3-2),提示血红蛋白合成障碍。见于缺铁性贫血(iron deficiency anemia,IDA)、珠蛋白生成障碍性贫血。遗传性球形红细胞增多症(hereditary spherocytosis,HS)的小红细胞内血红蛋白充盈度良好,甚至深染,中心淡染区消失。长期慢性感染性贫血为单纯小细胞性,即红细胞体积偏小,无淡染区扩大(小细胞正色素红细胞)。

(2)大红细胞:指直径>10 μm 红细胞(图 3-3),呈圆形(圆形大红细胞)或卵圆形(卵圆形大红细胞)。见于叶酸、维生素 B_{16} 缺乏所致巨幼细胞贫血(megaloblastic anemia,MA),为幼红细胞内 DNA 合成不足,不能按时分裂,脱核后形成大成熟的红细胞。也可见于溶血性贫血(hemolytic anemia,HA)和骨髓增生异常综合征(myelodysplastic syndrome,MDS)等。

(3)巨红细胞:指直径>15 μm 红细胞(图 3-4)。见于 MA、MDS 血细胞发育不良时,后者甚至可见直径>20 μm 超巨红细胞。

(4)红细胞大小不均:指同一血涂片上红细胞之间直径相差 1 倍以上,由红细胞体积分布宽度(RDW)反映。见于贫血,MA 时尤为明显,与骨髓造血功能紊乱或造血监控功能减弱有关。

2.红细胞形状异常

(1)球形红细胞:红细胞直径<6 μm,厚度>2.6 μm,小球形,着色深,无中心淡染区,直径与厚度之比(正常为 3.4 : 1)可减少至 2.4 : 1 或更小(图 3-5),与红细胞膜结构异常致膜部分丢失有关,此类红细胞易于破坏或溶解。见于遗传性球形红细胞增多症(常＞20%)、自身免疫性溶血性贫血和新生儿溶血病等。

(2)椭圆形红细胞:也称卵圆形红细胞,红细胞呈椭圆形、杆形或卵圆形,长度可＞宽度 3 倍,可达5 : 1(图 3-6),形成与膜基因异常致细胞膜骨架蛋白异常有关,且只有成熟后才呈椭圆形,因此,仅在外周血见到,正常人外周血约占 1%。见于遗传性椭圆形红细胞增多症(hereditary elliptocytosis,HE)(常＞25%,甚至达 75%)和巨幼细胞贫血(可达 25%)。

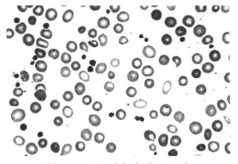

图 3-2 小细胞低色素红细胞

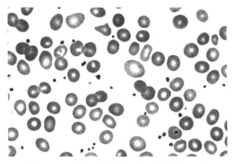

图 3-3 大红细胞和红细胞大小不均

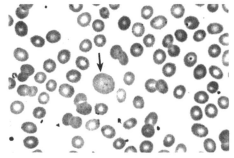

图 3-4 巨红细胞

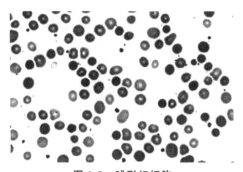

图 3-5 球形红细胞

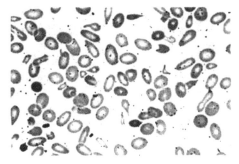

图 3-6 椭圆形红细胞

(3)泪滴形红细胞:红细胞泪滴样或梨状(图 3-7),可能因细胞内含 Heinz 小体或包涵体,或红细胞膜某一点被粘连而拉长,或制片不当所致。正常人偶见。见于骨髓纤维化、溶血性贫血和珠蛋白生成障碍性贫血等。

(4)口形红细胞:红细胞中心苍白区呈张口形(图 3-8),因膜异常使 Na^+ 通透性增加,细胞膜变硬,细胞脆性增加,生存时间缩短。正常人偶见(<4%)。见于遗传性口形红细胞增多症(hereditary stomatocytosis,HST)(常>10%)、小儿消化系统疾病所致的贫血、急性乙醇中毒、某些溶血性贫血和肝病等。也可见于涂片不当,如血涂片干燥缓慢、玻片有油脂等。

(5)镰状红细胞:红细胞呈镰刀状、线条状或呈"L""S""V"形等(图3-9)。可能为缺氧使红细胞内 HbS 溶解度降低,形成长形或尖形结晶体,使胞膜变形。见于镰状红细胞病。血涂片中出现可能是脾、骨髓或其他脏器毛细血管缺氧所致。在新鲜血液内加入还原剂,如偏亚硫酸钠,然后制作涂片有利于镰状红细胞检查。

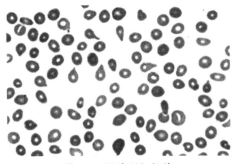

图 3-7　泪滴形红细胞

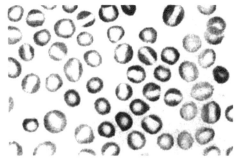

图 3-8　口形红细胞

(6)靶形红细胞:比正常红细胞稍大且薄,中心染色较深,外围苍白,边缘又深染,呈靶状(图3-10)。有的红细胞边缘深染区向中央延伸或相连成半岛状或柄状,形成不典型靶形红细胞。可能与红细胞内血红蛋白组合、结构变异及含量不足、分布不均有关,其生存时间仅为正常红细胞的 1/2 或更短。见于珠蛋白生成障碍性贫血(常>20%)、严重缺铁性贫血、某些血红蛋白病、肝病、阻塞性黄疸和脾切除后,也可见于血涂片制作后未及时干燥固定、EDTA 抗凝过量等。

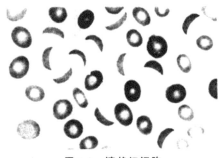

图 3-9　镰状红细胞

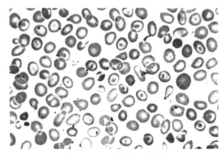

图 3-10　靶形红细胞

(7)棘形红细胞:红细胞表面有多个不规则针状或指状突起,突起长宽不一、外端钝圆、间距不等(图3-11)。见于遗传性或获得性无 β-脂蛋白血症(可达 70%~80%)、脾切除后、乙醇中毒性肝病、神经性厌食和甲状腺功能减退症等。

(8)刺红细胞:也称锯齿形红细胞,红细胞表面呈钝锯齿状,突起排列均匀、大小一致、外端较尖(图3-12)。见于制片不当、高渗和红细胞内低钾等,也可见于尿毒症、丙酮酸激酶缺乏症、胃癌和出血性溃疡。

(9)裂红细胞:也称为红细胞碎片或破碎红细胞,指红细胞大小不一,外形不规则,可呈盔形、三角形、扭转形(图3-13),为红细胞通过管腔狭小的微血管所致。正常人血片中<2%。见于弥

散性血管内凝血、创伤性心源性溶血性贫血、肾功能不全、微血管病性溶血性贫血、血栓性血小板减少性紫癜、严重烧伤和肾移植排斥时。

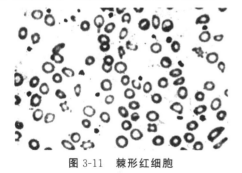

图 3-11　棘形红细胞

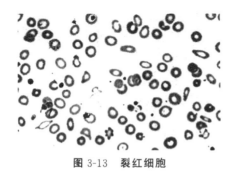

图 3-12　刺红细胞

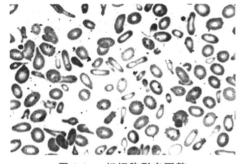

图 3-13　裂红细胞

（10）红细胞形态不整：指红细胞形态发生无规律变化，出现各种不规则的形状，如豆状、梨形、蝌蚪状、麦粒状和棍棒形等（图 3-14），可能与化学因素（如磷脂酰胆碱、胆固醇和丙氨酸）或物理因素有关。见于某些感染、严重贫血，尤其是 MA。

3.红细胞染色异常

（1）低色素性：红细胞生理性中心淡染区扩大，染色淡薄，为正细胞低色素红细胞或小细胞低色素红细胞，甚至仅细胞周边着色为环形红细胞（图 3-15），提示红细胞血红蛋白含量明显减少。见于缺铁性贫血、珠蛋白生成障碍性贫血、铁粒幼细胞性贫血（sideroblastic anemia，SA）和某些血红蛋白病等。

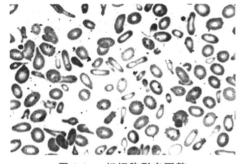

图 3-14　红细胞形态不整

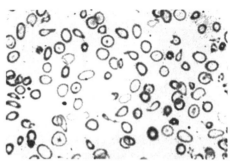

图 3-15　低色素性红细胞

（2）高色素性：红细胞生理性中心淡染区消失，整个细胞染成红色，胞体大（图 3-16），提示红细胞血红蛋白含量增高，故 MCH 增高，见于 MA 和遗传性球形红细胞增多症。球形红细胞因厚度增加，也可呈高色素，其胞体小，故 MCH 不增高。

(3)嗜多色性:红细胞淡灰蓝色或灰红色,胞体偏大,属尚未完全成熟红细胞(图 3-17),因胞质内尚存少量嗜碱性物质 RNA,又有血红蛋白,故嗜多色性。正常人血片中为 0.5%～1.5%。见于骨髓红细胞造血功能活跃时,如溶血性贫血和急性失血。

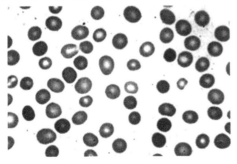

图 3-16　高色素性红细胞

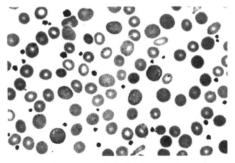

图 3-17　嗜多色性红细胞

(4)双相形红细胞:又称双形性红细胞,指同一血涂片上红细胞着色不一,出现 2 种或 2 种以上染色不一致红细胞,如同时出现小细胞低色素、正细胞正色素或大细胞高色素红细胞等,为血红蛋白充盈度偏离较大所致。见于铁粒幼细胞性贫血、输血后、营养性贫血、骨髓增生异常综合征。可通过血红蛋白分布宽度(hemoglobin distribution width,HDW)反映出来。

4.红细胞内出现异常结构

(1)嗜碱点彩红细胞:简称点彩红细胞(图 3-18),指在瑞特-吉姆萨染色条件下,红细胞胞质内出现大小形态不一、数量不等蓝色颗粒(变性核糖核酸)。其形成原因有:①重金属损伤细胞膜使嗜碱性物质凝集。②嗜碱性物质变性。③某些原因致血红蛋白合成过程中原卟啉与亚铁结合受阻。正常人甚少见(约 1/10 000)。见于铅中毒,为筛检指标;常作为慢性重金属中毒指标;也可见于贫血,表示骨髓造血功能旺盛。

(2)豪-乔小体(Howell-Jolly body):又称染色质小体(图 3-19)。指红细胞胞质内含有 1 个或多个直径为 1～2 μm 暗紫红色圆形小体,可能为核碎裂或溶解后残余部分。见于脾切除后、无脾症、脾萎缩、脾功能低下、红白血病和某些贫血,尤其是 MA。

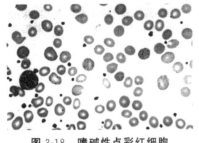

图 3-18　嗜碱性点彩红细胞

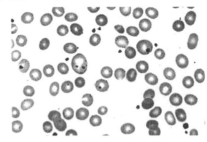

图 3-19　豪-乔小体

(3)卡伯特环:指红细胞胞质中含紫红色细线圈状结构,环形或"8"字形(图 3-20),可能为:①核膜残余物,表示核分裂异常。②纺锤体残余物。③胞质中脂蛋白变性,多出现在嗜多色性或嗜碱性点彩红细胞中,常伴豪-乔小体。见于白血病、MA、铅中毒和脾切除后。

(4)帕彭海姆小体(Pappenheimer body):指红细胞内铁颗粒,在瑞特-吉姆萨染色下呈蓝黑色颗粒,直径<1 μm。见于脾切除后和骨髓铁负荷过度等。

(5)寄生虫:感染疟原虫、微丝蚴、巴贝球虫和锥虫时,红细胞胞质内可见相应病原体(图 3-21)。

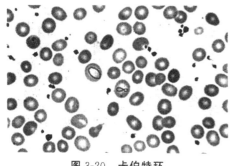

图 3-20　卡伯特环

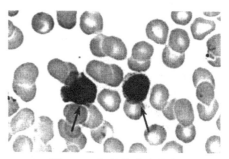

图 3-21　红细胞内疟原虫

5.红细胞排列异常

(1)缗钱状红细胞:当血浆中纤维蛋白原、球蛋白含量增高时,红细胞表面负电荷降低,红细胞间排斥力削弱,红细胞互相连接呈缗钱状(图 3-22)。见于多发性骨髓瘤等。

(2)红细胞凝集:红细胞出现聚集或凝集现象(图 3-23)。见于冷凝集素综合征和自身免疫性溶血性贫血等。

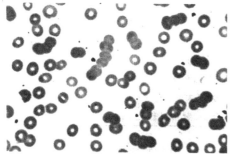

图 3-22　缗钱状红细胞

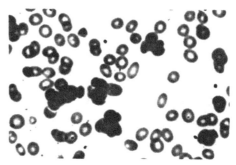

图 3-23　红细胞凝集

6.有核红细胞(nucleated erythrocyte,nucleated red blood cell,NRBC)

有核红细胞指血涂片中出现有核红细胞(图 3-24)。正常时,出生 1 周内新生儿外周血可见少量有核红细胞。如成年人出现,为病理现象,见于溶血性贫血(因骨髓红系代偿性增生和提前释放所致)、造血系统恶性肿瘤(如急、慢性白血病)或骨髓转移癌(因骨髓大量异常细胞排挤释放增多所致)、骨髓纤维化(因髓外造血所致)和脾切除后(因滤血监视功能丧失所致)。血涂片检查有助于发现和诊断疾病(表 3-1)。

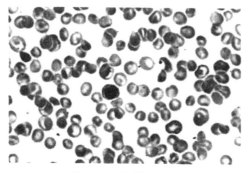

图 3-24　有核红细胞

表 3-1 血涂片检查有助于发现和诊断的疾病

血涂片发现	疾病
球形红细胞、多色素红细胞、红细胞凝集、吞噬红细胞增多	免疫性溶血性贫血
球形红细胞、多色素红细胞	遗传性球形红细胞增多症
椭圆形红细胞	遗传性椭圆形红细胞增多症
卵圆形红细胞	遗传性卵圆形红细胞增多症
靶形红细胞、球形红细胞	血红蛋白 C 病
镰状红细胞	血红蛋白 S 病
靶形红细胞、镰状红细胞	血红蛋白 SC 病
小红细胞、靶形红细胞、泪滴状红细胞、嗜碱点彩红细胞、其他异形红细胞	轻型珠蛋白生成障碍性贫血(地中海贫血)
小红细胞、靶形红细胞、嗜碱点彩红细胞、泪滴状红细胞、其他异形红细胞	重型珠蛋白生成障碍性贫血(地中海贫血)
小红细胞、低色素红细胞、无嗜碱点彩红细胞	缺铁性贫血
嗜碱点彩红细胞	铅中毒
大红细胞、卵圆形大红细胞、中性粒细胞分叶过多	叶酸或 B_{12} 缺乏症
血涂片发现	疾病
球形红细胞、多色素红细胞、红细胞凝集、吞噬红细胞增多	免疫性溶血性贫血
球形红细胞、多色素红细胞	遗传性球形红细胞增多症
椭圆形红细胞	遗传性椭圆形红细胞增多症
卵圆形红细胞	遗传性卵圆形红细胞增多症
靶形红细胞、球形红细胞	血红蛋白 C 病
镰状红细胞	血红蛋白 S 病
靶形红细胞、镰状红细胞	血红蛋白 SC 病
小红细胞、靶形红细胞、泪滴状红细胞、嗜碱点彩红细胞、其他异形红细胞	轻型珠蛋白生成障碍性贫血(地中海贫血)
小红细胞、靶形红细胞、嗜碱点彩红细胞、泪滴状红细胞、其他异形红细胞	重型珠蛋白生成障碍性贫血(地中海贫血)
小红细胞、低色素红细胞、无嗜碱点彩红细胞	缺铁性贫血
嗜碱点彩红细胞	铅中毒
大红细胞、卵圆形大红细胞、中性粒细胞分叶过多	叶酸或维生素 B_{12} 缺乏症

(王朋飞)

第二节 红细胞平均指数测定

红细胞平均指数(值)包括平均红细胞体积、平均红细胞血红蛋白含量、平均红细胞血红蛋白浓度3项指标,是依据 RBC、Hb、Hct 三个参数间接计算出来的,能较深入地反映红细胞内在特征,为贫血鉴别诊断提供更多线索。

一、检验原理

对同一抗凝血标本同时进行 RBC、Hb 和 Hct 测定,再按下列公式计算 3 种红细胞平均指数。

(一)平均红细胞体积

平均红细胞体积(mean corpuscular volume,MCV)是指红细胞群体中单个红细胞体积的平均值。单位:飞升(fL,1 fL=10^{-15} L)。

$$MCV=\frac{Hct}{RBC}\times10^{15}(fL)$$

(二)平均红细胞血红蛋白含量

平均红细胞血红蛋白含量(mean corpuscular hemoglobin,MCH)是指红细胞群体中单个红细胞血红蛋白含量的平均值。单位:皮克(Pg,1 pg=10^{-12} g)。

$$MCH=\frac{Hb}{RBC}\times10^{12}(Pg)$$

(三)平均红细胞血红蛋白浓度

平均红细胞血红蛋白浓度(mean corpuscular hemoglobin concentration,MCHC)是指红细胞群体中单个(全部)红细胞血红蛋白含量的平均值。单位:g/L。

$$MCHC=\frac{Hb}{Hct}(g/L)$$

二、操作步骤

红细胞计数、血红蛋白和血细胞比容测定参见本章相关内容。

三、方法评价

手工法红细胞平均指数测定不需特殊仪器,但计算费时,又易出错。

四、质量管理

红细胞平均指数是根据 RBC、Hb、Hct 结果演算而来,其准确性受此三个参数的影响,因此,必须采用同一抗凝血标本同时测定 RBC、Hb 和 Het。此外,红细胞平均值只表示红细胞总体平均值,"正常"并不意味着红细胞无改变,如溶血性贫血、白血病性贫血属正细胞性贫血,但红细胞可有明显大小不均和异形,须观察血涂片才能得出较为准确的诊断。

五、临床应用

(一)参考范围

MCV、MCH、MCHC 参考范围见表 3-2。

(二)临床意义

依据 MCV、MCH、MCHC 三项指标有助于贫血观察,对贫血的形态学分类有鉴别作用(表 3-3)。如缺铁性贫血和珠蛋白生成障碍性贫血都表现为小细胞低色素性贫血,但前者在血涂片上可见红细胞明显大小不均。如缺铁性贫血合并巨幼细胞贫血表现为小红细胞和大红细胞明显增多,但 MCV、MCH 正常。

表 3-2　MCV、MCH、MCHC 参考范围

人群	MCV(fL)	MCH(Pg)	MCHC(g/L)
成年人	80～100	26～34	320～360
1～3 岁	79～104	25～32	280～350
新生儿	86～120	27～36	250～370

表 3-3　MCV、MCH、MCHC 在贫血分类中的意义

指数	临床应用		
	正常	增高	降低
MCV	大部分贫血;如慢性炎症、慢性肝肾疾病、内分泌疾病、消化不良、吸收不良、恶性肿瘤所致贫血、急性失血和溶血性贫血、部分再生障碍性贫血	巨幼细胞贫血、吸烟、肝硬化、酒精中毒;同时出现小红细胞和大红细胞疾病,如缺铁性贫血合并巨幼细胞贫血,免疫性溶血性贫血、微血管病性溶血性贫血	铁、铜、维生素 B_6 缺乏性贫血,铁缺乏最常见
MCH	同上	叶酸、维生素 B_{12} 缺乏等所致大细胞性贫血	铁、铜、维生素 B_6 缺乏性贫血
MCHC	同上,大多数都正常	遗传性球形红细胞增多症、高滴度冷凝集素	铁、铜、维生素 B_6 缺乏性贫血,Hb 假性降低或 Hct 假性增高

（郭　斓）

第三节　红细胞沉降率测定

红细胞沉降率(erythrocyte sedimentation rate,ESR)简称血沉,是指在一定条件下,离体抗凝血在静置过程中,红细胞自然下沉的速率。红细胞膜表面唾液酸带负电荷,可在红细胞表面形成 zeta 电位,彼此相互排斥,形成 25 nm 间距,因此,具有一定悬浮流动性,下沉缓慢。红细胞下沉过程分为 3 个时段。①红细胞缗钱状聚集期:约需 10 分钟。②红细胞快速沉降期:约 40 分钟。③红细胞堆积期:约需 10 分钟。此期红细胞下降缓慢,逐渐紧密堆积于容器底部。

一、检测原理

(一)魏氏(Westergren)法

将枸橼酸钠抗凝血置于特制刻度血沉管内,垂直立于室温中,因红细胞比重大于血浆,在离体抗凝血中能克服血浆阻力下沉。1 小时时读取红细胞上层血浆的高度值(mm/h),即代表红细胞沉降率。

(二)自动血沉仪法

根据红细胞下沉过程中血浆浊度的改变,采用光电比浊、红外线扫描或摄影法动态检测红细胞下沉各个时段红细胞与血浆界面处血浆的透光度。微电脑显示并自动打印血沉结果以及红细

胞下沉高度(H)与对应时间(t)的 H-t 曲线。

二、操作步骤

(一)魏氏法

1.采血

采集 1:4 枸橼酸钠抗凝静脉血。

2.吸血

用魏氏血沉管吸取充分混匀的抗凝血。

3.直立血沉管

将血沉管垂直立于血沉架,室温静置。

4.读数

1 小时时准确读取红细胞下沉后上层血浆的高度值(mm/h),即为 ESR。

(二)自动血沉仪法

目前临床广泛应用的自动血沉仪主要有两种类型。

1.温氏法血沉仪

采用温氏法塑料血沉管测定 1:4 枸橼酸钠抗凝静脉血。仪器每 45 秒扫描 1 次,30 分钟后报告温氏法和换算后的魏氏法两种结果;并打印 H-t 曲线。

2.魏氏法血沉仪

1:4 枸橼酸钠抗凝静脉血放入测定室后,仪器自动定时摄像或用红外线扫描。将红细胞下沉过程中血浆浊度变化进行数字转换,1 小时后根据成像情况及数字改变计算血浆段高度,经数据处理报告魏氏法血沉结果(mm/h)。

三、方法评价

(一)魏氏法

魏氏法为传统手工法,也是 ICSH 推荐参考方法。ICSH、CLSI 以及 WHO 均有血沉检测标准化文件。ICSH(1993 年)和 CLSI H2-A4(2000 年)方法,均以魏氏法为基础,对血沉测定参考方法或标准化方法制定操作规程,对血沉管规格、抗凝剂使用、血液标本制备和检测方法等重新做了严格规定。魏氏法操作简便,只反映血沉终点变化,耗时、易造成污染、缺乏特异性,一次性血沉测定器材成本高、质量难以保证。温氏法则按 Hct 测定方法要求采血,通过血沉方程 K 值计算,克服了贫血对结果影响,多用于血液流变学检查。

(二)自动血沉仪法

操作简单,可动态检测血沉全过程,且自动、微量、快速、重复性好、不受环境温度影响,适于急诊患者。温氏法血沉仪测试时将血沉管倾斜,势必造成人为误差。CLSI 建议血沉仪法可采用 EDTA 抗凝血,即可与血液分析仪共用 1 份抗凝血标本,并采用密闭式采血系统,但尚未广泛应用。

四、质量管理

(一)检验前

1.生理因素

患者检查前应控制饮食,避免一过性高脂血症使 ESR 加快。

2.药物影响

输注葡萄糖、白明胶和聚乙烯吡咯烷酮等,2 天内不宜做 ESR 检验。

3.标本因素

静脉采血应在 30 秒内完成,不得有凝血、溶血、气泡,不能混入消毒液;枸橼酸钠 (0.109 mmol/L,AR 级)应新鲜配制(4 ℃保存 1 周),与血液之比为 1∶4,混匀充分;标本室温下放置<4 小时,4 ℃保存<12 小时,测定前应置室温平衡至少 15 分钟(CLSI 建议)。

4.器材

应清洁干燥。魏氏血沉管应符合 ICSH 规定标准,即管长(300.0±1.5) mm;两端相通,端口平滑;表面自上而下刻有规范的 0～200 mm 刻度,最小分度值 1 mm(误差≤0.02 mm);管内径 (2.55±0.15) mm,内径均匀误差≤0.05 mm。

(二)检验中

1.操作因素

(1)吸血:吸血量应准确,避免产生气泡。

(2)血沉管装置:严格垂直(CLSI 规定倾斜不能超过 2°)、平稳放置,并防止血液外漏。如血沉管倾斜,血浆沿一侧管壁上升,红细胞则沿另一侧管壁下沉,受到血浆逆阻力减小,下沉加快 (倾斜 3°,ESR 可增加 30%)。

(3)测定温度:要求为 18～25 ℃,室温过高应查血沉温度表校正结果,室温低于 18 ℃应放置 20 ℃恒温箱内测定。

(4)测定环境:血沉架应避免直接光照、移动和振动。

(5)测定时间:严格控制在(60±1)分钟读数。

(6)质控方法:ICSH 规定 ESR 测定参考方法的质控标本为 EDTA 抗凝静脉血,Hct≤0.35, 血沉值在 15～105 mm/h,测定前至少颠倒混匀 12 次(CLSI 推荐),按"常规工作方法"同时进行测定。用参考方法测定其 95%置信区间应控制在误差±0.5 mm/h。

2.标本因素

(1)血浆因素:与血浆蛋白质成分及比例有关,使血沉加快的主要因素是带正电荷大分子蛋白质,其削弱红细胞表面所带负电荷,使红细胞发生缗钱状聚集,红细胞总表面积减少,受到血浆逆阻力减小,且成团红细胞质量超过了血浆阻力,因而下沉。带负电荷小分子蛋白质作用则相反。

(2)红细胞因素:包括红细胞数量、大小、厚度和形态等。总之,血浆因素对血沉影响较大,红细胞因素影响较小。影响血沉的因素见表 3-4。

表 3-4 影响血沉测定结果血浆和红细胞因素

内在因素	影响因素
血浆	
ESR 增快	①纤维蛋白原(作用最强)、异常克隆性免疫球蛋白、γ-、α-、β-球蛋白和急性时相反应蛋白(α_1-AT、α_2-M、Fg)等。②胆固醇和三酰甘油等。③某些病毒、细菌、代谢产物、药物(输注葡萄糖、白明胶、聚乙烯吡咯烷酮等)和抗原抗体复合物
ESR 减慢	清蛋白、磷脂酰胆碱和糖蛋白等
红细胞	

续表

内在因素	影响因素
数量减少	表面积减少,血浆阻力减小,ESR 增快
数量增多	表面积增多,血浆阻力增大,ESR 减慢
形态异常	①球形、镰状红细胞增多或大小不均,不易形成缗钱状,表面积增大,ESR 减慢。②靶形红细胞增多,红细胞直径大、薄,易形成缗钱状,表面积减小,ESR 增快

(三)检验后

因血沉变化大多数由血浆蛋白质变化所致,这种变化对血沉影响持续。因此,复查血沉的时间至少应间隔 1 周。

五、临床应用

(一)参考范围

魏氏法:成年男性<15 mm/h,成年女性<20 mm/h。

(二)临床意义

ESR 用于疾病诊断缺乏特异性,也不能作为健康人群筛检指标,但用于某些疾病活动情况监测、疗效判断和鉴别诊断具有一定参考价值。

1.生理性加快

(1)年龄与性别:新生儿因纤维蛋白原含量低而红细胞数量较高,血沉较慢(≤2 mm/h)。12 岁以下儿童因生理性贫血血沉稍快,但无性别差异。成年人,尤其 50 岁后,纤维蛋白原含量逐渐升高,血沉增快,且女性高于男性(女性平均 5 年递增 2.8 mm/h,男性递增 0.85 mm/h)。

(2)女性月经期:子宫内膜损伤及出血,纤维蛋白原增加,血沉较平时略快。

(3)妊娠与分娩:妊娠期 3 个月直至分娩 3 周后,因贫血、纤维蛋白原增加、胎盘剥离和产伤等影响,血沉加快。

2.病理性加快

病理性血沉加快临床意义见表 3-5。因白细胞直接受细菌毒素、组织分解产物等影响,其变化出现早,对急性炎症诊断及疗效观察更有临床价值。血沉多继发于急性时相反应蛋白增多的影响,出现相对较晚,故 ESR 用于慢性炎症观察,如结核病、风湿病活动性动态观察或疗效判断更有价值。

表 3-5 病理性血沉加快临床意义

疾病	临床意义
感染及炎症	急性炎症,血液中急性时相反应蛋白(α_1-AT、α_2-M、CRP、Tf、Fg 等)增高所致,为最常见原因。慢性炎症(结核病、风湿病、结缔组织炎症等)活动期增高,病情好转时减慢,非活动期正常,ESR 监测可动态观察病情
组织损伤	严重创伤和大手术、心肌梗死(为发病早期特征之一),与组织损伤所产生蛋白质分解产物增多和心肌梗死后3~4 天急性时相反应蛋白增多有关
恶性肿瘤	与 α_2-巨球蛋白、纤维蛋白原、肿瘤组织坏死、感染和贫血有关
自身免疫性疾病	与热休克蛋白增多有关。ESR 与 CRP、RF 和 ANA 测定具有相似灵敏度

续表

疾病	临床意义
高球蛋白血症	与免疫球蛋白增多有关,如多发性骨髓瘤、肝硬化、巨球蛋白血症、系统性红斑狼疮、慢性肾炎等
高脂血症	与三酰甘油、胆固醇增多有关,如动脉粥样硬化、糖尿病和黏液水肿等
贫血	与红细胞减少受血浆阻力减小有关

3.血沉减慢

血沉减慢一般无临床意义。见于低纤维蛋白原血症、充血性心力衰竭、真性红细胞增多症和红细胞形态异常(如红细胞球形、镰状和异形)。

(郭 斓)

第四节 点彩红细胞计数

一、点彩红细胞计数

某些重金属中毒时,胞质中残存的嗜碱性物质 RNA 变性沉淀而形成,用瑞特染色,可见红细胞的粉红胞质中含有粗细不等的蓝黑色颗粒,如用碱性亚甲蓝染色法,则点彩红细胞的胞质呈淡绿色,而颗粒为深蓝色,色泽鲜明,易于识别。

操作时用油镜按网织红细胞计数法,计数 1 000 个红细胞中,所见点彩红细胞数,然后除以 1 000,即为碱性点彩红细胞的百分率。

由于点彩红细胞较少,分布不匀,有人用扩大计数面积的办法计数,这比只数 1 000 个红细胞准确,可选择均匀区域,数 50 个视野中点彩红细胞数,然后计数 5 个视野内红细胞总数,再按下式求出点彩红细胞占有比值:

$$点彩红细胞占有比值(百分率) = \frac{50\ 个视野内点彩红细胞数}{5\ 个视野内红细胞总数 \times 10}$$

注意:必须选择红细胞分布均匀的区域计数。

参考值:不超过 3×10^{-4} 或 0.03%。

临床意义:点彩红细胞明显增多可见于铅、汞、硝基苯、苯胺等中毒患者。此外,溶血性贫血、巨幼细胞性贫血、白血病、恶性肿瘤等也可见增多。

二、红细胞碱粒凝集试验

红细胞经碱处理破裂后,溢出血红蛋白成为影细胞,如红细胞残存着 RNA 呈颗粒状凝集而沉积于影细胞中,再经亚甲蓝染色后,可清晰地见到蓝色颗粒。计数方法与点彩红细胞相似。其意义与点彩红细胞相同,这铅中毒的辅助诊断指标之一。

参考值:0.004~0.008。

临床意义:与点彩红细胞相同。

(吴 爽)

第五节 血细胞比容测定

血细胞比容(hematocrit,Hct,HCT)是在规定条件下离心沉淀压紧红细胞在全血中所占体积比值。

一、检验原理

(一)微量法

一定量抗凝血液,经一定速度和时间离心沉淀后,计算压紧红细胞体积占全血容积的比例,即为血细胞比容。

(二)温氏法(Wintrobe法)

温氏法与微量法同属离心沉淀法,微量法用高速离心,温氏法则为常量、中速离心。

(三)电阻抗法

电阻抗法为专用微量血细胞比容测定仪。根据血细胞相对于血浆为不良导体的特性,先用仪器测定标准红细胞含量的全血电阻抗值,再以参考方法测定其 HCT,计算出 HCT 与电阻抗值之间的数量关系(校正值),再利用待测标本测定电阻抗值间接算出标本 HCT。

(四)其他方法

放射性核素法、比重计法、折射仪法和黏度计法等。

二、操作步骤

微量法。①采血:常规采集静脉 EDTA-K$_2$ 抗凝血。②吸血:用虹吸法将血液吸入专用毛细管。③封口:将毛细管吸血端垂直插入密封胶封口。④离心:毛细管置于离心机,以一定相对离心力(relative centrifugal force,RCF)离心数分钟。⑤读数:取出毛细管,置于专用读数板中读数,或用刻度尺测量红细胞柱(以还原红细胞层表层的红细胞高度为准)、全血柱长度,计算两者比值即为血细胞比容。如Hct>0.5时,须再离心5分钟。

三、方法评价

临床常用 Hct 检测方法评价见表3-6。

表3-6 常用 Hct 检测方法评价

方法	优点	缺点
微量法	快速(5分钟)、标本用量小、结果准确、重复性好,可批量检测。WHO推荐参考方法	血浆残留少,需微量血液离心机
微量法（计算法）	ICSH(2003)推荐为候选参考方法,可常规用于 Hct 测定校准,Hct＝(离心 Hct−1.011 9)/0.973 6	需用参考方法测定全血 Hb 和压积红细胞 Hb 浓度。Hct＝全血 Hb/压积红细胞 Hb
温氏法	操作简单,无须特殊仪器,广泛应用	不能完全排除残留血浆,需单独采血,用血量大
血液分析仪法	简便、快速、精密度高,无须单独采血	需定期校正仪器
放射性核素法	准确性最高,曾被 ICSH 推荐为参考方法	操作烦琐,不适用于临床批量标本常规检测

四、质量管理

(一)检验前管理

(1)器材:应清洁干燥。CLSI规定专用毛细管规格应符合要求(长75 mm±0.5 mm,内径1.155 mm±0.085 mm,管壁厚度0.20 mm,允许0.18~0.23 mm,刻度清晰)。密封端口底必须平滑、整齐。离心机离心半径应>8.0 cm,能在30秒内加速到最大转速,在转动圆周边RCF为10 000~15 000 g时,转动5分钟,转盘温度不超过45 ℃。

(2)采血:空腹采血,以肝素或EDTA-K_2干粉抗凝,以免影响红细胞形态和改变血容量。采血应顺利,静脉压迫时间超过2分钟可致血液淤积和浓缩,最好不使用压脉带。应防止组织液渗入、溶血或血液凝固。

(3)CLSI规定标本应储存在22 ℃±4 ℃,并在6小时内检测。

(二)检验中管理

1.操作因素

(1)注血:抗凝血在注入离心管前应反复轻微振荡,使Hb与氧充分接触;注入时应防止气泡产生。吸入血量在管长2/3处为宜;用优质橡皮泥封固(烧融封固法会破坏红细胞),确保密封。

(2)离心速度和时间:CLSI和WHO建议微量法RCF为10 000~15 000 g,RCF(g)=1.118×有效离心半径(cm)×(r/min)^2。

(3)放置毛细管的沟槽应平坦,胶垫应富有弹性。一旦发生血液漏出,应清洁离心盘后重新测定。

(4)结果读取与分析:应将毛细管底部红细胞基底层与标准读数板基线(0刻度线)重合,读取自还原红细胞层以下红细胞高度。同一标本2次测定结果之差不可>0.015。

2.标本因素

(1)红细胞增多(症)、红细胞形态异常时(如小红细胞、椭圆形红细胞或镰状红细胞)可致血浆残留量增加,Hct假性增高,WHO建议这类标本离心时间应至少延长3分钟。

(2)溶血和红细胞自身凝集可使Hct假性降低。

(三)检验后管理

如离心后上层血浆有黄疸或溶血现象应予以报告,以便临床分析。必要时可参考RBC、Hb测定结果,以核对Hct测定值的可靠性。

五、临床应用

(一)参考范围

微量法:成年男性0.380~0.508,成年女性0.335~0.450。

(二)临床意义

(1)Hct增高或降低:其临床意义见表3-7。Hct与RBC、MCV和血浆量有关。红细胞数量增多、血浆量降低或两者兼有可致Hct增高;反之Hct降低。

(2)作为临床补液量参考:各种原因致机体脱水,Hct均增高,补液时应监测Hct,当Hct恢复正常时表示血容量得到纠正。

(3)用于贫血的形态学分类:计算红细胞平均体积和红细胞平均血红蛋白浓度。

表 3-7 Hct 测定临床意义

Hct	原因
增高	血浆量减少:液体摄入不足、大量出汗、严重腹泻或呕吐、多尿、大面积烧伤
	红细胞增多:真性红细胞增多症、缺氧、肿瘤、EPO 增多
降低	血浆量增多:竞技运动员、妊娠、原发性醛固酮增多症、补液过多
	红细胞减少:各种原因的贫血、出血

(4)作为真性红细胞增多症的诊断指标:当 Hct>0.7,RBC 为(7~10)×10^{12}/L 和 Hb>180 g/L时即可诊断。

(5)作为血液流变学指标:增高表明红细胞数量偏高,全血黏度增加。严重者表现为高黏滞综合征,易致微循环障碍、组织缺氧,故可辅助监测血栓前状态。

RBC、Hb、Hct 每个参数均可作为贫血或红细胞增多的初筛指标,由于临床产生贫血的原因不同,其红细胞数量、大小和形态改变各有特征,因此,必须联合检测和综合分析,才可获得更有价值的临床信息。

(黄　慧)

第六节　白细胞形态学检查

某些病理因素,除致白细胞数量和类型发生变化外,也可致白细胞形态发生改变。外周血涂片经瑞特-吉姆萨染色后,不同类型的白细胞可呈现不同的形态学特征,可进行白细胞形态检查。观察白细胞形态改变,有助于某些疾病的诊断和疗效观察,对评估机体的抗感染能力也具有重要意义。

一、外周血正常白细胞形态

(一)形态特征
形态特征见表 3-8 和图 3-25。

表 3-8 外周血正常白细胞形态特征

细胞类型	直径(μm)	外形	细胞核			着色
			核形	染色质		
中性杆状核粒细胞	10~15	圆形	弯曲呈腊肠样,两端钝圆	深紫红色粗糙	淡橘红色	量多,细小,均匀布满胞质,浅紫红色
中性分叶核粒细胞	10~15	圆形	分为 2~5 叶,以 3 叶为多	深紫红色粗糙	淡橘红色	量多,细小,均匀布满胞质,浅紫红色

续表

细胞类型	直径(μm)	外形	细胞核		着色	
			核形	染色质		
嗜酸性粒细胞	11~16	圆形	分为2叶,呈眼镜样	深紫红色粗糙	淡橘红色	量多粗大,圆而均匀,充满胞质,鲜橘红色
嗜碱性粒细胞	10~12	圆形	核结构不清,分叶不明显	粗而不匀	淡橘红色	量少,大小和分布不均,常覆盖核上,蓝黑色
淋巴细胞	6~15	圆形或椭圆形	圆形或椭圆形,着边	深紫红色块粗糙	透明淡蓝色	小淋巴细胞一般无颗粒,大淋巴细胞可有少量粗大不均匀,深紫红色颗粒
单核细胞	10~20	圆形或不规则形	不规则形,肾形,马蹄形,或扭曲折叠	淡紫红色,细致疏松	呈网状 淡灰蓝色	量多细小,灰尘样紫红色颗粒弥散分布于胞质中

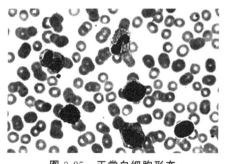

图 3-25　正常白细胞形态

(二)中性杆状核和分叶核粒细胞的区分

凡胞核完全分离或核间以一线样细丝相连者为分叶核粒细胞。美国临床病理学家学会(CAP)定义为"成熟粒细胞如核呈弯曲或带状,核叶之间无线样细丝形成,称杆状核;如连接核叶之间的桥内有染色质,就是核桥;如胞核扭曲、缠绕造成一部分核压在另一部分核之上,以致整个核形看不清楚,也应判为分叶核",CLSI 已采纳该定义。按此标准,中性杆状核粒细胞参考范围为 5%～10%,和国内＜5%不同。

二、外周血异常白细胞形态

(一)中性粒细胞毒性变化

在严重化脓性细菌感染、败血症、急性中毒、大面积烧伤、恶性肿瘤等病理情况下,中性粒细胞可发生各种形态改变,可单独出现,也可同时出现,对此观察和分析具有临床价值。

1.毒性颗粒

中性粒细胞胞质中出现比中性颗粒粗大、大小不等、分布不均的紫黑色或紫褐色颗粒(图 3-26)。可能是特殊颗粒生成过程受阻或颗粒变性造成 2～3 个嗜天青颗粒融合而成。易与嗜碱性粒细胞颗粒或染色过深中性粒细胞颗粒混淆,应注意鉴别。含毒性颗粒中性粒细胞数占所计数中性粒细胞数比值为毒性指数。毒性指数越大,感染、中毒情况越严重。常见于严重感染及大面积烧伤。

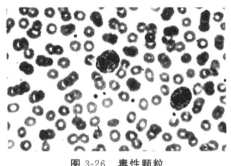

图 3-26 毒性颗粒

2.空泡

中性粒细胞胞质或胞核中出现 1 个或数个空泡(图 3-27)。可能是细胞受损后发生脂肪变性或颗粒缺失所致。应与 EDTA 抗凝陈旧血等细胞中出现退行性空泡相鉴别。常见于严重感染和败血症等。

3.杜勒小体

中性粒细胞胞质因毒性变化而保留局部嗜碱性区域,直径 1～2 μm,呈圆形、梨形或云雾状,天蓝或灰蓝色,与胞质区域界限模糊,是胞质局部不成熟表现。本质是一小块含 RNA 胞质,也称为 RNA 包涵体(图 3-28)。也可见于单核细胞中。常见于严重感染,如肺炎、麻疹、败血症和烧伤等。

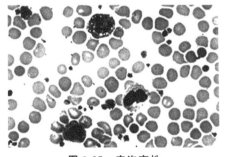

图 3-27 空泡变性

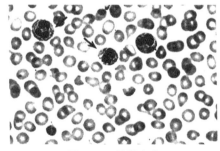

图 3-28 杜勒小体

4.大小不均

中性粒细胞体积明显大小悬殊(图 3-29)。与病原体内毒素等因素作用于骨髓内幼稚粒细胞,致其发生不规则分裂、增殖有关。常见于病程较长的化脓性感染。

5.退行性变和核变性

退行性变是细胞发生胞体肿大、结构模糊、边缘不清晰、胞质丢失甚至缺失以及核变性(核固缩、核肿胀或核溶解)等现象(图 3-30)。常见于衰老和病变粒细胞。核固缩指核呈均匀深紫色块状;核溶解为核肿胀、着色浅、核膜破损、核轮廓不清;核碎裂即细胞核碎裂成若干块。

(二)核象变化

中性粒细胞核象变化:正常人外周血的中性粒细胞以分叶核为主,核常分为 2~5 叶(3 叶核 40%~50%,2 叶核 10%~30%,4 叶核 10%~20%),杆状核较少,两者比值约为 13:1,此为正常的核象。病理情况下,中性粒细胞的核象可发生变化(图 3-31)。观察中性粒细胞的核象,可了解其发育阶段,评估某些疾病的严重程度、机体的抵抗力和判断预后。

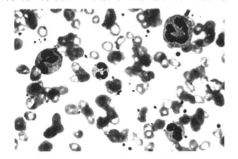

图 3-29 大小不均的中性粒细胞

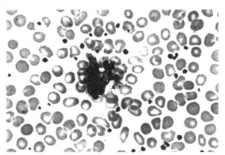

图 3-30 中性粒细胞退化变性

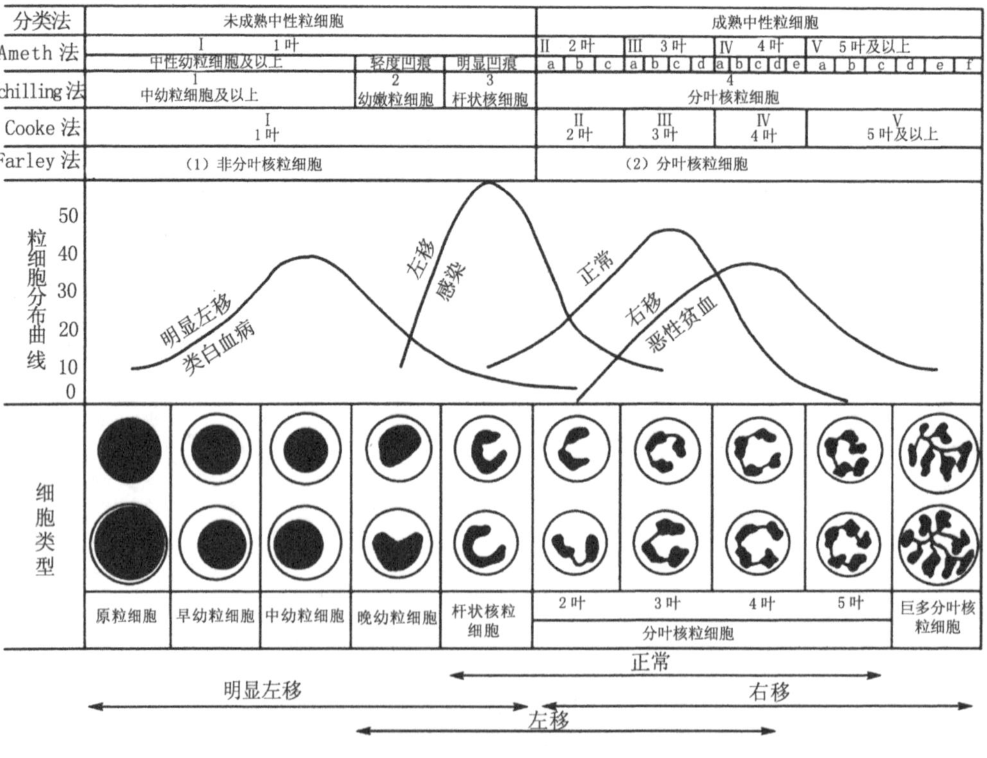

图 3-31 中性粒细胞核象变化

1.核左移

外周血中性杆状核粒细胞增多和/或出现晚幼粒、中幼粒甚至早幼粒细胞的现象称为核左移,是机体的一种反应性改变,常见于化脓性感染、急性溶血等,常伴有毒性颗粒、空泡、核变性等毒性改变。核左移时白细胞数多为增高,但也可正常甚至减低。此外,造血干细胞动员或恶性实体瘤放疗、化疗后使用粒细胞集落刺激因子(G-CSF)时可出现药物反应性核左移。

(1)再生性核左移:核左移伴白细胞总数增高称为再生性核左移,表示骨髓造血旺盛、释放功能好,机体抵抗力强,多见于急性化脓性感染、急性中毒、急性溶血和急性失血。

(2)退行性核左移:核左移伴白细胞总数正常或减低,表示骨髓释放功能受到抑制,机体抵抗力差,如再生障碍性贫血和粒细胞缺乏症。也可见于某些特殊类型的感染,如伤寒。

根据核左移程度可分为轻度、中度、重度三级(表3-9)。核左移程度与感染的严重程度和机体的抵抗力密切相关。

表 3-9　核左移程度及临床意义

核左移程度	杆状核	细胞类型	临床意义
轻度	>5%	仅中性杆状核粒细胞	感染轻,抵抗力强
中度	>10%	杆状核、少量中性晚幼粒、中幼粒细胞	感染严重,抵抗力较强
重度	>25%	杆状核、晚幼粒~早幼粒细胞,甚至原粒细胞	中性粒细胞型类白血病反应

2.核右移

外周血中性分叶核粒细胞增多,并且5叶核以上者>3%时称为核右移。核右移严重者常伴有白细胞总数的减少,是造血功能衰退的表现,可能为缺乏造血物质、DNA合成障碍和骨髓造血功能减退所致。常见于营养性巨幼细胞贫血及内因子缺乏所致的恶性贫血,也可出现于使用抗代谢药物。炎症恢复期,一过性核右移是正常现象,但在疾病进行期突然出现则提示预后不良。

(三)核形态异常的中性粒细胞

1.巨杆状核中性粒细胞

胞体可大至 30 μm,胞核肥大杆状或特长带状,染色质略细致,着色变浅(图3-32)。由维生素 B_{12} 叶酸缺乏所致的称巨幼变,否则称巨幼样变。见于巨幼细胞贫血、白血病、骨髓增生异常综合征和放、化疗后。

2.双核中性粒细胞

胞内出现 2 个(杆状)核(图3-33)。多见于骨髓增生异常综合征、急性粒细胞白血病、化疗后和苯中毒。

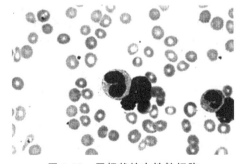

图 3-32　巨杆状核中性粒细胞

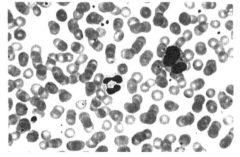

图 3-33　双核中性粒细胞

3.环形杆状核中性粒细胞

指闭锁环形杆状核中性粒细胞(图3-34)。见于放疗和化疗后、巨幼细胞贫血和骨髓增生异常综合征。

4.中性粒细胞核分叶过多和巨多分叶核中性粒细胞

前者指成熟中性粒细胞核分叶超过5叶;后者胞体可巨大,核分叶过多,常为5～9叶,甚至10叶以上,各叶大小悬殊,核染色质疏松。多见于巨幼细胞贫血、恶性贫血、应用抗代谢药物治疗后、骨髓增生异常综合征和白血病等。

5.Pelger-Hüet畸形

Pelger-Hüet畸形指成熟中性粒细胞核分叶能力减退,常呈杆状、肾形或分2叶呈眼镜形或哑铃形,染色质致密、深染,聚集成小块或条索状,其间有空白间隙。多见于常染色体显性遗传性疾病(又称家族性粒细胞分叶不能)。骨髓增生异常综合征、粒细胞白血病、某些药物(如秋水仙胺)治疗后、某些严重感染等所致核分叶能力减退称为假性Pelger-Hüet畸形。

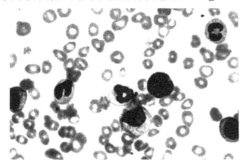

图3-34　环形核中性粒细胞

6.粒细胞鼓槌体

粒细胞鼓槌体又称"核棘突",指中性粒细胞胞核上有球形或椭圆形突起,可一个或多个,直径2～4 μm,与核叶之间以短丝相连,因类似鼓槌状而得名。多见于女性和非典型肺炎等。

(四)胞质异常的中性粒细胞

中性粒细胞的胞质异常包括空泡、Dohle小体、颗粒异常(Auer body、Chédiak-Higashi、Alder-Reilly、May-Hegglin畸形)、颗粒减少、外源性中性粒细胞包涵体(病原体、疟色素、冷球蛋白)等。

1.含棒状小体(Auer body)

中性粒细胞胞质内出现紫红色细杆状物,长1～6 μm,可1条或数条。急性粒细胞白血病中呈粗短棒状,常1～2条;急性单核细胞白血病中呈细长杆状,常1条;急性早幼粒细胞白血病中常数条至几十条成束状(柴捆样);不出现于急性淋巴细胞白血病,故有助于急性髓细胞白血病和急性淋巴细胞白血病的鉴别。

2.Chédiak-Higashi畸形

骨髓和血液的中性粒细胞胞质内含几个至数十个直径为2～5 μm的包涵体,呈异常巨大紫蓝色或灰红色块状物,为异常溶酶体颗粒融合所致,也可见于单核细胞和淋巴细胞中。见于常染色体隐性遗传性Chédiak-Higashi综合征。

3.Alder-Reilly畸形

中性粒细胞胞质中含巨大深染嗜天青颗粒,其颗粒特别粗大,不伴有白细胞增多和核左移、空泡等毒性变化,与白细胞内溶酶体不能分解黏多糖,使黏多糖沉淀形成大而粗糙颗粒有关,也可见于其他白细胞。多见于常染色体隐性遗传性黏多糖代谢障碍。

4.May-Hegglin 畸形

中性粒细胞含淡蓝色包涵体,与严重感染、中毒时出现杜勒小体相同,但常较大而圆,也可见于其他粒细胞和巨核细胞中。多见于常染色体显性遗传性 May-Hegglin 畸形。

5.颗粒减少中性粒细胞

指中性粒细胞胞质内颗粒明显减少或消失。因颗粒少,此类细胞胞质呈淡蓝色,清晰可见,易误认为单核细胞、淋巴细胞等。多见于骨髓增生异常综合征和粒细胞白血病等。

(五)形态异常的淋巴细胞

1.异型淋巴细胞

在病毒或变应原等因素刺激下,淋巴细胞增生并发生形态变化,其胞体增大、胞质增多、嗜碱性增强、核母细胞化,称为异型淋巴细胞、反应性淋巴细胞或浆细胞样淋巴细胞。外周血异型淋巴细胞主要是 T 细胞(83%～96%),少数为 B 细胞(4%～7%)。异型淋巴细胞按形态特征分为3 型。①Ⅰ型(空泡型):又称浆细胞型。胞体较正常淋巴细胞稍大,多为圆形;核圆形、椭圆形、肾形或不规则形,染色质粗网状或不规则聚集呈粗糙的块状;胞质较丰富,深蓝色,一般无颗粒,含大小不等的空泡或含较多小空泡而呈泡沫状。②Ⅱ型(不规则型):又称单核细胞型。胞体较Ⅰ型细胞明显增大,外形不规则似单核细胞;核圆形或不规则,染色质较Ⅰ型细致;胞质丰富,淡蓝或蓝色,有透明感,着色不均匀,边缘处蓝色较深,呈裙边样,可有少许嗜天青颗粒,一般无空泡,周边胞质有被邻近红细胞挤压感。③Ⅲ型(幼稚型):又称未成熟细胞型。胞体较大,核大,圆形或椭圆形,染色质呈细致网状,可有 1～2 个核仁;胞质量较少,深蓝色,多无颗粒,偶有小空泡。

正常人外周血中偶见异型淋巴细胞。增多主要见于传染性单核细胞增多症、病毒性肝炎、流行性出血热、湿疹等病毒性和过敏性疾病。腺病毒、EB 病毒、人类疱疹病毒、巨细胞病毒、肝炎病毒、艾滋病病毒、弓形体、B-链球菌、梅毒螺旋体等感染和接种疫苗,结缔组织病、药物反应、免疫系统应激状态等都可致异型淋巴细胞增多。

2.卫星核淋巴细胞

放射线损伤可使淋巴细胞发生形态变化,如核固缩、核碎裂、双核等。如在淋巴细胞主核旁出现 1 个游离小核,称卫星核淋巴细胞,是染色体受损伤后,在有丝分裂末期丧失着丝点染色单体或片断未整合入子代细胞染色体中,而成为游离卫星核。多见于机体接受较大剂量电离辐射、核辐射后或其他理化因素、抗癌药物等,常作为致畸、致突变客观指标之一。

3.毛细胞

胞体边缘不规则、表面不整齐,有许多锯齿状或伪足突起,或为细长毛发状;胞质量中等,淡蓝色,无颗粒;核圆形、椭圆形或肾形,染色质较粗,偶见核仁。多见于毛细胞白细胞、伴外周血毛细胞增多的脾淋巴瘤和急性巨核细胞白血病等。

4.花细胞

花细胞又称多形核淋巴细胞,胞核多态性,如扭曲、分叶、或折叠呈花瓣状,为 T 淋巴细胞感染病毒后发生核固缩、核断裂等走向死亡的过程。多见于病毒感染、成人 T 淋巴细胞白血病等。

5.赛塞里细胞

胞核大,约占细胞 4/5;核扭曲、折叠如脑回样,为 T 淋巴细胞。外周血见到较多数量(＞10%)时才有意义。多见于皮肤原发性 T 细胞淋巴瘤(Sézary 综合征)。

（王朋飞）

第七节　白细胞分类计数

白细胞分类计数(differential leukocyte count,DLC)是将血液制成血涂片经染色后,用显微镜观察白细胞形态并分类计数,计算出各类型白细胞百分率(比值)和绝对值。不同类型白细胞具有不同生理功能,不同因素可致不同类型白细胞发生变化。因此,直接分析白细胞类型和形态改变,比了解白细胞总数更有临床价值,其目的在于:①观察白细胞增多症及减少症、感染、中毒、恶性肿瘤、白血病和其他血液系统疾病的白细胞变化情况。②评估红细胞和血小板的形态学改变。检验方法有显微镜法和血液分析仪法。

一、检测原理

将血液制成血涂片,经瑞特-吉姆萨染色后,于油镜下观察白细胞形态,并根据白细胞形态特征逐个分类计数,求得各种白细胞百分率(比值)。并可间接求出单位容积血液中各种白细胞绝对值(某种白细胞绝对值=白细胞计数值×该种白细胞分类计数百分率)。

二、操作步骤

显微镜法:①采血、血涂片制备与染色。②低倍镜观察:观察全片、细胞分布和染色情况、红细胞和血小板形态和分布、注意观察有无异常细胞或寄生虫,选择镜检区域。③油镜观察:按一定方向和顺序(城垛形)移动视野,分类并记录相应数量白细胞。④计算:求出各种白细胞百分率,并同时报告白细胞、红细胞、血小板形态学检查结果和其他异常情况。

三、方法评价

方法评价为白细胞分类计数参考方法。可直观、较准确地识别细胞类别,及时发现各种细胞形态病理变化。缺点是操作费时,受血涂片质量、检验人员经验等影响,不易质量控制,精密度和准确度较仪器法低,但仪器检测为异常结果时必须用显微镜法复核。

四、质量管理

(一)检验前
同红细胞计数。
(二)检验中
1.操作因素
(1)血涂片制备与染色:CLSI 的 H20-A2 规定,应制备 3 张血涂片,规格为25 mm×75 mm,厚度为 0.8~1.2 mm,2 张用于检查,1 张备用。如白细胞减少,需多制备(如 6 张)。
(2)低倍镜观察:应先检查血涂片染色及细胞分布情况,注意涂片边缘及尾部有无异常细胞及寄生虫等,如有应报告。
(3)镜检部位:各种白细胞体积和密度不同,分布不同。淋巴细胞体积小密度大,在血涂片头、体部较多;单核细胞和中性粒细胞则相反,在尾部和两侧较多;异常大的细胞则常在尾部。通常选择血涂片体尾交界处(或片头至片尾 3/4 区域)红细胞分布均匀、染色效果好的区域。

(4)分类方法:应按照一定方向和顺序(城垛形)有规律地移动视野,避免主观选择视野、避免重复或遗漏、避免分类涂片边缘(大细胞偏多,无代表性)的细胞。

(5)分类白细胞数量:分类计数的白细胞占总计数白细胞的比例越大,误差越小。为兼顾工作效率,根据白细胞总数确定分类计数的白细胞数量。1983 年全国临床检验方法学学术讨论会推荐方案为白细胞总数在 $(3\sim15)\times10^9/L$ 时,每张血涂片分类计数 100 个白细胞;大于 $15\times10^9/L$ 时,分类计数 200 个白细胞;$<3\times10^9/L$ 时,2 张或以上血涂片分类计数 $50\sim100$ 个白细胞。

2.标本因素

(1)计数幼稚白细胞:分类中如发现异常或幼稚白细胞,应逐个分类计数(计入白细胞分类百分率中)并报告。

(2)计数幼稚红细胞:分类中如发现幼稚红细胞,应逐个计数,但不计入白细胞百分率中,而以分类 100 个白细胞过程中见到幼稚红细胞数量来报告(x:100),并注明其阶段。

(3)CLSI 的 H20-A2 规定,外周血出现异型淋巴细胞应计数和报告;破坏细胞如仍能清晰辨认,如嗜酸性粒细胞也应计数。无法辨认破坏细胞,如涂抹细胞或篮细胞则作为"其他"在报告中体现,但染色后应及时计数,以避免推迟计数使涂抹细胞或篮细胞增多。在特殊情况下,如 HIV 感染使白细胞碎片增加,可通过加入 22％清蛋白消除。

(4)观察其他成分:应注意观察成熟红细胞和血小板形态、染色和分布情况,是否有其他异常细胞和寄生虫。

3.质量考核与评价

(1)质控片应包含 7 种白细胞(包括异型淋巴细胞),至少 1 张涂片含有少量有核红细胞,1 张涂片含有少量未成熟白细胞。

(2)因受手工制备血涂片(细胞分布不均匀)、染色(效果不佳)和检验人员(主观性强)等因素影响,白细胞分类计数结果变化大,很难进行严格质量控制,关键在于严格规范操作,尽量减少误差。根据 CLSI 的 H20-A2 标准,要求对每张血涂片分类计数 200 个白细胞,计算出计数百分率标准误,再计算 95％置信区间或采用 Rümke 提供白细胞分类计数 95％置信区间,结果应落在置信区间内,否则,表示存在标本处理或操作错误,应分析出可能的误差来源,并重新检测。

(三)检验后

白细胞受生理因素影响波动大,只有通过定时和反复观察才有意义。

五、临床应用

(一)参考范围

成年人白细胞分类计数参考范围见表 3-10。

(二)临床意义

1.白细胞总数与中性粒细胞

白细胞总数与中性粒细胞增多及减少参考标准见表 3-11。因中性粒细胞占白细胞总数 50％～70％,其增高和减低直接影响白细胞总数增减,故两者增减临床意义基本一致,但如出现不一致的情况,可能是由淋巴细胞、嗜酸性粒细胞等增高和减低所致,应具体分析。表 3-12 为 CLSI 临床敏感性研究标本类型说明。

表 3-10　成年人白细胞分类计数参考范围

白细胞	百分率(%)	比值	绝对值($\times 10^9$/L)
中性杆状核粒细胞(Nst)	1~5	0.01~0.05	0.04~0.50
中性分叶核粒细胞(Nsg)	50~70	0.50~0.70	2.00~7.00
嗜酸性粒细胞(Eo)	0.5~5	0.005~0.05	0.05~0.50
嗜碱性粒细胞(B)	0~1	0~0.01	0~0.10
淋巴细胞(L)	20~40	0.20~0.40	0.80~4.00
单核细胞(M)	3~8	0.03~0.08	0.12~0.80

表 3-11　白细胞总数、粒细胞增多和减少定义

白细胞/粒细胞数量变化	含义及参考标准
白细胞减少	白细胞数减少<4.0×10^9/L
白细胞增多	白细胞数增多>10×10^9/L
粒细胞减少	粒细胞计数(中性粒细胞、嗜酸性粒细胞、嗜碱性粒细胞)减少
粒细胞缺乏症	血液中粒细胞全部缺乏,通常指极重度中性粒细胞缺乏症,中性粒细胞计数小于 0.5×10^9/L
中性粒细胞减少	中性粒细胞绝对值成年人<2.0×10^9/L;10~14 岁儿童<1.8×10^9/L;1 个月至 10 岁<1.5×10^9/L
中性粒细胞增多	中性粒细胞(杆状核和成熟中性粒细胞)绝对值>7.5×10^9/L

表 3-12　CLSI 临床疾病与血标本细胞灵敏度

疾病	白细胞分类计数特点	细胞数($\times 10^9$/L)	百分率(%)
急性炎症、细菌感染	中性粒细胞增多和/或核左移	≥9.0	>80
慢性炎症	单核细胞增多	≥0.8	>10
寄生虫感染、变态反应	嗜酸性粒细胞增多	≥0.5	>7
病毒感染	淋巴细胞增多和/或	≥3.5	>50
	淋巴细胞异常形态	≥0.7	
再生障碍性贫血、化疗	粒细胞减少	≤1.5	<10
HIV 感染	淋巴细胞减少	1.0	<7
急性白血病	不成熟细胞	0.1	>2
严重贫血、骨髓增殖性疾病	有核红细胞	0.01	>1

2.中性粒细胞增多

(1)生理性增多:多为暂时性,去除影响因素后可较快恢复正常。为内分泌改变使边缘池白细胞进入循环池增多所致。以成熟中性分叶核粒细胞增多为主。白细胞计数的生理性波动在30%以内多无意义,须定时和连续监测才有临床价值。其生理性增多见于以下情况。①年龄:新生儿白细胞较高(15×10^9/L),个别可高达 30×10^9/L,在 3~4 天后降至 10×10^9/L,主要为中性粒细胞,到 6~9 天逐渐下降与淋巴细胞大致相等,至 2~3 岁后又逐渐升高,5~7 岁高于淋巴细胞。②日内变化:早晨较低,下午较高;安静及放松时较低,活动和进食后较高。日内变化可相差1 倍。③温度、运动、疼痛及情绪:冷热水浴、高温、严寒、日光或紫外线照射可使白细胞轻度增

高;剧烈运动、剧痛和情绪激动显著增高,可高达 $35×10^9/L$。刺激停止后较快恢复。④经期、妊娠及分娩:经期、排卵期可略增高;妊娠大于 5 个月可增多达 $15×10^9/L$;分娩时受疼痛、产伤及失血等刺激,WBC 可高达 $35×10^9/L$,产后 2 周内可恢复。⑤吸烟:平均高于非吸烟者 30%,可达 $12×10^9/L$,重度吸烟者可高达 $15×10^9/L$。

(2)病理性增多。中性粒细胞病理性增多的原因很多,可归纳为两大类:反应性增多和异常增生性增多。

1)反应性增多:为机体受病理因素刺激产生的应激反应,为动员骨髓储存池粒细胞释放及边缘池粒细胞进入循环池增多所致,主要是分叶核粒细胞及杆状核粒细胞。反应性增多见于以下几种情况。

感染和炎症:急性感染和炎症是中性粒细胞增多最常见原因,增多程度与病原体种类,感染部位、范围和严重程度以及机体反应性有关(表 3-13)。临床上,绝大多数细菌感染中性粒细胞计数为 $(10～30)×10^9/L$,只有深部感染或腹膜炎才大于 $30×10^9/L$,但很少大于 $50×10^9/L$,且通常为暂时性和可逆性,即病因解除或病情控制后迅速恢复。化脓性球菌(如金黄色葡萄球菌、溶血性链球菌和肺炎链球菌等)感染时中性粒细胞增多最为明显。某些杆菌(如大肠埃希菌、铜绿假单胞菌)、病毒(如狂犬病病毒、流行性出血热病毒)、真菌(如放线菌)、立克次体(如普氏立克次体)、螺旋体(如钩端螺旋体)和寄生虫(如并殖吸虫)等感染,可使中性粒细胞增多。某些严重急性感染者,可出现类白血病反应,需与白血病鉴别。慢性感染性疾病,如类风湿关节炎、风湿热、支气管炎、肾盂肾炎、结肠炎和皮炎等,中性粒细胞可增高 3 倍以上。急性化脓性胆囊炎时,$WBC>20×10^9/L$可作为诊断指标之一。急性胰腺炎时,WBC 与中性粒细胞增高与炎症成正比,可能为急性坏死性或急性水肿性胰腺炎,中性粒细胞>85% 时病死率可达 100%。肠缺血、肠破裂时,$WBC>21×10^9/L$ 为早期肠坏死指标之一。

表 3-13 感染程度与白细胞变化及机体反应性

严重程度	白细胞数	中性粒细胞数	机体反应性
局部或轻微感染	可正常	稍增高	
中度感染	增高	增高,伴轻度核左移及毒性改变	良好,骨髓细胞释放入血增多
严重感染	显著增高	增高,伴明显核左移及毒性改变	良好,骨髓细胞释放入血增多
极重感染	减低	减低,但明显核左移及毒性改变	差,为白细胞大量聚集内脏血管及炎症部位所致。预后差

严重组织损伤及血细胞破坏:严重外伤、大手术、大面积烧伤,急性心肌梗死以及严重血管内溶血的 12～36 小时,白细胞总数及中性粒细胞可增多,如借此考虑有无术后感染,必须注意时间因素。急性心肌梗死后 1～2 天,白细胞常增多并可持续 1 周,可与心绞痛鉴别。

急性失血:急性大出血,尤其是急性内出血(如消化道大出血、脾破裂,异位妊娠破裂)后 1～2 小时内,白细胞常急剧上升,可高达 $25×10^9/L$,为缺氧、红细胞破坏产物刺激骨髓释放增多所致。此时,因放射性血管收缩及脾释放存血,Hb 及 RBC 尚未下降,故白细胞计数可作为早期诊断内出血的重要参考指标。

急性中毒:代谢性中毒(如糖尿病酮症酸中毒、尿毒症昏迷、肝性脑病、急性痛风和急性甲状腺毒症);化学物质(如铅、汞、苯、一氧化碳和有机磷);药物(如安眠药、肾上腺素、去甲肾上腺素、肾上腺皮质激素、洋地黄和氯化锂);生物毒素(如蛇毒、昆虫毒),可在接触后数小时内白细胞及中性分叶核粒细胞明显增多。与趋化因子增高有关。

恶性肿瘤：非造血系统恶性肿瘤，特别是消化道恶性肿瘤（如肝癌、胃癌）和肺癌等，中性分叶核粒细胞可持续性增高。与癌细胞产生粒细胞生成素、分解产物刺激骨髓释放、粒细胞被癌细胞排挤入血有关。

中性粒细胞增多症：中性粒细胞的粒细胞生成素增加，如遗传性中性粒细胞增多症、13 或 18-三体综合征、慢性特发性中性粒细胞增多症、中性粒细胞增多性白血病样反应、Sweet 综合征、吸雪茄烟、心肺复苏；循环中性粒细胞清除减少，药物如糖皮质激素；中性粒细胞分布异常，如假性中性粒细胞增多症。表 3-14 为急、慢性中性粒细胞增多的临床意义。

表 3-14　急、慢性中性粒细胞增多临床意义

	疾病分类	临床意义
急性中性粒细胞增多症	物理刺激	冷、热、运动、惊厥、疼痛、体力劳动、麻醉、外科
	情感刺激	恐惧、愤怒、高度紧张、抑郁
	感染	局部和系统性急性细菌性、真菌性、立克次体、螺旋体和某些病毒感染
	炎症、组织坏死	烧伤、电击伤、创伤、梗死、痛风、血管炎、抗原抗体复合物、补体活化
	药物、激素、毒物	集落刺激因子、肾上腺素、本胆烷醇酮，内毒素、糖皮质激素、吸烟、疫苗、蛇毒
慢性中性粒细胞增多症	感染	持续感染
	炎症	大多数急性炎症，如结肠炎、皮炎、药物变态反应、痛风、肝炎、肌炎、肾炎、胰腺炎、牙周炎、风湿热、类风湿关节炎、动脉炎、甲状腺炎、Sweet 综合征
	肿瘤	胃、支气管、乳腺、肾、肝、胰腺、子宫，罕见于霍奇金病、淋巴瘤、脑肿瘤、黑色素瘤和多发性骨髓瘤
	药物、激素、毒物	如过量肾上腺皮质激素、锂；罕见于其他药物
	代谢物和内分泌疾病	子痫、甲状腺危象、过量肾上腺皮质激素
	血液病	粒细胞缺乏症或巨幼细胞贫血、慢性溶血或出血治疗、无脾、骨髓增殖性疾病、慢性特发性白细胞增多症
	遗传性和先天性疾病	Down 综合征、先天性疾病

2）异常增生性增多：系造血干细胞克隆性疾病，为造血组织中粒细胞异常增生并释放到外周血所致，主要为病理性白（粒）细胞或未成熟白（粒）细胞，常伴其他系细胞改变，如红细胞或血小板数量增减。常见于白血病、骨髓增殖性疾病（真性红细胞增多症、原发性骨髓纤维化、原发性血小板增多症、慢性粒细胞白血病）等。

3.中性粒细胞减少

机制：①增殖和成熟障碍；②消耗或破坏过多；③分布异常。感染危险程度与中性粒细胞减少程度呈反比关系；通常中性粒细胞为（$1.0 \sim 1.8$）$\times 10^9$/L 常很少有感染危险；为（$0.5 \sim 1.0$）$\times 10^9$/L 常有轻度或低度感染危险；$< 0.5 \times 10^9$/L 常有高度感染危险。临床上需要鉴别是粒细胞缺乏所致的感染，还是严重感染所致的粒细胞缺乏。中性粒细胞减少见于以下情况。

（1）感染：病毒感染（如流感、麻疹、风疹、病毒性肝炎、水痘、巨细胞病毒等感染）是致粒细胞减少的常见原因，也见于某些细菌（特别是革兰阴性杆菌如伤寒、副伤寒杆菌）和某些原虫（如疟疾和黑热病）感染。可能为病原体内毒素和异体蛋白抑制骨髓释放并使大量粒细胞转移到边缘

池以及抗感染消耗增多所致。

(2)理化损伤:包括放射线、化学物质(铅、汞、苯),与直接损伤造血干细胞或抑制骨髓粒细胞有丝分裂有关。其中,药物所致中性粒细胞减少最为常见,年发病率为$(3\sim4)/10^6$,儿童及年轻患者约占 10%,老年患者约占 50%。药物致中性粒细胞减少的机制:一是与药物中毒剂量相关,即药物非选择性干扰细胞复制的蛋白质合成,如吩噻嗪、抗甲状腺药、氯霉素等;二是与免疫机制相关:即药物或药物代谢产物通过免疫反应致白细胞破坏,如过敏病史更常见药物诱导中性粒细胞减少症。

(3)血液病:主要见于再生障碍性贫血、阵发性睡眠性血红蛋白尿症、非白血性白血病、骨髓转移癌、巨幼细胞贫血等。与造血功能障碍、粒细胞增殖异常或营养缺乏致骨髓粒细胞生成、成熟障碍或无效生成有关。

(4)自身免疫性疾病:如特发性血小板减少性紫癜、自身免疫性中性粒细胞减少症、同种免疫新生儿中性粒细胞减少症、类风湿关节炎、系统性红斑狼疮等。与机体产生自身白细胞抗体致破坏过多有关。

(5)脾功能亢进:致脾大的疾病(如脾淋巴瘤、脾囊肿、脾血管瘤)、淤血性疾病(如肝硬化、门静脉或脾静脉栓塞、心力衰竭)、类脂质沉积病(如戈谢病、尼曼-匹克病)等,均可因脾功能亢进致白细胞减少,可能与大量粒细胞被脾滞留、吞噬、破坏,脾产生某些体液因子抑制骨髓造血有关。

(6)其他中性粒细胞减少症。中性粒细胞颗粒减少:如 Kostmann 综合征、先天性中性粒细胞缺乏症、Shwachman-Diamond 综合征、高 IgM 综合征、软骨毛发发育不全、Cohen 综合征、Barth 综合征、无效生成性慢性粒细胞缺乏、WHIM 综合征、Griscelli 综合征。糖原贮积症、Hermansky-Pudiak 综合征、Wiskott-Aldrich 综合征、慢性低增生性中性粒细胞减少症、急性低增生性中性粒细胞减少症和慢性特发性中性粒细胞减少症等。中性粒细胞分布异常:如假性中性粒细胞减少症。

4.嗜酸性粒细胞

参见嗜酸性粒细胞直接计数。

5.嗜碱性粒细胞

由髓系干细胞分化为嗜碱性粒细胞祖细胞(CFU-B)后发育而来的。在骨髓中含量很少,在外周血中仅占白细胞的 0~1%。其形态和功能与肥大细胞相似,突出的生理功能是参与超敏反应。嗜碱性粒细胞计数常用于观察变态反应、鉴别类白血病反应与慢性粒细胞白血病。

(1)嗜碱性粒细胞增多:指外周血嗜碱性粒细胞绝对值$>0.1\times10^9/L$。其增高,可作为骨髓增殖性肿瘤的早期征象。慢性粒细胞白血病时,外周血可高达 10%~20%,是慢性粒细胞白血病的特征之一,如其突然增多并$>20\%$,是病情恶化(急性变)的指征。嗜碱性粒细胞增多的临床意义见表 3-15。

表 3-15　嗜碱性粒细胞增多的临床意义

疾病分类	临床疾病
过敏或炎症	溃疡性结肠炎、药物、食物、半抗原过敏、红斑、荨麻疹、青年型类风湿关节炎
内分泌疾病	糖尿病、服用雌激素、甲状腺功能减退症
感染	天花、流感、水痘、结核
肿瘤	嗜碱性粒细胞白血病、骨髓增殖性疾病,如慢性粒细胞白血病、真红、原纤、特发性血小板增多症
其他	铁缺乏、暴露于放射离子、重金属(如铅、汞、铬)等中毒

（2）嗜碱性粒细胞减少：可见于过敏性休克、促肾上腺皮质激素或糖皮质激素应用过量以及应激反应等。因嗜碱性粒细胞数量很少，其减少与否难以观察，临床意义不大。

6.淋巴细胞

由骨髓多能造血干细胞分化为淋巴系干细胞后在人体胸腺或淋巴结中分化成熟而来。在成年人外周血中占白细胞的 20%～40%，主要分为 T 细胞、B 细胞和自然杀伤细胞（natural killer cell,NK）三大类，是人体主要的免疫细胞，监测淋巴细胞数量改变，有助于了解机体的免疫功能状态。

（1）淋巴细胞增多：指外周血淋巴细胞绝对值成年人＞$4.0×10^9$/L，4 岁以上儿童＞$7.2×10^9$/L，4 岁以下儿童＞$9.0×10^9$/L。新生儿外周血中性粒细胞较高，出生 2～3 天后迅速下降，到 6～9 天逐渐下降与淋巴细胞大致相等，形成交叉点。之后淋巴细胞逐渐升高，至 1～2 岁后又逐渐下降，而中性粒细胞逐渐升高，至 4～5 岁两者又基本相等，形成中性粒细胞和淋巴细胞变化曲线的两次交叉（图 3-35）。此期间淋巴细胞较成年人高，可达 50% 以上，属生理性增多，应与传染性单核细胞增多症及儿童急性淋巴细胞白血病等鉴别。

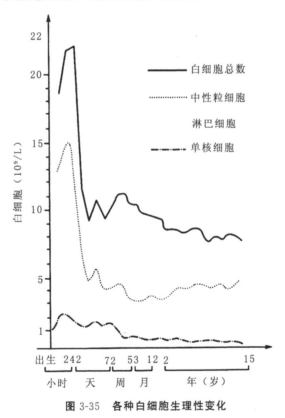

图 3-35　各种白细胞生理性变化

淋巴细胞病理性增多。①感染：典型的急性细菌感染恢复期；某些病毒所致的急性传染病（如麻疹、风疹、流行性出血热、流行性腮腺炎、病毒性肝炎、传染性单核细胞增多症、传染性淋巴细胞增多症等）；百日咳杆菌、弓形体、布鲁杆菌和梅毒螺旋体、原虫等的感染；某些慢性感染（如结核病恢复期或慢性期）。传染性单核细胞增多症时，淋巴细胞增多常＞50%，如外周血异型淋巴细胞增多＞10%，有助于诊断。②肿瘤性疾病：以原始及幼稚淋巴细胞增多为主，见于急性淋巴细胞白血病、慢性粒细胞白血病急淋变、白血性淋巴瘤、幼稚淋巴细胞白血病；以成熟淋巴细胞增多为主,见于慢性淋巴细胞白血病、淋巴细胞性淋巴瘤、巨滤泡性淋巴瘤。③组织移植术后:如发生排斥反应,在排斥前期淋巴细胞绝对值即增高,可作为监测组织或器官移植排斥反应的指标之一。④其他:再生障碍性贫血、粒细胞减少症及粒细胞缺乏症时,因中性粒细胞显著减少,故淋巴细胞比例相对增高,但淋巴细胞绝对值不增高,称为淋巴细胞相对增高。

(2)淋巴细胞减少:指外周血淋巴细胞绝对值 $<1.0\times10^9/L$。8 个月儿童 $<4.5\times10^9/L$。除了因中性粒细胞显著增高而致淋巴细胞相对减少的各种病因外,淋巴细胞减少的临床意义见表 3-16。

表 3-16 淋巴细胞减少临床意义

原因或疾病	临床意义
流行性感冒	病毒感染的恢复期,出现典型的淋巴细胞减少
免疫性疾病	SLE、类风湿关节炎、混合性结缔组织病、多发性肌炎等患者,因机体产生抗淋巴细胞抗体,致淋巴细胞被破坏而减少
药物治疗	环磷酰胺等烷化剂可致白细胞显著减少,伴淋巴细胞明显减低。停止治疗后,淋巴细胞减少可持续数年
放射治疗	可破坏淋巴细胞,每天低剂量放疗比每周 2 次大剂量放疗产生的破坏力更强
结核病	早期淋巴细胞减少,伴 CD4$^+$ 细胞明显减少。如治疗有效,淋巴细胞可正常
HIV 感染	可选择性地破坏 CD4$^+$ 细胞,致 CD4$^+$ 细胞明显减少,CD4$^+$/CD8$^+$ 比例倒置
其他	各种类型的重症联合免疫缺陷症、运动性毛细血管扩张症、营养不良或锌缺乏等,淋巴细胞可不同程度减少

7.单核细胞

起源于骨髓多能造血干细胞,为髓系干细胞分化为粒-单核系祖细胞后分化发育而来。成年人外周血单核细胞占白细胞的 3%～8%。骨髓中成熟的单核细胞释放入外周血后,在血液中停留 3～6 天,即逸出血管进入组织或体腔内,经 5～9 天发育为吞噬细胞,形成单核-巨噬细胞系统,具有吞噬和杀灭病原体、清除衰老、损伤或死亡的细胞及异物、诱导及调节免疫反应以及抗肿瘤等防御功能。

(1)单核细胞增多:指成年人外周血单核细胞绝对值大于 $0.8\times10^9/L$。单核细胞生理性增多见于 2 周内的婴儿(可达 15% 或更多)、儿童(较成年人略高,平均为 9%);妊娠中、晚期及分娩。单核细胞病理性增多的临床意义见表 3-17。

表 3-17 单核细胞病理性增多临床意义

疾病分类	临床意义
血液系统疾病	①髓细胞肿瘤:骨髓增生异常综合征、急性单核细胞白血病、急性粒-单核细胞白血病、急单伴组织细胞特征、急性髓细胞树突细胞白血病、慢性粒-单核细胞白血病、青年型粒-单核细胞白血病、慢性髓细胞白血病(m-BCR-阳性型)、真性红细胞增多症。②慢性中性粒细胞减少。③药物诱导中性粒细胞减少。④粒缺后恢复期。⑤淋巴细胞肿瘤:B 细胞淋巴瘤、T 细胞淋巴瘤、霍奇金病、骨髓瘤、巨球蛋白血症。⑥药物诱导假性淋巴瘤。⑦免疫性溶贫。⑧特发性血小板减少性紫癜
炎症和免疫系统疾病	结缔组织病:类风湿关节炎、系统性红斑狼疮、一过性动脉炎、真菌病、结节状多动脉炎、结节病
感染	结核感染、亚急性细菌性心内膜炎、布氏杆菌病、登革出血热、急性细菌感染恢复期、梅毒、巨细胞病毒感染、水痘-疱疹病毒感染、伤寒

疾病分类	临床意义
消化系统疾病	乙醇性肝病、炎症性肠病、口炎性腹泻
非血液系统 恶性肿瘤	肺癌、胃癌、胰腺癌、结肠癌
应用细胞因子	粒单系集落刺激因子(GM-CSF)等治疗
其他	心肌梗死、心肺复苏术、四氯乙烷中毒、分娩、服用糖皮质激素、抑郁、烧伤、马拉松运动、前脑无裂畸形、川崎病、脾切除后

(2)单核细胞减少:指成年人外周血单核细胞绝对值小于 $0.2\times10^9/L$。见于再生障碍性贫血、毛细胞白血病(可能是诊断线索,常伴感染)、慢性淋巴细胞白血病、循环中性粒细胞减少、严重烧伤、类风湿性关节炎、系统性红斑狼疮、HIV 感染、放疗后、服用糖皮质激素、干扰素、肿瘤坏死因子。

(王朋飞)

第八节　嗜酸性粒细胞直接计数

嗜酸性粒细胞为髓系干细胞分化而成的嗜酸性粒细胞祖细胞(CFU-Eo)发育而来的。嗜酸性粒细胞集落形成因子(CSF-Eo)主要由受抗原刺激的淋巴细胞产生,因此 Eo 与免疫系统关系密切。其主要存在于骨髓和组织中,在外周血中为白细胞的 $0.5\%\sim5\%$,仅占全身 Eo 总数的 1% 左右。Eo 具有趋化和吞噬、限制 I 型超敏反应、抗寄生虫感染等生物活性,在消除过敏性炎症反应和抗寄生虫感染免疫中起重要作用。

因外周血中 Eo 的百分率很低,要准确了解其变化,应采用直接计数法,包括显微镜计数法和血液分析仪法。

一、检测原理

显微镜计数法:用嗜酸性粒细胞稀释液将血液稀释一定倍数,同时破坏红细胞和其他白细胞,并将 Eo 着色。滴入改良牛鲍计数板,低倍镜下计数 2 个计数池共 10 个大方格内的 Eo 数,经换算求出每升血液中的 Eo 数。

二、操作步骤

手工法。①准备稀释液:取一试管,加入嗜酸性粒细胞稀释液 0.38 mL。②采血和加血:准确采集毛细血管血或吸取新鲜静脉抗凝血 20 μL 加至上述稀释液中,立即混匀,静置待液体变为棕褐色。③充池:准备计数板、充分混匀稀释液、充池、室温静置 2~3 分钟。④计数:于低倍镜下计数 2 个计数池中的 10 个大方格内的嗜酸性粒细胞数量。⑤计算:嗜酸性粒细胞数/L=10 个大方格内嗜酸性粒细胞数(N) $\times10^6\times20$。

三、方法评价

显微镜计数法所需设备简单,经济易行;所得嗜酸性粒细胞绝对值,较采用白细胞总数和分类计数间接推算出的准确性高。但操作费时、重复性差,精度不如五分类血液分析仪法,后者分析速度快,准确性高,是目前最有效的嗜酸性粒细胞计数的筛检方法。缺点是仪器昂贵,且当仪器显示嗜酸性粒细胞增多伴直方图或散点图异常时,应采用显微镜计数法复检。

嗜酸性粒细胞计数有多种稀释液(表 3-18)。试剂成分主要作用有:①保护嗜酸性粒细胞(如丙酮、乙醇)。②促进红细胞和中性粒细胞破坏(如碳酸钾、草酸铵或低渗状态)。③使嗜酸性粒细胞着色(如伊红、溴甲酚紫、固绿)。④其他:防止乙醇挥发(甘油);防止血液凝固(抗凝剂)。

表 3-18 嗜酸性粒细胞稀释液优缺点

稀释液	优点	
伊红-丙酮	试剂简单,简便易行	
乙醇-伊红	含碳酸钾,溶解红细胞和其他白细胞作用强,视野背景清晰;嗜酸颗粒鲜明橙色,2 小时内不被破坏;含甘油,液体不易挥发,可保存 6 个月以上	
皂素-甘油	细胞较为稳定,着色鲜明易于鉴别;含甘油,液体不易挥发,置冰箱可保存 6 个月以上溴甲酚紫	为低渗配方,红细胞和其他白细胞被溶解破坏,嗜酸性粒细胞被染而呈蓝色
固绿	含丙酮、乙醇两种保护剂,使嗜酸性粒细胞膜完整、无破损;含碳酸钾、草酸铵,其他细胞破坏完全;固绿使嗜酸颗粒呈折光较强的蓝绿色颗粒	

四、质量管理

(一)检验前

嗜酸性粒细胞日间生理变化波动大,应注意固定采集标本的时间(上午 8 时或下午 3 时)。其余同白细胞计数。

(二)检验中

(1)造成白细胞计数误差的因素,在 Eo 计数时均应注意。

(2)Eo 稀释液中的乙醇、丙酮等为 Eo 的保护剂,如 Eo 被破坏,可适当增加其用量;如中性粒细胞破坏不全,则可适当减少其用量。

(3)Eo 容易破碎,混匀力度应适宜;如采用含甘油的稀释液,因黏稠度大,应适当延长混匀时间。

(4)应在血液稀释后 1 小时内完成计数,否则 Eo 可逐渐溶解破坏,使结果偏低。

(5)注意与残留的中性粒细胞区别,中性粒细胞一般不着色或着色较浅,胞质颗粒细小或不清,应排除计数。

五、临床应用

(一)参考范围
参考范围$(0.05\sim0.5)\times10^9/L$。

(二)临床意义
1.生理变化

(1)日间变化:正常人嗜酸性粒细胞早晨较低,夜间较高;上午波动大,下午较恒定,波动可达40%左右。其波动机制为白天交感神经兴奋,促使下丘脑刺激垂体前叶产生促肾上腺皮质激素(ACTH),进而使肾上腺皮质产生肾上腺皮质激素,后者可抑制骨髓释放 Eo,并促使外周血中Eo 向边缘池和组织转移,造成外周血 Eo 减少。

(2)运动和刺激:劳动、运动、饥饿、冷热及精神刺激等,均可致交感神经兴奋,使外周血 Eo减少。

2.病理变化

(1)嗜酸性粒细胞增多:指成年人外周血嗜酸性粒细胞绝对值大于 $0.5\times10^9/L$。可分为轻度增多:$(0.5\sim1.5)\times10^9/L$;中度增多:$(1.5\sim5.0)\times10^9/L$;重度增多:$>5.0\times10^9/L$。常见于过敏性疾病及寄生虫感染,为 T 淋巴细胞介导的反应性嗜酸性粒细胞增多;亦常见于某些恶性肿瘤(癌旁现象)及骨髓增殖性疾病。致嗜酸性粒细胞增多的临床意义见表 3-19。

表 3-19　嗜酸性粒细胞增多临床意义

疾病	评注	发生率
感染性疾病		
寄生虫感染		最常见,多为中度和重度增多
细菌感染	通常致 Eo 减少,血清 ECP 可增高,提示 Eo 侵入组织。结核菌感染所致 Eo 减少,大多数继发于药物反应	罕见
真菌感染	88%球孢子菌病患者可出现 Eo 增多,与变态反应类似。隐球菌致 CSF 的 Eo 增多	罕见
立克次体感染		罕见
病毒感染	有个案报道,如疱疹和 HIV 感染	罕见
过敏性疾病		
过敏性鼻炎		最常见,多为中度增多
过敏性皮炎		最常见,特别是儿童,多为中度增多
荨麻疹/血管水肿	皮肤可见 Eo	常见,不定
哮喘	内源性哮喘、鼻息肉、阿司匹林不耐受性综合征常伴高 Eo 计数	常见,多为中度增多
药物反应	抗生素、NASID 和精神病药最常见,通常停药后恢复正常	不常见,多为中度和重度增多

续表

疾病	评注	发生率
肿瘤		
急性嗜酸性粒细胞白血病		罕见,多为重度增多
急性粒细胞白血病伴骨髓嗜酸性粒细胞增多	常伴随 16 号染色体异常	不常见,多为中度和重度增多
慢性嗜酸性粒细胞白血病	类似 HES	罕见,多为重度增多
慢性粒细胞白血病	慢性粒细胞白血病 Eo 计数增多并不常见	不常见,中度和重度增多
淋巴瘤	中度常伴组织 Eo 增多,霍奇金病最常见,T 细胞淋巴瘤可增高 IL-5 或其他促嗜酸性粒细胞细胞因子	不常见,多为中度增多
朗格汉斯细胞组织细胞病	粒细胞瘤见组织嗜酸性粒细胞增多	不常见,多为轻度增多
实体肿瘤	各种不同肿瘤	不常见,多为中度和重度增多
骨骼肌肉疾病		
类风湿关节炎	多继发于药物治疗	不常见,中度和重度增多
嗜酸性筋膜炎		罕见,重度增多
胃肠道疾病		
嗜酸性粒细胞胃肠炎	许多胃肠道疾病,组织嗜酸性粒细胞明显增多,血液 Eo 增多不明显	罕见,多为轻度和中度增多
嗜酸性粒细胞食管炎	组织嗜酸性粒细胞明显增多,血液 Eo 轻度增多	常见,多为轻度增多
乳糜泻	组织嗜酸性粒细胞增多症	不常见,外周血 Eo 不增多
炎症性肠病	Crohn 病和溃疡性结肠炎活检见 Eo 增多	
过敏性胃肠炎	年轻儿童	不常见,多为轻度和中度增多
Churg-Strauss 综合征	嗜酸性粒细胞血管炎和哮喘症状	罕见,多为中度和重度增多
肺嗜酸性粒细胞增多症、嗜酸性肺炎	Eo 增多和肺浸润症状	不常见,多为中度和重度增多
支气管囊性纤维化	常伴哮喘	常见,多为轻度增多
皮肤病		
大疱性类天疱疮		不常见,多为中度增多
嗜酸性粒细胞蜂窝织炎	高嗜酸性粒细胞鉴别细菌原因	不常见,多为中度和重度增多
其他原因		
IL-2 治疗	神经细胞瘤或骨髓瘤	罕见,多为中度和重度增多
高嗜酸性粒细胞综合征		不常见,多为重度增多
心内膜心肌纤维化	继发于任何原因高 Eo 计数	不常见,多为重度增多
高 IgE 综合征		不常见,多为中度和重度增多
嗜酸性粒细胞肌痛综合征和毒油综合征	两种相关疾病,一种由烹饪油污染中毒所致,色氨酸污染	罕见,多为重度

(2)嗜酸性粒细胞减少:指成年人外周血嗜酸性粒细胞绝对值<0.01×10⁹/L。临床意义较小。主要见于伤寒、副伤寒及大手术后,因机体应激反应,肾上腺皮质激素分泌增高所致;也见于长期使用肾上腺皮质激素。

3.嗜酸性粒细胞直接计数其他应用

(1)观察急性传染病病情及判断预后:急性感染期,机体处于应激状态,肾上腺皮质激素分泌增加,外周血液 Eo 随之降低,恢复期 Eo 又出现并逐渐增多。如果临床症状严重,而 Eo 不降低,说明肾上腺皮质衰竭;如 Eo 持续降低,甚至消失,说明病情严重。

(2)观察大手术或严重烧伤患者病情及判断预后指标:如手术后 4 小时,Eo 常显著降低,24~48 小时后又逐渐增多,增多速度与病情好转基本一致。大面积烧伤患者,数小时后 Eo 完全消失,并持续较长时间。患者的 Eo 不降低或降低很少,表明预后不良。

(3)判断肾上腺皮质和腺垂体功能:长期应用肾上腺皮质激素、垂体或肾上腺皮质功能亢进时,可使外周血 Eo 降低,因此,行腺垂体(间接刺激)或肾上腺皮质(直接刺激)刺激试验,通过观察外周血 Eo 数量变化来判断腺垂体或肾上腺皮质功能(表 3-20),但临床少用。

表 3-20 刺激试验判断腺垂体或肾上腺皮质功能

实验结果	肾上腺皮质功能	腺垂体功能
直接和间接刺激 Eo 均下降>50%	正常	正常
直接刺激正常,间接刺激 Eo 不下降或微降	正常	不良
直接和间接 Eo 均下降80%~90%	正常或亢进	亢进
直接和间接刺激 Eo 均下降<50%	不良	正常或不良

(吴会丽)

第九节 凝血系统检验

凝血系统由内源性凝血途径、外源性凝血途径和共同凝血途径三部分组成,各部分常用的凝血系统检测方法介绍如下。

一、内源凝血系统的检验

(一)全血凝固时间测定

1.原理

静脉血与异物表面(如玻璃、塑料等)接触后,因子ⅩⅡ被激活,启动了内源凝血系统,最后生成纤维蛋白而使血液凝固,其所需时间即凝血时间(coagulation time,CT),是内源凝血系统的一项筛选试验。目前采用静脉采血法,有 3 种检测方法。

(1)活化凝血时间(activated clotting time,ACT)法:在待检全血中加入白陶土-脑磷脂悬液,以充分激活因子ⅩⅡ和ⅩⅠ,并为凝血反应提供丰富的催化表面,启动内源凝血途径,引发血液凝固。

(2)硅管凝血时间测定法(silicone clotting time,SCT):涂有硅油的试管加血后,硅油使血液与玻璃隔离,凝血时间比普通试管法长。

（3）普通试管法（Lee-White 法）：全血注入普通玻璃试管而被激活，从而启动内源性凝血。

2.参考区间

每个实验室都应建立其所用测定方法的相应参考区间。ACT,1.2～2.1 分钟；SCT,15～32 分钟；普通试管法,5～10 分钟。

3.临床应用

（1）方法学评价：静脉采血法由于血液中较少混入组织液，因此对内源凝血因子缺乏的灵敏度比毛细血管采血法要高。①普通试管法：仅能检出 FⅧ促凝活性水平低于 2％的重型血友病患者,本法不敏感,目前趋于淘汰。②硅管法：较敏感,可检出 FⅧ促凝活性水平低于 45％的血友病患者。③ACT 法：是检出内源凝血因子缺陷敏感的筛检试验之一,能检出 FⅧ促凝活性水平低至 45％的血友病患者；ACT 法也是体外监测肝素治疗用量较好的实验指标之一。

上述测定凝血时间的诸方法,在检测内源性凝血因子缺陷方面,ACT 的灵敏度和准确性最好。

（2）质量控制：ACT 试验不是一个标准化的试验,此试验的灵敏度与准确度受多种因素的影响,如激活剂种类、仪器判定血液凝固的原理（如电流法、光学法和磁珠法等）等。不同的激活剂如硅藻土和白陶土,凝固时间不同,较常用硅藻土作激活剂,因白陶土有抵抗抑肽酶（一种抗纤溶药物,可减低外科手术后出血）的作用,不适宜用于与此药有关的患者。各种方法之间必须与现行的标准方法进行相关性和偏倚分析,以便调节 ACT 监测肝素浓度所允许的测定时间。

理论上,CT 能检出 APTT 所能检出的凝血因子以及血小板磷脂的缺陷,而事实上,只要有微量的Ⅱa 形成,就足以发生血液凝固；即使患者有极严重的血小板减低症,少量 PF3 就足以促进Ⅱa 形成,故血小板减低症患者 CT 可正常,只在极严重的凝血因子缺乏时 CT 才延长。CT 的改良方法如塑料试管法、硅化试管法、活化凝固时间法等,虽然灵敏度有所提高,但不能改变上述的局限性。因此,作为内源凝血筛检试验,CT 测定已被更好的检测内源性凝血异常的指标 APTT 所替代。

（3）临床意义：CT 主要反映内源凝血系统有无缺陷。①CT 延长：除 FⅦ和 FⅩⅢ外,所有其他凝血因子缺乏,CT 均可延长。主要见于 FⅧ、FⅨ显著减低的血友病和 FⅪ缺乏症；vWD；严重的 FⅤ、FⅩ、纤维蛋白原和 FⅡ缺乏,如肝病、阻塞性黄疸、新生儿出血症、吸收不良综合征、口服抗凝剂、应用肝素以及低（无）纤维蛋白原血症和纤溶亢进使纤维蛋白原降解增加；DIC,尤其在失代偿期或显性 DIC 时 CT 延长；病理性循环抗凝物增加,如抗 FⅧ抗体或抗 FⅨ抗体、SLE 等。②监测肝素抗凝治疗的用量：行体外循环时,由于 APTT 试验不能反映体内肝素的安全水平,因而用 ACT 监测临床肝素的应用。③CT 缩短见于血栓前状态如 DIC 高凝期等,但敏感性差；血栓性疾病,如心肌梗死、不稳定心绞痛、脑血管病变、糖尿病血管病变、肺梗死、深静脉血栓形成、妊娠期高血压疾病、肾病综合征等。

（二）活化部分凝血活酶时间测定

1.原理

37 ℃条件下,以白陶土（激活剂）激活因子Ⅻ和Ⅺ,以脑磷脂（部分凝血活酶）代替血小板提供凝血的催化表面,在 Ca^{2+} 参与下,观察贫血小板血浆凝固所需时间,即为活化部分凝血活酶时间（activatedpartial thromboplastin time,APTT）,是内源凝血系统较敏感和常用的筛选试验。有手工法和仪器法。

仪器法即指血液凝固分析仪,主要有 3 种判断血浆凝固终点的方法。

(1)光学法:当纤维蛋白原逐渐变成纤维蛋白时,经光照射后产生的散射光(散射比浊法)或透射光(透射比浊法)发生变化,根据一定方法判断凝固终点。

(2)电流法(钩方法):根据纤维蛋白具有导电性,利用纤维蛋白形成时的瞬间电路连通来判断凝固终点。

(3)黏度法(磁珠法):血浆凝固时血浆黏度增高,使正在磁场中运动的小铁珠运动强度减弱,以此判断凝固终点。

还有一种适用于床边检验的血液凝固仪是采用干化学测定法,其原理是将惰性顺磁铁氧化颗粒(paramagnetic iron oxide particle,PIOP)均匀分布于产生凝固或纤溶反应的干试剂中,血液与试剂发生相应的凝固或纤溶反应时,PIOP 随之摆动,通过检测其引起的光量变化即可获得试验结果。

2.参考区间

20～35 秒(通常小于 35 秒),每个实验室应建立所用测定方法相应的参考区间。

3.临床应用

(1)方法学评价:手工法虽重复性差一点,且耗时,但操作简便,有相当程度准确性,现仍作为参考方法。仪器法快速、敏感和简便,所用配套的试剂、质控物、标准品均保证了试验的高精度;但在诊断的准确性方面,仪器法并不比手工法更高;且仪器本身也会产生一定误差。

APTT 是一个临床常用、较为敏感的检测内源凝血因子缺乏的简便试验,已替代普通试管法 CT 测定。但 APTT 对诊断血栓性疾病(thrombotic disease)和血栓前状态(prethrombotic state)缺乏敏感性,也无特异性,临床价值有限。

新生儿由于凝血系统尚未发育完善,多种凝血因子尤其是维生素 K 依赖凝血因子(F Ⅱ、F Ⅶ、F Ⅸ、F Ⅹ)和接触系统凝血因子(F Ⅺ、F Ⅻ、PK、HMWK)血浆水平不到成人的 50%,其 APTT 检测将延长,一般出生后半年凝血因子可达正常成人水平。

(2)质量控制:标本采集、抗凝剂用量、仪器和试剂、实验温度等均对 APTT 试验的准确性产生重要的影响,故对实验的要求基本与 PT 相同(见 PT 测定)。由于缺乏标准的试剂和技术,APTT 测定的参考区间也随所用的检测方法、仪器和试剂而变化,因此,按仪器和试剂要求进行认真检测比选择测定的方法更为重要。①激活剂和部分凝血活酶试剂:来源及制备不同,均可影响测定结果。常用的激活剂有白陶土(此时 APTT 又称为 kaolinpartial thromboplastin time,KPTT),还可以用硅藻土、鞣花酸。应根据不同目的检验的选用合理的激活剂:对凝血因子相对敏感的激活剂是白陶土;对肝素相对敏感的是硅藻土;对狼疮抗凝物相对敏感的是鞣花酸。部分凝血活酶(磷脂)主要来源于兔脑组织(脑磷脂),不同制剂质量不同,一般选用 F Ⅷ、F Ⅸ 和 F Ⅺ 的血浆浓度为 200～250 U/L 时敏感的试剂。②标本采集和处理:基本要求同 PT 试验。注意冷冻血浆可减低 APTT 对狼疮抗凝物以及对 F Ⅻ、F Ⅺ、HMWK、PK 缺乏的灵敏度;室温下,F Ⅷ易失活,须快速检测;高脂血症可使 APTT 延长。

(3)临床意义:APTT 反映内源凝血系统凝血因子(Ⅻ、Ⅺ、Ⅸ、Ⅷ)、共同途径中 F Ⅱ、F Ⅰ、F Ⅴ 和 F Ⅹ 的水平。虽然,APTT 测定的临床意义基本与凝血时间相同,但灵敏度较高,可检出低于正常水平15%～30%凝血因子的异常。APTT 对 F Ⅷ 和 F Ⅸ 缺乏的灵敏度比对 F Ⅺ、F Ⅻ 和共同途径中凝血因子缺乏的灵敏度高。必须指出,单一因子(如因子 F Ⅷ)活性增高就可使 APTT 缩短,其结果则可能掩盖其他凝血因子的缺乏。

APTT 超过正常对照 10 秒以上即为延长。主要见于：①轻型血友病,可检出 FⅧ 活性低于 15％的患者,对 FⅧ 活性超过 30％和血友病携带者灵敏度欠佳。在中、轻度 FⅧ、FⅨ、FⅪ 缺乏时,APTT 可正常。②vWD,Ⅰ型和Ⅲ型患者 APTT 可显著延长,但不少Ⅱ型患者 APTT 并不延长。③血中抗凝物如凝血因子抑制物、狼疮抗凝物、华法林或肝素水平增高,FⅡ、FⅨ 及 FⅤ、FⅩ 缺乏时灵敏度略差。④纤溶亢进,大量纤维蛋白降解产物（FDP）抑制纤维蛋白聚合,使 APTT 延长,DIC 晚期时,伴随凝血因子大量被消耗,APTT 延长更为显著。⑤其他如肝病、DIC、大量输入库血等。

APTT 缩短见于血栓前状态及血栓性疾病、DIC 早期（动态观察 APTT 变化有助于 DIC 的诊断）。APTT 对血浆肝素的浓度较敏感,是目前广泛应用的肝素治疗监测指标。此时,要注意 APTT 测定结果必须与肝素治疗范围的血浆浓度呈线性关系,否则不宜使用。一般在肝素治疗期间,APTT 维持在正常对照的 1.5～3.0 倍为宜。

（三）血浆因子Ⅷ、Ⅸ、Ⅺ和Ⅻ促凝活性测定

1.原理

一期法:受检血浆中分别加入乏 FⅧ、FⅨ、FⅪ 和 FⅫ 的基质血浆、白陶土脑磷脂悬液和钙溶液,分别记录开始出现纤维蛋白丝所需的时间。从各自的标准曲线中,分别计算出受检血浆中 FⅧ：C,FⅨ：C,FⅪ：C 和 FⅫ：C 相当于正常人的百分率（％）。

2.参考区间

FⅧ：C,103％±25.7％；FⅨ：C,98.1％±30.4％；FⅪ：C,100％±18.4％；FⅫ：C,92.4％±20.7％。

3.临床应用

(1)方法学评价:本试验是在内源凝血筛选试验的基础上,省略以往逐级筛选和纠正试验,直接检测各相应凝血因子促凝活性的较为理想和直观的实验方法,同时也是血友病评价和分型的重要指标之一。

(2)质量控制:急性时相反应及严重肝实质损伤时,FⅧ：C 可明显增加,但在 vWF 缺陷时,FⅧ：C 降低,因此需与 vWF 含量同时测定。加入的基质血浆中缺乏因子应小于 1％,而其他因子水平必须正常,放置于 -40～-80 ℃冰箱中保存,每次测定都应作标准曲线,正常标准血浆要求 20 人以上混合血浆,分装冻干保存于 -20～-40 ℃,可用 2～3 个月。

(3)临床意义:①增高主要见于血栓前状态和血栓性疾病,如静脉血栓形成、肺栓塞、妊娠期高血压疾病、晚期妊娠、口服避孕药、肾病综合征、恶性肿瘤等。②减低见于 FⅧ：C 减低见于血友病甲(其中重型≤1％；中型 2％～5％；轻型 6％～25％；亚临床型 26％～45％)、血管性血友病(尤其是Ⅰ型和Ⅲ型)、DIC、血中存在因子Ⅷ抗体(此情况少见)；FIX：C 减低见于血友病乙(临床分型同血友病甲)、肝脏疾病、DIC、维生素 K 缺乏症和口服抗凝剂等。FⅪ：C 减低见于 FⅪ 因子缺乏症、DIC、肝脏疾病等；FⅫ：C 减低见于先天性 FⅫ 缺乏症、DIC 和肝脏疾病等。

二、外源凝血系统的检验

（一）血浆凝血酶原时间测定（一期法）

1.原理

在受检血浆中加入过量的组织凝血活酶(人脑、兔脑、胎盘及肺组织等制品的浸出液)和钙离子,使凝血酶原变为凝血酶,后者使纤维蛋白原转变为纤维蛋白。观察血浆凝固所需时间即凝血酶原时间(prothrombin time,PT)。该试验是反映外源凝血系统最常用的筛选试验。有手工和仪器检测两类方法。仪器法判断血浆凝固终点的方法和原理与 APTT 检测时基本相同。

2.参考区间

每个实验室应建立所用测定方法相应的参考区间。①成人:10～15秒;新生儿延长2～3秒;早产儿延长 3～5秒(3～4 天后达到成人水平)。②凝血酶原时间比值(prothrombin time ratio,PTR):0.85～1.15。③国际标准化比值(international normalized ration,INR):口服抗凝剂治疗不同疾病时,需不同的 INR。

3.临床应用

(1)方法学评价。①手工法:常用普通试管法,曾用毛细血管微量法,后者虽采血量少,但操作较烦琐,已淘汰;也可用表面玻皿法,尽管准确性较试管法高,但操作不如后者方便。手工法虽重复性差一些,耗时,但仍有相当程度的准确性,且操作简便,故仍在临床应用,并可作为仪器法校正的参考方法。②仪器法:血凝仪可连续记录凝血过程引起的光、电或机械运动的变化,其中,黏度法(磁珠法)可不受影响因素(黄疸、乳糜、高脂血症、溶血等)的干扰。

半自动仪器法(加样、加试剂仍为手工操作)提高了 PT 测定的精确度和速度,但存在标本交叉污染的缺点。全自动仪器法(加样、加试剂全部自动化)使检测更加精确、快速、敏感和简便;同时,仪器法所用的试剂、质控物、标准品均有可靠的配套来源,保证了试验的高精度。但在临床诊断的准确性方面,仪器法并不比手工法更高。凝血仪干化学法测定,操作简单,特别有助于床边DIC 的诊断,但价格较贵,尚未能普及。

(2)质量控制:血液标本采集、抗凝剂用量、仪器和试剂、实验温度以及 PT 检测的报告方式均对 PT 试验的准确性和实用性产生重要影响。

1)标本采集和处理:患者应停用影响止凝血试验的药物至少 1 周。抗凝剂为 0.10^9 M 枸橼酸钠,其与血液的容积比为 1:9。若血标本的 Hct 异常增高或异常减低,推荐矫正公式:抗凝剂用量=0.001 85×血量(mL)×(100-患者 Hct)。在采血技术和标本处理时应注意止血带使用时间要短,采血必须顺利快捷,避免凝血、溶血和气泡(气泡可使 Fg、FV、FⅧ变性和引起溶血,溶血又可引起 FⅫ激活,使 PT 缩短);凝血检测用的血标本最好单独采集,并立即分离血浆,按规定的离心力除去血小板;创伤性或留置导管的血标本以及溶血、凝血不适宜做凝血试验;对于黄疸、溶血、脂血标本如用光学法测定,结果应扣除本底干扰,标本送检时应注意储存温度和测定时间。低温虽可减缓凝血因子的失活速度,但可活化 FⅦ、FⅪ。如储存血标本,也要注意有效时间,储存时间过长,凝血因子(尤其 FⅧ)的活性明显减低,因此,从标本采集到完成测定的时间通常不宜超过 2 小时。

2)组织凝血活酶试剂质量:该试验灵敏度的高低依赖于组织凝血活酶试剂的质量。试剂可来自组织抽提物,应含丰富的凝血活酶(TF 和磷脂);现也用纯化的重组 TF(recombinant-tissue factor,r-TF)加磷脂作试剂,r-TF 比动物性来源的凝血活酶对 FⅡ、FⅦ、FⅩ灵敏度更高。组织凝血活酶的来源及制备方法不同,使各实验室之间及每批试剂之间 PT 结果差异较大,可比性差,特别影响对口服抗凝剂患者治疗效果的判断,因此,应使用标有国际敏感指数(international sensitivity index,ISI)的试剂。

3)国际敏感指数和国际标准化比值:为了校正不同组织凝血活酶之间的差异,早在 1967 年,世界卫生组织就将人脑凝血活酶标准品(批号 67/40)作为以后制备不同来源组织凝血活酶的参考物,并要求计算和提供每批组织凝血活酶的 ISI。ISI 值越低,试剂对有关凝血因子降低的敏感度越高。目前,各国大体是用国际标准品标化本国标准品。对口服抗凝剂的患者必须使用国际标准化比值(international normalization ratio,INR)作为 PF 结果报告形式,并用以作为抗凝治疗监护的指标。INR＝患者凝血酶原时间/正常人平均凝血酶原时间。

4)正常对照:必须至少来自 20 名男女各半的混合血浆所测结果。目前,许多试剂制造商能提供 100 名男女各半的混合血浆作为对照用的标准血浆。

5)报告方式:一般情况下,可同时报告受检者 PT(s)和正常对照 PT(s)以及凝血酶原比率(PTR),PTR＝被检血浆 PT/正常血浆 PT。当用于监测口服抗凝剂用量时,则必须同时报告 INR 值。

(3)临床意义:PT 是检测外源性凝血因子有无缺陷较为敏感的筛检试验,也是监测口服抗凝剂用量的有效监测指标之一。

1)PT 延长指 PT 超过正常对照 3 秒以上或 PTR 超过参考区间。主要见于:①先天性 $F Ⅱ$、$F Ⅴ$、$F Ⅶ$、$F Ⅹ$ 减低(较为少见,一般在低于参考人群水平的 10％ 以下时才会出现 PT 延长,PTR 增大)、纤维蛋白原缺乏($Fg<500 \ mg/L$)或无纤维蛋白原血症、异常纤维蛋白原血症。②获得性凝血因子缺乏,如 DIC、原发性纤溶亢进症、阻塞性黄疸和维生素 K 缺乏、循环抗凝物质增多等。香豆素治疗(注意药物如氨基水杨酸、头孢菌素等可增强口服抗凝药物的药效,而巴比妥盐等可减弱口服抗凝药物的药效)时,当 $F Ⅱ$、$F Ⅴ$、$F Ⅶ$、$F Ⅹ$ 浓度低于正常人水平 40％ 时,PT 即延长。

2)PT 对 $F Ⅶ$、$F Ⅹ$ 缺乏的敏感性较对 $F Ⅰ$、$F Ⅱ$ 缺乏的要高,但对肝素的敏感性不如 APTT。此外,发现少数 $F Ⅸ$ 严重缺乏的患者,由于 $F Ⅶa$ 活化 $F Ⅸ$ 的途径障碍,也可导致 PT 延长,但其延长程度不如 $F Ⅶ$、$F Ⅹ$、凝血酶原和纤维蛋白原缺乏时显著。

3)PT 缩短见于:①先天性 $F Ⅴ$ 增多。②DIC 早期(高凝状态)。③口服避孕药、其他血栓前状态及血栓性疾病。

4)PT 是口服抗凝药的实验室监测的首选指标。临床上,常将 INR 为 2～4 作为口服抗凝剂治疗时剂量适宜范围。当 INR＞4.5 时,如 Fg 和血小板数仍正常,则提示抗凝过度,应减低或停止用药。当 INR 低于 4.5 而同时伴有血小板减低时,则可能是 DIC 或肝病等所致,也应减低或停止口服抗凝剂。口服抗凝剂达有效剂量时的 INR 值:预防深静脉血栓形成为 1.5～2.5;治疗静脉血栓形成、肺栓塞、心脏瓣膜病为 2.0～3.0;治疗动脉血栓栓塞、心脏机械瓣膜转换、复发性系统性栓塞症为 3.0～4.5。

(二)血浆因子Ⅱ、Ⅴ、Ⅶ、Ⅹ促凝活性检测

1.原理

一期法:受检血浆分别与凝血因子Ⅱ、Ⅴ、Ⅶ、Ⅹ基质血浆混合,再加兔脑粉浸出液和钙溶液,分别作血浆凝血酶原时间测定。将受检者血浆测定结果与正常人新鲜混合血浆比较,分别计算出各自的因子 $F Ⅱ：C$,$F Ⅴ：C$,$F Ⅶ：C$ 和 $F Ⅹ：C$ 促凝活性。

2.参考区间

$F Ⅱ：C$,97.7％±16.7％;$F Ⅴ：C$,102.4％±30.9％;$F Ⅶ：C$,103％±17.3％;$FX：C$,103％±19.0％。

3.临床应用

(1)方法学评价:本试验是继外源凝血系统筛选试验异常,进而直接检测诸因子促凝活性更敏感、更可靠指标,也是诊断这些因子缺陷的主要依据。

(2)质量控制:同凝血因子Ⅷ、Ⅸ、Ⅺ和Ⅻ促凝活性测定。

(3)临床意义:活性增高主要见于血栓前状态和血栓性疾病。活性减低见于肝病变、维生素K 缺乏(FⅤ：C 除外)、DIC 和口服抗凝剂;血循环中存在上述因子的抑制物等;先天性上述因子缺乏较罕见。

目前 FⅡ：C、FⅤ：C、FⅦ：C、FⅩ：C 的测定主要用于肝脏受损的检查,因子 FⅦ：C 下降在肝病的早期即可发生;因子 FⅤ：C 的测定在肝损伤和肝移植中应用较多。

(三)血浆组织因子活性测定

1.原理

发色底物法:组织因子(Tissue factor,TF)与 FⅦ结合形成 TF-FⅦ复合物,激活 FⅩ 和 FⅨ,活化的 FⅩa 水解发色底物(S-2222),释放出对硝基苯胺(PNA),405 nm 波长下测其吸光度(A),PNA 颜色的深浅与血浆组织因子活性(TF：A)成正比。

2.参考区间

81%～114%。

3.临床应用

(1)方法学评价:相比于组织因子含量的测定,组织因子活性测定更能反映组织因子在外源性凝血途径中所发挥的作用。发色底物法,技术成熟,操作简单,适用于临床检测。

(2)质量控制:对于黄疸、溶血、脂血标本,读取结果时应扣除本底吸光度值或重新抽血。每次测定前都应作标准曲线,正常标准血浆要求 20 人以上混合血浆,分装冻干保存于－40～－20 ℃,可用2～3 个月。

(3)临床意义:组织因子活性增加见于内毒素血症、严重创伤、广泛手术、休克、急性呼吸窘迫综合征(acute respiratory distress syndrome,ARDS)、DIC、急性白血病等。

三、共同凝血途径的检查

(一)纤维蛋白原测定

1.原理

(1)Clauss 法(凝血酶法):受检血浆中加入过量凝血酶,将血浆中的纤维蛋白原(fibrinogen,Fg)转变为纤维蛋白,使血浆凝固,其时间长短与 Fg 含量成负相关。受检血浆的 Fg 含量可从国际标准品 Fg 参比血浆测定的标准曲线中获得。

(2)免疫法。①免疫火箭电泳法(Laurell 法):在含 Fg 抗血清的琼脂板中,加入一定量的受检血浆(抗原),在电场作用下,抗原体形成火箭样沉淀峰,峰的高度与 Fg 含量成正比。②酶联免疫法:用抗 Fg 的单克隆体、酶联辣根过氧化酶抗体显色、酶联免疫检测仪检测血浆中的 Fg含量。

(3)比浊法(热沉淀比浊法):血浆经磷酸二氢钾—氢氧化钠缓冲液稀释后,加热至 56 ℃,使Fg 凝集,比浊测定其含量。

(4)化学法(双缩脲法):用 12.5%亚硫酸钠溶液将血浆中的 Fg 沉淀分离,然后以双缩脲试剂显色测定。

2.参考区间

成人,2～4 g/L;新生儿,1.25～3 g/L。

3.临床应用

主要用于出血性疾病(包括肝病)或血栓形成的诊断以及溶栓治疗的监测。

（1）方法学评价：①Clauss 法为功能检测，操作简单、结果可靠，故被 WHO 推荐为测定 Fg 的参考方法。当凝血仪通过检测 PT 方法来换算 Fg 浓度时，结果可疑，则应用 Clauss 法复核确定。②免疫法、比浊法和化学法操作较烦琐，均非 Fg 功能检测法，故与生理性 Fg 活性不一定总是呈平行关系。

（2）质量控制：Clauss 法参与血浆必须与检测标本同时测定，以便核对结果；如标本中存在肝素、FDP 增加或罕见的异常 Fg，则 Clauss 法测定的 Fg 含量可假性减低，此时，需用其他方法核实。由于凝血酶的活性将直接影响 Clauss 法所测定的 Fg 含量，因此对凝血酶试剂应严格保存，一般应在低温保存。稀释后，在塑料（聚乙烯）试管中置 4 ℃可保存活性 24 小时。

（3）临床意义：①增高见于急性时相反应，可出现高纤维蛋白原血症，如炎症、外伤、肿瘤等；慢性活动性炎症反应，如风湿病、胶原病等。Fg 水平超过参考区间上限是冠状动脉粥样硬化心脏病和脑血管病发病的独立危险因素之一。②减低见于纤维蛋白原合成减少或结构异常性疾病，如先天性低（无）蛋白原血症；异常纤维蛋白原血症（但用免疫法检测抗原可正常）；严重肝实质损伤，如肝硬化、酒精中毒等；纤维蛋白原消耗增多，如 DIC（纤维蛋白原定量可作为 DIC 的筛查试验）；原发性纤溶亢进，如中暑、缺氧、低血压等；药物，如雌激素、鱼油、高浓度肝素、纤维蛋白聚合抑制剂等。③可用于溶栓治疗（如用 UK、t-PA）、蛇毒治疗（如用蝮蛇抗栓酶、去纤酶）的监测。

（二）凝血因子Ⅷ定性试验和亚基抗原检测

1.凝血因子Ⅷ定性试验

（1）原理：受检血浆加入钙离子后，使 Fg 转变成 Fb 凝块，将此凝块置入 5 mol/L 尿素溶液或 2％单氨（碘）醋酸溶液中，如果受检血浆不缺乏因子Ⅷ，则形成的纤维蛋白凝块不溶于尿素溶液或 2％单氨（碘）醋酸溶液；反之，则易溶于尿素溶液或 2％单氨（碘）醋酸溶液中。

（2）参考区间：24 小时内纤维蛋白凝块不溶解。

（3）临床应用。①方法学评价：本试验简单、可靠，是十分实用的过筛试验。在临床上，若发现伤口愈合缓慢、渗血不断或怀疑有凝血因子 XⅢ 缺陷者，均可首先选择本试验。②质量控制：由于凝块对结果判断有直接影响，因此抽血时要顺利，不应有溶血及凝血，且采血后应立即检测，不宜久留。加入的钙离子溶液应新鲜配制。③临床意义：若纤维蛋白凝块在 24 小时内，尤其 2 小时内完全溶解，表示因子Ⅷ缺乏，见于先天性因子Ⅷ缺乏症和获得性因子Ⅷ明显缺乏，后者见于肝病、SLE、DIC、原发性纤溶症、转移性肝癌、恶性淋巴瘤以及抗 FⅧ抗体等。

2.凝血因子Ⅷ亚基抗原检测

（1）原理（免疫火箭电泳法）：分别提纯人血小板和血浆中的Ⅷα亚基和Ⅷβ亚基，用以免疫家兔，产生抗体。在含 FⅧα亚基和 FⅧβ亚基抗血清的琼脂凝胶板中，加入受检血浆（抗原），在电场作用下，出现抗原抗体反应形成的火箭样沉淀峰，此峰的高度与受检血浆中 FⅧ亚基的浓度成正比。根据沉淀峰的高度，从标准曲线中计算出 FⅧα：Ag 和 FⅧβ：Ag 相当于正常人的百分率。

（2）参考区间：FⅧα 100.4％±12.9％；FⅧβ 98.8％±12.5％。

（3）临床应用：血浆凝血因子Ⅷ亚基抗原的检测，对凝血因子Ⅷ四聚体的缺陷性疾病诊断和分类具有十分重要价值。①先天性因子Ⅷ缺乏症：纯合子型者的 FⅧα：Ag 明显减低（≤1％），FⅧβ：Ag 轻度减低；杂合子型者的 FⅧα：Ag 减低（常≤50％），FⅧβ：Ag 正常。②获得性因子Ⅷ减少症：见于肝疾病、DIC、原发性纤溶症、急性心肌梗死、急性白血病、恶性淋巴瘤、免疫性血小板减少紫癜、SLE 等。一般认为，上述疾病的 FⅧα：Ag 有不同程度的降低，而Ⅷβ：Ag 正常。

（三）凝血酶生成的分子标志物检测

1.血浆凝血酶原片段 1+2(F_{1+2})测定

(1)原理(ELISA 法)：以抗 F_{1+2} 抗体包被酶标板,加入标准品或待测标本后,再加入用辣根过氧化物酶标记的凝血酶抗体,与游离 F_{1+2} 抗原决定簇结合,充分作用后,凝血酶抗体上带有的辣根过氧化物酶在 H_2O_2 溶液存在的条件下分解加入的邻苯二胺,使之显色,溶液颜色的深浅与样本中的 F_{1+2} 含量成正比。

(2)参考区间：0.4～1.1 nmoL/L。

(3)临床应用。①方法学评价：凝血酶的半衰期极短,因此不能直接测定。凝血酶原被凝血酶(由 FⅩa、FⅤa、Ca^{2+} 和磷脂组成)作用转化为凝血酶时,凝血酶原分子的氨基端(N 端)释放出 F_{1+2},通过测定 F_{1+2} 可间接反映凝血酶的形成及活性,是体内凝血酶活化的分子标志物,对血液高凝状态的检查有重要意义。但目前因采用 ELISA 法测定,一般适用于批量标本检测,而且耗时太长,使临床急诊使用时受到一定限制。②质量控制：血液采集与保存将直接影响血浆 F_{1+2} 的测定结果,且止血带太紧或压迫时间太长,都可导致采血过程的人工凝血活化,因此采血过程要求尽量顺利。③临床意义：血浆 F_{1+2} 增高见于高凝状态,血栓性疾病如 DIC、易栓症、急性心肌梗死、静脉血栓形成等。溶栓、抗凝治疗 AMI 时,若溶栓治疗有效,缺血的心肌成功实现再灌注,则 F_{1+2} 可锐减;用肝素治疗血栓性疾病时,一旦达到有效治疗浓度,则血浆 F_{1+2} 可由治疗前的高浓度降至参考区间内;口服华法林,血浆 F_{1+2} 浓度可降至参考区间以下,当用 F_{1+2} 作为低剂量口服抗凝剂治疗的监测指标时,浓度在 0.4～1.2 nmol/L 时,可达到最佳抗凝治疗效果。

2.血浆纤维蛋白肽 A 测定

(1)原理：待检血浆用皂土处理,以除去纤维蛋白原,含纤维蛋白肽 A(FPA)标本先与已知过量的兔抗人 FPA 抗体结合,部分液体被转移至预先包被 FPA 的酶标板上,上步反应中剩余的为结合 FPA 抗体可与 FPA 结合,结合于固相的兔抗人 FPA 抗体被羊抗兔(带有辣根过氧化物酶)IgG 结合,在 H_2O_2 溶液存在的条件下使 OPD 基质显色,颜色的深浅与 FPA 含量呈负相关关系。

(2)参考区间：男性不吸烟者 1.83 $\mu g/L$±0.61 $\mu g/L$;女性不吸烟、未服用避孕药者 2.24 $\mu g/L$±1.04 $\mu g/L$。

(3)临床应用：FPA 是纤维蛋白原转变为纤维蛋白过程中产生的裂解产物之一,因此,若待检血浆中出现 FPA 则表明有凝血酶生成。FPA 升高见于深静脉血栓形成、DIC、肺栓塞、SLE、恶性肿瘤转移、肾小球肾炎等。

3.可溶性纤溶蛋白单体复合物测定

(1)原理：根据酶免疫或放射免疫的检测原理,用抗纤维蛋白单克隆抗体测定血浆中可溶性纤维蛋白单体复合物(solube fibrin monomer complex,sFMC)的含量。

(2)参考区间：ELISA 法 48.5 mg/L±15.6 mg/L;放射免疫法 50.5 mg/L±26.1 mg/L。

(3)临床应用：纤维蛋白单体是纤维蛋白原转变为纤维蛋白的中间体,是凝血酶水解纤维蛋白原使其失去 FPA 和 FPB 而产生的。当凝血酶浓度低时,纤维蛋白单体不足以聚合形成纤维蛋白凝块,它们自行和纤维蛋白原或纤维蛋白降解产物结合形成复合物。sFMC 是凝血酶生成的另一标志物。sFMC 升高多见于肝硬化失代偿期、急性白血病(M_3 型)、肿瘤、严重感染、多处严重创伤、产科意外等。

（张立娥）

第四章

蛋白质检验

第一节　血清总蛋白检验

一、双缩脲常规法

（一）原理

凡分子中含有两个氨基甲酰基（$-CONH_2$）的化合物都能与碱性铜溶液作用，形成紫色复合物，这种反应称双缩脲反应。蛋白质分子中有许多肽键都能起此反应，而且各种血浆蛋白显色程度基本相同，因此，在严格控制条件下，双缩脲反应可作为血浆蛋白总量测定的理想方法，从测定的吸光度值计算出蛋白含量。

（二）试剂

1. 1.6 mol/L 氢氧化钠

溶解 240 g 优质纯氢氧化钠于新鲜制备的蒸馏水或刚煮沸冷却的去离子水中，稀释至 1 L，置聚乙烯瓶内盖紧保存。

2. 双缩脲试剂

称取未风化没有丢失结晶水的硫酸铜（$CuSO_4 \cdot 5H_2O$）3 g，溶于 500 mL 新鲜制备的蒸馏水或刚煮沸冷却的去离子水中，加酒石酸钾钠 9 g，碘化钾 5 g，待完全溶解后，加入 6 mol/L 氢氧化钠 100 mL，并用蒸馏水稀释至 1 L。置聚乙烯瓶内盖紧保存。

3. 双缩脲空白试剂

溶解酒石酸钾钠 9 g，碘化钾 5 g，于新鲜制备的蒸馏水中。加 6 mol/L 氢氧化钠 100 mL，再加蒸馏水稀释至 1 L。

4. 蛋白标准液

收集混合血清，用凯氏定氮法测定蛋白含量，亦可用定值参考血清或清蛋白标准血清。

（三）操作

见表 4-1。

混匀，置 25 ℃水浴中 30 分钟（或 37 ℃ 10 分钟），在波长 540 nm 处，以空白调零，读取各管的吸光度。

101

表 4-1　血清总蛋白测定

加入物	测定管	标准管	空白管
待测血清	0.1	—	—
蛋白标准	—	0.1	—
蒸馏水	—	—	0.1
双缩脲试剂	5.0	5.0	5.0

高脂血症、高胆红素血症及溶血标本,应做"标本空白管",即血清 0.1 mL 加双缩脲空白试剂 5 mL,以测定管吸光度减去标本空白管吸光度为测定管的标准吸光度。

$$血清总蛋白(g/L)=\frac{测定管(或校正)吸光度}{标准管吸光度}\times 标准蛋白液浓度(g/L)$$

(四)参考值

健康成人走动后血清总蛋白浓度为 64～83 g/L,静卧时血清总蛋白浓度为 60～78 g/L。

(五)附注

(1)血清蛋白质的含量一般用 g/L 表示,因为各种蛋白质的分子量不同,不能用 mol/L 表示。

(2)酚酞、溴磺肽钠在碱性溶液中呈色,影响双缩脲测定的结果,右旋糖酐可使测定管浑浊影响结果,理论上这些干扰均可用相应的标本空白管来消除,但如标本空白管吸光度太高,可影响结果准确度。

(3)含脂类极多的血清,呈色后浑浊不清,可用乙醚 3 mL 抽提后再进行比色。

二、双缩脲比吸光度法

(一)原理

按照 Doumas 方法所规定的配方配制双缩脲试剂、在控制反应条件和校准分光光度计的情况下,双缩脲反应的呈色强度是稳定的,可以根据蛋白质双缩脲复合物的比吸光度,直接计算血清总蛋白质浓度。

(二)试剂

同双缩脲法。

(三)操作

(1)取试管 2 支,标明"测定管"及"试剂空白管",各管准确加入双缩脲试剂 5.0 mL。

(2)于"测定管"中准确加 100 μL 血清,于"试剂空白管"中加入蒸馏水 100 μL。

(3)另取第 3 支试管做"标本空白"管,加入双缩脲空白试剂 5.0 mL 及血清 100 μL。

(4)各管立即充分混匀后,置(25±1)℃水浴中保温 30 分钟。

(5)用经过校准的高级分光光度计,在波长 540 nm、比色杯光径 1.0 cm 处读取各管吸光度。读"测定管"及"试剂空白管"吸光度时,用蒸馏水调零点。读"标本空白管"吸光度时,用双缩脲空白试剂调零点。

(四)计算

校正吸光度$(Ac)=A_t-(A_r+A_s)$式中,A_t 为测定管吸光度;A_r 为试剂空白管吸光度;A_s 为标本空白管吸光度。

如测定所用的分光光度计波长准确,带宽≤2 nm、比色杯光径准确为 1.0 cm 时,血清总蛋白含量可以根据比吸光度直接计算:

$$血清总蛋白(g/L) = \frac{Ac}{0.298} \times \frac{5.1}{0.1} = \frac{Ac}{0.298} \times 51$$

式中 0.298 为蛋白质双缩脲复合物的比吸光系数,是指按 Doumas 双缩脲试剂的标准配方,在上述规定的测定条件下,双缩脲反应溶液中蛋白质浓度为 1.0 g/L 时的吸光度。

检查比色杯的实际光径可按下述方法进行。

(1)每升含 $(NH_4)_2Co(SO_4)_2 \cdot 6H_2O$ 43 g 的水溶液,在比色杯光径 1.0 cm、波长 510 nm 处,吸光度应为 0.556。

(2)每升含量重铬酸钾 0.050 g 的水溶液(溶液中含数滴浓硫酸)在比色杯光径 1.0 cm、波长 350 nm 处,吸光度应为 0.535。

(3)如测出的吸光度与上述不符,表示比色杯光径并非 1.0 cm,计算结果时需进行校正。校正系数 $F = A_s/A_m$,A_s 为钴盐的吸光度(0.556)或重铬酸钾的吸光度(0.535),A_m 为实测的吸光度。F 可取两个校正系数的均值,用下式计算蛋白的含量:

$$血清总蛋白(g/L) = \frac{Ac}{0.298} \times 51 \times F$$

三、临床意义

(一)血清总蛋白浓度增高

(1)血清中水分减少,而使总蛋白浓度相对增高。凡体内水分排出大于水分的摄入时,均可引起血液浓缩,尤其是急性失水时(如呕吐、腹泻、高热等)变化更为显著,血清总蛋白浓度有时可达 100~150 g/L。又如休克时,由于毛细血管通透性的变化,血液也可发生浓缩。慢性肾上腺皮质功能减退患者,由于钠的丢失而致继发性水分丢失,血浆也可出现浓缩现象。

(2)血清蛋白合成增加,大多数发生在多发性骨髓瘤患者,此时主要是球蛋白增加,其量可超过 50 g/L,总蛋白可超过 100 g/L。

(二)血清总蛋白浓度降低

(1)合成障碍,主要为肝功能障碍。肝脏是合成蛋白质的唯一场所,肝功能严重损害时,蛋白质的合成减少,以清蛋白的下降最为显著。

(2)蛋白质丢失。如严重灼伤时,大量血浆渗出;或大出血时,大量血液的丢失;肾病综合征时,尿液中长期丢失蛋白质;溃疡性结肠炎可从粪便中长期丢失一定量的蛋白质,这些可使血清总蛋白浓度降低。

(韩　鑫)

第二节　血清黏蛋白检验

血清黏蛋白占血清总蛋白量的 1%~2%,是体内一种黏多糖与蛋白质分子结合成的耐热复合蛋白质,属于体内糖蛋白的一种,电泳时与 α-球蛋白一起泳动,主要存在于 α_1 和 α_2-球蛋白部分。其黏多糖往往是由氨基葡萄糖、氨基半乳糖、甘露糖、岩藻糖及涎酸等组成。黏蛋白成分复杂,分类和命名尚未一致。Meyer 将糖与蛋白质的复合物以氨基己糖的含量进行分类,氨基己糖含量>40%的称黏蛋白,<4%的称糖蛋白。

黏蛋白不易发生热变性,也不易被通常的蛋白沉淀剂(如高氯酸、磺基水杨酸等)沉淀,便可被磷钨酸沉淀。临床检验中利用此特性将它与其他蛋白质分离后,再用蛋白试剂或糖试剂进行测定。目前测定黏蛋白的方法很多,其结果有以氨基己糖、己糖、酪氨酸及蛋白质四种类型的表示方法,无论以何种方式表示结果,均需说明所采用的方法及参考值。

一、原理

以 0.6 mmol/L 过氯酸沉淀血清中蛋白质时;黏蛋白不被沉淀,而存留在滤液中,再加磷钨酸使黏蛋白沉淀,然后以酚试剂沉淀其中蛋白质的含量。

二、试剂

(1)154 mmol/L 氯化钠溶液。

(2)1.8 mmol/L 过氯酸:取含量为 70%～72%过氯酸 28 mL,加蒸馏水稀释至 200 mL,并标定之。

(3)17.74 mmol/L 磷钨酸溶液:称取磷钨酸 5 g 溶于 2 mmol/L 盐酸中,并加至 100 mL。

(4)酚试剂:于 1 500 mL 球形烧瓶中加入钨酸钠($Na_2MoO_4 \cdot 2H_2O$) 25 g,水 700 mL,浓磷酸 50 mL,浓盐酸 100 mL,缓缓回流蒸馏 10 小时。取下冷凝管,加硫酸锂 75 g,蒸馏水 50 mL,并加溴水 2～3 滴,再煮沸 15 分钟,以除去多余的溴,冷却后稀释至 1 000 mL,制成的酚试剂应为鲜亮黄色,置棕色瓶保存,用前取出一部分,以等量蒸馏水稀释之。

(5)1.88 mmol/L 碳酸钠溶液。

(6)标准酪氨酸溶液(0.05 mg/mL):精确称取酪氨酸 5 mg,以 0.1 mol/L 盐酸溶解并稀释至 100 mL。

三、操作

血清 0.5 mL,加 154 mmol/L 氯化钠 4.5 mL,混匀,滴加 1.8 mol/L 过氯酸溶液 2.5 mL,静止 10 分钟,用定量滤纸过滤或离心。取滤液 2.5 mL,加 17.74 mmol/L 磷钨酸 0.5 mL 混匀,静止 10 分钟,以 3 000 r/min,离心 10 分钟。倾去上清液并沥干,再加磷钨酸溶液 2 mL 悬浮沉淀物,同法离心后弃去上清液,沥干,取沉淀物备用。按表 4-2 测定。

表 4-2　血清黏蛋白测定(mL)

加入物	测定管	标准管	空白管
蒸馏水	1.75*	1.5	1.75
酪氨酸标准液	—	0.25	—
碳酸钠溶液	0.5	0.5	0.5
酚试剂	0.25	0.25	0.25

注:* 为溶解蛋白沉淀物。

混匀,放置 37 ℃水浴 15 分钟,取出,用分光光度计 650 nm,比色杯光径 1.0 cm,以空白调零,读取各管吸光度。

四、计算

(一)血清黏蛋白[以蛋白计(g/L)]

$$血清黏蛋白(g/L)=\frac{测定管吸光度}{标准管吸光度}\times0.012\ 5\times\frac{7.5}{2.5}\times\frac{1\ 000}{0.5}\times\frac{23.8}{1\ 000}=\frac{测定管吸光度}{标准管吸光度}\times1.785$$

式中 23.8 为酪氨酸转换成黏蛋白的系数。

(二)血清黏蛋白[以酪氨酸计(mg/L)]

$$血清黏蛋白(mg/L)=\frac{测定管吸光度}{标准管吸光度}\times0.012\ 5\times\frac{7.5}{2.5}\times\frac{1\ 000}{0.5}=\frac{测定管吸光度}{标准管吸光度}\times75$$

五、参考值

(1)以蛋白计为 0.75～0.87 g/L。

(2)以酪氨酸计为 31.5～56.7 mg/L。

六、附注

(1)黏蛋白是一种糖蛋白,其蛋白质分子中酪氨酸含量为 4.2%,因此两种报告方式可互相换算。

(2)加过氯酸沉淀蛋白后,需放置 10 分钟后进行过滤。加磷钨酸后,也需放置 10 分钟后再离心。弃去上清液时,须细心操作,不能使沉淀丢失否则结果偏低。

七、临床意义

血清黏蛋白增高常见于肿瘤(尤其是女性生殖器肿瘤)、结核、肺炎、系统性红斑狼疮、风湿热、风湿性关节炎等。血清黏蛋白减少常见于广泛性肝实质性病变。血清黏蛋白的连续测定对于同一病例的病程转归(病变的扩大或缩小、肿瘤有无转移、肿瘤手术切除或其他治疗效果)的判断有一定的参考价值。

(韩　鑫)

第三节　血清蛋白检验

本节主要介绍溴甲酚绿法。

一、原理

在 pH 4.2 的缓冲液中,清蛋白分子带正电荷,与带负电荷的溴甲酚绿(BCG)生成蓝绿色复合物,在波长 628 nm 处有吸收峰。复合物的吸光度与清蛋白浓度成正比,与同样处理的清蛋白标准比较,可求得血清中清蛋白的浓度。

二、试剂

(1)BCG 试剂:向约 950 mL 蒸馏水中加入 0.105 g BCG(或 0.108 g BCG 钠盐),8.85 g 琥珀酸,0.100 g 叠氮钠和 4 mL Brij-35(聚氧化乙烯月桂醚,300 g/L)。待完全溶解后,用 6 mol/L 氢氧化钠溶液调节至 pH 4.15～4.25。最后,用蒸馏水加至 1 L。贮存于聚乙烯塑料瓶中,密塞。该试剂置室温中至少可稳定 6 个月。

BCG 试剂配成后,分光光度计波长 628 nm 蒸馏水调节零点,测定 BCG 试剂的吸光度,应在 0.150 A 左右。

(2)BCG 空白试剂:除不加入 BCG 外,其余成分和配制程序完全同 BCG 试剂的配制方法。

(3)40 g/L 清蛋白标准液,也可用定值参考血清作清蛋白标准,均需置冰箱保存。

以上试剂建议应用批准文号的优质商品试剂盒。

三、操作

按表 4-3 进行操作。

表 4-3　血清蛋白测定操作步骤

加入物	测定管	标准管	空白管
待测血清	0.02	—	—
清蛋白标准液	—	0.02	—
蒸馏水	—	—	0.02
BCG 试剂	5.0	5.0	5.0

分光光度计波长 628 nm,用空白管调零,然后逐管定量地加入 BCG 试剂,并立即混匀。每份血清标本或标准液与 BCG 试剂混合后(30±3)秒,读取吸光度。

如遇脂血标本,可加做标本空白管:血清 0.02 mL,加入 BCG 空白试剂 5.0 mL,分光光度计波长 628 nm,用 BCG 空白试剂调节零点,读取标本空白管吸光度,用测定管吸光度减去标本空白管吸光度后的净吸光度,计算血清蛋白浓度。

四、计算

$$血清蛋白(g/L) = \frac{测定管吸光度}{标准管吸光度} \times 清蛋白标准液的浓度(g/L)$$

目前,生化自动分析仪同时测定血清总蛋白(双缩脲法)和清蛋白(BCG 法),并自动计算出球蛋白浓度和白/球蛋白比值。

五、参考值

4～14 岁儿童,血清蛋白浓度为 38～54 g/L,健康成人血清蛋白浓度为 34～48 g/L。

清蛋白/球蛋白(A/G)=(1.5～2.5):1

六、附注

(1)BCG 染料结合法测定血清蛋白,用什么蛋白质作为标准是一个复杂的问题。实验证明:

BCG 不但与清蛋白呈色,而且与血清中多种蛋白成分呈色,其中以 α_1-球蛋白、转铁蛋白、触珠蛋白更为显著,但其反应速度较清蛋白稍慢。实际上,当血清与 BCG 混合时,"慢反应"已经发生,不过实验证明,"慢反应"持续 1 小时才完成。因此,有人主张用定值参考血清作标准比较理想。BCG 与血清混合后,在 30 秒读取吸光度,可明显减少非特异性结合反应。

(2)当 60 g/L 清蛋白标准液与 BCG 结合后,比色杯光径 1.0 cm,在 628 nm 测定的吸光度应为 0.811±0.035,如达不到比值,表示灵敏度较差。

(3)此法测定正常血清标本的批间变异系数为 6.3% 左右。

(4)试剂中的聚氧化乙烯月桂醚也可用其他表面活性剂代替,如吐温-20 等,用量为 2 mL/L。

七、临床意义

(1)血清蛋白在肝脏合成。血清清白浓度增高常见于严重失水,血浆浓缩,此时并非蛋白绝对量增多。临床上,尚未发现单纯清蛋白浓度增高的疾病,而以清蛋白浓度降低为多见。

(2)清蛋白浓度降低与总蛋白浓度降低的原因相同。但有时总蛋白浓度接近正常,而清蛋白浓度降低,同时又伴有球蛋白浓度增高。急性清蛋白浓度降低主要由于急性大量出血或严重灼伤时血浆大量丢失。慢性清蛋白浓度降低主要由于肝脏合成清蛋白功能障碍、腹水形成时清蛋白的丢失和肾病时尿液中的丢失,严重时清蛋白浓度可低于 10 g/L。清蛋白浓度低于 20 g/L 时,由于胶体渗透压的下降,常可见到水肿等现象。

(3)妊娠,尤其是妊娠晚期,由于体内对蛋白质需要量增加,又同时伴有血浆容量增高,血清蛋白可明显下降,但分娩后可迅速恢复正常。

(4)球蛋白浓度增高。临床上常以 γ-球蛋白增高为主。球蛋白增高的原因,除水分丢失的间接原因外,主要有下列因素。①炎症反应:如结核病,疟疾,黑热病,血吸虫病,麻风病等。②自身免疫性疾病:如播散性红斑狼疮、硬皮病、风湿热、类风湿性关节炎、肝硬化等。③骨髓瘤和淋巴瘤:此时 γ-球蛋白可增至 20~50 g/L。

(5)球蛋白浓度降低主要是合成减少。正常婴儿出生后至 3 岁内,由于肝脏和免疫系统尚未发育完全,球蛋白浓度较低,此属于生理性低球蛋白血症。肾上腺皮质激素和其他免疫抑制剂有抑制免疫功能的作用,会导致球蛋白合成减少。

(韩　鑫)

第四节　血清前清蛋白检验

前清蛋白(PA)分子量 54 000,由肝细胞合成,PA 除了作为组织修补的材料外,可视为一种运载蛋白,它可结合 T_4 与 T_3,而对 T_3 的亲和力更大。PA 还可与视黄醇结合蛋白形成复合物,具有运载维生素 A 的作用。在电泳分离时,PA 常显示在清蛋白的前方,其半衰期很短,约 12 小时。因此,测定其在血浆中的浓度对于了解蛋白质的营养状况、肝脏功能,比清蛋白和转铁蛋白具有更高的灵敏度。

测定血清前清蛋白大都用免疫化学技术,常用的方法有免疫扩散法、散射比浊法和透射比浊法。其中免疫扩散法简单、方便,不需特殊设备,适合所有单位使用,但精密度和准确性均较差。

散射比浊法灵敏度较高,但需要专用免疫分析仪(如特种蛋白分析仪)和配套的试剂盒。透射比浊法的灵敏度可满足常规工作的要求,且可在 340 nm 波长的任何生化分析仪上进行,适用性较广。

一、方法

透射比浊法。

二、原理

血清中的 PA 与抗 PA 抗体在液相中反应生成抗原抗体复合物,使反应液呈现浊度。当一定量抗体存在时,浊度与血清中 PA(抗原)的含量呈正比。利用散射比浊或透射比浊技术,与同样处理的 PA 标准比较,求得样品中的 PA 含量。

三、试剂

(1)抗 PA 抗体血清工作液。

(2)PA 标准血清(冻干品)根据说明书指定的量,加蒸馏水复溶。以上试剂均需置 2～8 ℃冰箱保存,在有效期内使用。

四、操作

(1)手工、半自动生化分析仪按表 4-4 进行操作。混匀,置 37 ℃保温 10 分钟,波长 340 nm,以空白管调零,读取各管吸光度。

(2)如用全自动生化分析仪测定,必须按照仪器说明书设定参数和操作程序进行测定(表 4-4)。

表 4-4　血清 PA 测定操作程序

加入物	测定管	标准管	空白管
待检血清(μL)	20	—	—
PA 标准液(μL)	—	20	—
生理盐水(μL)	—	—	20
PA 抗体工作液(mL)	1.0	1.0	1.0

五、计算

$$血清 PA(mg/L) = \frac{测定管吸光度}{标准管次光度} \times PA \text{ 标准液浓度}(mg/L)$$

六、参考值

健康成人血清 PA 浓度为 250～400 mg/L,儿童水平约为成人水平的一半,青春期则急剧增加达成人水平。散射比浊法结果稍低,为 160～350 mg/L。也可根据本单位条件建立本实验室的参考值。

七、临床意义

(一)血清前清蛋白浓度降低

(1)血清前清蛋白是一种负急性时相反应蛋白,在炎症和恶性疾病时其血清水平下降。据报告,手术创伤后 24 小时即可见血清前清蛋白水平下降,2～3 天时达高峰,其下降可持续 1 周。

(2)前清蛋白在肝脏合成,各类肝炎、肝硬化致肝功能损害时,由于合成减少,血清前清蛋白水平降低,是肝功能障碍的一个敏感指标,对肝病的早期诊断有一定的价值。

(3)前清蛋白和视黄醇结合蛋白可作为蛋白质营养状况的指征。由于它们的半衰期短,对蛋白摄入量的改变很敏感,一旦体内出现营养不良,血清前清蛋白即迅速下降,严重营养不良时可完全缺如。其他营养素的状况也影响血清前清蛋白浓度,如缺锌时前清蛋白可降低,短期补锌后,其值即升高。

(4)蛋白消耗性疾病或肾病时,血清前清蛋白浓度下降。

(5)妊娠或高雌激素血症时,血清前清蛋白浓度也下降。

(二)血清前清蛋白浓度增高

可见于 Hodgkin 病。肾病综合征患者在蛋白食物充足时血清前清蛋白可轻度升高。

(韩　鑫)

第五节　血清肌红蛋白检验

血清肌红蛋白(Mb)存在于心肌与其他肌肉组织中,其分子量为 17 500,血清肌红蛋白是急性心肌梗死(AMI)患者升高的最早标志物之一。血清肌红蛋白测定方法有很多,由于分光光度法、电泳法及层析法不能测定低于微克水平的 Mb,现已不使用。免疫化学法较灵敏,但抗血清必须是对 Mb 特异的。放射免疫试验灵敏度高,对流免疫电泳是一种定性方法,且灵敏度较低,不适宜检测心肌梗死。乳胶凝集试验是个半定量试验,是用肉眼判断终点,具有一定的主观性,而且一些含有高浓度类风湿因子的血清会产生干扰。放射免疫试验灵敏度高,特异性强,但使用放射性核素,现已少用。胶乳增强透射比浊法灵敏度高,特异性好,测定速度快,适用于各型生化自动分析仪,现已在临床上普遍采用。

一、原理

Mb 致敏胶乳颗粒是大小均一的聚苯丙烯乳胶颗粒悬液,颗粒表面包被有兔抗人 Mb 抗体。样本中的 Mb 与胶乳颗粒表面的抗体结合后,使相邻的胶乳颗粒彼此交联,发生凝集反应产生浊度。该浊度与样本中的 Mb 浓度呈正比,在 570 nm 处测定吸光度,可计算样本中 Mb 的浓度。

二、试剂

(1)试剂Ⅰ:甘氨酸缓冲液(pH 9.0),NaN_3 1.0 g/L。

(2)试剂Ⅱ:致敏胶乳悬液,兔抗人 Mb IgG 致敏胶乳颗粒,NaN_3 1.0 g/L。

(3)Mb 校准品。

三、操作

(一)测定条件

温度:37 ℃。

波长:570 nm。

比色杯光径:1.0 cm。

反应时间:5分钟。

(二)进行操作

按表4-5进行操作。

表 4-5　血清 Mb 测定(μL)

测定管	标准管	空白管	
试剂Ⅰ	200	200	200
待检血清	20	—	—
Mb 校准品	—	20	—
蒸馏水	—	—	20
混匀,保温 5 分钟,以空白管调零,测得各管吸光度为 A_1			
试剂Ⅱ	150	150	150
混匀,保温 5 分钟,以空白管调零,测得各管吸光度为 A_2			

四、计算

$\Delta A = A_2 - A_1$ 采用非线性多点定标模式,以不同浓度标准品的 ΔA,绘制校正曲线,测定管 ΔA 从校正曲线上查出测定结果。

五、参考值

(1)健康成年人肌红蛋白<70 μL/L。

(2)建议各实验室根据自己的条件,建立本地的参考值。

六、附注

(1)本法适用于各种类型的半自动、全自动生化分析仪,严格按照仪器说明书设定参数进行操作。

(2)本法试剂应避光,于 2~8 ℃可保存 12 个月,−20 ℃可保存更长时间,但不宜反复冻融。

七、临床意义

(1)血清肌红蛋白是早期诊断 AMI 的敏感指标,在 AMI 发作后 1~2 小时,在患者血清中的浓度即迅速增加。6~9 小时几乎所有的 AMI 患者 Mb 都升高。Mb 在血液中清除的速度很快,在发病 24 小时内可恢复到正常,所以连续检测血清中的 Mb 对评价患者在治疗期间是否有心肌梗死再次发生具有很重要的意义。患者在发作后第 1 天内血清肌红蛋白即可返回到基线浓度,当有再梗死时,则又迅速上升,形成"多峰"现象,可以反映局部缺血心肌周期性自发的冠脉再梗死和再灌注。

（2）心脏外科手术患者血清肌红蛋白升高，可以作为判断心肌损伤程度及愈合情况的一个重要客观指标。

（3）在临床肌病研究中发现假性肥大型肌营养不良患者血清肌红蛋白也升高。

（韩　鑫）

第六节　血清肌钙蛋白检验

肌钙蛋白是肌肉收缩的调节蛋白，由三个结构不同的亚基组成，即肌钙蛋白 T（TnT），肌钙蛋白 I（TnI）和肌钙蛋白 C（TnC），它附在收缩的横纹肌细微组织上，TnI 是一种结构蛋白，它与肌动蛋白及原肌球蛋白互相作用。TnI 与肌动球蛋白在静止状态时相结合，抑制肌动球蛋白的 ATP 酶（ATPase）活性。TnC 有四个能结合钙离子的结合点，当它与细胞内的钙离子结合时，能导致整个肌钙蛋白构造上的变化。肌钙蛋白放松了肌动球蛋白，让肌动球蛋白与肌浆球蛋白互起作用，而造成肌肉收缩。肌钙蛋白具有的三种同分异构体，其中两种同分异构体是骨骼肌所特有的，一种同分异构体是心肌所特有的，这三种肌钙蛋白的同分异构体存在着结构上的差异。心肌中的 T 和 I 亚基结构不同于其他肌肉组织，心肌钙蛋白 T、I（CTNI、CTNI）由于分子量小，分别为 37 000 和 24 000，所以发病后血中浓度迅速升高。

应用免疫层析与酶免技术可进行快速检测与定量测定，具有快速、灵敏、特异的特点。但对于单个标本检查有不便之处。胶乳增强透射比浊法，目前已有试剂盒供应，可在各型自动生化分析仪上使用，通用性强，已在临床上使用，不同型号的生化分析仪应严格按照说明书设定参数和进行操作。

一、心肌钙蛋白 T、I 的快速检测

（一）原理

应用免疫层析方法测定样品中的特异抗原（CTnI、CTnI）。测试时滴加血清样品于样品槽，样品通过毛细管效应沿试纸膜运动，如果样品中含有特异抗原，试验部位就出现色带，在对照区域内应该有另一颜色条带作为实验对照。

（二）试剂

（1）CTnT 免疫层析试纸条。

（2）CTnI 免疫层析试纸条。

（三）操作

（1）将包装纸打开，标记上样品编号。

（2）加 5～6 滴血清样品到样品槽中。

（3）在 10～15 分钟内观察色带出现情况。

（四）结果判断

1.阳性

在试验区和对照区均有色带出现。

2.阴性

仅在对照区有色带出现。

3.无效

试验区和对照区都没有色带出现。

(五)附注

(1)试纸条只能用 1 次,重复使有无效。

(2)试纸条试验区和对照区均不出现色带,取另一试纸条重复检测仍无结果,则表示试纸条失效。

(3)免疫层析技术测定 CTnT、CTnI 适合床边快速试验,但只是定性或半定量,要真正了解病情严重程度及治疗措施的选择还需定量测定。

二、心肌钙蛋白 T 的 ELISA 法测定

(一)原理

生物素与亲和素作用下的双抗体夹心 ELISA,用链霉亲和素-生物素化的抗 TnT 单克隆抗体作包被物,依次于样品中 TnT 抗原和酶标 TnT 单克隆的抗体反应,然后加入底物色原。酶催化底物显色,由系列 TnT 标准制定的校正曲线,定量测定 CTnT 含量。

(二)试剂

(1)生物素-亲和素 CTnT 单克隆抗体包被板。

(2)孵育缓冲液。

(3)浓缩洗涤液。

(4)酶标结合物。

(5)CTnT 标准品。

(6)底物色原:ABTS。

(三)操作

(1)在包被板中分别加入标准血清、对照血清和患者标本于相应的孔内各 50 μL。

(2)每孔各加孵育缓冲液 50 μL,并轻轻混匀。

(3)室温下孵育 60 分钟后洗涤 3 次,10 分钟内完成。在吸水纸上用力拍打微孔。以除去残留水滴。

(4)每孔各加入酶结合物 100 μL,轻轻混匀。

(5)倒空微孔板中的孵育液,用洗涤液将微孔洗 3 次,在吸光纸上用力拍打微孔,以除去残留水滴。

(6)将 200 μL 色原底物溶液加入相应的孔中,避光直射,轻轻混匀,静置 30 分钟。

(7)用酶标仪在 10 分钟内,于 405 nm 和 630 nm 双波长下测定吸光度值(OD 值)。

(四)计算

(1)计算每一标准品、对照血清和患者标本的平均 OD 值。

(2)以标准品 OD 值对 CTnT 浓度绘制校正曲线。

(3)根据校正曲线计算未知样品中 CTnT 浓度。

(五)附注

(1)CTnT 待测标本最好用血清,不要用抗凝血浆,因为抗凝剂如肝素、EDTA 等对 CTnT

有影响。

(2)由于 CTnT 是心肌细胞损伤释放出来的指标,所以尽量避免标本溶血,如果标本溶血很可能造成检测结果增高。

(3)配制好孵育液不要冷冻保存,应放在 2~8 ℃冷藏。

(4)实验前应注意试剂有无失效,比如底物色原液如变质,其颜色加深。

(5)为了提高 CTnT 检测的可靠性,应注意加样及其他操作过程,比色最好选用双波长。

(六)参考值

$<0.1~\mu g/L$。

三、心肌钙蛋白 I 的 ELISA 法测定

(一)原理

双抗体夹心 ELISA 法。先将抗 CTnI 单抗包被于微孔板上,加入标准品,患者血清和孵育缓冲液,如果血清中有 CTnI,则将与孔中的抗体结合,然后将孔中剩余的样品洗去,加入辣根过氧化物酶标记的 CTnI 抗体,让酶联抗体与孔中的 CTnI 结合。这样,CTnI 分子就被固相抗体和酶联抗体夹在中间。孵育和洗涤之后,酶反应显色,吸光度 OD 值与血清 CTnI 浓度成正比。

(二)试剂

(1)抗 CTnI 抗体包被板。

(2)孵育缓冲液。

(3)浓缩洗液。

(4)抗体和酶结合物。

(5)CTnT 标准品。

(6)显色剂 A、显色剂 B。

(7)2 mol/L NHCl 终止剂。

(三)操作

(1)将 50 μL 标准品、对照血清和患者标本加入相应孔内。

(2)将 50 μL 孵育液加入相应的孔中,轻轻混合 30 秒,此步混匀是关键。

(3)将微孔板放在室温孵育 30 分钟。

(4)倒空微孔中的孵育混合液,用洗液将微孔洗 5 次,在吸水纸上用力拍打,以除去残留水滴。

(5)将 100 μL 酶结合物加入相应的孔中,轻摇混匀。

(6)将微孔板放在室温孵育 30 分钟。

(7)倒空微孔中的孵育液,用洗液将微孔洗 5 次,在吸水纸上用力拍打微孔,以除去残留水滴。

(8)将 20 μL TMB 底物溶液加入相应的孔中,轻轻混合 5 秒,在室温避光条件下静置 20 分钟。

(9)每孔加入 50 μL 2 mol/L NHCl,终止反应,轻轻混合 5~30 秒以保证蓝色转变成黄色。

(10)用酶标仪在 10 分钟内,于 450 nm 波长下测定吸光度 OD 值。

(四)计算

(1)计算每一对标准品,对照血清和患者标本的平均 OD 值。

（2）在坐标纸上绘制吸光度（OD）与 CTnI 浓度的校正曲线（查看试剂盒内说明书注明的实际 CTnI 浓度）。

（3）根据校正曲线计算未知样品中 CTnI 浓度。

（五）附注

（1）一套试剂盒最多可做 4 次检测。

（2）本试剂盒可用于检测血清样品，但不能使用出现肉眼可见的溶血、脂血或浑浊的血清标本。

（3）利用血清标本，应在采集标本后 6 小时内进行检测，也可将血清冷冻保存于−20 ℃或更低温度，这样至少可保存 3 个月，应注意切勿进行反复冻融。

（4）将浓缩的洗液稀释后备用，稀释的洗液可在 4 ℃下贮存两周。

（5）在孵育缓冲液中稀释具有预期浓度的心肌钙蛋白工的血清进行检测。

（6）用 10 个孔建立标准品的校准曲线。

（7）全部试剂包括启封的微孔都必须在使用前恢复至室温，未使用的试剂必须贮存于 4 ℃。

（六）参考值

1.5～3.1 μg/L。

（七）临床意义

（1）急性心肌梗死（AMI），发病后血中浓度很快增高，CTnT 和 CTnI 3～6 小时超过参考值上限值，CTnT 10～24 小时达峰值，10～15 天恢复正常。CTnI 14～20 小时达峰值，5～7 天恢复正常。据报道 CTnT 在诊断 AMI 时比 CK-MB 更为灵敏，但有报到在肾脏疾病患者血样中发现 CTnT，所以特异性较差。而 CTnI 在诊断 AMI 中更为灵敏，且在肾病及其他疾病患者血液中未发现 CTnI，所以 CTnI 是心脏受损的特异性标志物，可用于评价不稳定心绞痛。另外，CTnI 水平升高可预示有较高的短期死亡危险性，连续监测 CTnI 有助于判断血栓溶解和心肌再灌注。由于 CTnT 和 CTnI 消失慢，所以，可作为心肌梗死后期标志物。

（2）CTnT 和 CTnI 可作为心脏手术中的心肌梗死症状出现的指示物，当患者接受动脉搭桥手术时，若 CTnT 和 CTnI 含量增加，表明出现心肌梗死，而此时 CK-MB 含量并无变化。

（韩　鑫）

第七节　血清铁蛋白检验

铁蛋白（Ft）是一种分子量较大的含铁蛋白质。分子量 19 kD。其主要作用是贮存铁和在需要合成含铁物质时供应。其测定的主要用途是作为衡量体内有无严重铁代谢失调和体内铁贮存水平的一项重要指标，当铁代谢失衡时，即可引起 Ft 发生相应的变化。

一、原理

吸附于聚苯乙烯上的铁蛋白抗体与样品中的铁蛋白结合，形成铁蛋白-抗铁蛋白抗体复合物，再与酶标记铁蛋白抗体结合形成铁蛋白抗体-铁蛋白-酶标铁蛋白抗体复合物，其复合物中的辣根过氧化物酶作用于邻苯二胺-H_2O_2 底物产生有色物质，与标准铁蛋白比较求得血清中铁蛋白含量。

二、试剂

(1)9 g/L NaCl 溶液。

(2)洗涤液:0.05 mol/L PB (pH 7.2),内含 0.05% Tween 20。

(3)稀释液:上洗涤液中含 5 g/L 牛血清蛋白。

(4)系列铁蛋白标准液:铁蛋白标准品(可购买)用稀释液配成 5 ng/mL,15 ng/mL,25 ng/mL,35 ng/mL,45 ng/mL。

(5)抗铁蛋白血清:用铁蛋白标准物免疫动物制成,有商品供应。

(6)酶标记抗体:辣根过氧化物酶(HRP)与抗铁蛋白抗体的结合物,有商品供应。

(7)底物溶液:取 0.1 mol/L Na_2HPO_4 5.14 mL,加 0.05 mol/L 枸橼酸 4.86 mL 和邻苯二胺(OPD)4 mg 混匀溶解,临用前加 3% H_2O_2 0.05 mL。

三、操作

取清洁干燥过的聚苯乙烯微孔反应板,按以下进行操作。

(1)测定、标准、空白各孔均加 10 μL 抗铁蛋白血清,放置 4 ℃过夜,各孔用洗涤液洗 3 次,每次放室温 3 分钟。

(2)标准和测定孔内分别加 100 μL 系列铁蛋白标准液和样品(用稀释液稀释 10 倍),置 37 ℃ 50 分钟,各孔用 9 g/L NaCl 洗 3 次,洗法同上。

(3)各孔均加 100 μL 酶标记抗体,置 37 ℃ 50 分钟,再用 9 g/L NaCl 洗 3 次。

(4)每孔加 100 μL 底物溶液,置 37 ℃ 30 分钟显色。

(5)最后每孔加 50 μL 2 mol/L H_2SO_4,以终止反应,492 nm 比色,读取各孔吸光度。

四、计算

用每块板上的系列标准孔吸光度和相应浓度制备校正曲线,测定孔吸光度在标本曲线上求得相应铁蛋白含量,再乘以样品稀释倍数即得样品中铁蛋白含量。

五、附注

(1)洗涤过程中避免用力过猛,以防将吸附于聚苯乙烯上的结合物冲洗掉。

(2)可改用聚乙烯试管法,此时试剂的用量要适当加大,最后用分光光度计比色。

六、参考值

(1)成年男性:12～245 μg/L。

(2)成年女性:5～130 μg/L。

(3)男性高于女性,成人高于儿童,个体群体差异较大。

七、临床意义

(1)血清铁蛋白是体内含铁量最丰富的一种蛋白质。肝、脾、红骨髓及肠黏膜是铁储备的主要场所,约占全身的 66%,测定血清铁蛋白是判断体内铁贮存量的重要指标:①在诊断缺铁性贫血时,铁蛋白值减少。②铁负荷过重、溶血性贫血、铁粒幼细胞性贫血、原发性血色病等,铁蛋白值升高。

(2)铁蛋白作为一种肿瘤标志物,对临床某些恶性肿瘤的诊断具有一定参考价值:①血清铁蛋白含量升高的程度与肿瘤的活动度及临床分期有关,肿瘤越到晚期,病情越重,Ft 值越高,见于鼻咽癌、卵巢癌、肝癌、肾细胞癌等。②尿液铁蛋白测定对鉴别泌尿系统恶性肿瘤有一定价值。③胸腔积液和腹水铁蛋白测定有助于良恶性积液的鉴别。铁蛋白＞500 μg/L 时考虑恶性,＞1 000 μg/L 则高度怀疑恶性积液。

(韩　鑫)

第八节　血清转铁蛋白检验

血清转铁蛋白(Tf)是一种重要的 β_1-球蛋白,分子量为 77 000,含 6％糖类的化合物,具有运输铁的功能,每个分子的转铁蛋白可运载 2 个铁原子,每毫克转铁蛋白能结合 1.25 μg 的铁。

一、免疫散射比浊法

(一)原理

以聚乙烯二醇(PEG)与兔抗人 Tf 血清结合后,再与待测血清中的 Tf 发生特异性抗原抗体反应。所形成极细的乳白色抗原抗体复合物颗粒,悬浮于溶液中,利用散射比浊原理,与标准浓度管相比较,求得未知血清中 Tf 含量。

(二)试剂

(1)4％PEG 盐水溶液:称取 PEG(6 000) 40 g,NaCl 9 g,溶于去离子水 1 000 mL 中,调 pH 至 4.5。

(2)工作抗血清溶液:用 4％PEG 盐水溶液稀释商品化抗血清。一般以 1∶60 稀释,可根据抗血清效价而定。配制后静置 30 分钟,经直径 450 nm 微孔膜过滤。

(3)Tf 标准液(52.5 mg/L)取商品标化 Tf(42 g/L)液 1 μL,用生理盐水稀释至 800 μL(可根据商品化 Tf 的浓度酌情稀释)。

(三)操作

待测血清用生理盐水稀释 100 倍,以表 4-6 操作。

表 4-6　Tf 比浊法操作步骤

加入物(mL)	稀释空白管	抗体空白管	标准管	测定管
工作抗血清	—	2.0	2.0	2.0
4％PEG 盐水溶液	2.0	—	—	—
Tf 标准液	—	—	0.04	—
1∶100 待测血清	—	—	—	0.04
生理盐水	0.04	0.04	—	—

混匀,置室温 30 分钟,激发光和散射光均为 450 nm,以稀释空白校正荧光度为零,分别读取

各管荧光读数。

(四)计算

$$血清转铁蛋白(mg/L)=\frac{测定管读数-抗体空白管读数}{标准管读数-抗体空白管读数}×52.5×100$$

(五)参考值

2～4 g/L。

(六)附注

(1)本法用血量少,可用末梢血测定,标本溶血、黄疸、脂血无干扰。

(2)形成浊度后 0.5～1 小时内读取荧光读数,否则会影响结果。

(3)在 20 g/L 内线性良好,回收率为 92％～102％。

二、血清总铁结合量计算

(一)原理

先测血清总铁结合量,再根据 Tf 分子量和 Tf 中铁原子量(56×2)求得 Tf 含量。

(二)试剂

见总铁结合量测定。

(三)操作

按血清总铁结合量测定操作,最后换算成 Tf 含量。

(四)计算

血清总铁结合量(mg/L)＝血清总结合量(mg/L)×687.5。

(五)临床意义

蛋白丢失性疾患如肾病综合征,随血清蛋白的下降血清转铁蛋白也下降(可降至0.4 g/L),严重肝病(如肝硬化)可显著下降。严重缺铁性贫血时血清转铁蛋白明显升高,提示血清铁缺乏。

(韩　鑫)

第五章

激素类检验

第一节　甲状腺激素测定

甲状腺激素的测定大多采用标记免疫的方法直接测定血清中的激素浓度,包括放射免疫法(RIA)、多相酶联免疫法(ELISA)、均相酶放大免疫法(EMIT),还有化学发光免疫分析及数种荧光免疫法。

一、血清总 T_4(tT_4)和总 T_3(tT_3)测定

血清中的 T_4 和 T_3 99％以上与血浆蛋白结合,即以与甲状腺素结合球蛋白(TBG)结合为主。所以 TBG 的含量可以影响 tT_4 和 tT_3。如当妊娠、应用雌激素或避孕药、急性肝炎、6 周内新生儿等使血清 TBG 增高时,tT_4 也增高。而当应用雄激素、糖皮质激素、水杨酸、苯妥英钠等药物,肝硬化、肾病综合征等低蛋白血症使血清 TBG 降低时,tT_4 也降低。临床测定血清 tT_4 和 tT_3 常用化学免疫法,其灵敏度、特异性、精密度都很高。

(一)参考范围

见表 5-1。

表 5-1　tT_4 和 tT_3 参考范围

年龄(岁)	tT_4(nmol/L)	tT_3(nmol/L)
1～5	95～195	1.3～4.0
6～10	83～179	1.4～3.7
11～60	65～165	1.9～2.9
>60(男)	65～130	1.6～2.7
>60(女)	73～136	1.7～3.2

(二)临床应用

(1)血清 tT_4 的增加见于甲亢和 TBG 增加,tT_4 降低见于甲减、TBG 减少、甲状腺炎、药物影响(如服用糖皮质激素等)。tT_4 是诊断甲低可靠和敏感的指标。

(2)血清 tT_3 是诊断甲亢最可靠和灵敏的指标,尤其是对诊断 T_3 型甲亢的患者有特殊意

义。这类甲亢患者血清 tT_4 浓度不高,但 tT_3 却显著增高。同样,tT_3 的检测结果也受到血清 TBG 含量的影响。

(3)低 T_3 综合征:在饥饿、慢性消耗性疾病(如肝硬化、未控制的糖尿病等)时,外周 T_4 转变为 rT_3 增加,转变为 T_3 减少,此时血清 T_4 正常而 T_3 减少,即所谓的低 T_3 综合征。

二、血清游离 T_4(fT_4)和游离 T_3(fT_3)的测定

正常情况下,血浆甲状腺激素结合型和游离型之间存在着动态平衡,但只有游离型才具有生理活性,所以 fT_4 和 fT_3 的水平更能真实反映甲状腺功能状况。RIA 法测定 fT_4 和 fT_3 的分为两步:①用沉淀剂将血清所有蛋白(包括 TBG)沉淀除去;②以 RIA 法测定上清液中 fT_4、fT_3 的含量。

现在发展的敏感的免疫化学法如时间分辨荧光免疫分析法等,也逐渐应用于临床,逐渐取代有同位素污染的 RIA 法。

(一)参考范围

T_4 和 fT_3 在血清中浓度很低,检测结果受检测方法、试剂盒质量等影响显著,所以参考范围差异很大。

fT_4:10～30 pmol/L;fT_3:3.55～10.1 pmol/L(RIA 法)。

(二)临床应用

总的来说,fT_4 和 fT_3 的临床应用与 tT_4 和 tT_3 相同,但因不受血清 TBG 影响,而是代表具有生物活性的甲状腺激素的含量,因而具有更重要的临床价值。

1.甲状腺功能亢进

对于诊断甲亢来说,fT_4、fT_3 均较 tT_4、tT_3 灵敏,对甲亢患者治疗效果的观察,fT_4、fT_3 的价值更大。

2.甲状腺功能减退

大多数口服 T_4 治疗的患者,在服药后 1～6 小时血中 fT_4 浓度达到高峰,其升高程度与服药剂量有关。fT_4 是甲状腺素替代性治疗时很好的检测指标。

3.妊娠

孕妇血中 TBG 明显增加,因此,fT_4、fT_3 的检测较 tT_4、tT_3 更为准确。

4.药物影响

肝素可能对 fT_4、fT_3 的测定产生影响,使结果偏离。

三、血清反 T_3(rT_3)测定

rT_3 与 T_3 结构基本相同,仅是三个碘原子在 3、3′5′位,主要来源于 T_4,在外周组织(如肝、肾等)经5-脱碘酶作用生成。rT_3 也是反映甲状腺功能的一个指标。血清中 T_4、T_3 和 rT_3 维持一定比例,可以反映甲状腺激素在体内代谢情况。临床采用 RIA 法和化学发光免疫法测定血清中 rT_3 浓度。

(一)参考范围

0.15～0.45 nmol/L。

(二)临床应用

rT_3 与 T_3 在化学结构上属异构体,但 T_3 是参与机体代谢的重要激素,该过程消耗氧,而

rT_3 则几乎无生理活性。rT_3 增加，T_3 减少，可以降低机体氧和能量的消耗，是机体的一种保护性机制。

（1）甲亢时血清 rT_3 增加，与血清 T_4、T_3 的变化基本一致。而部分甲亢初期或复发早期仅有 rT_3 的升高。

（2）甲低时血清 rT_3 降低。rT_3 是鉴别甲低与非甲状腺疾病功能异常的重要指标之一。

（3）非甲状腺疾病，如心肌梗死、肝硬化、糖尿病、尿毒症、脑血管意外和一些癌症患者，血清中 rT_3 增加，T_3/rT_3 比值降低，这一指标对上述疾病程度的判断、疗效观察及预后估计均有重要意义。

（4）羊水中 rT_3 浓度可作为胎儿成熟的指标。如羊水中 rT_3 低下，有助于先天性甲低的宫内诊断。

四、T_3 摄取率的测定

将 ^{125}I 标记的 T_3（^{125}I-T_3）加入患者血清，^{125}I-T_3 即与血清 TBG 的剩余部分（剩余结合容量）结合，未被结合而成游离态的 ^{125}I-T_3 可被吸附剂（红细胞、树脂等）吸附。通过测定吸附剂所摄取的 ^{125}I-T_3，即可了解 TBG 的剩余结合容量，从而间接反映 tT_4 水平。

^{125}I-T_3 摄取率＝（吸附剂摄取 ^{125}I-T_3 量）/（加入的 ^{125}I-T_3 总量）×100%

本实验为体外试验，适于孕妇、乳母及儿童。该实验不受碘剂及抗甲状腺药物的影响，但受血清 TBG 浓度、T_4/T_3 比值及苯妥英钠等药物影响，应用时应与 T_4 测定合并进行。

（一）参考范围
13%±4.6%（红细胞摄取率）。

（二）临床应用
摄取率＞17% 可诊断为甲亢，甲低时降低。

（韩　鑫）

第二节　肾上腺皮质激素测定

肾上腺皮质分泌类固醇激素，或称甾体激素，是维持生命所不可缺少的物质。肾上腺皮质的球状带、束状带及网状带，各分泌功能是不同的激素。醛固酮（盐皮质激素）由球状带分泌，是调节水、盐代谢的激素。束状带分泌的皮质醇及皮质酮（糖皮质激素）调节糖，脂肪、蛋白质三大代谢。网状带分泌的性激素主要作用于肌肉、毛发及第二性征的发育。目前已由肾上腺皮质中提出激素数十种，但一般认为皮质醇、皮质酮、醛固酮是正常情况下分泌的最主要的激素。皮质激素的半寿期很短，在血浆中为 80～120 分钟，其代谢产物由尿中排出。尿中出现的皮质激素代谢产物有三大类，即 17-羟皮质类固醇、17-酮类固醇和 17-生酮类固醇。前两者为临床上最常用的测量肾上腺皮质功能的试验。肾上腺皮质疾病可分为肾上腺类固醇的增多、减少或不释放等几点。

肾上腺皮质功能亢进可表现为皮质醇增多（库欣综合征 Cushing syndrome）、醛固酮增多症及肾上腺雄激素增多（先天性肾上腺增生）。引起库欣病最多见的原因属于医源性，即长期使用糖皮质激素，又可见于良性垂体瘤（ACTH 增加），肾上腺恶性肿瘤（少见）或腺瘤，异位性 ACTH

分泌等情况。醛固酮增多症时,由于醛固酮体用于远曲小管而引起保钠排钾,钠潴留又使血浆体积增加,血压上升。醛固酮增多症可分为原发性与继发性两种。原发性者即所谓 Conn's 综合征,可由肾上腺瘤、癌或增生引起。因此血浆肾素是反应性降低,并有钾钠代谢异常。继发性醛固酮增加,多为非肾上腺性刺激引起,如心功能不全、肾病综合征、梗阻性肾病等,与原发性相反,其血浆肾素升高。

肾上腺皮质功能低下:原发性肾上腺皮质功能低下,即所谓艾狄森病(Addison'sdisease),此病 80% 是由特异性肾上腺皮质萎缩引起(可能由于自身免疫性原因),此时常合并有内分泌病,如糖尿病、甲状旁腺功能低下、甲状腺病等。其余 20% 可能是肾上腺皮质结核、出血、肿瘤、淀粉样变性或感染等。双侧皮质损害 90% 时出现症状,由于皮质醇的减少,血 ACTH 升高。

肾上腺皮质功能低下还可能继发于各种原因所引起的 ACTH 减少。

肾上腺皮质功能试验一般可分三类:①直接测定体液(血、尿)中肾上腺皮质激素及其产物,是最常用的一类。②通过外源药物的影响而反映肾上腺功能试验。③间接反映肾上腺皮质功能的试验,如唾液中钾、钠浓度测定,这一类试验极为少用。

一、皮质醇测定

人肾上腺皮质分泌类固醇激素以皮质醇(氢化可的松)为主,血浆皮质醇分为游离与结合两种形式。测定其血浆皮质醇浓度,是直接了解垂体肾上腺皮质系统功能的方法。皮质醇是由肾上腺皮质束状带合成分泌的一种糖皮质激素,每天分泌 $10 \sim 35$ mg,半衰期约 100 分钟。皮质醇的分泌有明显的昼夜节律,以清晨 6～8 时最高($50 \sim 250$ $\mu g/L$),晚上 10 时至凌晨 2 时为最低($20 \sim 100$ $\mu g/L$)。皮质醇的主要功能是增加糖异生,对蛋白质和脂肪代谢的影响亦非常显著。皮质醇分泌人血后绝大部分与血循环中皮质类固醇结合球蛋白(CBG)结合。真正具有生物活性的只是游离皮质醇,它只占总皮质醇的 1%～3%,亦只有游离的皮质醇才能从肾小球滤过,从尿中排出。故测定尿皮质醇,可排除 CBG 变化的影响,反映血浆游离皮质醇水平。

(一)参考值

上午 8:00:(127 ± 55)$\mu g/L$。

下午 4:00:(47 ± 19)$\mu g/L$。

午夜:(3.4 ± 12)$\mu g/L$。

新生儿脐带血浆:$85 \sim 550$ $\mu g/L$。

(二)临床应用

1.血浆总皮质醇升高

皮质醇增多症(库欣病),肾上腺肿瘤、妊娠、口服避孕药,异位 ACTH 综合征、垂体前叶功能亢进症、单纯性肥胖,应激状态(手术、创伤、心肌梗死等)。

2.血浆总皮质醇降低

肾上腺皮质功能降低,垂体前叶功能低下,全身消耗性疾病,口服苯妥钠、水杨酸钠等药物。先天性肾上腺皮质功能低下症、席汉综合征。皮质醇功能减退者,分泌节律基本正常;而血浓度明显降低。

二、皮质酮测定

皮质酮属 21 碳类固醇激素,是合成醛固酮的前体物质。其糖皮质激素活性为皮质醇的1/5,

盐皮质激素样活性为皮质醇的 2 倍,为醛固酮的 1/200。

(一)参考值

上午 8:00:(25.5±8.4)nmol/L[(8.8±2.9)ng/mL]。

下午 4:00:(17±8.4)nmol/L[(5.9±1.6)ng/mL]。

(二)临床应用

1.皮质酮增高见于下列情况

库欣病、ACTH 瘤、肾小管性酸中毒、肾病综合征、口服避孕药、先兆子痫、充血性心力衰竭、异常钠丢失、特发性水肿、给予钾离子治疗后,低钠饮食等。

2.皮质酮降低见于

肾上腺皮质功能减退,单纯性醛固酮缺乏,脱氧皮质酮分泌过多(先天性肾上腺皮质增生症,11-β-羟化酶缺乏等),摄钾过低,大量水摄入,大量滴注高渗盐水。

三、去甲肾上腺素测定

去甲肾上腺素又名正肾上腺素,属于儿茶酚胺类激素。主要由交感神经末梢释放,小部分由肾上腺髓质释放。主要作用于 α 受体。有强烈的收缩血管作用,特别对皮肤、黏膜和肾血管有强烈收缩作用,使血压升高。但对冠状动脉有微弱扩张作用,对心脏 β 受体也有兴奋作用,但比肾上腺素要弱。

(一)参考值

血浆:125~310 ng/L,(200±80)ng/L。

尿:10~70 μg/24 h,(41.5±11.0)μg/24 h。

(二)临床应用

去甲肾上腺素增高见于下列情况。嗜铬细胞瘤、神经母细胞瘤以及神经节神经瘤、肝昏迷、晚期肾脏病、充血性心力衰竭。

四、18-羟-11-脱氧皮质酮(18-OH-DOL)测定

18-羟-11-脱氧皮质酮属 21 碳类固醇激素。主要由肾上腺皮质束状带产生,为盐皮质激素。其分泌受 ACTH 和肾素、血管紧张素系统双重调节,以前者为主。其生物效应主要为潴钠排钾。

(一)参考值

普食:(68±26)ng/L。

低钠饮食:(125±24)ng/L。

高钠饮食:(66±8)ng/L。

(二)临床应用

18-羟-11-脱氧皮质酮检测能反映垂体-肾上腺皮质功能。血浆 18-OH-DOL 增高见于库欣综合征或库欣病,原发性醛固酮增多症,原发性高血压。18-羟-11-脱氧皮质酮降低见于艾迪生病,垂体前叶功能低下。

五、醛固酮测定

醛固酮(aldosterone,ALD)是肾上腺皮质球状带合成和分泌的类固醇激素,分子量 360.4,是一个非常强的电解质排泄的调节因子,其作用是增加 Na^+ 和 Cl^- 的回收,排出 K^+ 和 H^+。由于它

能影响电解质和水的排泄及血容量,所以对维持机体内环境的恒定起着重要作用。醛固酮含量可用放免方法测定。血浆醛固酮可受体位、饮食中钾、钠含量的影响,受血钾、钠浓度的调节,其排泄受肝、肾功能影响。检测血醛固酮的患者应停服利尿剂至少 3 周,停服抗高血压药物 1 周。测定醛固酮时,在试验前要给予高盐饮食,因为高血压患者多维持低盐饮食,会导致尿醛固酮增加而给以假阴性结果。

(一)参考值

1.血 ALD(放免法)

(1)普食饮食:卧位为(86.0±37.5)pmol/L(59.9~173.9 pmol/L);立位为(151.3±88.3)pmol/L(65.2~295.7 pmol/L)。

(2)低钠饮食:卧位为(233.1±20.2)pmol/L(121.7~369.6 pmol/L);立位为(340.9±177.0)pmol/L(139.0~634.0 pmol/L)。

2.尿 ALD

普食:1.0~8.0 μg/24 h 尿;低钠:7~26 μg/24 h 尿。

(二)临床应用

1.ALD 增高

原发性 ALD 增多症、Conn 综合征;双侧肾上腺增生,肾上腺癌、继发性 ALD 增多症、肾素瘤、肾血管性高血压、多发性肾囊肿、Wilms 肿瘤、Portter 综合征,特发性水肿,恶性高血压,充血性心力衰竭、肾性综合征,肝硬化、17α-羟化酶缺乏,Dasmit 综合征,体位性高血压,口服避孕药,先兆子痫或子痫,肾小管酸中毒,妊娠。

2.血 ALD 浓度和尿 ALD 排泄降低

原发性低醛固酮症,继发性低醛固酮症,艾迪生病,双侧肾上腺切除,原发性高血压、18-羟类固醇脱氢酶缺乏,18-羟化酶缺乏,Rose 综合征,Liddle 综合征,11-β-羟化酶缺乏,3-β-羟类固醇脱氢酶缺乏,库欣综合征,服用甘草、可乐定、β 受体阻滞剂后。

六、口服地塞米松抑制试验

垂体与肾上腺皮质之间,存在着刺激与负反馈之间相互关系,垂体分泌 ACTH,刺激肾上腺皮质分泌糖皮质激素在血中水平升高,反过来抑制垂体前叶 ACTH 的分泌,此试验的原理即在于此。方法是作用强、而剂量小的地塞米松,观察用药后尿中 17-羟质类固醇比用药前减少的程度,借此来诊断库欣综合征及其肾上腺皮质病变性质。有小剂量与大剂量法两种。

(一)小剂量法

口服地塞米松,每天 2 mg 分 4 次服,连续 2 天。试验前留 24 小时尿做 17 羟皮质类固醇测定,用药后即留 24 小时尿亦做 17-羟皮质类固醇测定,前后两次所测结果进行比较。

临床应用:正常人服地塞米松后,尿 17-羟皮质类固醇排出量明显降低,降低值超过试验前的 50%,或低于 11 μmol/d。肥胖病,Stenleventhal 综合征(多囊卵巢综合征),也受到抑制。

甲状腺功能亢进患者,服地塞米松后,尿 17-羟皮质类固醇降低不如正常人显著。库欣综合征病患者,不管其病变性质如何,均很少下降到 11 μmol/d 或根本不下降。肾上腺皮质功能亢进者,不论其病原为增生性或肿瘤,其抑制一般不大于对照值 50%。

(二)大剂量法

口服地塞米松,每天 8 mg,分 4 次服,连续 2 天仍测定药前后 24 小时进尿中 17-羟质类固醇含量,以示比较。

临床应用:病变性质为肾上腺增生所致的依钦科—库欣综合征者,服药后尿中 17-羟皮质类固醇含量比用药前下降 50%。而病变为肾上腺肿瘤或癌者,则服药后无明显下降或不下降,为肿瘤细胞分泌皮质素有其自主性,不受垂体分泌的 ACTH 控制。女性男性化,先天性肾上腺皮质增生引起的女性假两性畸形者,尿中 17-酮类固醇排泄量明显高于正常。因此小剂量法试验尿中 17-酮类固醇明显降低。如肾上腺皮质肿瘤中所致的男性化病例,在大剂量法试验下,尿中17-酮类醇无明显降低。

(韩 鑫)

第三节 性激素测定

一、睾酮测定

男性睾酮(testosterone,T)主要是由睾丸间质细胞分泌。肾上腺皮质及卵巢也有少量分泌。属 19 碳类固醇激素,是血中活性最强的雄性激素。睾酮经代谢生成生物活性更强的双氢睾酮(DHT),也可被芳香化为雌二醇。睾酮的分泌受促黄体生成激素(LH)的调节,与下丘脑-垂体轴之间存在负反馈关系。在女性睾酮主要由卵巢和肾上腺分泌的雄烯二酮转化而来。睾酮分泌具有生理节律,通常清晨最高,中午时最低。睾酮主要在肝脏灭活,与清蛋白和性腺结合球蛋白结合在体内运输。其主要生理功能是刺激男性性征的出现,促进蛋白质的合成伴有水钠潴留和骨钙磷沉积,此外睾酮还与 FSH 协同维持生精。

(一)参考值
男性:成人 300~1 000 ng/dL(放免法);青春期前(后)10~20 ng/dL。
女性:成人 20~80 ng/dL;青春期前(后)20~80 ng/dL;绝经期 8~35 ng/dL。

(二)临床应用
1.血睾酮增高
(1)睾丸间质细胞瘤。
(2)先天性肾上腺皮质增生(21 和 1-羟化酶缺陷)及肾上腺肿瘤。
(3)女性男性化,XYY 女性,多囊卵巢综合征患者。
(4)注射睾酮或促性腺激素。
(5)多毛症。
2.血睾酮降低
(1)先天性睾丸发育不全综合征,睾丸炎或 X 线照射后等。
(2)垂体前叶功能减退。
(3)性腺功能减退:类睾综合征(如 Kallman 综合征)及睾丸不发育或睾丸消失综合征。

二、双氢睾酮测定

双氢睾酮(dihydratestosterone,DHT)是 19 碳类固醇雄性激素。血循环中的双氢睾酮一部分来自睾丸间质细胞的合成、分泌，一部分由睾酮在外周的代谢转化而来。其产生率男性约300 μg/d，女性50～70 μg/d，在有的靶细胞内睾酮必须代谢至 DHT 后，再和相应的特异受体相结合发挥生理效应。DHT 的生理作用同睾酮。

（一）参考值

男性：1.02～2.72 nmol/L（放免法）。

女性：0.10～0.43 nmol/L。

（二）临床应用

1.双氢睾酮增高

男性睾丸间质细胞瘤，女子多毛症，多囊卵巢综合征，真性性早熟等。

2.双氢睾酮降低

睾丸女性化，发育不良，睾丸间质细胞发育不良，女性外阴硬化性苔藓等。

三、脱氧异雄酮测定

脱氢异雄酮（dehydroepiandrosterone，DHA）是由 17α-羟孕烯醇酮经 17 碳链酶作用而成，为雄烯二酮及睾酮的前体，DHA 是肾上腺皮质分泌的主要雄激素，此外卵巢与睾丸也有少量产生，分泌量成人平均每天约为 25 mg。DHA 入血后，一部分在外周组织转化为睾酮（雄性激素的生理作用见睾酮项目）。

（一）参考值

男性：(32.3±12.1)nmol/L(20.8～45 nmol/L)（放免法）。

女性：(21.4±8.3)nmol/L(13.8～31.2 nmol/L)。

（二）临床应用

肾上腺皮质肿瘤患者能产生大量的 DHA，尤其是恶性肾上腺肿瘤。先天性肾上腺皮质增生症，如 3β-羟脱氢酶缺乏症（17β-羟脱氢酶缺陷症）、女性多毛症。妊娠中晚期母血中 DHA 降低。

四、雄烯二酮测定

雄烯二酮的生物活性介于活性很强的雄性激素睾酮和雄性激素很弱的去氢雄酮之间。雄烯二酮具有激素原的特性。在女性雄烯二酮的 50% 来自卵巢、50% 来自肾上腺。女性日产率超过3 000 μg，男性则更高。成年男性雄烯二酮测定水平略低同龄女性，绝经妇女因肾上腺及卵巢的含量均减少致血循环中的浓度下降。

（一）参考值

男性：(6.3±1.7)nmol/L(3.5～7.5 nmol/L)。

女性：(7.1±2.0)nmol/L(4.5～10.8 nmol/L)。

（二）临床应用

正常妇女雄烯二酮的分泌量为睾酮的 10 倍。在女性卵巢中也能测到雄烯二酮，男性化疾病的女性雄烯二酮水平可升高。先天性肾上腺皮质增生时可增高，多囊卵巢病时雄烯二酮正常或轻度升高，多毛症增高。

雄烯二酮降低：男性发育延迟(1.6～3.0 nmol/L)，侏儒症。

五、17α-羟孕酮测定

17α-羟孕酮(17-α-hydosy progesterone,17α-OHP)由肾上腺皮质及性腺产生,其黄体酮活性很低。17α-OHP经21-羟化生成皮质醇的前体化合物S(CpS)。17α-OHP具有与肾上腺皮质醇相一致的昼夜节律变化。成年育龄妇女17α-OHP浓度随月经周期而变化,黄体期高于卵泡期。妊娠时胎儿、胎盘及肾上腺可产生大量17α-OHP。妊娠32周后17α-OHP浓度急剧升高直到分娩期,17α-OHP也存在于新生儿的脐带血中。

(一)参考值

育龄女性:卵泡期0.1～0.8 ng/mL;黄体期0.27～2.9 ng/mL;妊娠末3个月2～12 ng/mL。男性:0.31～2.13 ng/mL。

(二)临床应用

21-羟化酶缺乏的先天性肾上腺皮质增生患者血17α-OHP浓度明显升高,11-羟化酶缺乏时17α-OHP上升幅度较少。约6%的成年多毛女性有不同程度的21-羟化酶缺乏。这一类迟发型缺乏症病例中17P浓度常超过卵泡期的高限0.9 ng/mL。17α-OHP的测定也用于分析男性和女性的普通痤疮、男性秃顶及一些不明原因的不育症。

六、雌二醇测定

雌二醇(estradiol E₂)是一种18碳类固醇激素,E_2由睾丸、卵巢和胎盘分泌释放入血,或由雄激素在性腺外转化而来。E_2是生物活性最强的天然雌激素。对于排卵的女性,E_2起初来源于一组正在成熟的卵泡,最后则来源于一个完整的即将排卵及由它形成的黄体。绝经后的女性E_2来源于雄激素的转化,循环中E_2水平低,不具周期性变化。青春期前的儿童和男性E_2水平低也不具周期性变化。

(一)参考值

男性:110～264.2 pmol/L。

女性:卵泡期132～220 pmol/L;排卵期1 431～2 932 pmol/L;黄体期403.7～1 123 pmol/L。

(二)临床应用

血糖二醇浓度是检查下丘脑、垂体、生殖靶腺轴功能指标之一。对诊断早熟,发育不良等内分泌及妇科疾病有一定价值。E_2增高还见于多胎妊娠,糖尿病孕妇,肝硬化、卵巢癌、浆液性囊腺癌、不明原因乳房发育、男性、肾上腺肿瘤等。

E_2降低见于:妊娠高血压综合征,无脑儿,下丘脑病变,垂体卵巢性不孕、皮质醇增高症,席汉综合征,胎儿宫内死亡,下丘脑促性腺激素释放激素(GnRH)类似物对垂体具有调节作用等。

七、雌三醇测定

雌三醇(estriol,E_3)属18碳类固醇激素。一般认为E_3是E_2和雌酮的代谢产物,生物活性较它们为低。在妊娠中晚期,胎盘合成的E_3大部分来自胎儿的16α-羟硫酸脱氢异雄酮。E_3能反映胎儿-胎盘单位功能,因此通过测定E_3监测胎盘功能及胎儿健康状态具有重要意义。

(一)参考值

成人:$(0.58\pm0.04)\mu g/L$。

（二）临床应用

1. E_3 增高

先天性肾上腺增生所致胎儿男性化、肝硬化、心脏病。

2. E_3 降低

胎儿先性肾上腺发育不全，无脑儿，胎儿宫内生长迟缓，孕期应用糖皮质激素，胎盘硫酸酯酶缺乏，过期妊娠，胎儿窘迫，死胎，胎儿功能不良，妊娠高血压综合征，先兆子痫等。

八、雌酮测定

雌酮（estrone，E_1）属 18 碳类固醇雌激素，其活性次于 E_2。E_1 来源于脱氧异雄酮（DHA），E_2 在肝脏灭活后亦生成 E_1。

（一）参考值

男性：（216.1±83.3）pmol/L。

女性：卵泡期（290.8±77.3）pmol/L；排卵期（1 472.6±588.7）pmol/L；黄体期（814.0±162.8）pmol/L；绝经后（125.1±88.8）pmol/L。

（二）临床应用

1. E_1 增高

睾丸肿瘤、心脏病、肝病，系统性红斑狼疮、心肌梗死，多囊卵巢综合征。卵巢颗粒细胞肿瘤。

2. E_1 降低

原发性、继发性闭经、垂体促性腺激素细胞功能低下，LH 和 FSH 分泌减少，继而卵巢内分泌功能减退，雌酮和雌二醇均降低。高催乳素征，神经性厌食，Turner 综合征。

九、黄体酮测定

黄体酮（Progesterone，P）是在卵巢、肾上腺皮质和胎盘中合成的，尿中主要代谢产物是孕二醇。由于 LH 和 FSH 的影响，在正常月经周期的排卵期卵巢分泌黄体酮增加，排卵后 6～7 天达高峰。排卵后的黄体是月经期间黄体酮的主要来源，如果卵子未受精，则本黄体萎缩出现月经，黄体酮水平下降；如果卵子受精，由于来自胎儿胎盘分泌的促性腺激素的刺激，黄体继续分泌黄体酮。妊娠第七周开始胎盘分泌黄体酮的自主性增强，在量上超过黄体。黄体酮可排制子宫兴奋性，此种对子宫收缩的抑制作用可持续至分娩前。

（一）参考值

女性：卵泡期（0.79±0.40）ng/mL（0.2～0.9 ng/mL）；排卵期（2.05±1.11）ng/mL（1.16～3.13 ng/mL）；黄体期（13.59±4.25）ng/mL（3.0～35 ng/mL）；绝经期后 0.03～0.3 ng/mL；妊娠 20～400 ng/mL。

男性：（0.48±0.17）ng/mL。

（二）临床应用

1. 确证排卵

要使黄体酮成为排卵的有用指标需在黄体中期取血。太靠近月经或在 LH 分泌高峰的 3～4 天内，黄体酮正急剧升高或下跌，结果不稳定。一次随机的黄体期水平＞3 ng/mL 是支持排卵的强有力证据。

2.除外异位妊娠

黄体酮水平≥25 ng/mL可除外异位妊娠(97.5%)。

3.除外活胎

不管胎位如何,单次血清黄体酮≤5 ng/mL,可除外活胎提示为死胎。

4.流产

先兆流产时虽其值在高值内,若有下降则有流产趋势。

（韩　鑫）

第四节　其他激素测定

一、尿17-酮类固醇(17-KS)测定

(一)原理

尿中17-酮类固醇是肾上腺皮质激素及雄性激素的代谢产物,大部分为水溶性的葡萄糖醛酸酯或硫酸酯,必须经过酸的作用使之水解成游离的类固醇,再用有机溶剂提取,经过洗涤除去酸类与酚类物质。17-酮类固醇分子结构中的酮-亚甲基(-CO-CH$_2$-)能与碱性溶液中的间二硝基苯作用,生成红色化合物。在520 nm有一吸收峰,可以进行比色测定。

(二)患者准备与标本处理

(1)取样前1周,患者应停止饮茶和服用甲丙氨酯、安乃近、氯丙嗪、降压灵、普鲁卡因胺、类固醇激素、中草药及一些带色素的药物,以减少阳性干扰。

(2)尿量应通过饮水调控在1 000～3 000 mL/24 h。

(3)收集24小时尿液加浓盐酸约10 mL或甲苯5 mL防腐。如尿液不能及时进行测定,应置冰箱内保存,以免17-酮类固醇被破坏而使测定数值降低。

(三)参考值

成年男性:(28.5～61.8) μmol/24 h。

成年女性:(20.8～52.1) μmol/24 h。

二、尿17-羟皮质类固醇(17-OHCS)测定

(一)原理

在酸性条件下,17-羟皮质类固醇水溶性下降,用正丁醇-氯仿提取尿液中的17-OHCS,在尿提取物中加入盐酸苯肼和硫酸,17-OHCS与盐酸苯肼作用,成黄色复合物,用氢化可的松标准液同样呈色,以分光光度计比色,求得其含量。

(二)患者准备与标本处理

同尿17-酮类固醇测定。

(三)参考值

成年男性:(27.88±6.6) μmol/24 h。

成年女性:(23.74±4.47) μmol/24 h。

三、尿香草扁桃酸(VMA)测定

(一)原理

用乙酸乙酯从酸化尿液中提取 VMA 和其他酚酸,然后反提取到碳酸钾水层。加入高碘酸钠($NaIO_4$),使 VMA 氧化成香草醛(vanillin)。用甲苯从含有酚酸杂质的溶液中选择性提取香草醛,再用碳酸盐溶液反抽提到水层,用分光光度计于波长 360 nm 测定水层中香草醛的浓度。

(二)患者准备与标本处理

(1)收集标本前 1 周限制患者食用含有香草醛类的食物,如巧克力、咖啡、柠檬、香蕉以及阿司匹林和一些降压药物,这些药物中含有酚酸对该法有阳性干扰,可使结果假性升高。

(2)尿量应通过饮水调控在 1 000～3 000 mL/24 h。

(3)收集 24 小时尿液加浓盐酸约 10 mL 或甲苯 5 mL 防腐。若尿液不能及时进行测定,应置冰箱内保存,以免 VMA 被破坏而使测定数值降低。

(三)分光光度法参考值(如表 5-2)

表 5-2　分光度法参考值

年龄	mg/24 h	μmol/24 h
0～10	<0.1	<0.5
10 天～24 个月	<2.0	<10
24 个月～18 岁	<5.0	<25
成人	2～7	10～35

(韩　鑫)

第六章

糖代谢紊乱及糖类检验

第一节　血糖调节激素测定

调节血糖的激素主要有胰岛素、胰高血糖素、肾上腺皮质激素、生长激素、甲状腺激素等多种,本节仅介绍胰岛素、胰高血糖素和胰岛素抵抗的检测及临床意义。

一、胰岛素原、胰岛素和 C 肽测定

(一)生理和生物化学

胰岛素是第一个被纯化的蛋白类激素,是放射免疫法检测到的第一种物质,是重组 DNA 技术应用的第一个实践案例。人胰岛素分子量 5 808 Da,包含 51 个氨基酸。人胰岛素由 A、B 两条链组成,两条链之间以两个二硫键连接,A 链本身含有第三个二硫键。人胰岛素与很多哺乳动物胰岛素具有相似的免疫学和生物学特性,在人重组胰岛素广泛应用以前,长期在临床治疗中使用牛和猪源胰岛素。

胰岛 β 细胞粗面内质网的核糖体首先合成 100 个氨基酸组成的前胰岛素,很快被酶切去信号肽,生成 86 个氨基酸的胰岛素原,其生物活性只有胰岛素生物活性的 1/10,储存于高尔基体的分泌颗粒中,最后在蛋白水解酶的作用下水解成 51 个氨基酸的胰岛素和无生物活性的 31 个氨基酸的 C 肽(C-peptide)。正常人的胰岛素释放呈脉冲式,基础分泌量约 1 U/h,每天总量约 40 U。健康人摄入葡萄糖后,胰岛素呈双时相脉冲式分泌,葡萄糖入血后的 1～2 分钟是第一时相,储存胰岛素快速释放,在 10 分钟内结束,第二时相可持续 60～100 分钟,直到血糖水平回到正常,为胰岛素合成和持续释放时相。胰岛素主要在肝脏摄取并降解,半衰期 5～10 分钟。

正常情况下在外周循环中无法检测到前胰岛素。仅有少量胰岛素原(胰岛素的 3%)和中间剪切体入血,因肝脏清除胰岛素原率仅是清除胰岛素的 1/4,胰岛素原的半衰期是胰岛素的 2～3 倍,空腹时循环胰岛素原是胰岛素浓度的 10%～15%。C 肽对于维持胰岛素正常结构必需,半衰期长(35 分钟),空腹时循环 C 肽是胰岛素浓度的 5～10 倍。肝脏不代谢 C 肽,C 肽在肾脏中降解并从循环中清除,具有较稳定的尿液清除率。

（二）胰岛素原测定

1.测定方法

胰岛素原准确检测存在一些困难，包括在血中浓度低，不易获得抗体，很多抗血清与胰岛素、C肽有交叉反应，同时胰岛素原转化中间体也会干扰检测结果，目前还不具备纯胰岛素原检测的方法。目前已经将生物合成的胰岛素原应用于制备单克隆抗体，将能提供可靠的胰岛素原标准品和检测方法。

2.临床意义

高浓度胰岛素原见于良性或恶性胰岛β细胞瘤，同时胰岛素、C肽血清水平升高或不升高，伴低血糖症。也有少见疾病如胰岛素转换障碍引起的家族性高胰岛素原。测量胰岛素原有助于判断胰岛素原类似物对胰岛素检测的干扰程度。在部分2型糖尿病患者血清中检测到高胰岛素原及其类似物水平，并且与心血管危险因子关联。在慢性肾功能不全、肝硬化、甲状腺功能亢进患者血清中也可能检测到高胰岛素原及其类似物水平。

（三）胰岛素测定

1.标本采集与保存

所有测定方法均可采用血清标本，血浆标本（EDTA和肝素抗凝）可用于一些免疫分析法。由于红细胞中存在胰岛素降解酶，故可致胰岛素含量降低，使用夹心免疫技术可观察到异嗜性抗体或类风湿因子可引起胰岛素假性升高。胰岛素测定的血清标本应在取血后5小时内分离，分离血清中的胰岛素在室温下可稳定12小时，在4℃可稳定1周，在−10℃可稳定1个月。

2.检测方法

虽然胰岛素测定历史已经有40年，目前仍然没有高度精确、准确和可靠的方法。目前有很多胰岛素检测商业试剂盒，包括RIA、ELISA、化学发光免疫法等，其基本原理是免疫分析法，检测免疫反应性胰岛素。除了胰岛素，与胰岛素有共同抗原表位的物质如胰岛素原、胰岛素原转换中间产物、糖基化及二聚体化的胰岛素衍生物等都可能被检测到。胰岛素抗血清与胰岛素原有交叉反应，但不与C肽反应。对于健康人体来说，胰岛素检测的特异性不是问题，因健康人血清中低浓度的胰岛素原不会影响胰岛素测量结果。但在某些情况，如糖尿病、胰岛细胞瘤患者，胰岛素原以较高浓度存在，会使胰岛素检测结果偏高，而胰岛素原的活性很低，会得到不准确的具有活性的胰岛素检测结果。

3.胰岛素检测的标准化

ADA曾经评估9个生产商的12种不同试剂，结果显示方法内变异达到3.7%～39%，方法间变异达到12%～66%，平均变异24%。一般的胰岛素参考测量程序不能够达到优化方法间变异、使检测结果一致的目的。最近，ADA胰岛素测量标准工作组与美国糖尿病消化病肾病研究所（National Institute of Diabetes and Digestive and Kidney Diseases）、CDC、欧洲糖尿病研究协会（European Association for the Study of Diabetes）联合，建立以同位素稀释液相色谱-串联质谱法（isotopedilution liquid chromatography-tandom mass spectrometry，IDMS）为参考方法的溯源链，以标准化胰岛素检测。标准化、同质化胰岛素检测对于临床诊疗具有实际意义。

4.参考区间

因方法的批间差异大，目前情况下实验室应建立自己的参考区间，以SI单位（pmol/L）报告结果。过夜空腹后，正常健康无肥胖人群的胰岛素范围是12～150 pmol/L（3～25 μU/mL）。部分特异性较好、减少胰岛素原干扰的方法得到的空腹胰岛素水平是＜60 pmol/L（9 μU/mL）。

在肥胖人群,胰岛素水平偏高,非糖尿病患者群及运动员胰岛素水平偏低。

5.临床意义

胰岛素是降低血糖的主要激素,胰岛素测定可用于空腹低血糖症患者的评估,也是2型糖尿病患者治疗方案选择的参考指标,如果胰岛素水平低,选择胰岛素治疗的可能性增加。另外,胰岛素测定是多囊卵巢综合征的评估指标,因为这种疾病的患者常伴胰岛素抵抗及碳水化合物代谢异常。虽然有研究者建议在 OGTT 检测的同时测定胰岛素,作为糖尿病的早期诊断指标之一,目前 ADA 所建议的糖尿病诊断指标并不包括胰岛素测定。

(1)胰岛素增高:常见于非胰岛素依赖型糖尿病(2 型糖尿病),此类患者常较肥胖,其早期与中期均有高胰岛素血症;胰岛 β 细胞瘤、胰岛素自身免疫综合征、脑垂体功能减退、甲状腺功能减退、Addison 病也有异常增高。此外,怀孕妇女、应激状态下如外伤、电击与烧伤等患者胰岛素的水平也较高。

(2)胰岛素降低:常见于胰岛素依赖型糖尿病(1 型糖尿病)及晚期非胰岛素依赖型糖尿病(2 型糖尿病);胰腺炎、胰腺外伤、β 细胞功能遗传性缺陷病的患者及服用噻嗪类药、β 受体阻滞剂者常见血胰岛素降低。

(四)C 肽测定

1.标本采集与保存

采用血清标本。如果血清标本不能立即测定,须保存于−20 ℃,并避免反复冻融。标本溶血可影响胰岛素,而不影响 C 肽的测定。标本贮存的时间越短越好。测定 C 肽的血清加入抑肽酶,−20 ℃贮存 3 个月对测定结果无明显影响。

C 肽抗体不能识别胰岛素原,但当血中存在大量胰岛素原时(如胰岛细胞瘤或血浆胰岛素抗体结合大量胰岛素原)也会影响 C 肽的测定,使结果偏高。这时测定 C 肽须将血清样品先经25%～30%的聚乙二醇(PEG)或葡萄珠结合胰岛素抗体处理,除去胰岛素原后再行测定。

2.测定方法

C 肽检测的基本原理是免疫分析法,包括放射免疫分析(RIA)、酶免疫分析(ELISA)、化学发光免疫分析(CLIA)和电化学发光免疫分析(ECLIA)等。不同方法间变异较大,其原因包括不同的抗血清、与胰岛素原的交叉反应不同、不同的 C 肽校准品等。比较 15 个实验室 9 种不同的 C 肽常规检测方法,批内、批间变异高达 10%及 18%,美国 CDC 成立了 C 肽检测标准化工作组。

3.参考区间

健康人群空腹血清 C 肽水平为 0.78～1.89 ng/mL(0.25～0.6 nmol/L),葡萄糖或胰高血糖素刺激后,血清 C 肽水平为 2.73～5.64 ng/mL(0.9～1.87 nmol/L),是刺激前的 3～5 倍。尿 C 肽的参考范围为74±26 μg/L(25±8.8 pmol/L)。

4.临床意义

C 肽测定比胰岛素测定有更多优点,因其肝脏代谢可以忽略,外周血 C 肽浓度与胰岛素相比是更好的 β 细胞功能指示项目,C 肽检测不受外源性胰岛素的干扰,与胰岛素抗体无交叉反应,而这些都会影响胰岛素检测结果。

(1)评估空腹低血糖:对于某些 β 细胞瘤患者,特别是胰岛素间歇分泌过多时,胰岛素水平可以正常,但 C 肽水平升高。当注射外源性胰岛素导致低血糖时,胰岛素浓度升高,C 肽水平降低,因 C 肽检测方法不识别外源性胰岛素,且外源性胰岛素可抑制 β 细胞功能。

（2）评估胰岛素分泌能力和速率：检测基础或刺激后的 C 肽浓度，但在常规糖尿病监测中作用不大。

（3）用于监测胰腺手术效果：在胰腺切除后应该检测不到 C 肽，在胰腺或胰岛细胞成功移植后，C 肽浓度应该升高。

（五）胰岛素和 C 肽释放试验

1. 胰岛素释放试验

胰岛素释放试验主要用于了解胰岛 β 细胞的功能状态，协助判断糖尿病类型并决定治疗方案。

（1）方法：口服葡萄糖 75 g 分别在空腹及服葡萄糖开始后 30 分钟、60 分钟、120 分钟、180 分钟采血测定血糖和胰岛素水平。可与 OGTT 同时进行。

（2）参考区间：通常为空腹 3～25 mU/L，服糖后分泌高峰在 30～60 分钟，峰值比空腹升高 4～6 倍，峰值应 <130 mU/L。120 分钟 <100 mU/L，180 分钟后基本恢复到空腹水平。

（3）临床意义：①空腹胰岛素 >25 mU/L，服糖后 2～3 小时仍持续高水平（往往 >100 mU/L），提示可能存在胰岛素抵抗。②糖尿病患者胰岛素释放高峰往往后延，1 型糖尿病患者胰岛素分泌能力降低，分泌曲线呈低平；空腹血浆胰岛素浓度很低，一般 <3 mU/L（正常为 3～25 mU/L），甚至测不出；血及 24 小时尿中 C 肽均很低，常不能测出。③2 型糖尿病患者视胰岛素缺乏或抵抗的类型不同，患者空腹胰岛素水平正常或高于正常，刺激后曲线上升迟缓，高峰在 2 小时或 3 小时，多数在 2 小时达到高峰，其峰值明显高于正常值，提示胰岛素分泌相对不足。

2. C 肽释放试验

C 肽释放试验是反映自身胰岛素分泌能力的一个良好指标，有助于鉴别 1 型和 2 型糖尿病患者。

（1）实验方法：同胰岛素释放试验。可与 OGTT 同时进行。

（2）参考区间：正常人空腹血浆 C 肽值为 0.8～4.0 μg/L，餐后 1～2 小时增加 4～5 倍，3 小时后基本恢复到空腹水平。

（3）临床意义：C 肽释放试验与胰岛素释放试验的临床意义相同。

C 肽测定常用于糖尿病的分型，它与胰岛素测定的意义是一样的。1 型糖尿病由于胰岛 β 细胞大量破坏，C 肽水平低，对血糖刺激基本无反应，整个曲线低平；2 型糖尿病 C 肽水平正常或高于正常；服糖后高峰延迟或呈高反应。

C 肽测定还用于指导胰岛素用药的治疗，可协助确定患者是否继续使用胰岛素还是只需口服降糖药或饮食治疗。糖尿病患者胰岛素水平相对或绝对不足的原因比较复杂，所以胰岛素水平既可表现为高，也可表现为低。前者用胰岛素治疗无效，后者不用胰岛素则加速糖尿病并发症的出现。若患者接受过胰岛素治疗 6 周后则可产生胰岛素抗体，这时测定胰岛素常不能反映患者体内胰岛素的真实水平。

C 肽可用于低血糖的诊断与鉴别诊断，特别是医源性胰岛素引起的低血糖。

由于胰岛 β 细胞在分泌胰岛素的同时也等分子地释放 C 肽，C 肽与外源性胰岛素无抗原交叉，且生成量不受外源性胰岛素影响，很少被肝脏代谢，因此 C 肽测定可以更好地反映 β 细胞生成和分泌胰岛素的能力。

二、胰高血糖素测定

常采用竞争 RIA 法测定胰高血糖素,校正值由厂商提供,其根据是 WHO 胰高血糖素国际标准(69/194)。空腹时血浆胰高血糖素浓度范围为 20～52 pmol/L(70～80 ng/L)。α 细胞患者外周血胰高血糖素浓度最高可达正常参考值上限的 500 倍。胰腺 α 细胞瘤患者外周血中的胰高血糖素极度升高,并常伴有体重减轻、(表皮)松解坏死型游走性红斑、糖尿病、口腔炎、腹泻等症状。低胰高血糖素血症见于慢性胰腺炎、长期使用磺酰脲类治疗。

三、胰岛素抵抗的检测

(一)生理与生物化学

胰岛素抵抗(insulin resistance,IR)又称胰岛素不敏感(Insulin insensitivity),是胰岛素对外周组织,主要是肝脏、肌肉、脂肪的作用减弱。20 世纪 30 年代开始使用动物胰岛素制剂治疗糖尿病不久,就已经发现有些患者对胰岛素敏感,有些不敏感,并通过同一患者注射和不注射胰岛素 OGTT 试验血糖下面积之差,不同患者存在较大差异证明了胰岛素抵抗的存在。20 世纪 50 年代末胰岛素的放射免疫分析法建立后,胰岛素抵抗的检测有了突破性进展。目前胰岛素抵抗的检测方法多适用于科研检测。

(二)测定方法

1.血胰岛素浓度测定

当存在 IR 时,组织利用血糖降低致高血糖趋向,高血糖又刺激胰岛 β 细胞分泌更多的胰岛素以使血糖恢复正常或不能使血糖恢复正常,表现为高胰岛素血症伴正常血糖或高血糖。可空腹采血或常规口服糖耐量试验,同时查血糖和胰岛素,当空腹或餐后胰岛素峰值大于正常人均值 +2SD 时可诊断为高胰岛素血症。由于个体间基础及餐后胰岛素存在较大差异,不同胰岛素检测方法也存在较大差异,各实验室应设置自己的参考区间,应选择中年、非肥胖的健康人,也可作为不同年龄组的参考区间,例数在 30～50 人。未检出高胰岛素水平,也不能排除 IR 的存在,高胰岛素血症是 IR 的参考指标。

2.胰岛素作用指数

由于血糖与胰岛素相互作用,有研究者提出以空腹血糖与空腹胰岛素之间的关系作为判断 IR 的参数。

3.葡萄糖耐量加胰岛素释放试验

用 OGTT 加胰岛素释放试验的 G 曲线下面积与 I 曲线下面积之比作为 IR 的比较参数,又称闭环模型。

4.胰岛素抑制试验

胰岛素抑制试验是开环模型方法的一种,其原理是用药物抑制受试者葡萄糖刺激的 β 细胞分泌胰岛素(β 细胞致盲),然后给受试者输注葡萄糖及胰岛素,调整输速,达到血糖稳态及血胰岛素稳态,达到稳态时的血糖浓度和血胰岛素浓度之比值,可作为胰岛素敏感度的参考指标。

5.葡萄糖钳夹试验(GCT)

开环模型方法的一种,是目前测定胰岛素抵抗的"金标准"。空腹时,血糖浓度相对稳定,机体葡萄糖的生成主要来自肝葡萄糖输出,与葡萄糖的利用是相等的。此时如果输注一定量的胰岛素,造成高胰岛素血症,会增加葡萄糖利用,同时抑制肝糖输出,血糖将降低,但如果同时输注葡萄糖可以使血糖得到补充,使肝糖输出与葡萄糖利用达到平衡,并可调节葡萄糖输速使血糖达到预先设计的靶水平。在输注的胰岛素也达稳态的情况下,此时葡萄糖的输注速度应等于其清除率,这个清除率可以作为胰岛素敏感性的参考指标。

6.最小模型法测定胰岛素敏感度

静脉注射一个剂量的葡萄糖,接下来频繁地检查血糖和血胰岛素约 30 个样本,根据葡萄糖与胰岛素浓度的动力学关系求得胰岛素敏感度指数,又称频繁采血的静脉葡萄糖耐量试验。

(迟小伟)

第二节　胰岛自身抗体测定

大多数 1 型糖尿病患者的胰岛 β 细胞因自身免疫攻击而损伤和缺失,被称为免疫介导糖尿病,不同胰岛自身抗体不断被发现,给 1 型糖尿病的诊断及预期提供更多检测指标。目前可以常规检测的胰岛自身抗体包括抗胰岛细胞质抗体(autoantibody to islet cell cytoplasm,ICA)、抗胰岛素抗体(insulin autoantibodies,IAA)、谷氨酸脱羧酶抗体(autoantibody to the 65-kDa isoform of glutamic acid decarboxylase,GAD65A)、胰岛素瘤抗原 2 蛋白抗体(autoantibody to 2 insulinoma antigen 2 proteins,IA-2A/IA-2βA)、抗锌运载体 8 变异体 3 抗体(autoantibody to 3 variants of zinc transporter 8,ZnT8A)。

一、检测原理及方法

(一)抗胰岛素抗体测定

IAA 目前可以使用放射性核素法检测,加入过量非放射标记胰岛素,计算胰岛素放射性配体结合率的变化。当特异性抗体结合大于 99 百分位数或超过健康人平均值 2～3 SD 时,结果报告为阳性。每个实验室需检测至少 200 个健康个体得到胰岛素自身抗体结合率。对于 IAA 检测需注意的是在胰岛素治疗后人体会产生胰岛素抗体,即便使用人源性胰岛素治疗。从美国糖尿病自身抗体检测标准化计划(Diabetes Autoantibody Standardization Program,DASP)得到的数据显示,IAA 检测的实验室间不精密度较大。

(二)谷氨酸脱羧酶抗体测定

GAD65A、IA-2A 可通过标准放射结合试验检测,使用 35S 标记的重组人源 GAD65 或 IA-2(体外转录产生,掺入 35S 或 3H 标记氨基酸)。商业化的 GAD65A、IA-2A 试剂盒为放射免疫法,分别使用[125]I 标记 GAD65 及 IA-2。另外,目前也有商业化的非放射标记 GAD65A、IA-2A 检测试剂盒。WHO 建立了 GAD65A、IA-2A 检测标准,要求使用国际单位报告结果。Cutoff 值应该从检测 100～200 个健康人样本得到,其结果超过 99 百分位数者报为阳性。DASP 进行了全球多家实验室间的比对,在美国糖尿病免疫协会的支持下,CDC 组织了能力验证计划。GAD65A、IA-2A 商业检测试剂盒也参加 DASP 计划,说明 GAD65A、IA-2A 可能趋向于标准化。

(三)抗胰岛细胞质抗体测定

ICAs 可以使用人胰腺冷冻切片间接免疫荧光法,检测免疫球蛋白与胰岛结合的程度,其结果可与美国生物标准及质量控制研究所(National Institute of Biological Standards and Control)提供的 WHO 标准血清检测结果比较,结果以 JDF(Juvenile Diabetes Foundation)单位表示。两次检测≥10 JDF 或一次检测≥20 JDF 患 1 型糖尿病风险显著增加。这种方法使用不便且很难标准化,检测 ICA 的实验室数量明显减少,且不再纳入 DASP 计划。

二、临床意义

(一)在糖尿病筛查与诊断中的意义

85%～90%的 1 型糖尿病患者在检测到空腹高血糖症时已经检测到胰岛细胞自身抗体。自身免疫在高血糖症及糖尿病继发症状出现数月到数年以前就已经存在。1 型糖尿病发病数年后,一些自身抗体浓度降低到最低检测限以下,但 GAD65A 常保持增高。1 型糖尿病患者患其他自身免疫性疾病的风险性也明显高于正常人,如乳糜泻、Graves 病、甲状腺炎、Addison 病、恶性贫血,仅少数 1 型糖尿病患者没有发现明显病因及自身免疫证据。

新诊断 1 型糖尿病患者中 15%有一级亲属具有 1 型糖尿病病史。1 型糖尿病患者亲属的发病为 5%,是正常人群的 15 倍。对于 1 型糖尿病患者亲属进行胰岛自身抗体筛查有助于找到高风险者。但是,1%～2%健康个体也具有胰岛自身抗体,但对于 1 型糖尿病为低风险。1 型糖尿病的患病率为 0.3%,单一种胰岛自身抗体的阳性预测值将很低。多种胰岛自身抗体的存在伴随>90%的 1 型糖尿病患病风险率,但是没有任何治疗干预措施能够阻止糖尿病的发生,所以虽然 1 型糖尿病患者体内检测到了数种胰岛自身抗体,它们多用于临床研究,并未能够用于糖尿病患者的诊疗管理。在建立针对儿童的高性价比筛查策略、建立有效预防及干预治疗措施以延缓糖尿病发生之前,胰岛自身抗体的检测不能被推荐在研究以外的范围广泛使用。

对于确定具有 HLA-DR 和/或 HLADQB1 链的儿童,一般不会患 1 型糖尿病,但仍可能有胰岛自身抗体升高,这时胰岛自身抗体已经失去了预期作用,不能再作为预防试验。少数具有 2 型糖尿病症状的成人同样可检测到胰岛自身抗体,特别是 GAD65A,预示着胰岛素依赖性,这种情况被称为潜在成人自身免疫糖尿病(latent autoimmune diabetes of adulthood,LADA)或 1.5 型糖尿病(type 1.5 diabetes),或慢性进展性 1 型糖尿病(slowly progressive IDDM)。虽然 GAD65A 阳性糖尿病患者比阴性患者更快进展到胰岛素依赖状态,很多抗体阴性的 2 型糖尿病患者纵然较慢,也随病程延长进展到胰岛素依赖状态,部分患者表现出胰岛成分的 T 细胞反应性。胰岛自身抗体检测对于 2 型糖尿病患者用途有限,临床医师一般根据血糖控制水平制定胰岛素治疗方案。

(二)在糖尿病监测中的意义

对于胰岛自身抗体阳性个体,目前并没有可接受的有效治疗措施能在糖尿病确诊后延长胰岛细胞存活及避免糖尿病发生。因此,目前重复检测胰岛自身抗体以监测胰岛细胞自身免疫情况没有临床意义。对于胰岛或胰腺移植个体,存在或缺乏胰岛自身抗体可以澄清移植失败是由于自身免疫性疾病复发还是由于排斥反应。如果部分胰腺从同卵双生个体或其他 HLA 相同同胞移植,胰岛自身抗体检测有助于免疫抑制剂治疗措施的制定,以阻止糖尿病复发,但目前只停留于理论上,尚无具体治疗措施确定下来。

总之,胰岛细胞自身抗体检测可能对于以下情况有利:定义糖尿病亚型,这类患者的初始诊断是 2 型糖尿病,但有 1 型糖尿病的胰岛细胞自身抗体标志,且进展到胰岛素依赖;筛查拟捐献部分肾脏或胰腺的非糖尿病家族成员;筛查妊娠糖尿病患者是否具有进展至 1 型糖尿病的风险;

糖尿病确诊后,鉴别1型、2型糖尿病患儿,以制定胰岛素治疗措施,如可能是2型糖尿病的患儿给予口服降糖药,胰岛细胞自身抗体阳性的患儿立即给予胰岛素治疗。目前,检测胰岛细胞自身抗体对监测病情仍无临床实际意义,多在研究方案中出现。

三、临床检测建议

美国临床生物化学学会(National Academy of Clinical Biochemistry,NACB)建议:①胰岛细胞自身抗体检测推荐用于筛选希望捐献部分胰腺给1型糖尿病终末期患者的非糖尿病家庭成员。②胰岛自身抗体检测不推荐用于糖尿病诊断,标准化的胰岛细胞自身抗体试验可用于成人糖尿病患者分类、出生后HLA分型1型糖尿病遗传高风险儿童预后研究。③目前不推荐在2型糖尿病患者中进行胰岛自身抗体筛查,但标准化的胰岛自身抗体检测技术可用于研究2型糖尿病患者再次治疗失败的可能机制。④目前不推荐在1型糖尿病患者亲属及正常人群中筛查胰岛自身抗体,标准化的胰岛自身抗体检测技术仅用于预后临床研究。⑤在具有质量控制系统的、经认证的实验室检测胰岛细胞自身抗体,并且参加能力验证活动。

(迟小伟)

第三节 糖尿病诊断指标测定

糖尿病的诊断指标包括血浆葡萄糖测定和OGTT试验,糖化血红蛋白既往为糖尿病监测指标,在2010、2011年ADA发布的糖尿病诊断标准中,都将HbA1c>6.5%纳入了这一标准,本文也将其置于诊断指标中加以叙述。

一、葡萄糖测定

(一)标本采集及保存

(1)血清、血浆、脑脊液和尿液均为可接受的标本。不同样本类型的血糖浓度存在一定差异,对于一个红细胞比积正常的个体,空腹全血的血糖浓度比血浆低10%~12%。

(2)标本置室温下,糖酵解使全血样本中的葡萄糖浓度以每小时5%~7%(5~10 mg/dL)的速度降低,当白细胞数量增多及细菌污染时,降低速度进一步加快。分离后无菌血清中葡萄糖的浓度相对稳定,25 ℃保存可稳定8小时,4 ℃保存可稳定72小时。分离的血浆中如果含有白细胞,仍然会代谢葡萄糖,使其浓度降低。因此,采血后应立即离心,分离出血浆,置于干燥洁净试管中,充分凝固后再分离出血清,置2~8 ℃冰箱保存。分离血清或血浆的时间,最好不晚于血液标本采集后1小时。

(3)如果采血后不能迅速分离出血浆或血清,必须使用含氟化物或碘乙酸盐的抗凝管,抑制血细胞(主要是白细胞)对葡萄糖的酵解,稳定全血中的葡萄糖,推荐用草酸钾(2 mg)-氟化钠(2 mg)抗凝血浆。使用氟化钠或碘乙酸盐的抗凝管,血糖可在室温下稳定3天。氟离子通过与Mg^{2+}离子、无机磷结合形成复合物,抑制需要Mg^{2+}离子的烯醇酶。高浓度的氟离子还可抑制尿素酶以及其他的酶,所以使用氟化钠的样本不再适用于尿素氮以及其他酶类的测定。草酸钾使细胞脱水,稀释血浆,使用其抗凝的样本也不再适用于其他生化分析。

虽然氟化钠能够使样本中的葡萄糖在较长时间内保持稳定,在样本采集后的第一个小时内仍不能抑制血糖的降解,所以对于在 1 小时内检测或能及时分离血浆的样本,使用氟化钠样本采集管的必要性不大。对于白细胞数量明显升高的患者,有必要使用氟化钠样本采集管,否则在样本采集后的 1~2 小时内血糖差异可达 65 mg/dL。

(4)减少糖酵解最好的方法是将采集后样本立即置于冰水浴中,30 分钟内分离血浆,也可使用柠檬酸盐管。

(5)建议使用带分离胶的真空采血管,并及时分离血清,可防止血细胞对葡萄糖的酵解。

(6)脑脊液样本可能被细菌污染或含有其他细胞,必须立即进行葡萄糖检测。如不能及时检测,则需立即离心,储存样本于 4 ℃或−20 ℃。

(7)对于 24 小时尿液,可在第一次收集样本时加入 5 mL 冰醋酸,这样可保持尿液的 pH 在 4~5,可抑制细菌生长,也可加入 5 g 甲苯酸钠,其他防腐剂包括氯己定、0.1%叠氮钠、0.01%苯乙铵氯,并且将尿液样本保存在 4 ℃,如放置于室温,葡萄糖会在 24 小时后损失 40%。

(二)检测方法

应用酶学方法测定血液葡萄糖是临床化学中的主流方法。最常用的酶学方法有葡萄糖氧化酶法和己糖激酶法,此外还可以采用葡萄脱氢酶法。其特点是具有较高的灵敏度、准确度和精密度,操作简单,适用于自动生化分析仪。己糖激酶方法和葡萄糖氧化酶方法相比,具有更好的特异性,是葡萄糖检测的参考方法,特别适用于急诊检验使用。

1.己糖激酶法

在己糖激酶(HK)催化下,葡萄糖和 ATP 发生磷酸化反应,生成葡萄糖-6-磷酸(G-6-P)与 ADP,随后在葡萄糖-6-磷酸脱氢酶(G-6-PD)催化下脱氢,生成 6-磷酸葡萄糖酸(6-PG),同时使 NADP 还原成 NADPH。

根据反应方程式,NADPH 的生成速率与葡萄糖浓度成正比,在波长 340 nm 处监测吸亮度,从而计算得到葡萄糖浓度。本法的线性范围为 0~500 mg/dL,高于 500 mg/dL 的样本须稀释重做。

己糖激酶法的特异性比葡萄糖氧化酶法高,目前已适用于自动生化分析仪。轻度溶血、脂血、黄疸、维生素 C、氟化钠、肝素、EDTA 和草酸盐等不干扰测定,但对于溶血样本,如果血红蛋白超过 5 g/L 时,因从红细胞释放出较多的有机磷酸酯和一些酶,干扰本法测定。

2.葡萄糖氧化酶法

本法有极谱分析法和比色法两类。但二者的初始反应都是在葡萄糖氧化酶的催化下,葡萄糖被氧化成葡萄糖酸,同时消耗溶液中的氧,产生过氧化氢。极谱分析法是用氧电极监测溶液中氧的消耗量,氧消耗量与葡萄糖浓度成正比。比色分析法是用葡萄糖氧化酶和辣根过氧化物酶的偶联反应系统。初始反应中过氧化氢的生成量与葡萄糖浓度成正比。在辣根过氧化物酶催化下,过氧化氢与各种色原(联大茴香胺或 4-氨基安替比林偶氮酚)反应,生成有色化合物,可进行比色测定。

使用葡萄糖氧化酶法测定葡萄糖需考虑以下因素的影响。

(1)葡萄糖氧化酶仅对 β-D-葡萄糖高度特异,溶液中的葡萄糖约 36% 为 β 型,64% 为 α 型。葡萄糖的完全氧化需要 α 型到 β 型的变旋过程。国外有些商品葡萄糖氧化酶试剂盒中含有葡萄糖变旋酶,促进 α-D-葡萄糖转变为 β-D-葡萄糖。这一过程在极谱法测定葡萄糖(速率法)时尤为重要。在终点法中延长孵育时间可达到自发变旋过程。新配制的葡萄糖标准液主要是 α 型,因此必须放置 2 小时以上(最好过夜),待变旋平衡后方可应用。

(2)第二步反应中的过氧化物酶特异性较低,多种物质包括尿酸、抗坏血酸、胆红素、血红蛋白、甘油三酯、谷胱甘肽等可能与色原物质竞争过氧化氢,从而消耗反应过程中所产生的过氧化氢,产生竞争性抑制,使 GOD-POD 偶联法的测定结果偏低。此外,一些葡萄糖氧化酶生产时即含一种过氧化氢酶,它可以分解过氧化氢,减少有色体产生量。

(3)在本法的测定条件下,溶血标本血红蛋白浓度达 10 g/L,黄疸标本胆红素浓度达 342 μmol/L,均不影响测定结果。氟化钠浓度达 2 g/L 不干扰测定结果。标本中含尿素浓度达 46.7 mmol/L,尿酸浓度达 2.97 mmol/L,肌酐浓度达 4.42 mmol/L,半胱氨酸浓度达 4.1 mmol/L,甘油三酯浓度达 5.65 mmol/L,对测定结果均无显著影响。

(4)葡萄糖氧化酶法可直接检测脑脊液中葡萄糖含量,但尿液含有高浓度的尿酸等干扰过氧化物酶活性的物质,会产生异常偏低的结果,所以葡萄糖氧化酶法不能用于尿液检测。

(5)干化学检测系统使用葡萄糖氧化酶法检测,只需 10 μL 样本,使用样本体积小,无须液体试剂,试剂稳定,利于储存。

(6)若采用草酸钾-氟化钠为抗凝剂的血浆标本,抗凝管的制备如下:取草酸钾 6 g,氟化钠 4 g,加水溶解至 100 mL。吸取 0.1 mL 到各支试管中,置 80 ℃ 烤箱中烤干。该抗凝管可抗凝 2～3 mL 血液在 3～4 天内不凝固,并能抑制葡萄糖的分解。

3.葡萄糖脱氢酶法

葡萄糖脱氢酶催化葡萄糖脱氢,氧化生成葡萄糖酸(D-葡萄糖酸-δ-内酯)。检测试剂内加入了变旋光酶,以缩短反应到达平衡的时间。在反应过程中,NADH 的产生量与葡萄糖量成正比。

葡萄糖脱氢酶的催化反应对于葡萄糖具有高度特异性,不受抗凝剂及血清内其他物质的干扰,其结果与己糖激酶法最为一致。一般浓度的抗凝剂或防腐剂如肝素、EDTA、柠檬酸盐、草酸盐、氟化物和碘乙酸等不干扰测定。胆红素 342 μmol/L 和血红蛋白 1 g/L 时可使表观葡萄糖浓度偏高。当口服木糖吸收实验时,不能用脱氢酶法测定血清葡萄糖浓度。

(三)临床检测建议

2011 年美国临床生物化学学会(National Academy of Clinical Biochemistry,NACB)糖尿病诊断及管理的实验室分析指南,对于体液、血液定量葡萄糖检测提出了以下建议:①葡萄糖检测结果用于糖尿病诊断时,使用静脉血浆检测结果。②葡萄糖检测结果用于筛查高风险个体时,推荐使用静脉血浆检测结果。③用于糖尿病诊断、筛查的样本建议在经认可的实验室检查。④不推荐以常规检测的血浆葡萄糖(随机或空腹)结果作为病情监测和治疗评估的主要依据,ADA 推荐以 HbA1c 作为评估血糖控制的主要指标优于单纯的血糖检测指标,如果使用空腹血糖检测结果评价治疗效果,需进行周期性检测。⑤建议空腹葡萄糖检测在夜间空腹至少 8 小时后,早晨采血。⑥在生物变异的基础上,血糖检测分析不精密度需≤2.9%,偏倚≤2.2%,总误差≤6.9%。

(四)参考区间

葡萄糖氧化酶法、己糖激酶法、葡萄糖脱氢酶法:3.9～6.1 mmol/L。

(五)临床意义

血糖浓度受神经系统和激素的调节而保持相对稳定,当这些调节失去原有的相对平衡时,则出现高血糖或低血糖。

1.生理性变化

生理性血糖增高主要见于饭后 1～2 小时、摄入高糖食物、紧张训练、剧烈运动和情绪紧张、肾上腺分泌增加等。生理性低血糖主要见于饥饿和剧烈运动后。

2.病理性血糖增高

病理性血糖增高主要见于：①原发性糖尿病（diabetes mellitus）。②内分泌疾病：嗜铬细胞瘤、甲状腺毒症、端肥大症、巨人症、Cushing 综合征、高血糖素细胞瘤（glucagonoma）。③胰腺疾病：急性或慢性胰腺炎、流行性腮腺炎引起的胰腺炎、胰腺囊性纤维化、血色病（血红白沉着症）、胰腺肿瘤。④抗胰岛素受体抗体及有关疾病：棘皮症、Wernicke 脑病。

3.病理性低血糖

病理性低血糖主要见于：①胰岛细胞瘤、胰高血糖素缺乏。②对抗胰岛素的激素分泌不足，如垂体前叶功能减退、肾上腺皮质功能减退和甲状腺功能减退使生长激素、肾上腺皮质激素和甲状腺素分泌减少。③严重肝病患者，肝细胞糖原储存不足及糖原异生功能低下，肝脏不能有效地调节血糖。

二、口服葡萄糖耐量试验

口服葡萄糖耐量试验（oral glucose tolerance test，OGTT）是检查人体血糖调节功能的一种方法。正常人在服用一定量葡萄糖后，血液葡萄糖浓度暂升高，但一般不超过 8.9 mmol/L，在 2 小时内葡萄糖浓度又恢复到空腹水平，称为耐糖现象。人在服用一定量葡萄糖后，间隔一定时间测定血液葡萄糖和尿糖，观察血液葡萄糖水平及有无尿糖出现，称为耐糖试验。若因内分泌失调等因素引起糖代谢失常时，食入一定量葡萄糖后，血液葡萄糖浓度可急剧升高或升高不明显，而且短时间内不能恢复到原来的浓度水平，称为糖耐量失常。临床上对症状不明显的患者，可采用口服葡萄糖耐量试验来判断有无糖代谢异常。

(一)实验方法

检查前三天正常饮食（每天碳水化合物量一般控制在 250～300 g），实验前一天晚餐后不再进食，空腹过夜（8～14 小时）。次日晨抽取空腹静脉血 2 mL，测定血浆葡萄含量（FPG）。将无水葡萄糖 75 g 溶于 200～300 mL 水中，5 分钟内饮完。对于儿童可给予 1.75 g 葡萄糖/千克体重，直至达到 75 g 为止。口服葡萄糖后 2 小时采取静脉血 2 mL。如需要观察糖耐量曲线，在口服葡萄糖后准确 30 分钟、1 小时、2 小时、3 小时时间点各采取静脉血 1 mL，测定血糖浓度。将各次测得的血糖浓度与对应的时间做图，绘制耐糖量曲线。

(二)糖耐量曲线

1.正常糖耐量（NGT）

FPG≤6.1 mmol/L，且 2 小时 PG ＜7.8 mmol/L。

2.空腹血糖受损（IFG）

7.0 mmol/L＞FPG≥6.1 mmol/L，2 小时 PG ＜7.8 mmol/L。

3.糖耐量受损（IGT）

FPG ＜7.0 mmol/L 和 11.1 mmol/L＞2 小时 P G≥7.8 mmol/L。

4.糖尿病（DM）

FPG≥7.0 mmol/L，2 小时 PG≥11.1 mmol/L。

不同情况下的糖耐量曲线见图 6-1。

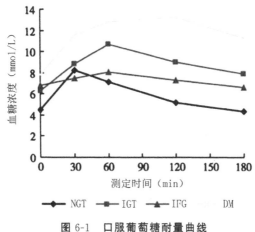

图 6-1 口服葡萄糖耐量曲线

（三）临床应用注意事项

（1）临床上首先推荐空腹血糖测定，因为大多数糖尿病患者会出现空腹血糖水平增加。若空腹血糖＜5.6 mmol/L 或随机血糖＜7.8 mmol/L，则可排除糖尿病的诊断。虽然 OGTT 比空腹血糖测定更敏感，但有很多因素可影响其的准确性。一般建议在做第一次 OGTT 后，间隔一定时间重做一次，以判断 OGTT 是否异常。

（2）对不能承受大剂量口服葡萄糖、胃切除后及其他可致口服葡萄糖吸收不良的患者，为排除影响葡萄糖吸收的因素，应进行静脉葡萄糖耐量试验（intravenous glucose tolerance test，IGTT）。IGTT 的适应证与 OGTT 相同。

（3）中华医学会糖尿病分会于 2005 年指出，糖调节受损（impaired glucose regulation，IGR）是任何一种类型糖尿病发病过程中的中间阶段。根据空腹血糖值和负荷后血糖值，IGR 可分为 IFG 和 IGT 两种高血糖状态，并对 IFG 下限诊断切点提出以下建议：①降低 IFG 的诊断切点，即从 6.1 mmol/L 降至 5.6 mmol/L。②IFG 上限的诊断切点不变，仍为＜7.0 mmol/L。③IGR 可分为单纯 IFG、单纯 IGT 和二者兼有等三种状态。单纯 IFG 空腹血糖≥5.6 mmol/L，但 OGTT 2 小时 PG≤7.8 mmol/L；单纯 IGT 空腹血糖＜5.6 mmol/L，但 OGTT 2 小时血糖在 7.8～11.1 mmol/L。④要求所有空腹血糖≥5.6 mmol/L 的个体均接受 OGTT 检测，可以大大提高糖尿病或糖尿病前期的检出效率以减少漏诊。对于单纯 IFG 个体，应积极提倡生活方式干预，以预防和延缓糖尿病的发生。

（四）临床意义

1.糖尿病

空腹时血糖值往往超过正常，服糖后血糖更高，而且维持高血糖时间很长，每次尿标本尿糖均阳性。

2.肾性糖尿

由于肾小管重吸收功能降低，肾糖阈下降，以致肾小球滤液中正常浓度的葡萄糖也不能完全重吸收，此时出现的糖尿，称为肾性糖尿。

3.其他内分泌疾病

垂体前叶功能亢进时，生长激素或促肾上腺皮质激素分泌过多或患肾上腺皮质、肾上腺髓质肿瘤时，肾上腺皮质激素或肾上腺髓质激素分泌过多等，都会导致高血糖和糖尿。艾迪生病患者,因肾上腺皮质功能减退,血糖浓度较正常人低,进食大量葡萄糖后,血糖浓度升高不明显,短时间内即可恢复原值。

4.急性肝炎

服用葡萄糖后在 0.5~1.5 小时血糖急剧增高,可超过正常。

5.反应性低血糖

空腹血糖正常,峰值稍高,餐后 2~3 小时出现低血糖。

6.胰岛素瘤

空腹血糖降低,服糖后血糖升高不明显,呈现低平曲线。

几种常见的低血糖症 OGTT 糖耐量曲线的特点见图 6-2。

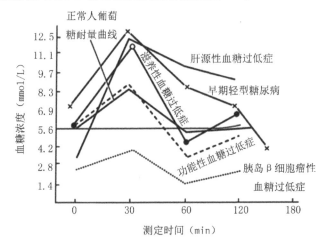

图 6-2 OGTT 各种低血糖症的特点

三、糖化血红蛋白测定

血液中的葡萄糖可以将糖基连接到蛋白质的氨基酸残基上,生成糖化蛋白(glycated protein)。这是一个缓慢、不可逆的非酶促反应,与血糖浓度、高血糖持续时间有关。血红蛋白、血清蛋白、胶原蛋白等多种蛋白质都可以糖基化,蛋白质糖基化也是糖尿病慢性并发症的主要原因之一。糖化血红蛋白既往为糖尿病监测指标,随着检测技术的成熟与标准化,这一指标发挥着日益重要的作用,2010 年 ADA 将其列入诊断标准。

(一)生理和生物化学

糖化血红蛋白是葡萄糖或其他糖与血红蛋白的氨基发生非酶催化反应形成的一种不可逆的糖化蛋白质。成人血红蛋白(Hb)通常由 HbA(约 90%)、HbA1(6.5%)、HbA2(2.5%)和 HbF(0.5%)组成。HbA 由两条 α 肽链和两条 β 肽链组成。HbA1 称为糖化血红蛋白(glycated hemoglobins,GHb),包括 HbA1a、HbA1b 和 HbA1c。HbA1 的 80% 是 HbA1c,约占总 Hb 的 4.5%。

HbA1c 由葡萄糖与 HbA 的 β 肽链缬氨酸残基缩合而成。HbA1a 又由 HbA1a$_1$ 和 HbA1a$_2$ 组成,两者分别是血红蛋白 β 链与 1,6-二磷酸果糖和 6-磷酸葡萄糖缩合而成;HbA1b 由丙酮酸与 β 链结合而成。HbA1c 的形成是不可逆的,其血浓度与红细胞寿命和该时期内血糖的平均浓度有关,不受每天葡萄糖波动的影响,也不受运动或食物的影响。因为红细胞平均寿命为 90~120 天,所以 HbA1c 能反映近 8~10 周内平均血糖水平,成为反映糖尿病较长时间血糖控制水平的良好指标。在有溶血性疾病或其他原因引起红细胞寿命缩短时,HbA1c 明显减少。同样,如果近期有大量失血,新生红细胞大量产生,会使 HbA1c 结果偏低。但 HbA1c 仍可用于监测上述患者,其测定值必须与自身以前测定值作比较而不是与参考值进行比较。用胰岛素治疗的 DM 患者,应将 HbA1c 或 HbA1 作常规检测指标,至少每 3 个月 1 次。在某些临床状态下如 GDM 或调整治疗方案时,每 4 周测定 1 次,可及时提供有价值的信息。

(二)样本采集和保存

患者无须空腹,使用 EDTA、草酸盐或氟化物的样本采集管。样本的稳定性取决于检测方法。全血样本可以在 4 ℃保存一周。4 ℃以上保存时,HbA1a 和 HbA1b 时间及温度依赖性升高,HbA1c 轻度升高。不建议将样本保存于−20 ℃。对于部分方法,样本保存于−70 ℃至少可以稳定 18 个月。肝素化的样本必须在两天内完成检测,不适用于部分方法检测。

(三)测定方法

糖化血红蛋白的检测方法有 30 多种,有根据电荷差异及迁移率差异的离子交换层析法、高效液相层析法、常规电泳法和等电聚焦电泳法等;有根据结构差异的亲和层析免疫测定法;有根据化学分析的比色法、分光亮度法。无论哪种方法,其结果都是以糖化血红蛋白占总的血红蛋白百分比例表示。实验室根据需要样本量、患者人群、成本选择合适的方法。ADA 建议使用 NGSP 认证的方法且能溯源到 DCCT 参考物质。IFCC 推荐高效液相色谱-同位素稀释-质谱测定法(liquid chromatography-isotope dilution-mass spectrometry,LC-ID-MS)为 HbA1c 测定参考方法。

1.离子交换层析法

离子交换层析法在电荷差异的基础上分离血红蛋白变异体。一次性使用的微柱中装有负电荷化的阳离子交换树脂,可与带正电荷的血红蛋白结合。患者的血液样本被溶血后,红细胞溶解液加入微柱内,由于 HbA1 的两个 β 链 N 末端正电荷被糖基清除,正电荷较 HbA 少,用 pH 6.7 磷酸盐缓冲液可将正电荷较少、吸附力较弱的 HbA1 洗脱下来,用分光亮度计测定洗脱液中的 HbA1。不同离子强度的第二次缓冲液洗涤将正电荷较多的 Hb 洗脱下来,分光亮度法测量总血红蛋白,计算 HbA1 占总 Hb 的比例为糖化血红蛋白检测结果。试剂、微柱的温度、pH 影响检测结果,需控制在稳定水平。

在红细胞预处理步骤,需分解不稳定的前 HbA1(糖化 Hb 部分由醛亚胺键连接),否则不稳定的前 HbA1 会与稳定的 HbA1(酮亚胺键连接)共同洗脱下来,产生假性高值。不稳定的前 HbA1 对血糖急性改变敏感,不能作为长期血糖控制指标。当 Hb 的电荷受非碳水化合物影响时,也可与 GHb 共同分离,如尿毒症时氨基甲酰血红蛋白,酒精中毒、铅中毒、或长期使用大剂量阿司匹林(乙酰血红蛋白)。如果不能将其他修饰的血红蛋白与 HbA 或 HbA1c 分开,就会产生假性升高或降低的糖化血红蛋白检测结果。

2.离子交换高效液相色谱分析法

曾经应用于美国 DCCT 的研究,是检测糖化血红蛋白 HbA1c 的金标准,基于 Hb β 链 N 末端缬氨酸糖化后所带电荷不同而建立。在中性 pH 条件下,HbA1c 携带的正电荷相对较少,因此可通过 HPLC 法将其与其他组分(HbA1c、HbA1b、HbA1a、HbF、HbA0)区分开。

3.免疫法

免疫法使用 HbA1c 单克隆抗体,其抗原结构是酮胺键及血红蛋白 β 链 N 末端的 4～8 个氨基酸残基。免疫法试剂中凝集物含有多拷贝的合成 HbA1c 免疫反应片段,HbA1c 单克隆抗体与乳胶微粒连接,两试剂混合会产生凝集,影响光散射和吸收,患者样本中的 HbA1c 竞争与 HbA1c 单克隆抗体-乳胶微粒连接,抑制乳胶微粒聚集。HbA1c 单克隆抗体特异性好,不识别不稳定 HbA1c,也不识别其他 GHb 如 HbA1a、HbA1b,同样也不识别其他血红蛋白变异体。目前这种方法已经应用于使用毛细管血的小型便携式检测仪,专供临床医师使用。

4.亲和层析法

亲和层析胶柱由交联间-氨基苯硼酸的琼脂糖珠组成,硼酸与结合在 Hb 分子上的葡萄糖的顺位二醇基反应,形成可逆的五环化合物,非糖化的 Hb 被洗脱。山梨醇缓冲液可解离五环化合物,洗脱 GHb,415 nm 测量结合与未结合部分,计算 GHb 所占比例。这种方法不受非糖基化血红蛋白干扰,不稳定 HbA1c 对其干扰小,也不受温度影响,血红蛋白变异体如 HbF、HbC、HbS 对其干扰也有限,精密度可接受。因本法检测的是血红蛋白 α、β 链上的赖氨酸、缬氨酸残基酮氨结构,故检测的是总 GHb。一些商业试剂盒经校准后可报告 HbA1c,这是一种以前广泛应用,目前已经很少使用的实验方法。

(四)参考区间

健康成年人糖化血红蛋白的参考区间为以下几个。

(1)离子交换层析法:均值 6.5%,范围 5.0%～8.0%。

(2)HbA1c 免疫法:IFCC 计算方案,参考区间 2.8%～3.8%。

(3)DCCT/NGSP 计算方案,参考区间为 4.8%～6.0%。

(4)亲和层析法:均值 6.5%,范围 5.0%～8.0%。

(五)临床检测建议

糖尿病患者应该常规检测 HbA1c 以监测血糖控制情况。①建议在认可实验室使用 NGSP 认可的方法检测 HbA1c,并能溯源至 DCCT 参考物质及 IFCC 参考方法。②建议实验室参加能力验证活动并了解可能影响本室 HbA1c 检测的因素,如血红蛋白病、红细胞转换异常的疾病等。③对于检测结果低于参考区间下限,或高于 15% 的样本,需重复检测验证,对于与临床表现不符的检测结果需进一步调查。④糖尿病患者的治疗目标,按 ADA 建议进行,推荐保持 HbA1c<7%,对于无低血糖症的患者可以考虑适当严格,对于儿童和青少年可适当放宽要求,对于生命期有限、严重并发疾病、有严重低血糖症史、进展中合并症的患者,要求也可以适当放宽。⑤糖尿病患者每半年检测一次 HbA1c,治疗改变的患者每 3 个月检测一次。⑥POCT 的 HbA1c 检测准确度还不足以达到用于糖尿病诊断的要求。

(六)临床意义

(1)用于糖尿病的诊断 2010 年,ADA 首先将 HbA1c≥6.5% 作为糖尿病的诊断指标。

(2)用于评价糖尿病的控制程度 当糖尿病控制不佳时,糖化血红蛋白浓度可高至正常 2 倍以上。本试验已成为反映糖尿病较长时间血糖控制水平的良好指标。糖化血红蛋白所占比率能反映测定前 1～2 个月内平均血糖水平。本如果 HbA1 的浓度高于 10%,胰岛素的剂量就需要调整。在监护中的糖尿病患者,其 HbA1 的浓度改变 2%,就具有明显的临床意义。

(3)HbA1c 水平低于确定的参考区间,可能表明最近有低血糖发作、Hb 变异体存在或红细胞寿命过短。

(4)任何原因使红细胞生存期缩短,将减少红细胞暴露到葡萄糖中的时间,随之 HbA1c 就会降低,即使这一时间平均血液葡萄糖水平可能是升高的。红细胞寿命缩短的原因,可能是溶血性贫血或其他溶血性疾病、镰状细胞、妊娠、最近显著的血液丧失或慢性血液丧失等等,当解释这些患者的 HbA1c 结果时应予注意。

(迟小伟)

第四节　糖尿病监测指标测定

用于糖尿病监测的指标主要包括糖化血红蛋白、糖化血清蛋白和糖基化终末产物等,糖化血红蛋白已在糖尿病诊断指标中加以叙述,本节仅介绍糖化血清蛋白和糖基化终末产物测定。

一、糖化血清蛋白

糖化血清蛋白(glucosylated serum protein,GSP)是血清中的各种蛋白质与葡萄糖发生缓慢的非酶促糖化反应的产物。葡萄糖与血清蛋白质主要是清蛋白发生结合,故 GSP 也可称作糖化清蛋白。

(一)生理与生物化学

GSP 是血清蛋白质在高血糖作用下发生的缓慢连续的非酶促糖化反应的产物。各种血清蛋白质包括清蛋白、膜蛋白、晶状体蛋白等与葡萄糖的结合过程基本相同,蛋白质分子上非离子型的 ε 或 α-氨基与醛糖上的羧基形成不稳定加合物,即席夫碱(Schiff's base),这是一个可逆反应,席夫碱既可解离为蛋白质与醛糖,又可通过转位重排生成较稳定的氨基-1-脱氧-2-酮糖加合物,称之为酮胺(ketosamine)。其结构类似于果糖胺(fructosamine,FMN),故将 GSP 测定又称果糖胺测定。果糖胺是血浆氨基酮蛋白的统称,所有的糖化血清蛋白都是果糖胺,清蛋白是主要的血清蛋白组分,检测果糖胺又被认为主要是检测糖化清蛋白。

(二)标本

血清或血浆标本均可。标本置 2~8 ℃至少可保存 2 周,置－20 ℃可保存 2 个月。

(三)测定方法

目前,测定血清糖化蛋白质的方法主要分为化学法与层析法两大类。化学法通过测定全血清糖化蛋白质上的酮胺来评价糖化蛋白质含量,而层析法则是将糖化蛋白质分离后再予以定量。目前,硝基四氮唑盐(NBT)还原法（又称果糖胺法）和酶法是目前适用于自动化分析的常规方法,但由于 NBT 法易受 pH、反应温度和还原性物质的影响,目前已少用。酶法特异性较高、干扰少、线性宽,是理想的 GSP 测定方法。

1.四氮唑蓝法

在碱性环境中,果糖胺经 Amadori 重排,重排产物具有可与其他还原性物质区分的还原活性。在碳酸盐缓冲液中,果糖胺重排并还原 NBT,产生紫色甲䐶,在 530 nm 处两点检测吸亮度变化,计算果糖胺浓度。此方法可用于自动化检测,批间差异小,溶血(Hb＞100 mg/dL)、黄疸(胆红素＞4 mg/dL)对检测有干扰,抗坏血酸＞5 mg/dL 会产生阴性干扰。

2.酮胺氧化酶法

首先使用蛋白酶将 GSP 水解为 GSP 片段,然后利用特异的酮胺氧化酶(KAO)作用于葡萄糖与氨基酸残基间的酮胺键,使两者裂解,并有 H_2O_2 生成,最后通过过氧化物酶指示系统生成有色物质,色原的生成量与 GSP 含量成正比,通过测量 550 nm 左右吸亮度值,从而求出 CSP 浓度。

(四)参考区间

四氮唑蓝法:205～285 μmol/L,校正为糖化清蛋白后为 191～265 μmol/L。

酮胺氧化酶法:122～236 μmol/L。

(五)临床意义

血清蛋白比红细胞周期短,如清蛋白的半衰期 20 天,糖化血清蛋白的浓度可以反映血糖在 2～3 周内的控制水平,比糖化血红蛋白更灵敏,是能够反映短期内血糖变化的指标,对于部分患者如妊娠期糖尿病和糖尿病治疗监测者有重要意义。当患者有血红蛋白异变体如 HbS 或 HbC 时,会使红细胞寿命下降,此时糖化血红蛋白的意义不大,而糖化血清蛋白很有价值。当清蛋白浓度和半衰期发生明显变化时,会对糖化清蛋白产生很大影响,故对于肾病综合征、肝硬化、异常蛋白血症或急性时相反应之后的患者,果糖胺结果不可靠。

二、糖基化终末产物测定

(一)生理与生物化学

高血糖产生的毒性影响的分子机制尚未清楚,组织蛋白糖基化可能在其中起重要作用。葡萄糖经非酶促反应与生命周期较长的分子如组织胶原结合,产生稳定的 Amadori 早期糖基化产物,随后经历一系列重排、脱水、断裂反应,产生稳定的糖基化终末产物(advanced glycation end products,AGEs)。血糖水平被控制后,AGE 不能恢复至正常水平,而是在生命周期中持续累积。高血糖加速蛋白结合 AGE 的产生,糖尿病患者的组织内 AGE 高于正常人。ACE 影响蛋白、细胞外基质的功能,并且可能在糖尿病大血管和微血管并发症中起一定作用,ACE 形成抑制剂氨基胍在动物模型中可抑制多种并发症的发生,并在临床实验中应用。

(二)检测方法

1.荧光法

AGEs 在 Ex370/Em440 nm 有特征性吸收光谱,荧光光谱分析是测定 AGEs 较常用的方法,通过荧光测定可大致估计体内 AGEs 的实际水平及变化趋势,但有时会低估 AGEs 的实际水平,可能与 AGEs 的有些结构不具有荧旋光性质有关。非糖基化蛋白复合物如葡萄糖、脂质源氧化产物具有同样的荧光谱,对 ACE 检测有干扰,荧光光谱法测定 AGEs 尚缺乏特异性。

2.放射受体检测法

一种巨细胞样肿瘤细胞系(macrophage-like tumor cell line)的表面具有 AGE 受体,能够用以定量循环中和组织蛋白中的 AGE,其特异性、精确性和重复性均好,但检测时须用较大量放射性核素,易造成环境污染,在普通实验室难以应用。

3.放射免疫分析法

检测 AGEs 的灵敏度高,但对抗 AGEs 抗体纯度的要求很严格。

4.酶免疫法

AGE 抗体能够与数种 AGE 蛋白反应,ELISA 法是近年来发展起来的 AGEs 检测技术,具有特异性高、精确性好、简便、快速和可在普通实验室应用等优点,已成为目前检测 AGEs 的常用方法。

ELISA 法可用于测定 AGE-血红蛋白,用这种方法检测的 AGE-血红蛋白与 HbA1c 具有线性相关性,但是抗体制备和分析方法的标准化等问题尚有待提高。目前尚无通用的 AGEs 表示单位和绝对标准。理论上,由于单克隆抗体具有高度特异性和均一性,抗 AGE 单克隆抗体可能比抗 AGEs 多克隆抗体优越,但由于 AGEs 呈多样性,其真实化学结构不明,抗 AGEs 单抗不能识别目前已提到的一些 AGEs 结构。并且,单抗仅能识别单一抗原位点,其灵敏度不如多抗。用 AGEs 单抗测定血清 AGEs 时灵敏度不及多抗。但在免疫组织化学研究中,AGEs 单抗似乎优于多抗。

(三)临床意义

AGEs 具有广泛的致病作用。AGEs 形成后引起蛋白质分子间广泛交联,致使蛋白质结构、机械强度、溶解性和配位结合等性质均发生改变。体内多种蛋白质糖基化可从多个方面影响机体,如引起血管通透性增大、血管基底膜增厚和细胞外基质积聚等。AGEs 与其细胞表面受体(RAGE)结合,通过趋化和活化单核巨噬细胞,激活转录因子 NF-κB,促进细胞因子和组织因子的释放,灭活一氧化氮和产生氧自由基等途径,参与糖尿病慢性并发症的发生和发展。由于 AGEs 的不可逆性,即使高血糖被纠正后,AGEs 水平也不能恢复到正常,而继续在组织中累积。从组织 AGEs 自然解释出的反应中间物,如不能经肾脏消除,可再次结合到其他结构上,发生 AGEs 的"第二次"或"第三次"生成。

AGEs 水平随年龄增长而缓慢增加。但在老化过程,特别是在糖尿病持续高血糖情况下,这一反应的速度显著加快,AGEs 形成量明显增多。AGEs 在动脉粥样硬化、糖尿病肾病、糖尿病视网膜病变、早老性痴呆(Alzheimer 病)和老化性病变的发生中起重要作用,血清 AGEs 水平与糖尿病肾病早期肾小球形态改变有明显相关。

健康人血红蛋白-AGE 是循环血红蛋白的 0.4%,糖尿病患者的血红蛋白-AGE 水平显著升高。血红蛋白-AGE 是一项比 HbA1c 更长期,在红细胞大部分生命周期中都能够反映血糖水平的指标。

(迟小伟)

第五节　糖尿病并发症监测指标测定

一、酮体测定

酮体是脂肪酸代谢产物,包括乙酰乙酸(acetoacetic acid)、β-羟丁酸(β-hydroxybutyric acid)、丙酮(acetone)。其增加的原因是甘油三酯代谢增加及肝脏利用减少。监测血、尿酮体含量是糖尿病酮症酸中毒诊断的辅助指标。目前没有能同时检测这三种物质的方法。

(一)乙酰乙酸测定

1.检测方法

目前常用的方法是氯化高铁法及硝普盐法,氯化高铁法只能检测乙酰乙酸,硝普盐法用于检测乙酰乙酸,对丙酮敏感度差,与 β-羟丁酸不发生反应。

(1)酮体检测片法:酮体检测片包括甘氨酸、硝普盐、磷酸二氢钠及乳糖混合物,乙酰乙酸和丙酮在甘氨酸存在时与硝普盐反应,形成淡紫色-紫色化合物,β-羟丁酸不与硝普盐反应,磷酸盐缓冲保持适当的 pH。在一滴样本（尿液、血清或全血）加入后，分别在 30 秒、2 分钟、10 分钟时通过反应产物颜色判读检测结果。酮体检测片主要检测尿酮体，如果检测血清，检测片需要被压碎成粉末，否则会导致错误的检测结果。检测结果阳性提示尿酮体浓度>0.5 mmol/L，血酮体浓度>1 mmol/L，可根据试剂盒提供的色板判读检测结果，得到半定量的结果。在样本内酮体浓度可能大于检测上限 80 mg/dL 时，需用盐水稀释样本检测，这样也会引入误差。

（2）尿酮体检测试剂条：基于硝普盐法，检测低限为乙酰乙酸 50 mg/L，使用色板可读到 50、150、400、800、1 600 mg/L 结果。丙酮也可与试剂条反应，但敏感度差。

2.样本采集及保存

尿液必须新鲜，久置后乙酰乙酸可变为丙酮。

3.参考区间

正常人的血、尿中都不能检测到酮体。

4.临床意义

严重未治疗的糖尿病酸中毒患者酮体可呈强阳性反应。妊娠剧烈呕吐、长期饥饿、营养不良、剧烈运动后可呈阳性反应。

大多数检测酮体的方法实际上是检测乙酰乙酸，酮症酸中毒患者发病初期，酮体检测可能为弱阳性，治疗后，由于 β-羟丁酸转化为乙酰乙酸，酮体结果才逐渐呈阳性增强。常用的以硝普盐法为基础的半定量酮体检查片、尿化学检测条对 β-羟丁酸不敏感，所以阴性的硝普盐法检测结果不能排除酮症酸中毒诊断。

（二）β-羟丁酸测定

1.检测方法

传统检测尿液 β-羟丁酸的方法是间接法，要求加热样本以通过蒸发去除丙酮和乙酰乙酸，然后通过氧化反应使 β-羟丁酸转化为乙酰乙酸、丙酮，再通过高氯化铁法或硝普钠法检测生成的乙酰乙酸。

血清中 β-羟丁酸的测定方法有酸氧化比色法、气相色谱法、酶法、毛细管等速电泳法，但在临床实验室应用得最多的还是酶法。酶法具有灵敏度高、速度快、样品用量少、不需提纯或预处理的优点，适用于各种型号的生化自动分析仪。其原理是 β-羟丁酸在 NAD^+ 的存在，在 pH 8.5～9.5 的碱性环境中，由 β-羟丁酸脱氢酶催化，转化为乙酰乙酸，产生可以被多种方法检测的 NADH。

2.标本

血清或血浆（肝素或 EDTA 抗凝）标本均可。草酸盐、氟化物、柠檬酸盐等抗凝剂对检验结果不发生干扰。取样后需在 24 小时内分离血清或血浆，样品保存在 4 ℃不得超过 1 周。

3.参考区间

健康成年人的血清 β-羟丁酸是 0.03～0.30 mmol/L。

4.临床意义

酮体包括乙酰乙酸、β-羟丁酸、丙酮，一般 78％为 β-羟丁酸，20％为乙酰乙酸，2％为丙酮。酮症酸中毒使体内 NADH 生成增加，进而使乙酰乙酸形成 β-羟丁酸。严重酸中毒者发病早期阶段，代谢中 β-羟丁酸/乙酰乙酸比值可以从正常人的 2∶1 提高到 16∶1，治疗进程中该比值随着 β-羟丁酸被氧化为乙酰乙酸而降低。患者病情改善时乙酰乙酸反而增加，只监测乙酰乙酸不能反映真实病情变化，需监测 β-羟丁酸。

二、乳酸和丙酮酸测定

(一)生理和生物化学

血液中的乳酸主要来自红细胞和肌肉。乳酸是丙酮酸还原的产物,二者都是葡萄糖代谢的中间产物。在正常生理 pH 下乳酸被解离,所以实际情况下血浆乳酸以乳酸根和氢离子的形式存在。人体组织在无氧条件下(例如肌肉剧烈活动时的缺氧情况),葡萄糖酵解供能,最终产物为乳酸。血乳酸浓度与缺氧程度一致。成熟红细胞仅靠葡萄糖酵解获得能量。有的组织,即使在有氧条件下,仍能进行糖酵解以获得能量供应的一部分,如皮肤、视网膜、睾丸、肾髓质等。在激烈运动时,能量的需要增加,即使呼吸和循环加快以增加氧的供应量,仍不能满足体内糖完全氧化时所需要的氧量,这时肌肉处于相对缺氧状态,糖酵解过程加强,血中乳酸浓度成倍地升高。从平原进入高原初期,组织细胞也常通过增加糖酵解来获得能量。

在病理情况下,如严重贫血、呼吸障碍、肺及心血管疾患所引起的机体缺氧,组织细胞也可增强糖酵解以获得能量。在这些过程中,造成乳酸浓度增加,严重者可导致乳酸酸中毒。所以,血乳酸浓度可作为观察患者循环障碍,无氧代谢的一项生化指标。不仅用于患者的诊断和预后评价,也适用于评价生理适应和运动效应。

(二)乳酸测定

1.检测方法

血液乳酸测定有化学氧化法、酶催化法、电化学法和酶电极感应器法等。化学氧化方法使用高锰酸盐或二氧化锰将乳酸氧化成乙醛和 CO_2 或 CO,然后分别测定乙醛和 CO_2 或 CO 的生成量,计算乳酸的含量。酶催化法使用乳酸脱氢酶催化乳酸氧化,生成丙酮酸和 NADH,然后用分光亮度法或荧光亮度法测定 NADH 的生成量,计算乳酸的含量。电化学法的原理,是在乳酸脱氢酶的催化下铁氰基团[$Fe(CN)_6^{3-}$]氧化乳酸,同时本身还原成亚铁氰基团[$Fe(CN)_6^{4-}$]。反应过程中所生成的亚铁氰基团在铂电极(参比电极为银/氯化银)表面被氧化,所产生的电流与亚铁氰基团生成量成正比,亦即与乳酸浓度成正比。酶电极感应器法的原理,是在乳酸氧化酶催化下氧化乳酸,生成丙酮酸和过氧化氢;过氧化氢在铂电极表面发生氧原反应,释放出电子,产生电流,用安培计测定过氧化氢生成量,计算乳酸浓度。

2.样本采集

血浆或全血均可。应该在空腹及休息状态下采血,抽血时不用止血带,不可用力握拳,如必须用止血带,应在穿刺后除去止血带至少等待 2 分钟后再抽血。最好用肝素化的注射器抽血,抽取后立即注入预先称量的含有蛋白沉淀剂(预冷至 4 ℃)的试管中。如用血浆测定,宜采用 10 mg/mL氟化钠及 2 mg/mL 草酸钾抗凝,立即冷却样本并在 15 分钟内离心。

(三)丙酮酸测定

1.测定方法

目前,测定丙酮酸的首选方法是乳酸脱氢酶方法。其检测原理是乳酸检测的逆反应,在 pH 7.5 时,反应向右侧进行,丙酮转化为乳酸盐,NADH 转化为 NAD^+。反应特异,不受酮戊二酸、草酰乙酸盐、乙酰乙酸、β-羟丁酸的影响。

近年来,开发出一种生物敏感器,可用来直接测定全血或血清中丙酮酸的浓度。该生物传感器由过氧化氢传感器和丙酮酸氧化酶组成。

产生的过氧化氢用安培计测量,然后计算样品中丙酮酸的浓度。

2.样本采集及保存

患者须空腹采血,可以用止血带,但不要超过 2 分钟。2 分钟内的止血带不会引起丙酮酸浓度的任何改变。血液必须放在碘乙酸抗凝管中,可阻止葡萄糖被血细胞分解代谢而转变成丙酮酸。丙酮酸在血液中很不稳定,须在 4 ℃条件下尽快地分离出血浆(或血清),保存在冰箱中,并尽可能快地进行分析测定。如不能及时测定,建议制备成无蛋白滤液保存。沉淀剂最好用偏磷酸(终浓度为 40 g/L),它对辅酶Ⅰ的影响较小。丙酮酸在无蛋白滤液中的稳定性分别为室温6 天、冰箱 8 天和冰冻 42 天。

(四)参考区间

乳酸和丙酮酸测定的参考区间见表 6-1。

表 6-1 乳酸及丙酮酸参考区间

样本类型	乳酸		丙酮酸	
	mmol/L	mg/dL	mmol/L	mg/dL
静脉血				
休息	0.5～1.3	5～12 P	0.03～0.1	0.3～0.9
医院内患者	0.9～1.7	8～15		
动脉血				
休息	0.36～0.75	3～7	0.02～0.08	0.2～0.7
医院内患者	0.36～1.25	3～11		
脑脊液	与血液一样		0.06～0.19	0.5～1.7
24 小时尿	5.5～22 mmol/24 h		<1 mmol/24 h	

(五)临床意义

组织严重缺氧导致三羧酸循环中丙酮酸需氧氧化障碍,丙酮酸还原成乳酸增加,血乳酸与丙酮酸比值增高。休克、心功能失代偿、血液病和肺功能不全时,低氧血症同时伴高乳酸血症,处理低氧血症后可逆。在极端情况下,乳酸增加可达 25 mmol/L,标志着细胞氧化过程恶化,与显著的呼吸增强、虚弱、疲劳、恍惚及昏迷相联系,此时的高乳酸血症常为不可逆的,见于休克、糖尿病昏迷及各种疾病的终末期。在肝脏灌流量降低的病例,因肝脏乳酸清除率降低,也可能出现高乳酸血症。

血液丙酮酸测定主要用于维生素 B_1 缺乏症诊断,维生素 B_1 的焦磷酸酯是丙酮酸在细胞内进一步氧化分解为乙酰辅酶 A 的脱羧辅酶,维生素 B_1 缺乏导致血丙酮酸水平增加。

三、尿微量清蛋白测定

(一)生理和生物化学

清蛋白(albumin,ALB)是一种带负电荷的大分子,分子量为 69 kD,半径为 3.6 nm。正常肾小球基底膜具有滤过功能,平均孔径为 5.5 nm,表面均匀地带一层负电荷。因此,正常情况下可有少量 ALB 被滤过,但 95%的 ALB 又在近曲小管被重吸收,故尿中 ALB 含量很低,通常在几个 mg/L 以下,当＞30 mg/L 或尿清蛋白清除率(urinary albumin excretion rate,UAER)＞20 μg/min 时,一般认为即不正常,称之为微量清蛋白尿(microalbuminuria,MCA)。

MCA 是糖尿病肾病和高血压肾病最早出现的生化指标。糖尿病诱发 MCA 的原因有三:一是肾小球损伤的结果,具体地说是肾小球滤膜上电荷的丢失,尤其是孔径大小选择功能破坏所致;二是血流动力学的改变,糖尿病患者常有肾小球血管调节功能障碍,从而引起肾内高压;三是组织和血液中的蛋白与高浓度的葡萄糖接触后增加了非酶糖酰化的速率,从而引起基膜屏障功能的改变。原发性高血压诱发 MCA 的主要原因是高血压引起肾小球血流动力学改变,促进清蛋白穿过基膜,形成清蛋白尿。

(二)样本采集及保存

尿清蛋白清除率受多种因素的影响,如活动量、体位、利尿,样本采集的方法必须标准化。样本不能在劳累、尿路感染、急性病、手术后或急性液体潴留的情况下采集。样本类型包括 24 小时尿、夜尿(8 或 12 小时尿)、1 或 2 小时尿、晨尿。使用计时尿检测尿清蛋白,非计时尿检测清蛋白肌酐比值,其中 24 小时尿及 8 或 12 小时夜尿是最敏感的样本,晨尿检测清蛋白/肌酐比值是操作性强、方便取样的方法。晨尿有利于减少个体差异,比随机尿更好,可固定收集的时间点以减少不同时间点的变异,取样前 2 小时禁食,但不禁水。以上样本均需至少检测 3 次不同天的样本,以避免日间及个体间差异,尿液收集后放置在 4 ℃,或加入 2 mL 叠氮钠(50 g/L)每 500 mL 尿液,有些检测方法不推荐使用防腐剂。

(三)测定方法

测定尿中微量清蛋白的方法有两类:一类是染料结合法,另一类是免疫学方法。染料结合法中最早使用的是溴酚蓝(BPB)染料结合法直接测定尿中清蛋白。此法虽简单、快速,但灵敏度低,尿中非蛋白成分会干扰 BPB 反应,不适宜测定微量清蛋白尿。采用凝胶过滤法,将尿标本先用 Sephadex G-50 凝胶过滤,除去尿中色素及其他干扰成分,将过滤后的样本加入 BPB 使之与清蛋白结合显色,用同样显色的清蛋白标准建立标准曲线,得到尿中清蛋白浓度。该法简单、方便,提高了灵敏度,排除了干扰,适宜基层单位使用;其特异性虽比免疫学法差,但可满足临床使用。

最近发现了一种阴离子染料称清蛋白蓝 580,对清蛋白有特别的选择性,高度特异地结合到清蛋白上,形成很强的荧光复合物,而其他蛋白质则无反应。此法试剂稳定、简单、快速,可与免疫学方法相媲美,已用于尿清蛋白测定,但国内目前尚无试剂供应。免疫学方法有散射比浊法和透射比浊法两种。二者的基本原理是使用抗清蛋白抗体,与尿清蛋白在缓冲液中反应生成抗原-抗体复合物。前者需专门设备,后者适用于手工和各型生化分析仪,且有试剂盒供应,在临床已广泛应用。

(四)参考区间

尿清蛋白的参考区间见表 6-2。

表 6-2　尿清蛋白参考区间

	UAE(μg/min)	24 小时尿清蛋白(mg/24 h)	清蛋白/肌酐比值(mg/g)
正常	<20	<30	<30
微量清蛋白尿	20~200	30~300	30~300
临床清蛋白尿	>200	>300	>300

(五)临床意义

清蛋白是重要的血浆蛋白质组分之一,正常情况下不能通过肾小球基底膜,健康人尿液中仅含有很低浓度的清蛋白。糖尿病患者易并发肾损害,1/3 的 1 型糖尿病患者在肾病终末期依靠透析或肾移植生存,肾损害在 2 型糖尿病不如在 1 型患者常见,但因其患病人群数量众多,约 60％糖尿病肾病发生于2 型糖尿病患者中。蛋白尿是常用的筛查糖尿病肾病的方法,当 UAE ＞200 μg/min时,提示明显肾功能损害。糖尿病肾病与较长时间病程有关,1 型糖尿病患者常患病不少于 5 年。糖尿病肾损害出现后,肾功能迅速恶化、进展,治疗能延缓但不能中止肾损害的过程。肾功能损害出现之前的时期,常规方法不能检测到 UAE 增加,UAE 20～200 μg/min 或 30～300 mg/24 h 称为微量清蛋白尿,提示少量清蛋白分子存在于尿液,清蛋白跨毛细血管清除率增加,是微血管疾病的指示指标。UAE 持续＞20 μg/min 时,糖尿病患者肾功能损害的危险度高于正常人 20 倍,UAE 增加提示:糖尿病肾损害、终末期肾脏疾病、1 型糖尿病增殖性视网膜病变,非糖尿病患者冠状动脉性疾病。严格控制血糖可以延缓糖尿病肾病的进程,控制血压,如使用血管紧张素抑制剂能降低糖尿病肾病发病率。

ADA 建议,1 型糖尿病 5 年,2 型糖尿病患者诊断及妊娠时需检测 UAE,检测结果阴性的患者每年复查一次,如果使用半定量检测,阳性者需使用定量实验再次检测。如果确证实验阳性,开始使用 ACE(血管紧张素酶)抑制剂治疗。如无治疗措施,UAE 会以每年 10％～30％的速度升高,而经 ACE 抑制剂治疗者,尿清蛋白肌酐比值会保持稳定或下降最多到 50％。

清蛋白/肌酐比值≥30 mg/g 是心血管疾病持续风险因素。

(迟小伟)

第七章

免 疫 检 验

第一节　类风湿因子检测

类风湿因子(RF)是抗变性 IgG 的自身抗体,无种属特异性。它能与人或动物的变性 IgG 结合,而不与正常 IgG 发生凝集反应。RF 主要出现在类风湿性关节炎患者,70%~90% 的血清中和约 60% 的滑膜液中可检出 IgG 类 RF,这很可能是自身 IgG 变性所引起的一种自身免疫应答的表现。

RF 有 IgG、IgA、IgM 等多种 Ig 类型,以 IgM 类型多见。检测 RF 的方法很多,目前,最常用的是致敏乳胶凝集试验和免疫比浊法。

一、胶乳凝集试验检测 RF

(一)原理

该法检测的原理是纯化的人 IgG 加热聚合后与羧化的聚苯乙烯胶乳共价交联制成抗原胶乳,此致敏胶乳颗粒在与待测血清中的 RF 相遇时,于一定时间内发生肉眼可见的凝集。

(二)试剂

(1)10 g/L 聚苯乙烯 RF 检验胶乳,可购买成套的商品试剂。

(2)阳性对照血清:可用 WHO RF 参考品,也可收集 RF 阳性血清混合,与参考品溯源后用做对照。

(三)操作

1.定性试验

按试剂盒说明书操作。试剂自冰箱取出后恢复至室温(18~25 ℃);轻轻混匀胶乳试剂,并核对阴性和阳性对照;在反应板孔中依次加 1 滴待测血清和 1 滴胶乳试剂;轻轻摇动混匀,2 分钟后于直射光下观察结果。阴性和阳性对照同上法操作。

2.半定量实验

定性试验阳性时,将待测血清 100 μL 在反应板孔中用 100 μL 8.5 g/L NaCl 连续进行倍比稀释(1∶2~1∶16),各稀释度血清 20 μL 加胶乳试剂 20 μL,混匀,2 分钟后观察结果。

(四)结果判定

2 分钟出现肉眼可见凝集者为阳性(≥20 U/mL),无凝集者为阴性(＜20 U/mL)。半定量试验1：2稀释血清出现凝集者为40 U/mL；1：4稀释血清出现凝集者为80 U/mL；1：8稀释血清出现凝集者为160 U/mL；1：16稀释血清出现凝集者为320 U/mL。

二、免疫比浊法检测RF

(一)原理

反应试剂中有一定浓度的变性IgG(人、兔或羊IgG)加入含RF的待测血清后,RF与试剂中变性IgG结合,形成变性IgG抗变性IgG自身抗体(RF)免疫复合物,引起溶液中浊度变化。用透射比浊或散射比浊法即可检测出检样中RF的浓度。

(二)试剂

购买与仪器配套的商品试剂。

(三)操作

按仪器与试剂盒说明书操作。

(四)计算

用RF标准品制备校正曲线,待测血清中RF浓度可根据校正曲线得出。通常由仪器自动打印报告。

(五)参考值

正常人血清RF<20 U/mL。

RF在类风湿性关节炎患者中的检出率很高,RF阳性支持早期RA的倾向性诊断,如对年轻女性应进行RA和风湿热间的鉴别;而对非活动期RA的诊断,需参考病史。但RF也像ANA一样,并不是RA独有的特异性抗体。在SLE患者均有50%RF阳性,在其他结缔组织病如SS、硬皮病、慢性活动性肝炎及老年人中均可有不同程度的阳性率。

(李春兰)

第二节　抗线粒体抗体检测

抗线粒体抗体(AMA)是以细胞质中的线粒体为抗原的一种自身抗体。这种抗体无种属及器官特异性。在原发性胆汁性肝硬化患者血清中阳性率较高,在其他肝病中也有不同程度的阳性率。目前,AMA的检测仍以间接免疫荧光素标记抗体法为主。

一、操作

(一)抗原片的制备

用大鼠肾冷冻切片,厚4~6 μm,贴于无荧光的清洁载玻片,吹干、密封并于-20 ℃保存。

(二)滴加标本

待测血清用0.01 mol/L pH 7.4的PBS做1：10稀释后滴于底物片上,在室温湿盒内反应30分钟,用PBS冲洗3次,吹干。

(三)滴加荧光素标记抗体

滴加最适宜浓度的荧光素标记抗体,(荧光素标记的抗人IgG或抗人IgM等),放置在室温盒内反应 30 分钟后,按上述方法冲洗和吹干。

二、结果判定

用无荧光的缓冲甘油封片后,于荧光显微镜下镜检。在鼠肾切片中,AMA 的特异荧光出现于富含线粒体的肾小管上皮细胞的胞浆中(图 7-1)。

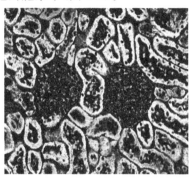

图 7-1 结果判定(鼠肾)

(李春兰)

第三节 抗 ENA 抗体检测

抗 ENA 抗体是指对核内可提取性核抗原(ENA)的自身抗体。ENA 是用等渗盐溶液或磷酸盐缓冲液从细胞核碎片提取的可溶性核蛋白。ENA 抗原中主要包括 nRNP、Sm、SS-A(天然 SS-A 和 Ro-52)、SS-B、Scl-70、PM-Scl、Jo-1、CENP B、PCNA、dsDNA、核小体、组蛋白、核糖体 P 蛋白和 AMA M2 等抗原,这些抗原除有各自的抗原特异性外,尚可因与蛋白质组成后的分子量大小各不相同而在电泳后被分成不同分子量的条带。不同的自身免疫性疾病可产生不同的抗 ENA 抗体,不同特性的抗 ENA 抗体在各种自身免疫性疾病中的阳性率有明显差异,有些有很高的特异性。对其进一步检测,在协助诊断和鉴别诊断自身免疫性疾病方面具有重要的临床意义。

一、检测原理

用于体外定性检测血清或血浆中的人抗 nRNP、Sm、SS-A(天然 SS-A 和 Ro-52)、SS-B、Scl-70、PM-Scl、Jo-1、CENP B、PCNA、dsDNA、核小体、组蛋白、核糖体 P 蛋白和 AMA M2 等 14 种不同抗原 IgG 类抗体。实验膜条上平行包被了这些高度纯化的抗原。在第一次温育时,已稀释的血清与实验膜条反应。如果标本阳性,特异性的 IgG(也包括 IgA 和 IgM)与相应抗原结合。为检测已结合的抗体,加入酶标抗人 IgG(酶结合物)进行第二次温育,然后加入酶底物,以产生可观察的颜色反应。

二、操作

(一)预处理

从包装中取出所需数目的实验膜条放入空温育槽中,膜条上有编号的一面朝上。每槽中加

1.5 mL 标本缓冲液,于室温(18～25 ℃)在摇摆摇床上温育 5 分钟。之后吸去槽内液体。

(二)血清温育

在温育槽中分别加入 1.5 mL(1:101)已稀释血清。于室温(18～25 ℃)在摇摆摇床上温育 30 分钟。

(三)清洗

吸去槽内液体,在摇摆摇床上用 1.5 mL 清洗缓冲液清洗膜条 3 次,每次 5 分钟。

(四)酶结合物温育

在温育槽中加入 1.5 mL 已稀释的酶结合物(碱性磷酸酶标记的羊抗人 IgG),于室温(18～25 ℃)在摇摆摇床上温育 30 分钟。

(五)清洗

吸去槽内液体,在摇摆摇床上用 1.5 mL 清洗缓冲液清洗膜条 3 次,每次 5 分钟。

(六)底物温育

在温育槽中分别加入 1.5 mL 底物液,于摇摆摇床上室温(18～25 ℃)温育 10 分钟。

(七)终止反应

吸去槽内液体,用蒸馏水清洗膜条 3 次,每次 1 分钟。

(八)结果判断

将检测膜条放置在结果判定模板中,风干后判断结果。

三、实验结果的解释

(1)将已温育的湿的实验膜条置于结果判定模板中的塑料膜上,并与标志对齐。用吸水纸小心吸去水分(完全干后,膜条将黏附于塑料膜上)。将干的实验膜条上出现的与参照膜条上的标志相对应的清晰可见的条带记录在结果判定模板上,在相应抗原的位置出现白色条带为阴性。

(2)如果用软件自动判断结果,需将实验膜条放置在一张特殊的工作单上。实验膜条如需长期保存,可用黏性塑料膜密封。

(3)检测膜条上有一条质控带,如果质控带出现强的颜色反应说明实验操作正确。如果质控带没有出现颜色反应,则表明实验操作不当,应重新检测。

(4)实验膜条上包被的抗原及其排列,印迹法实验膜条上包被有以下抗原。①nRNP/Sm:小牛和兔胸腺提取物,经亲和层析纯化的天然 U1-nRNP。②Sm:牛脾脏和胸腺提取物,经亲和层析纯化的天然 Sm。③SS-A:牛脾脏和胸腺提取物,经亲和层析纯化的天然 SS-A。④Ro-52:重组的 Ro-52(52 kDa),相应的人 cDNA 用杆状病毒系统在昆虫细胞中表达。⑤SS-B:小牛和兔胸腺提取物,经亲和层析纯化的天然 SS-B。⑥Scl-70:牛和兔胸腺提取物,经亲和层析纯化的天然 Scl-70(DNA 拓扑异构酶 1)。⑦PM-Scl:重组抗原,相应的人 cDNA 用杆状病毒系统在昆虫细胞中表达。⑧Jo-1:小牛和兔胸腺提取物,经亲和层析纯化的天然 Jo-1(组氨酰-tRNA 合成酶)。⑨CENP B:重组的着丝点蛋白 B,相应的人 cDNA 用杆状病毒系统在昆虫细胞中表达。⑩PCNA:重组的 PCNA(36 kDa),相应的人 cDNA 用杆状病毒系统在昆虫细胞中表达。⑪dsD-NA:从鲑鱼睾丸提取物中高度纯化的天然双链 DNA。⑫核小体:从牛胸腺提取物中纯化的天然核小体。⑬组蛋白:从牛胸腺提取物中纯化的各种类型组蛋白的混合物。⑭核糖体 P 蛋白:小牛和兔胸腺提取物,用亲和层析纯化的天然核糖体 P 蛋白。⑮AMA M2:从猪心脏提取物中纯化的天然 M2 抗原(丙酮酸脱氢酶复合物)。

(5)根据抗原带着色的深浅,可将结果分为阴性、临界阳性和阳性(表7-1)。

表 7-1　实验结果

抗原带着色的深浅	结果
无色	阴性
着色非常弱	临界阳性
着色中到较强	阳性
着色与质控带强度相同	强阳性

(6)用印迹法检测抗核抗体时,应同时进行间接免疫荧光法实验。这样一方面可确保结果的可靠性,排除假阳性反应;另一方面,基于 HEp-2 细胞(特别是与灵长类肝冰冻组织切片的联合生物薄片)的间接免疫荧光法可检测的抗核抗体的范围非常广,而印迹法实验膜条上的抗原种类非常有限,只能检测有限的抗体。

四、抗原组成

(1)nRNP 和 Sm 抗原属于一组由富含尿嘧啶核苷酸的低分子量 RNA(U-RNA)与不同蛋白质组成的小核糖核酸蛋白(snRNP)。根据色谱分析的结果将 RNA 组分命名为 U1~U6。除 RNA 外,U-nRNP 还含有 6 种不同的核心蛋白(B,B',D,E,F,G)。另外,U1-nRNP 还含有颗粒特异性蛋白(70K,A,C),抗 U1-nRNP 抗体的靶抗原是 1 种或多种颗粒特异性蛋白(70K,A 或 C)。而抗 Sm 抗体的靶抗原为 1 种或多种核心蛋白。U-nRNP 分子参与 pre-mRNA(信使 RNA 前体)的剪切:切掉 mRNA 的非编码序列(内含子),插入 mRNA 的编码序列(外显子),以形成信使 RNA。

(2)天然的 SS-A 抗原是一种小核糖核酸蛋白,由一个 RNA 分子(Y1、Y2、Y3、Y4 或 Y5 RNA,80~112 个碱基)和一个 60 kDa 蛋白分子组成。欧蒙印迹法实验膜条上的 SS-A 抗原带为天然的SS-A。另外一种 52 kDa 蛋白(Ro-52)也与 SS-A/Ro 复合物有关,但该蛋白是否是 SS-A/Ro 复合物的成分还存在争议。

(3)由于抗 Ro-52 抗体可在各种自身免疫性疾病中出现,因而单独的抗 Ro-52 抗体阳性不应判断为抗 SS-A 抗体阳性或作为 SLE 及干燥综合征的特异性指标。

(4)SS-B 抗原是一种分子量为 48 kDa 的磷蛋白,在细胞核中作为 RNA 多聚酶Ⅲ的辅助蛋白。

(5)Scl-70 抗原为 DNA 拓扑异构酶Ⅰ,天然抗原的分子量为 100 kDa,但最初在免疫印迹中仅发现了分子量为 70 kDa 的代谢产物。DNA 拓扑异构酶Ⅰ位于核浆内并且在核仁中浓度极高,参与 DNA 双螺旋的复制和转录。

(6)PM-Scl 抗原是分子量间于 20~110 kDa 的 11 到 16 个多肽分子的复合物。主要的靶抗原是分子量分别为 75 和 100 kDa 的两种多肽分子,也就是 PM-Scl-75 和 PM-Scl-100。90%~98%的抗 PM-Scl 抗体具有与 PM-Scl-100 的反应性,而 50%~63%的抗 PM-Scl 抗体具有与 PM-Scl-75的反应性。这两种抗原相互独立,彼此之间没有交叉反应。PM-Scl 主要位于核仁,但也可出现在核浆中。该多肽复合物的功能还不完全清楚,怀疑 PM-Scl 参与 5.85 rRNA 和一些 U-snRNAs 的剪切。

(7)Jo-1 是一种分子量为 50 kDa 的细胞质磷蛋白,与组氨酰-tRNA 合成酶为同一种物质,它能将胞浆中的组氨酸连接到相应的 tRNA 上。

(8)已发现有四种不同的蛋白为着丝点抗原:着丝点蛋白 A(17 kDa)、着丝点蛋白 B(80 kDa)、着丝点蛋白 C(140 kDa)和着丝点蛋白 D(50 kDa)。所有间接免疫荧光法抗着丝点抗体阳性的血清至少具有与着丝点蛋白 B 的反应性。

(9)PCNA 是一种分子量为 36 kDa 的增殖细胞核抗原,其表达与细胞周期有关。有活性的、三聚体形式的 PCNA 为 DNA 多聚酶的辅助因子,参与 DNA 的修复作用。用以 Hep-2 细胞为基质的间接免疫荧光法检测时,抗 PCNA 抗体产生的荧光模型称为细胞周期蛋白Ⅰ型。约半数的间期细胞核呈现明亮的、清晰的细颗粒型荧光,而核仁为阴性,在另一半细胞中可见到相同的荧光模型,但其强度较弱(弱 10 倍左右)。

(10)抗 DNA 抗体可分为两种不同类型:抗天然双链 DNA(dsDNA)抗体和抗变性的单链 DNA(ssDNA)抗体。抗双链 DNA 抗体可识别双螺旋的脱氧核糖核酸骨架中的主要表位,因而与双链和单链 DNA 都具有反应性。而抗 ssDNA 抗体只识别双链内部的嘌呤和嘧啶碱基多聚体。

(11)核小体是由组蛋白(H1、H2A、H2B、H3 和 H4)和 dsDNA 组成的染色体的功能亚单位。H3-H3-H4-H4 四聚体加上其两侧的 H2A-H2B 二聚体形成核小体的中心。组蛋白核心颗粒周围被两圈 DNA 双螺旋(总共 146 对碱基对)环绕。核小体呈串珠状排列,连接 DNA 与连接体中的组蛋白 H1 有关。

(12)组蛋白是 DNA 相关蛋白(11.2~21.5 kDa),它们的功能是稳定 DNA 双螺旋结构,还可能参与基因调节机制。有五种不同类型的组蛋白:H1、H2A、H2B、H3 和 H4。组蛋白与 DNA 形成高度有序的核小体有关。

(13)核糖体 P 蛋白由核糖体 60S 亚单位的 3 种蛋白组成,这些蛋白分别叫作 P0(38 kDa)、P1(19 kDa)和 P2(17 kDa)。主要的抗原性表位位于羧基端,所有三种蛋白均含有相同的 17 个氨基酸序列。

(14)M_2 抗原系统是位于线粒体内膜的三种相关的多酶复合物,这些酶催化丙酮酸、2-酮戊二酸和 2-含氧酸支链的氧化脱羧,目前已知的抗 M_2 抗体的靶抗原有 6 种蛋白:丙酮酸脱氢酶复合物的 E2(74 kDa)、蛋白 X(55 kDa)、E1α 亚单位(51 kDa)和 E1β 亚单位(36 kDa)以及 2-含氧酸脱氢酶复合物支链的 E2(51 kDa)和 2-酮戊二酸脱氢酶复合物的 E2(51 kDa)。酶 E2 负责将乙酰基团转移给辅酶 A,蛋白 X 是丙酮酸脱氢酶复合物的亚单位,功能还不清楚。

五、适应证

夏普综合征(MCTD),系统性红斑狼疮(SLE),干燥综合征,进行性系统性硬化症,多肌炎/皮肌炎、重叠综合征、局限型进行性系统性硬化症(CREST 综合征),原发性胆汁性肝硬化。

六、临床意义

(1)高滴度的抗 U1-nRNP 抗体是混合性结缔组织病(MCTD,夏普综合征)的标志,阳性率为 95%~100%,抗体滴度与疾病活动性相关。在 30%~40% 的系统性红斑狼疮患者中也可检出抗 U1-nRNP 抗体,但几乎总伴有抗 Sm 抗体。

(2)抗 Sm 抗体是系统性红斑狼疮的特异性标志,与抗 dsDNA 抗体一起,是系统性红斑狼疮的诊断指标,但阳性率仅为 5%～10%。

(3)抗 SS-A 抗体与各类自身免疫性疾病相关,最常见于干燥综合征(40%～80%)、也见于系统性红斑狼疮(30%～40%)和原发性胆汁性肝硬化(20%)中,偶见于慢性活动性肝炎。此外,在 100% 的新生儿红斑狼疮中可出现抗 SS-A 抗体。该抗体可经胎盘传给胎儿引起炎症反应和新生儿先天性心脏传导阻滞。

(4)抗 SS-B 抗体几乎仅见于干燥综合征(40%～80%)和系统性红斑狼疮(10%～20%)的女性患者中,男女比例为 29:1。在干燥综合征中抗 SS-A 抗体和抗 SS-B 抗体常同时出现。

(5)抗 Scl-70 抗体见于 25%～75% 的进行性系统性硬化症(弥散型)患者中,因实验方法和疾病活动性而异(Scl＝硬化症)。在局限型硬化症中不出现。

(6)1977 年,Wolfe 及其同事首先在多肌炎患者中描述了抗 PM-Scl 抗体,并把该抗体叫作抗 PM 抗体。在 1984 年,Reichlin 与其同事经过研究,发现了抗 PM-1 抗体的更准确的特征和命名(抗 PM-Scl 抗体)。在 50%～70% 的所谓的重叠综合征患者中可检出这些抗体,在这些患者中可合并出现多肌炎(PM)、皮肌炎(DM)和进行性系统性硬化症(Scl)。抗 PM-Scl 抗体在进行性系统性硬化症(弥散型)中的阳性率为 3%,在多肌炎和皮肌炎中的阳性率为 8%。

(7)抗 Jo-1 抗体见于多肌炎,阳性率为 25%～35%。常与合并肺间质纤维化相关。

(8)抗着丝点抗体与局限型进行性系统性硬化症(CREST 综合征:钙质沉着、Raynaud's 病、食管功能障碍、指硬皮病、远端血管扩张)有关,阳性率为 70%～90%。

(9)抗 PCNA 抗体对系统性红斑狼疮具有很高的特异性,但其阳性率仅为 3%。

(10)抗 dsDNA 抗体对系统性红斑狼疮具有很高的特异性。除抗 Sm 抗体外,抗 dsDNA 抗体也可作为该病的一个血清学指标,阳性率为 40%～90%。

(11)在系统性红斑狼疮患者血清中可检出抗核小体抗体,但是,由于用传统的核小体制品进行检测时,高达 70% 的硬皮病患者血清也呈现阳性,使得抗核小体抗体作为 SLE 的特异性诊断指标这一应用价值受到了很大限制。欧蒙印迹法中用一种由欧蒙实验室拥有的专利技术制备的新的核小体制品作为抗原基质,这种改良的核小体制品纯度高,经电泳证实只含有核小体单体,不含 H1、Scl-70、其他非组蛋白和残留的染色质 DNA 成分。用该试剂进行检测时,抗核小体抗体对 SLE 的特异性几乎为 100%,与健康献血员或硬化症、干燥综合征和多肌炎患者血清不反应。

(12)抗一种或几种组蛋白抗体或抗 H2A-H2B 复合物抗体在药物(普鲁卡因胺、肼屈嗪及其他药物)诱导的红斑狼疮中比较常见(阳性率为 95%)。另外,在 30%～70% 的系统性红斑狼疮和 15%～50% 的类风湿性关节炎患者中也可检出抗组蛋白抗体。

(13)抗核糖体 P 蛋白抗体是系统性红斑狼疮的特异性标志。在欧盟的一个多中心研究中检测了 360 份系统性红斑狼疮(SLE)、79 份其他胶原病(进行性系统性硬化症、干燥综合征、皮肌炎/多肌炎、夏普综合征)和 206 份健康献血员血清中的抗核糖体 P 蛋白抗体(ARPA)。360 份 SLE 患者血清中,有 34 份 ARPA 阳性(9.4%),24 份夏普综合征患者血清中,有 3 份 ARPA 阳性(12.5%),其中两份同时还有抗 dsDNA 抗体阳性(系统性红斑狼疮的血清学标志)。在进行性系统性硬化症、干燥综合征或皮肌炎/多肌炎和健康献血员血清中均未检出 ARPA。SLE 的活动性与 ARPA 的滴度不具有相关性,对于有中枢神经系统症状、肾炎或肝炎的 SLE 患者,ARPA 的阳性率与整个 SLE 人群基本相同。在其他有 SLE 症状的患者中也可检出 ARPA,可是,在精神病患者中,ARPA 的阳性率稍高一些,但这种差异还没有统计学意义。

(14)高滴度的抗 M_2 抗体是原发性胆汁性肝硬化的标志,丙酮酸脱氢酶复合物的酶 E_2 和蛋白 X 为主要的靶抗原。另外,在其他慢性肝脏疾病(30%)和进行性系统性硬化症(7%~25%)中也可检出抗 M_2 抗体,但主要为低滴度。抗 M_2 抗体阳性的进行性系统性硬化症患者,很可能临床重叠有原发性胆汁性肝硬化。

(李春兰)

第四节　抗双链 DNA 抗体检测

抗 DNA 抗体包括抗单链 DNA 抗体和抗双链 DNA 抗体。前者的靶抗原为变性的单链 DNA 结构,而后者则是针对天然双链 DNA 结构(nDNA)的抗体。抗 DNA 抗体检测主要是对抗双链 DNA(dsDNA)抗体的检测。它是诊断 SLE 的特异性指标。强阳性抗 DNA 抗体几乎仅见于 SLE 患者,且与 SLE 患者病情变化密切相关。活动期的阳性率一般在 90% 以上,而在非活动期的阳性率一般在 10% 以下。此外,在狼疮肾炎恶化时抗 DNA 抗体上升,病情缓解时抗 DNA 抗体也随之下降,因此,抗 DNA 抗体检测对 SLE 等疾病的诊断治疗及病情观察都有重要意义。

一、检测方法

间接免疫荧光法。原理:用稀释后的血清样本加入包被有以绿蝇短膜虫为基质的反应孔时,血清样本中的抗天然 DNA(nDNA)抗体可与虫体中动基体内的天然 DNA 抗原结构相结合。经过清洗后,在反应孔中加入荧光素标记的抗人球蛋白抗体(二抗)。洗去未结合的二抗后,将反应玻片置于荧光显微镜下观察,并根据虫体中动基体的荧光表现判断阴阳性结果。

二、结果判断

结果判读时,应在 400× 放大倍数下仔细观察多个视野。动基体结构往往位于细胞核与尾部鞭毛基体之间,而且通常偏向于细胞膜一侧,甚至突出于虫体(见图 7-2)。

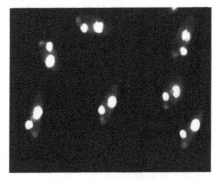

图 7-2　绿蝇短膜虫

(一)阳性结果

当观察到虫体结构中的动基体出现均匀的圆点荧光时,结果可判为阳性。某些血清样本可同时引起细胞核与动基体的同时阳性,此时结果仍可判为阳性。

(二)阴性结果

当观察到虫体结构中的动基体无荧光表现时,结果可判断为阴性。此时即使细胞核以及鞭毛基体阳性,结果也仍判为阴性。

三、临床意义

抗 nDNA 抗体对于 SLE 具有高度的疾病特异性。间接免疫荧光法 ANA 检测方法中所采用的Hep-2细胞并非抗 nDNA 抗体的最佳检测基质,此时除抗 nDNA 抗体之外,抗单链 DNA 抗体、抗组蛋白抗体和抗核小体抗体等均可能在 Hep-2 细胞中表现出相同的均质样荧光表现。此时,需采用基于绿蝇短膜虫为基质的检测方法进行抗 nDNA 抗体的检测实验。

由于绿蝇短膜虫的虫体结构中包含一个由天然 DNA 组成的特殊结构——动基体,因此基于绿蝇短膜虫为基质的间接免疫荧光法是检测抗 nDNA 抗体的有效方法。

(李春兰)

第五节　抗核抗体检测

抗核抗体(ANA)的传统定义是针对细胞核成分的自身抗体的总称,但广义上是针对细胞内所有抗原成分的自身抗体的总称。其中包括抗 DNA 抗体、抗非组蛋白抗体、抗组蛋白抗体和抗核仁抗体等几类,每类中根据所含物质的抗原性质的不同又分为若干亚类。ANA 检测是当前广泛用于自身免疫疾病的一种筛选检测方法。

人的上皮细胞(HEp-2)是目前检测人血清中 ANA 抗体是否存在及其抗体谱(如均质型,颗粒型,核仁型等)的最常用的基质,除了用于抗体谱的鉴定,HEp-2 还可用于检测抗细胞质抗体如抗线粒体抗体(AMA)。

一、抗核抗体谱的分类

根据产生的荧光模型、靶抗原的分布部位分类如图7-3所示。

二、实验原理及检测方法

(一)实验原理

本试剂盒应用间接免疫荧光技术将对照血清和患者血清分别与固定在玻片上的底物进行孵育,存在于样本中的抗体将与底物中的特异性抗原结合形成抗原抗体复合物,洗去未结合的抗体,然后加入结合有荧光素的抗人 IgG 抗体使之与已结合抗原的抗体反应,洗去未结合的二抗,玻片经复染和封片后,通过荧光显微镜观察抗原结构上的绿色荧光强度。

(二)样本要求

血液样本应无菌采集并通过快速分离血清和凝块而避免溶血。血清样本可在 2～8 ℃下保存一周,若需长期保存(6个月),则需储存于−20 ℃的温度下。检验过程中,应尽量避免使用脂血或高度溶血的样本。常温下运输血清样本时,建议在样本中添加适当的防腐剂(如 0.095％的叠氮钠）。避免标本的反复冻融。

血清样本按 1：100 用样本稀释液稀释。

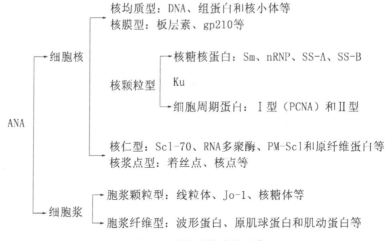

图 7-3　抗核抗体谱的分类

(三)操作

(1)所有试剂平衡到室温后,从玻片包装袋的缺口处撕开包装,小心取出基质玻片避免触碰基质包被区域,用记号笔对基质玻片进行相应的标记。

(2)在对应的反应孔位置分别加入 30 μL 稀释后的血清样本、阴性对照和阳性对照,加样时避免触碰基质。

(3)将加样后的基质玻片置于加样盒中,室温(18～25 ℃)孵育 30 分钟。

(4)将基质玻片从加样盒中取出,用洗瓶小心冲洗基质玻片。冲洗时,请尽量避免直接冲洗基质包被区域。

(5)将基质玻片置于 1×PBS 洗液中,浸泡 5 分钟(延长浸泡时间至 10 分钟,可获得更好的背景)。

(6)在实验台上放置相应的滤纸片,把基质玻片从 1×PBS 洗液中取出,将玻片的侧沿在滤纸上轻轻拍打,以便将玻片上的水滴拍干。

(7)在每个反应孔中分别加入 30 μL 荧光素标记的抗体结合液,然后重复步骤(3)～(6)。

(8)在基质玻片上滴加 4～5 滴封片剂,然后将盖玻片置于玻片上封片。

(9)将基质玻片置于荧光显微镜下观察。若需长期保存(1 个月)基质玻片,可将玻片置于加样盒或玻片盒中避光保存。

(四)结果判断

显微镜下可见 HEp-2 细胞分布均匀、胞浆丰富、细胞呈多边形伸展。ANA 阴性时整个细胞无荧光或极弱的均匀荧光。ANA 阳性时可见到细胞内不同表现的荧光。

三、抗核抗体检测的临床意义

ANA 检测已成为临床上的一个极重要的自身免疫性疾病的筛查实验,高滴度 ANA 则高度提示自身免疫性疾病。ANA 可见于多种疾病,特别是风湿性疾病患者血清可以检测到抗核抗体,其中最常见的如下表 7-2。

表 7-2　常见风湿性疾病患者的 ANA 检测

自身免疫性疾病	ANA 阳性率
系统性红斑狼疮	
活动期	95%～100%
非活动期	80%～100%
药物诱导的红斑狼疮	100%
混合性结缔组织病（MCTD、Sharp 综合征）	100%
类风湿性关节炎	20%～40%
进行性系统性硬化症	20%～50%
多发性肌炎及皮肌炎	85%～95%
干燥综合征	30%～50%
慢性活动性肝炎	70%～80%
溃疡性结肠炎	30%～40%
其他风湿病	26%
正常人	5%～10%

　　尽管抗核抗体在许多自身免疫性疾病诊断中的意义已经明确，但大多数情况下，抗核抗体在致病机制中的作用仍属未知。

四、常见的抗核抗体的荧光模型

　　常见的表现在细胞核上的有核均质型、核颗粒型、核模型、着丝点、核点型、核仁型、细胞周期蛋白Ⅰ和Ⅱ型等，细胞质的有胞浆颗粒型、胞浆纤维型等，分裂期细胞阳性的有纺锤体、中心粒、中间体等。

（一）均质型

　　其靶抗原有 ssDNA/dsDNA，组蛋白，抗核小体抗体等，见图 7-4。

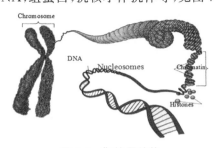

图 7-4　靶抗原结构

　　免疫荧光模式（图 7-5）。①HEp-2 细胞：间期细胞核阳性，呈均匀的荧光，分裂期细胞浓缩染色体阳性，呈均匀的荧光，荧光更强。②猴肝：肝细胞核阳性，呈均匀、有时为粗块状荧光，荧光强度与 HEp-2 细胞基本一致。

（二）粗颗粒型

　　已知靶抗原有 U1-nRNP，Sm，免疫荧光模式（图 7-6）。①HEp-2 细胞：间期细胞核阳性，呈颗粒样荧光,核仁阴性,分裂期细胞浓缩染色体阴性,染色体周围区域为颗粒样荧光。②猴肝:肝细胞核阳性,呈颗粒样荧光,核仁阴性,荧光强度与 HEp-2 细胞基本一致。

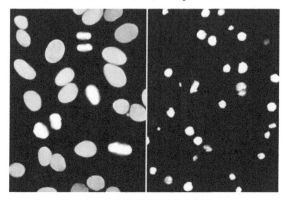

图 7-5　均质型免疫荧光模式

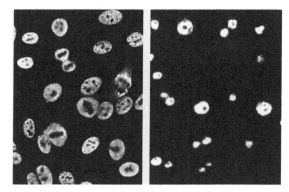

图 7-6　粗颗粒型免疫荧光模式

(三)细颗粒型

已知靶抗原有 SS-A,SS-B,免疫荧光模式(图 7-7)。①HEp-2 细胞:间期细胞核阳性,呈细颗粒样荧光,部分核仁阳性,分裂期细胞浓缩染色体阴性,周围区域为颗粒样荧光。②猴肝:细胞核颗粒样荧光,部分核仁阳性,荧光强度比 Hep-2 细胞弱,抗体滴度较低时可呈阴性。

(四)核膜型

已知靶抗原有板层素,gp210,免疫荧光模式(图 7-8)。①HEp-2 细胞:间期细胞呈现均匀的荧光,核周增强,分裂期细胞染色体阴性。②猴肝:肝细胞呈现特征性环状荧光。

(五)着丝点型

主要靶抗原为着丝点蛋白 B,免疫荧光模式(图 7-9)。①HEp-2 细胞:细胞核产生细的、相同大小的颗粒状荧光(通常每个细胞核为 46 或 92 个着丝点),间期细胞荧光颗粒均匀地分布于细胞核,在分裂期细胞中,颗粒荧光既可以以带状位于细胞中间(中期),也可以以两条平行带的形式出现,这些依分裂期细胞的阶段而异。②猴肝:可观察到分布于细胞核的 10～20 个颗粒。与HEp-2 细胞相比肝组织片的荧光相当弱,很容易被忽略,分裂期细胞罕见。

(六)核点型

免疫荧光模式(图 7-10)。①HEp-2 细胞:细胞核产生 3～20 个大小、强度不均匀的点状荧光,染色体阴性,周围点状荧光。②猴肝:可观察到肝细胞核上有大小、数目不均一的点状荧光。

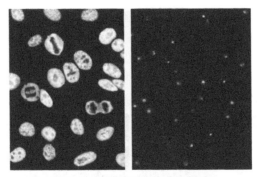

图 7-7　细颗粒型免疫荧光模式

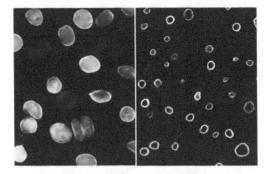

图 7-8　核膜型免疫荧光模式

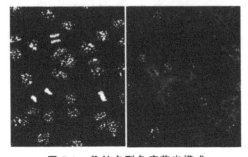

图 7-9　着丝点型免疫荧光模式

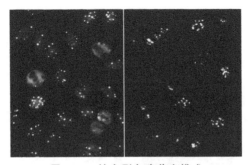

图 7-10　核点型免疫荧光模式

(七)核仁型

主要靶抗原有 Scl-70,PM-Scl,RNA 多聚酶Ⅰ、Ⅱ和Ⅲ,原纤维蛋白(U3-nRNP),免疫荧光模式(图 7-11)。①HEp-2 细胞:间期细胞核仁阳性,分裂期细胞染色体阴性,HEp-2 细胞的荧光反应模型依靶抗原不同差别较大。②猴肝:肝细胞核仁阳性,荧光强度与 HEp-2 细胞基本一致。

(八)细胞周期蛋白Ⅰ和Ⅱ型

主要靶抗原为 PCNA,免疫荧光模式(图 7-12)。①HEp-2 细胞:半数分裂间期细胞核呈亮的、细颗粒样荧光,核仁阴性,另半数荧光模型相同,强度弱10 倍,分裂期染色体阴性,周围细颗粒荧光。②猴肝:可观察到肝细胞核上有点状荧光。

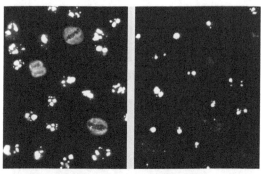

图 7-11　核仁型免疫荧光模式

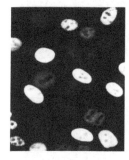 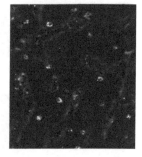

HEp-2细胞　　　　　　　　猴肝

图 7-12　细胞周期蛋白Ⅰ和Ⅱ型免疫荧光模式

(九)胞浆颗粒型

1.抗线粒体抗体免疫荧光模式

(1)HEp-2 细胞:细胞质内粗颗粒型荧光(图 7-13)。

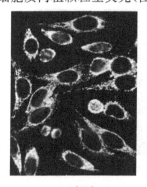 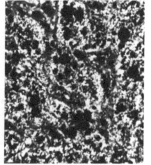

HEp-2细胞　　　　　　　　猴肝

图 7-13　抗线粒体抗体免疫荧光模式

(2)猴肝:肝细胞呈颗粒样荧光,整个视野呈细沙状荧光。

2.抗核糖体 P 蛋白抗体免疫荧光模式

(1)HEp-2 细胞:分裂间期的 HEp-2 细胞质中出现致密的细颗粒荧光,并有空泡现象,部分核仁阳性,分裂期细胞浓缩染色体阴性。

(2)猴肝:可见对该抗体非常特异的有几个肝细胞浆融合形成的岛状荧光(图 7-14)。

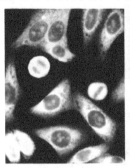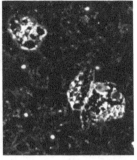

HEp-2细胞　　　　　　　　猴肝

图 7-14　抗核糖体 P 蛋白抗体免疫荧光模式

3.抗 Jo-1 抗体免疫荧光模式

(1)HEp-2 细胞:胞浆呈细颗粒到块状荧光,分裂期染色体阴性,周围细颗粒状荧光。

(2)猴肝:肝细胞浆中呈弱的细颗粒装荧光(图 7-15)。

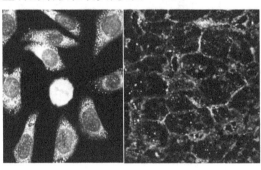

HEp-2细胞　　　　　　　　猴肝

图 7-15　抗 Jo-1 抗体免疫荧光模式

4.抗溶酶体抗体免疫荧光模式

(1)HEp-2 细胞:细胞质中呈油滴状荧光。

(2)猴肝:肝片上胞浆呈点状荧光(图 7-16)。

5.抗高尔基体抗体免疫荧光模式

(1)HEp-2 细胞:细胞核一侧高尔基体所在部位有网状颗粒性荧光,分裂期细胞高尔基体大部分已降解。

(2)猴肝:肝片上胞浆周围散点状细颗粒荧光(图 7-17)。

(十)胞浆纤维型

1.抗波形蛋白抗体免疫荧光模式

(1)HEp-2 细胞:细胞质中呈细的纤维网状荧光,分裂期染色体阴性,周围有大量圆形荧光点。

(2)猴肝:肝片上荧光不明显(图 7-18)。

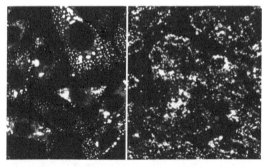

HEp-2细胞   猴肝

图 7-16 抗溶酶体抗体免疫荧光模式

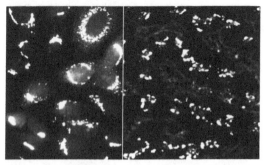

HEp-2细胞   猴肝

图 7-17 抗高尔基体抗体免疫荧光模式

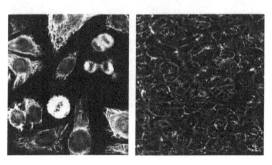

HEp-2细胞   猴肝

图 7-18 抗波形蛋白抗体免疫荧光模式

2.抗原肌球蛋白抗体免疫荧光模式

(1)HEp-2 细胞:在细胞质一侧呈细纤维状荧光。

(2)猴肝:肝片上呈极弱的线状荧光(图 7-19)。

3.抗肌动蛋白抗体免疫荧光模式

(1)HEp-2 细胞:胞浆中有无数束状荧光。

(2)猴肝:围绕肝细胞的胆小管有荧光(图 7-20)。

(十一)分裂期细胞阳性

1.抗纺锤体纤维抗体免疫荧光模式

(1)HEp-2 细胞:仅见于分裂期,两个相对的伞状荧光(图 7-21)。

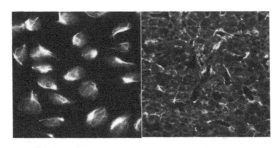

HEp-2细胞　　　　　　　猴肝

图 7-19　抗原肌球蛋白抗体免疫荧光模式

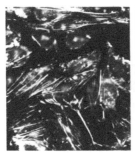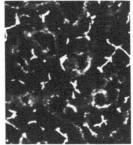

HEp-2细胞　　　　　　　猴肝

图 7-20　抗肌动蛋白抗体免疫荧光模式

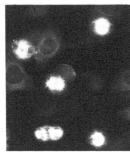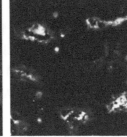

HEp-2细胞　　　　　　　猴肝

图 7-21　抗纺锤体纤维抗体免疫荧光模式

(2)猴肝:肝片不能检测此抗体。

2.抗中间体抗体免疫荧光模式

(1)HEp-2 细胞:分裂末期带状荧光逐渐变短,由一个点连接两个子细胞,分裂中期细胞中间水平带状荧光(图 7-22)。

(2)猴肝:肝片不能检测。

3.抗中心粒抗体免疫荧光模式

(1)HEp-2 细胞:分裂期细胞两端有两个对称的荧光点(图 7-23)。

(2)猴肝:肝细胞上有时有两个对称的亮点。

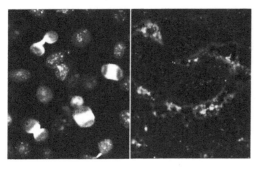

HEp-2细胞　　　　　　猴肝

图 7-22　抗中间体抗体免疫荧光模式

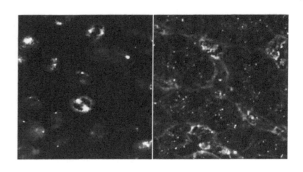

HEp-2细胞　　　　　　猴肝

图 7-23　抗中心粒抗体免疫荧光模式

五、ANA 检测的注意事项

(1)ANA 的滴度结果非常重要。所用检测系统的起始稀释度(正常参考范围)只是一个统计值,如果以此为临界值,部分正常人也可出现阳性(5%～10%),在年龄大于 60 岁的老年人中,阳性率更高,但滴度较低。ANA 滴度越高,与自身免疫性疾病的相关性就越大。

(2)荧光模型与相应靶抗原在细胞内的分布相关,可初步提供自身抗体针对的靶抗原信息,并可为下一步的确认实验提供指导作用。还可根据荧光模型结果判断确认实验结果的有效性,以排除非特异性反应。

(3)ANA 检测流行病学资料的积累。目前,IIF 检测 ANA 时,有很多荧光模型相对应的靶抗原尚不清楚,尤其是这些荧光模型的临床意义不明确,但随着人们对自身免疫性疾病及其相关自身抗体研究的深入,越来越多的以前认为没有临床意义的抗体成为新的研究焦点。对临床意义和靶抗原不明确的荧光模型也应向临床报告,以引起临床的重视。

间接免疫荧光法为检测 ANA 的标准方法(Hep-2 和猴肝)。IIF 阳性时确认相应的靶抗原。

实验的起始稀释度为 1∶100,推荐的稀释因子为 3.2,推荐每份标本至少平行做两个稀释度:1∶100 和 1∶1 000。报告结果应详细,包括荧光模式、滴度、参考范围和一些适当的建议。

(李春兰)

第六节　IgG、IgA、IgM 检测

血清免疫球蛋白可分为五种类型,即 IgG、IgM、IgA、IgD、IgE。其参考范围由于检查的对象、年龄、地区和方法不同而差异。各种免疫球蛋白不但量上有区别,而且在功能上也各有特点。在体液免疫检测中最常用的就是 IgG、IgA、IgM 检测。

一、基本特点

(一)免疫球蛋白 G(IgG)

IgG 具有抗菌、抗病毒、抗毒素作用,大部分抗体属于 IgG。它是唯一能通过胎盘的免疫球

蛋白。IgG 增高见于 IgG 型多发性骨髓瘤、系统性红斑狼疮、类风湿关节炎、慢性活动性肝炎、结核病、黑热病及某些感染性疾病等。降低见于肾病综合征、某些肿瘤、白血病、重链病、轻链病及某些免疫缺陷病。

(二)免疫球蛋白 A(IgA)

IgA 具有抗细菌和抗病毒的作用,不能通过胎盘,小儿只能从母乳中得到。IgA 增高见于 IgA 型多发性骨髓病、系统性红斑狼疮、类风湿关节炎、肝硬化、湿疹、血小板减少等疾病。降低见于重链病、轻链病、吸收不良综合征、某些免疫缺陷病、反复呼吸道感染、输血反应、自身免疫性疾病等。

(三)免疫球蛋白 M(IgM)

IgM 主要由脾脏和淋巴结中浆细胞分泌合成,IgM 主要分布在血液中,在机体免疫反应中出现最早,具有强大的抗感染作用。IgM 作为五聚体,是免疫球蛋白中相对分子量最大的。它是对免疫原最早出现的抗体,所以它是机体初次应答的重要抗体。IgM 和 IgG 一样,可以中和毒素和病毒,以对机体有效的保护。IgM 具有促吞噬细胞的吞噬作用。升高见于巨球蛋白血症、系统性红斑狼疮(SLE)、类风湿关节炎、硬皮病、急慢性肝炎(病毒性肝炎)、胆汁性肝硬化、隐匿性肝硬化、恶性肿瘤、传染性单核细胞增多症、梅毒、黑热病、锥虫病、伤寒、弓形体病、乙型脑炎、单核细胞性白血病、霍奇金病等;降低见于原发性无丙种球蛋白血症、非 IgA 和 IgG 型多发性骨髓瘤、霍奇金病、慢性淋巴细胞白血病、蛋白丧失性胃肠病等。

二、临床意义

(一)免疫球蛋白显著减低

1.先天性低丙种球蛋白血症

IgG、IgA、IgM 三种全缺的 Bruton 病(仅限于男性),三种 Ig 缺某一或两种(减少或无能)的丙种球蛋白异常血症,后者最多见的是 IgA 缺乏症(隐性遗传)。

2.获得性低丙种球蛋白血症

肾病综合征、蛋白质丢失性肠病、先天性风疹病等,以及瑞(Swiss)氏胸腺发育不全伴无丙种球蛋白血症。

(二)免疫球蛋白明显增高

1.自身免疫性疾病

系统性红斑狼疮急性期、慢性活动性肝炎、类风湿关节炎活动期等。

2.多发性骨髓瘤

多发性骨髓瘤可按其所产生 Ig 不同而有 G 型(IgG 增多)、A 型(IgA 增高)、D 型、E 型(后两型极少见)等。

3.感染

慢性化脓性感染、肺结核、肝脓肿、血吸虫病、瘤型麻风等,可见 IgG 升高。

4.恶性肿瘤

消化道癌、呼吸道癌、泌尿生殖系癌,绝大多数患者均见 IgA 增多。喉癌、结肠癌、直肠癌、前列腺癌 IgM 亦见升高。过敏性疾病、寄生虫病可见 IgE 增高。

三、血清中 IgG、IgA、IgM 检测的临床应用

(一)单克隆增殖病的鉴别

单克隆增殖的特点：单种免疫球蛋白均一增殖，含量大，正常免疫球蛋白的比例下降，Kappa/Lambda 比例失调，出现相关的临床症状。浆细胞单克隆增殖，造成游离的免疫球蛋白轻链增加，即本-周蛋白，这种蛋白通常以二聚体的形式存在于尿及血清中，有时亦可见单体和四聚体。单克隆增殖常见的病患：多发性骨髓瘤、巨球蛋白血症、淋巴瘤、轻链病等。

免疫球蛋白定量检测较常用的方法有单向扩散法与免疫浊度法，前者较为简便，后者更为准确迅速。恶性单克隆丙种球蛋白病常呈现某一类丙种球蛋白的显著增高，大多在 30 mg/mL 以上；而正常的免疫球蛋白，包括与 M 蛋白同类的丙种球蛋白的含量则显著降低。在良性丙种球蛋白病的血清标本中，M 蛋白的升高幅度一般不像恶性丙种球蛋白病那么高，多在 20 mg/mL 以下；M 蛋白以外的免疫球蛋白含量一般仍在正常范围之内。如在单向扩散试验中出现双圈状沉淀环，则标本中可能存在某种免疫球蛋白片段的 M 蛋白。多克隆丙种球蛋白病患者的血清中常有多种类型的免疫球蛋白水平同时升高，每类上升的幅度不太大，但总的丙种球蛋白水平升高比较明显。

免疫球蛋白的定量检测，有时会由于不同实验室所用抗血清特异性的差异，而造成 M 蛋白定量结果的不同，特别在使用某一株 M 蛋白制备的抗血清检测其他患者的 M 蛋白时。如能配合作用区带电泳光密度扫描，常可纠正这种误差。

进行免疫球蛋白的定量检测，不仅有助于丙种球蛋白病的诊断，并对丙种球蛋白病的良、恶性鉴别具有一定的帮助。如做动态观察，对丙种球蛋白病的病情和疗效的判断有一定的价值。M 蛋白含量的多少常可反映病情的轻重，尤其对同一患者，M 蛋白含量明显增高常提示病情恶化；经有效治疗后，M 蛋白含量逐渐下降，而正常免疫球蛋白的含量则由降低趋向正常。

(二)多克隆高免疫球蛋白血症

多克隆增殖常见的病患有慢性肝炎及肝硬化、结缔组织病、慢性感染、恶性肿瘤、艾滋病、淋巴母细胞性淋巴结瘤。肝脏疾病如慢性活动性肝炎、原发性胆汁性肝硬化、隐匿性肝硬化等患者血清中三种免疫球蛋白均可升高。慢性细菌感染如肺结核、麻风、慢性支气管炎等血中 IgG 可升高。宫内感染时脐血或出生后的新生儿血清中 IgM 含量可增高。自身免疫性疾病时 Ig 均可升高，如 SLE 患者以 IgG、IgA 升高较多见，类风湿关节炎患者以 IgM 升高为主。

(三)免疫缺陷病的辅助诊断

1.先天性低 Ig 血症

先天性低 Ig 血症主要见于体液免疫缺陷病和联合免疫缺陷病。一种情况是 Ig 全缺，如 Bruton 型无 Ig 血症，血中 IgG 常小于 1 g/L，IgA 与 IgM 含量也明显减低为正常人的 1%。另一种情况是三种 Ig 中缺一种或缺两种，如 IgA 缺乏患者，易发生反复呼吸道感染；IgG 缺乏患者，易发生化脓性感染；IgM 缺乏患者，易发生革兰阴性细菌败血症。

2.获得性低 Ig 血症

患者血清中 IgG 常小于 5 g/L，引起的原因较多。大量蛋白丢失的疾病（如烧伤、剥脱性皮炎、胃病综合征等）、淋巴系统肿瘤（如白血病、淋巴肉瘤、霍奇金病等）、重症传染病、中毒性骨髓疾病、长期使用免疫抑制剂的患者等均可造成获得性低 Ig 血症。

四、脑脊液中 IgG、IgA、IgM 检测的临床应用

中枢神经系统内可以产生很强的免疫应答,这是某些自身免疫性神经系统疾病发生、发展的病理学基础。因此脑脊液(CSF)检验,特别是其中免疫球蛋白成分及其含量的检测,对某些中枢神经系统疾病的诊断、疗效观察和预后判断具有重要意义。

生理情况下,血中 Ig 通过通透性正常的血-脑屏障(BBB),而进入 CSF 内。IgG 分子量略低于 IgA,较易通过 BBB,而 IgA 略难,IgM 分子量大,更难通过 BBB。所以 IgG、IgA、IgM 在 CSF 中的浓度依此递减。当脑组织或脑膜有病变时,脉络丛的通透性增加,BBB 发生破坏,或自病变组织产生病理性产物进入脑脊液,使脑脊液组分发生改变。

1948 年由 Kabat 等用免疫化学方法定量检测脑脊液免疫球蛋白,发现多发性硬化症患者脑脊液中 γ-球蛋白与医学全在线总蛋白比值增高,并由他首先提出脑脊液 IgG 鞘内合成假说,认为脑脊液 γ-球蛋白的增高是不依赖其血清内 Ig 水平而变化。后由 Delpech 设计了脑脊液 IgG 指数公式。由于免疫球蛋白不仅可以在鞘内自身合成,也可以通过血-脑屏障进入鞘内。因此区分鞘内免疫球蛋白的来源在神经系统疾病的实验室诊断中有着重要的临床意义。经典的计算鞘内免疫球蛋白合成的方法是 IgG 生成指数其公式如下:IgG 生成指数 $= (IgG_{CSF} \times Albs)/(IgGs \times Alb_{CSF})$。

脑脊液 IgG 检测方法采用速率散射免疫比浊法,采集脑脊液样本后应离心再行检测。当 IgG 生成指数升高时,表明 CSF 中的 IgG 主要由中枢神经系统鞘内合成。IgG 生成指数升高多见于多发性硬化症。脑脊液 IgG 增高为主,可见于脑血栓、蛛网膜下腔出血、SLE 脑病、神经梅毒、重症肌无力等;脑脊液 IgG、IgA 均增高可见于化脓性脑膜炎及结核性脑膜炎;在神经系统肿瘤时,以脑脊液 IgA 和 IgM 升高为主;精神分裂症时脑脊液 IgG 和 IgM 可明显升高。

许多学者认为 IgG 指数是鞘内合成 IgG 的指标。进一步研究发现,当血-脑屏障通透性正常且血清 Ig 水平在正常范围时,CSF 中 Ig 水平很少受血清 Ig 水平变化的影响,CSF 中 Ig 水平主要与鞘内合成率相关,即在正常状态下,其含量与反映血-脑屏障通透性指标——清蛋白商值(Alb quotient)相关。清蛋白商值 $=$ Albcsf/Albs$\times$1 000。

此外,由中枢局部合成的免疫球蛋白常有异质性,但其 IgG 定量可呈现正常,现采用高分辨率琼脂糖凝胶电泳能分离出"寡克隆区带"(OCB),在多发性硬化症(MS)时,OCB 是一个十分重要的标志物。最近有学者报道,10% 的 MS 患者 CSF 中无 OCB,而其他一些疾病如神经性梅毒、血管炎、脑膜炎和脑炎等也会出现 OCB。许多学者认为同时检测 CSF-IgG 来诊断 MS 或许比单独检测 OCB 好,因为 CSF-IgG 不随 MS 的病理变化而变化。有学者们通过研究得出,患者 CSF 中每天新合成 IgG 含量明显增高,与正常组(无神经系统疾病)及对照组(其他神经系统疾病)相比,均有显著性差异($P < 0.001$),支持 MS 患者中枢神经系统内局部免疫活性细胞分泌大量 IgG 的论点。对于 MS 和其他中枢神经系统疾病,经常会有脑脊液 IgG、IgM 的升高,说明这可能与抗感染和自身抗原的免疫反应有关。

五、尿液中 IgG、IgA、IgM 检测的临床应用

正常人尿液中的 Ig 含量极微。当机体的免疫功能出现异常或由炎症反应引起肾脏疾病时,可导致肾脏肾小球滤过膜分子屏障破坏或电荷屏障受损,从而引起球蛋白及其他大分子蛋白质漏出增多。在肾小球滤过膜损伤较轻微时,尿液中以中分子量的尿微量清蛋白(MA)和转铁蛋白(TRF)滤出增多为主,随着肾小球滤过膜的损伤的加重,尿液中开始出现 IgG,当肾小球滤过膜损伤较严

重时,尿液中除 IgG 被滤出外,分子量较大的 IgM 也可被滤出。故临床上常采用同时检测尿液和血液中的 TRF 及 IgG 的含量,计算选择性蛋白尿指数(SPI),以此来评估肾小球滤过膜破坏程度及观察治疗效果和预后。通常采集晨尿或随机尿进行检测。检测方法一般选用速率散射免疫比浊法。选择性蛋白尿指数计算公式:SPI=(尿 IgG/血清 IgG)/(尿 TRF/血清 TRF)。

当 SPI≤0.1 时,表明肾脏高选择性排泄分子量较小的蛋白质;当 SPI≥0.2 时,表明肾脏是非选择性排泄分子量较大的蛋白质。微小病变型肾病的 SPI 大多≤0.1,而膜性肾病、膜增殖性肾炎和肾病综合征的 SPI 通常≥0.2。尿内 IgA 在原发性肾小球肾病和慢性肾炎肾病时含量最高,在慢性肾炎高血压型及普通型可轻度增高,而在隐匿性肾炎及急性肾炎时含量很少;尿内 IgG 在原发性肾小球肾炎和慢性肾炎时含量较高,其他类型肾小球疾病时仅轻度增高;尿内 IgM 仅出现在慢性肾炎,而原发性肾小球肾炎和隐匿性肾炎时含量甚微。故可根据尿内 Ig 增高的类型来帮助鉴别诊断肾小球疾病的种类。

六、免疫球蛋白检测的方法学评价

自动免疫比浊分析的问世克服了经典的免疫沉淀反应中操作烦琐、敏感度低、反应时间长和不能自动化检测的几大缺点。20 世纪 70 年代出现的微量免疫沉淀法主要包括了免疫透射浊度分析和免疫散射浊度分析。这些技术已常规应用于临床体液特定蛋白的检测,特别是散射比浊法的原理,被国外一些公司用于自动免疫化学分析仪的设计,其生产的有关仪器已广泛用于国内各大、中型医院,成为一项常规的临床免疫检测手段。

(一)透光比浊法

透光比浊法透光比浊法是一种比较老的方法,基本原理是检测一定体积的溶液通过的光线量(光通量),当光线通过时,由于溶液中存在抗原-抗体复合物粒子对光线的反射和吸收,引起透射光的减少,检测的光通量和抗原抗体复合物的量成反比。这种方法最常用于生化指标的测定,而用于免疫沉淀反应有如下缺点。

(1)溶液中存在的抗原-抗体复合物分子应足够大,分子太小则阻挡不了光线的通过。

(2)溶液中抗原-抗体复合物的数量要足够多,如果数量太小,溶液浊度变化太小,对光通量影响不大。

(3)透光比浊采用光电池直接接收光通量,即广度计的灵敏度不高,微小的浊度变化不易影响透光率的改变。

(4)透光比浊是依据透射光减弱的原理来定量的,因此只能检测抗原-抗体反应的第二阶段,检测仍需抗原-抗体温育反应时间,检测时间较长。因此透射比浊类型的自动分析仪用于免疫检测已趋减少,该检测原理主要用于生化分析仪。

(二)终点散射比浊法

终点散射比浊法是经典的测试方法,是在透射比浊法基础上进行了改良。即将抗原-抗体混合后,待其反应趋于平稳、直到反应终末时检测结果。其反应的时间与温度、溶液离子 pH 等有关。该方法用于免疫沉淀反应有很多缺陷。

(1)仪器设置为当抗原抗体反应一定时间后,一次性检测光吸收值,认定该时间对于所有的样本、校正液和质控品都是反应终点,而没有考虑每一个待测样本的吸收和散射效果,而这种效果随每一个待测样本的抗原抗体反应的不同有很大差异,可导致检测结果的不准确。

(2)反应时间在液相中仍需 30~120 分钟,检测的仍是抗原-抗体反应的第二阶段,不适合快速检测。

（3）在抗原-抗体反应中，随时间的延长，抗原抗体复合物有重新结合的趋势，可影响散射值的改变，最后可能测出比反应早期还低的散射信号值，影响结果的准确性。

（4）在终点散射比浊中，有反应本底存在，检测样本的含量越低，本底比例越大，因此在微量检测时，本底的干扰是影响准确检测的重要因素。由此看来，终点散射比浊法在免疫沉淀反应中，特别是微量检测时，受到限制，目前仅一些自动生化仪使用这种原理检测部分检测项目。

（三）定时散射比浊法

定时散射比浊法的基本原理是，由于免疫沉淀反应是在抗原抗体相遇后立即开始，在极短时间内反应介质中散射信号变动很大，此时计算峰值信号而获得的结果会产生一定误差，因此在检测散射信号时不与反应开始同步，而是推迟几秒钟用以扣除抗原抗体反应的不稳定阶段，从而将这种误差影响降至最低。故在抗原-抗体反应时，给出预反应时间，即散射光信号第一次读数在样品和抗体于反应缓冲液中开始反应 7.5 秒后到 2 分钟内，大多数情况下 2 分钟以后测第二次读数，并从第二次检测信号值扣除第一次读数信号值，从而获得待测抗原的信号值并通过计算机处理转换为待测抗原浓度。该反应检测系统不具备真正的抗原过量检测能力，设计者仍采用抗体过量的原理来保证抗原-抗体反应中形成不可溶性小分子颗粒，获得小分子颗粒产生的最强的散射光信号。由于设计者将每一项检测都特意设计为具有很大检测范围，抗体的结合能力可以达到待测样品正常血清浓度的 50 倍以上，所以通常不会出现抗原过量而未被检测到的现象。

尽管固定时间散射反应也是目前应用中一种较为先进的方法，但该反应可能仍存在一些检测准确性的问题：预反应阶段与抗体反应的仅是少量抗原，因此，预反应阶段的信号变动仅占全反应阶段的信号变动的极少部分，此信号值的扣减对最终的结果计算影响不大；该方法是采用的间接抗原过量检测，试剂上在反应末端并没有进行真正的抗原过量检测，在实际检测中，如遇特殊样本或含量较低的样品时，可能会有一些不准确的结果出现。

（四）速率散射比浊法

速率散射比浊检测的是抗原-抗体反应的第一阶段，其最大优点是快速、灵敏度高，可监测微量样品。由于是检测的速率散射信号，理论上讲不受本底散射信号的干扰，使检测的精确度大大提高，根据此原理设计制造的第一代免疫化学系统主要用于体液中特定蛋白质的检测，使免疫化学分析在终点比浊法的基础上开创了新的里程碑。

（李春兰）

第七节　IgE　检　测

在 5 种免疫球蛋白中，IgE 的半衰期最短，并且具有最高的分解率和最低的合成率，因此血清中含量最低。检测血清总 IgE 和特异性 IgE 对 I 型变态反应的诊断和变应原的确定很有价值。

一、IgE 的生物学特点

(一)IgE 的性质

IgE 主要由呼吸道、消化道黏膜固有层淋巴组织中的 B 细胞合成,为变态反应的介导因素。IgE 是一种分泌型免疫球蛋白,分子量为 196 000,血清中含量极低,仅占血清总 Ig 的 0.002%,在个体发育中合成较晚。ε 链有 4 个 CH,无铰链区,含有较多的半胱氨酸和甲硫氨酸。IgE 是免疫球蛋白中对热最不稳定者,56 ℃、30 分钟可使 IgE 丧失生物学活性。IgE 主要由鼻咽部、扁桃体、支气管、胃肠等黏膜固有层的浆细胞产生,这些部位常是变应原入侵和 I 型变态反应发生的场所。IgE 为亲细胞抗体,Cε2 和 Cε3 功能区可与嗜碱性粒细胞、肥大细胞膜上高亲和力 FcεR I 结合。变应原再次进入机体与已固定在嗜碱性粒细胞、肥大细胞上 IgE 结合,可引起 I 型变态反应。寄生虫感染或变态反应发作时,局部的外分泌液和血清中 IgE 水平都明显升高。

正常人血清中 IgE 值为 0.1~0.9 mg/L,通常男性略高于女性。对于过敏体质或超敏患者,血清中 IgE 明显高于正常人,外源性哮喘患者较正常人高数倍。故 IgE 在血清中含量过高,常提示遗传过敏体质或 I 型变态反应的存在。

(二)IgE 的合成

IgE 的合成量关系到个体对过敏性疾病的罹患性,IgE 的合成及调节机制并不完全明确。多种变态反应性疾病常可见于同一患者,称这些过敏易患者过敏体质,与正常人相比,血清 IgE 明显升高,肥大细胞数较多而且胞膜上 IgE 受体也较多。研究证实,过敏体质为常染色体显性遗传,但同一家系中不同成员所患的过敏病可以不同;抗原的性质及进入机体的途径也会影响 IgE 的合成,以相同途径进入人体的抗原,有的引起强速发型变态反应,有的则不能,虽然确切原因尚不明了,但与抗原本身的特性,特别是被 T 细胞识别的表位的特性有关,有些药物如青霉素降解物、蠕虫抗原、蒿草花粉、豚草花粉等,能引起强烈 IgE 型变态反应。抗原进入机体的途径和接触频率对机体产生抗体有影响,经黏膜进入易激发产生 IgE 应答,而注射则引起 IgG 的产生,接触变应原次数越多致敏的可能性越大。

二、总 IgE 的检测及其临床意义

正常情况下血清 IgE 仅在 U/mL(ng/mL)水平,用常规检测 IgG 或 IgM 的凝胶扩散法检测不出 IgE,必须用高度敏感的放射免疫检测法及酶联免疫检测法进行检测。放射免疫检测和间接血凝试验基本已淘汰,目前常规实验室大多采用酶联免疫吸附法、干式荧光免疫分析法、发光免疫分析技术等。

(一)酶联免疫检测法

检测血清 IgE 时常用双抗体夹心 ELISA 法,包被在固相的抗体(抗 IgE)、待测抗原(IgE)、酶标记的抗体(酶标抗 IgE)三者形成夹心复合物,洗涤去除未结合的抗体,然后加入底物,使酶显色,采用自动化酶标仪读取吸光度值,依据预先计算的标准曲线得到待测 IgE 的含量。操作方便,敏感性也很高,在临床上经常应用。

(二)干式荧光免疫分析法

干式荧光免疫分析法通过检测板条上激光激发的荧光,可同时定量检测以 pg/mL 为单位的单个或多个标志物。检测系统由一个荧光读数仪和检测板组成。检测板使用的是层析法,分析物在移动的过程中形成免疫复合物的形式。通过检测区域/质控区域的值与分析物不同的浓度

获得的定标曲线,可监测样本中分析物的浓度。

采用独特的两点式定标方式,结果准确,用于检测的项目包括药物浓度、肿瘤标志物、激素指标、心肌标志物、特定蛋白指标等。在试剂出厂时由标准品进行定标,并将定标曲线储存在芯片内,以减少批间差。同时将检测项目的条形码、质控数据、试剂的批号效期等储存在芯片里面。

检测的步骤较为简便,首先检查并插入 ID 芯片确定检测板和 ID 芯片相匹配,待检测缓冲液放置 10 分钟使其平衡至室温;用毛细吸管或移液管吸取 15 μL 全血(10 μL 血清,血浆或质控品,EDTA 抗凝),放入到有检测缓冲液的管子中,充分混匀;取 75 μL 样本混合液小心加入检测板的加样孔中,在室温下反应 3 分钟;将检测板放在免疫荧光分析仪的检测板承载器中,确保检测板方向正确并将其完全推入,仪器自动扫描;最后显示屏幕上读取数据或直接打印结果。

该方法的特点:采用免疫荧光定量快速检测技术,检测灵敏度可达到 pg/mL;检测项目可以在 3~15 分钟内完成,仪器内的检测速度少于 30 秒/测试,可以满足大批量检测的要求;设计小巧,便于携带,界面友好,可快速定量检测 C-反应蛋白、糖化血红蛋白、尿微量清蛋白、心肌标志物等;检测项目的标准曲线储存于试剂盒的信息芯片内,系统的内置质控可以满足日常质控的要求,保证结果的精确性,整体检测系统的变异小于 5%;具有较强的扩展功能,芯片式的升级方式具有较强的项目扩展功能。

干式荧光免疫分析的质量控制,仪器需要进行不定期质量校正,包括校准仪器精度 CV 值小于 0.5%;测量方法为取一根基底干净的试纸条,检测样品浓度高于最大检测浓度值的 50% 以上,得到免疫显色反应明显的 C 线及 T 线,重复测量这根试纸条 20 次,计算平均值及均方差,得到仪器的 CV 值;校准仪器间 CV 值应小于 5%;测量方法为取 6 根基底干净的试纸条,上面有恒定一定荧光强度的 C/T 两条荧光条带(该 6 根试纸条上条带的荧光强度应分别为仪器最大量程的 90%、70%、50%、30%、10%、2‰),使用荧光定量分析仪对 6 根试纸条进行重复检测读值 20 次,计算平均值并与内控标准荧光定量分析仪的读数对比计算批间 CV 值;校准仪器的灵敏度为满量程测量值的 2‰,测量方法为取最高测量浓度样品,稀释 500 倍,在仪器上能够检测到峰值。

(三)发光免疫分析技术

发光免疫分析技术包含量部分的内容:即免疫分析系统和发光系统,其基本原理和操作技术与酶免疫法类似,只是所用的标记物或检测的信号不同。化学发光是其中一种,它利用在化学反应中所释放出的大量自由能从而产生激发态的中间体。当该激发态的中间体回到稳定的基态时,同时发射出光子,利用发光信号的测量仪器分析所发出的光量子产额。

微粒子化学发光分析技术是应用磁性的铁珠作为载体,用以包被固相抗体或抗原,使得反应的表面积大大增加,捕获待测抗原的能力也显著提高,因而检测所需样本用量减少、反应时间缩短。

增强化学发光分析是在反应体系中加入了发光增强剂(荧光素、噻唑、对碘苯酚等),从而改善了发光信号、使信号增强,而且反应后 20 分钟内信号保持稳定,可以重复进行测量,检测结果灵敏、准确。

电化学发光采用的发光试剂标记分子是联吡啶钌,它在三丙胺阳离子自由基的催化以及三角形脉冲电压的激发下,可产生高效、稳定的连续发光,同时在发光反应中的再循环利用使发光得以增强、稳定,而且,检测采用均相免疫检测技术,不需将游离相及结合相分开,从而使检测步骤大大简化,也更易于自动化。

(四)临床意义

血清总 IgE 水平一般用国际单位(U)或 ng 表示,1 U＝2.4 ng,相当于 WHO 标准冻干血清制剂 0.009 28 mg 内所含的 IgE 量。正常人群 IgE 水平受环境、种族、遗传、年龄、检测方法及取样标准等因素的影响,以致各家报道的正常值相差甚远。婴儿脐带血 IgE 水平小于 0.5 U/mL,出生后随年龄增长而逐渐升高,12 岁时达成人水平。成人血清 IgE 水平为 20～200 U/mL,一般认为大于 333 U/mL(800 ng/mL)时为异常升高。

IgE 升高相关的常见疾病有过敏性哮喘、季节性过敏性鼻炎、特应性皮炎、药物性间质性肺炎、支气管肺曲菌病、麻风、类天疱疮及某些寄生虫感染等。上述疾病时 IgE 升高的程度并不一致,在过敏性支气管肺曲菌病时最为显著,其值可达 2 083 ～ 8 333 U/mL(5 000 ～ 20 000 ng/mL),除了此病和特应性皮炎以及在花粉季节之外,对于任何血清总 IgE 水平大于 2 083 U/mL(5 000 ng/mL)的患者,均应考虑寄生虫感染的可能性。

三、特异性 IgE 的检测及其临床意义

特异性 IgE 是指能与某种变应原特异性结合的 IgE,因此需要用纯化的变应原代替抗 IgE 进行检测;常用的方法主要包括酶联免疫检测法和酶免疫斑点法。

(一)酶联免疫检测法

利用酶底物进行显色的免疫检测方法是目前公认的检测型变态反应的有效方法之一,具有特异性强、敏感性高、影响因素少、对患者绝对安全等优点;不但有助于过敏性哮喘的诊断,对寻找变应原也有重要价值。

ELISA 法与传统方法相比有一些长处,如没有放射性核素污染、酶标抗体可长期保存,因此在国内应用较多。用 ELISA 测试屋尘和一些花粉的结果与临床较符合,但与皮肤试验的符合率可能不够理想。

(二)酶免疫斑点法

酶免疫斑点法的检测膜条包被 10～20 种不同变应原,检测膜条首先水化,然后与原倍血清进行第 1 次温育。如果样本阳性,IgE 类特异性抗体与变应原结合。为检测已结合抗体,再使用酶标记的单克隆抗人 IgE 抗体进行第 2 次温育,产生可观察的颜色反应。试剂膜条零位线下约 2 mm 处的一条显色带为质控线,判定结果时,应考虑条带的位置和染色强度。通过比较温育的检测条带和印刷的结果判断膜条,就可确定 IgE 抗体所对应的变应原。

依据膜条包被的抗原不同,可以检测的特异性变应原包括柳树/杨树/榆树组合、蟑螂、葎草、牛肉、蟹、虾、鸡蛋白、猫毛、狗上皮、牛奶、普通豚草、艾蒿、屋尘螨/粉尘螨组合、真菌组合、屋尘、海鱼组合、羊肉、黄豆、淡水鱼组合、花生等。

(三)荧光酶免疫试验

荧光酶免疫试验是一种组合特异性 IgE 检测试验,基本原理同放射变应原吸附试验。利用一个称为 CAP 的帽状结构塑料材料作为固相载体,材料内置多孔性、弹性和亲水性纤维素颗粒。颗粒表面吸附常见的多种变应原,形成包被抗原。检测时加待测血清及不同浓度的标准品,血清中特异性抗体与相应变应原结合。通过冲洗去除其他非特异性成分,再加上 β-半乳糖苷酶标记的抗人 IgE,使之与固相纤维素颗粒表面特异性 IgE 结合。加入的底物 4-甲基伞形酮-β-半乳糖苷使之产生荧光。用荧光分光光度计读取吸光值,荧光强度与 sIgE 呈线性关系。据此可绘出标准曲线,得出待测血清中 sIgE 的量。

四、血清 IgE 检测的应用评价

IgE 是过敏性疾病的重要标志,目前研究已充分表明,IgE 在过敏性疾病的炎症反应中起着重要的作用。IgE 有两种受体:一种为高亲和力受体(FcεRI)存在于肥大细胞和嗜碱性粒细胞及抗原呈递细胞表面,其调节 IgE 产生的作用小,主要作用是延长 IgE 的半衰期,在抗原呈递的部位放大 IgE 的生物效应。另一种受体为低亲和力受体(FcεRII),主要存在于 B 细胞表面,调控 IgE 的合成,FcεRI 与 IgE 的亲和力比 FcεRII 与 IgE 的亲和力高 10~100 倍。IgE 通过 FcεRII 直接作用并诱导变应原特异性 Th2 细胞发育、活化,分泌 IL-4、IL-5 等细胞因子,进一步促进 B 细胞产生 IgE,而 IgE 亲和到肥大细胞和嗜酸性粒细胞上并与相应的抗原结合,使肥大细胞和嗜酸性粒细胞释放化学活性物质而引起一系列的速发型变态反应。

(一)血清 IgE 检测在变态反应性疾病中的应用

吸入性和食入性变应原阳性率较高种类如粉螨、尘螨、屋尘、蟹、虾、鱼,可能是本地区主要变应原,应提示此类患者注意环境卫生,改变饮食习惯,尽量避免食用此类食物,血清变应原特异性 IgE 检测对于荨麻疹患者的治疗提供了有效依据,提示除常规抗过敏治疗外,应当采用变应原避免疗法或特异性的脱敏治疗,从而提高荨麻疹的治疗效果。

在超敏反应性疾病中,血浆 IgE 含量波动很大,有些患者 IgE 大于 400 U/mL,却未发现任何过敏症状,而有 20%~30% 超敏反应性病患者总 IgE 不高,甚至低于正常水平,其原因可能是总 IgE 浓度还受其他疾病的影响,如恶性肿瘤、肝脏病、免疫功能缺陷等。IgE 虽然受多种原因和多种疾病的影响,但仍有一定的临床价值,可作为过敏性疾病的初筛实验,帮助诊断和疗效观察,在脱敏治疗有效后 IgE 值有明显降低。血清总 IgE 与其他检查项目联合,如 IgE＋SIgE、IgE＋T亚群等组合以及免疫发光定量的发展均可提高过敏性疾病诊断的特异性和科学性,更好地服务于临床。

(二)血清 IgE 联合 IgG4 检测在脱敏治疗中的应用

免疫治疗,其实是抗原特异免疫治疗,又称减敏疗法或脱敏疗法。基本方法是利用检测到的、对患者有致敏反应的变应原,制成不同浓度,反复给患者皮下注射,剂量由小到大,浓度由低到高,逐渐诱导患者耐受该变应原而不产生变态反应或者减轻变态反应。

从大量的脱敏疗法治疗过敏性哮喘、过敏性鼻炎、过敏性鼻炎哮喘综合征实践中,可以不断地观察到许多有关变态反应标志物的变化与症状轻重以及临床疗效呈正相关。这类变态反应标志物很多,如常用的特异性 IgE 和 IgG4 水平、炎性细胞的黏附、趋化和活化程度、炎性介质释放以及 Th1 和 Th2 分泌的细胞因子的水平等。

在脱敏疗法治疗过敏性哮喘、过敏性鼻炎、过敏性鼻炎哮喘综合征中,变应原-特异性 IgE 血清浓度开始上升,随后逐渐下降,并持续数月。对花粉过敏患者进行脱敏治疗,季节性变应原-特异性血清 IgE 的升高被抑制,并可降至无临床意义的水平或正常范围。这是由于脱敏治疗导致 IL-4 分泌的减少,从而抑制了 B 细胞合成 IgE。

脱敏治疗可以引起血清总 IgG 和变应原-特异性 IgG 水平的升高,特别是 IgG4 升高,其机制可能与诱导 B 细胞产生抗体类型由 IgG 向 IgE 转换有关。由于 IgG 可以竞争性地阻断变应原与肥大细胞表面 IgE 的结合,从而避免了肥大细胞的激活和炎性介质的释放,防止支气管哮喘的发作,即所谓的"阻断抗体"学说。研究发现,血清变应原-特异性 IgG 的增高与临床症状的改善呈正相关,故血清变应原-特异性 IgG 的增高可以作为判断脱敏治疗效果的重要标志。研究还发

现,只要给予合适的变应原剂量就可以促使血清中总 IgG 和特异性 IgG 水平的升高,但当升高至一定水平后,即使再增大变应原剂量,血清中 IgG 水平也不会继续升高。

随着单克隆技术的应用,先后发现了血清中 IgG 的多种亚类。在脱敏治疗开始的前三个月左右,血清中增高的 IgG 亚类主要是 IgG1 和 IgG4。多数学者认为在脱敏治疗中起阻断作用的主要是 IgG4,IgG4 的增高与临床症状的改善呈正相关,而与 IgG1 无相关性。同时观察到,在脱敏治疗中,血清 IgG4 和血清变应原-特异性 IgE 之间呈负相关,即在血清变应原-特异性 IgG4 升高时,血清变应原-特异性 IgE 水平就下降。提示脱敏治疗可能通过调节 IgG4/IgE 之间的比例,从而抑制过敏性哮喘、过敏性鼻炎、过敏性鼻炎哮喘综合征的发生。

(李春兰)

第八节 IgD 检 测

免疫球蛋白 D(IgD)是重链类型为 δ 的免疫球蛋白。1965 年由 Rosen 与 Fahey 首先从一例骨髓瘤患者的血清中发现,只存在于人类血清中。除人类以外,在大、小鼠、兔、猴、鸡和龟体内都被证明有 IgD 样的免疫球蛋白,但只结合在细胞膜上,无游离存在于血清中。此后许多学者相继证明了 IgD 型骨髓瘤及正常人血清中的 IgD。

一、免疫球蛋白 IgD 的生物学特点

IgD 与 IgG、IgA 和 IgM 不同,在血清中含量甚少,平均每毫升血清不到 0.1 mg。分子中的重链较长,比 IgG 和 IgA 多一个辖区(CH4),因此分子量较大,为 184 000。分子内含糖也较多。IgD 特别不稳定,易被热和血液中的蛋白水解酶所降解,半衰期很短,为 2.8 天。

除血清含 IgD 外,在 B 细胞膜上也有 IgD。它可能是 B 细胞表面上的受体,通过受体,淋巴细胞接受抗原的刺激或抑制。IgD 的功能尚不清楚。据报道,对青霉素、胰岛素、乳蛋白、胞核抗原、甲状腺抗原等具有抗体活性。此外,孕妇(特别是妊娠后期)、流行性出血热患者等的血清中 IgD 明显升高。IgD 也常常是自身免疫性疾病中免疫复合物的成分。

IgD 包括膜结合型 IgD 和分泌型 IgD 两种类型,两者均发挥着重要的免疫学功能。血清 IgD 含量很低,占血清总 Ig 不到 1‰,结构与 IgG 相似。在个体发育中合成较晚,文献报道正常人血清 IgD 浓度亦极不一致,迄今为止对其结构和功能仍知之甚少。IgD 的一个重要特征是非常不稳定,在贮存和分离过程中可因血浆酶的作用而自发降解成碎片,半衰期为 2.8 天。IgD 是 B 细胞的重要表面标志,在 B 细胞分化至成熟 B 细胞阶段,细胞表面除表达 Sm IgM 外,还同时表达 Sm IgD,此时 B 细胞受到抗原刺激方可激活产生免疫应答,未成熟的 B 细胞只表达 Sm IgM。此外完整的 IgD 不能激活补体,但凝集 IgD 的 Fc 碎片在高浓度时能激活补体旁路途径。

二、血清 IgD 检测的临床意义

研究发现,IgD 能够增强机体的免疫反应,并对抗原识别、细胞的激活和抗体的合成分泌等有着重要的启动和调节作用。许多疾病均有血清 IgD 含量的增高。因此,血清 IgD 检测在临床上除了可作为骨髓瘤患者的鉴别诊断外,也对其他疾病有辅助诊断价值。

(一)免疫球蛋白 IgD 增高

(1)慢性感染、肉样瘤病、镀中毒、超免疫作用、肝实质性病、单核-吞噬细胞系统增生、弥散性红斑狼疮、类风湿关节炎、结节性多动脉炎、皮肌炎、过敏性疾病、血清病、获得性免疫溶血性贫血、甲状腺炎。

(2)多发性高 IgD 血症:慢性感染性疾病(结核、麻风、骨髓炎、化脓性皮肤病)、Kwash-iorkor(夸希奥克病、恶性营养不良)、特异反应性疾病、部分原发性免疫缺陷症(高 IgM 血症、伴免疫球蛋白缺乏症、IgA 单独缺乏症)、周期性发热(2~12 年)等。

(3)单纯性高 IgD 血症:IgD 骨髓瘤、良性单纯性免疫球蛋白血症很少、IgD 型多发性骨髓瘤等。

(二)免疫球蛋白 IgD 降低

免疫球蛋白 IgD 降低常见于遗传性或获得性 IgD 缺陷症等。IgD 缺乏的家族(常染色体异常):IgD、IgA、IgM 免疫球蛋白减少为原发性免疫功能缺陷症(新生儿的一过性低 γ-球蛋白血症、婴儿无 γ-球蛋白血症)、重症复合性免疫功能缺陷症(SCID)、Good 综合征;IgD 显著减少甚至消失:类肉瘤病、IgD 单独缺乏有易感的倾向等。

三、血清 IgD 含量的检测方法

(一)单向免疫琼脂扩散法

待测抗原从局部含有定量抗体的凝胶内自由向周围扩散,抗原抗体特异性结合,在两者比例合适的部位,形成白色沉淀环,沉淀环的大小与抗原的浓度呈正相关。技术要点:将抗体和热融化琼脂(约 50%)混合,倾注成平板。待凝固后在琼脂板上打孔,孔中加入已稀释的抗原液,和不同浓度的抗原标准品,置 37~12 ℃温箱,24~48 小时后观察孔周围沉淀环。量取沉淀环直径,通过抗原标准品,计算待测抗原的浓度。

(二)酶联免疫吸附双抗体夹心法

采用亲和层析法,从 IgD 型骨髓瘤患者血清中分离得到高单向纯度的 IgD,以此为抗原免疫动物得到 IgD 抗血清,经再次纯化后用于 ELISA 方法中的包被抗体及酶标记抗体。该法灵敏度为 $0.01~0.05~\mu g/mL$,精确度试验结果:批内平均变异系数为 5.5%,批间平均变异系数为 8.5%。该方法特异、敏感、快速、简便,适合于临床应用。

(三)超敏 ELISA 法

检测血清 IgD 的方法很多,但最高灵敏度只有 0.6 U/mL(1.5 ng/mL),且所检测的 IgD 均值和正常参考值也不尽相同。英国剑桥大学有研究者研发了一种超敏感的检测人血清 IgD 含量的新方法。首先用能与人 IgD(Fc 片段)特异性结合的小鼠单克隆抗体包被 ELISA 微孔板,将标准品和稀释后的人血清样加入微孔板中,即被微孔板内包被的抗体所捕获,洗板后加入多克隆兔抗抗体,然后加入过氧化物酶标记的驴抗兔抗体孵育,该抗体即与多克隆兔抗工抗体结合最后洗板、底物显色、终止反应和结果判读。

结果显示,上述方法检测 IgD 的最低检测限达 30 pg/mL,与 IgD 的特异性结合力超过 IgM 10 000 倍,超过其他免疫球蛋白 20 000 倍,此外,即使有过量的其他同型免疫球蛋白的干扰也不影响 IgD 的检测结果。且将血清 1∶400 至 1∶800 000 稀释仍有良好的线性特征,使 IgD 检测的浓度包括了 5 个数量级。

该方法的批内变异度为 10%,批间变异度为 15%。由于人血清 IgD 含量很低,高敏感的检测方法更适合 IgD 的检测,也适宜于大批量标本的检测。

(四)免疫散射比浊法

血清中 IgD 含量甚微,一般检测方法如单向免疫扩散技术(SRID),极难准确定量。免疫散射浊度法是一种新型的检测法,完全可以满足 IgD 定量。可以采用自动化的仪器检测血清 IgD 含量。

(五)血清蛋白电泳及免疫固定电泳分析

血清蛋白电泳图谱中 55.6% 都有典型 M 带,18.5% 的病例中有极不明显 M 带,另有 25.9% 的病例中没有 M 带,但在免疫固定电泳图中均可见与 IgD 抗血清形成的致密条带。免疫固定电泳法应用于临床实验室中可提高多发性骨髓瘤的检出率。

(李春兰)

第九节 M 蛋白检测

M 蛋白(MP)是 B 淋巴细胞或浆细胞单克隆异常增殖所产生的一种在氨基酸组成及顺序上十分均一的异常单克隆免疫球蛋白。临床上常见于多发性骨髓瘤、高丙种球蛋白血症、恶性淋巴瘤、重链病、轻链病等。目前检测 M 蛋白的方法较多,特点各异,应结合临床根据具体情况合理选用。

一、血清蛋白区带电泳

血清蛋白区带电泳是检测蛋白质的经典分析方法,血清(或尿液)标本中不同性质的蛋白质在一定条件下电泳,形成不同的蛋白区带,与正常的电泳图谱进行比较分析,很容易发现异常的蛋白区带。将这些区带电泳图谱扫描,可计算出异常蛋白的总量和百分比。这种方法应用简便,费时短,是筛选 M 蛋白的最基本方法。但血清蛋白区带电泳不能正确判定免疫球蛋白的类型,最终还需要用特异性抗体进行鉴定。

对于单克隆免疫球蛋白增殖(M 蛋白血症)的患者,在蛋白区带电泳中出现狭窄而浓集的蛋白区带,即 M 蛋白带。扫描时呈现尖高峰,高比宽≥2(γ 峰)或≥1(β 峰),这是由于恶性增殖的单克隆浆细胞所分泌的免疫球蛋白或其他片段,在化学结构高度均一的情况下,其电泳迁移率十分一致,蛋白表现为浓集现象。此 M 蛋白带可因免疫球蛋白的种类不同而出现在 $\gamma \sim \alpha_2$ 的任何区域,较多见于 γ 或 β 区。根据 M 蛋白带的电泳位置可大致判断出免疫球蛋白的类型,一般 IgG 形成的 M 蛋白带,多出现于 β 至慢 γ-球蛋白部位,并且较 IgA 或 IgM 形成的 M 蛋白带窄而浓集。IgA 形成的 M 蛋白带大多位于 β 和 γ-球蛋白之间。IgM 形成的 M 蛋白带多见于 γ-球蛋白部位。IgD 和 IgE 形成的 M 蛋白带多位于 β 到 γ-球蛋白部位,与 IgA 的位置相似,因蛋白含量太低,常不易发现。在轻链病时形成的 M 蛋白带常位于 γ-球蛋白部位,有时也可在 $\alpha_2 \sim \beta$-球蛋白区域,此时需要与尿本-周蛋白检测或尿蛋白电泳同时测定进行观察。

在某些因素影响下,如溶血样本中的血红蛋白、陈旧血清中聚合的 IgG、血清类风湿因子等,常可导致蛋白电泳出现假的狭窄蛋白区带,易与 M 蛋白区带混淆,应注意区别。

二、血清免疫球蛋白定量检测

血清免疫球蛋白定量检测可作为检测 M 蛋白的初筛试验。免疫球蛋白定量测定常用的方法有单向琼脂免疫扩散法和免疫比浊法。前者检测方法较为简便,后者检测结果快速准确。恶性单克隆丙种球蛋白血症血清中常表现出某一类丙种球蛋白显著增高,大多在 30 g/L 以上;而良性丙种球蛋白血症的血清标本中,M 蛋白的升高幅度一般低于恶性单克隆丙种球蛋白血症,多在 20 g/L 以下;多克隆丙种球蛋白血症常表现为多种类的免疫球蛋白(Ig)水平同时升高,并且各类 Ig 升高的幅度不大。在单向琼脂免疫扩散试验中如出现双圈状沉淀环,则应注意标本中可能存在某些免疫球蛋白分子片段的 M 蛋白。

在免疫球蛋白的定量检测中,由于所使用的抗血清存在特异性差异,可造成 M 蛋白定量结果的不一致,特别是在使用某一株 M 蛋白制备的抗血清检测不同 M 蛋白时,其差异更为明显,如能联合使用区带电泳光密度扫描,可纠正这种误差。

进行免疫球蛋白的定量检测,不仅有助于对丙种球蛋白血症的诊断,而且还对良、恶性丙种球蛋白血症的鉴别具有一定的帮助。如做动态监测,对丙种球蛋白血症的病情和疗效的判断有一定的价值。一般情况下,M 蛋白含量的多少常反映病情的轻重,M 蛋白含量明显增高常提示病情严重。若治疗有效,M 蛋白含量会逐渐下降,而正常免疫球蛋白的含量则逐渐升至正常。

三、免疫电泳

免疫电泳是区带电泳技术和免疫扩散技术相结合的一种免疫学分析方法,是鉴定 M 蛋白的常规方法之一,一般在区带电泳和 Ig 定量发现异常疑似 M 蛋白时使用。

M 蛋白与相应抗体发生结合所表现出的沉淀弧较为特殊,即沉淀弧宽厚,并向抗体槽凸出呈弓形。如果待测血清标本仅与特异性抗血清中的一种(抗 IgG、抗 IgA、抗 IgM)产生一条沉淀弧,同时又与轻链抗血清中的一种(抗 κ 或抗 λ)产生相同迁移率的特殊沉淀弧,则提示存在 M 蛋白。此现象多见于骨髓瘤或原发性巨球蛋白血症;若患者血清仅与抗 κ 或抗 λ 血清中的一种产生一条特殊沉淀弧,而与 5 种抗重链血清(含 IgD 和 IgE)均不见特殊沉淀弧,则可能为轻链病;若患者血清只出现抗重链血清产生的一特殊沉淀弧时,抗轻链血清中相应位置无沉淀弧出现,须将血清标本经 β-巯基乙醇还原处理,排除 IgA 或 IgM 的四级结构阻碍轻链抗原决定簇与轻链抗体的反应,若仍无改变时,则提示可能是重链病。

四、免疫固定电泳

免疫固定电泳是区带电泳技术与特异性抗血清的免疫沉淀反应相结合的一种免疫学分析方法,是临床鉴定 M 蛋白最常用的方法。它将同一份标本点样在琼脂板上的不同位置作区带电泳,分离后于其琼脂上覆盖含抗正常人全血清、抗 IgG、抗 IgA、IgM、抗 κ 或抗 λ 单抗血清的薄膜。经孵育后,若有相应的抗原存在,则在适当位置有抗原抗体复合物形成并沉淀下来。沉淀经固定后,将电泳胶在洗脱液中漂洗,以去除未结合的蛋白质,只保留抗原抗体复合物。经染色后将各测定泳道与抗正常人全血清泳道进行对比,以此对 M 蛋白进行分类与鉴定。M 蛋白形成窄而致密的沉淀带,正常 Ig 形成的是均质状宽带。免疫固定电泳结合了蛋白质电泳的高分辨率和抗原抗体反应的特异性,已成为单克隆抗体定性和分型鉴定的首选方法。该方法测定时间短、敏感性高、结果直观,易于分析和判定。

(李春兰)

第十节 单个补体成分检测

根据世界卫生组织(WHO)和国际免疫学会报告,在30多种补体成分中,C3、C4、C1q、B因子和C1酯酶抑制物等5种成分常被作为单个补体成分的检测指标。测定方法常分为免疫溶血法和免疫化学法。前者用来检测单个补体成分的活性,后者可测定其含量。

一、免疫溶血法

溶血法主要是根据抗原与其特异性抗体(IgG、IgM型)结合后可激活补体的经典途径,导致细胞溶解。该方法中抗原为绵羊红细胞,抗体为兔或马抗绵羊红细胞的抗体,即溶血素,将两者组合作为指示系统参与反应。试验中有两组补体参与,一组是作为实验反应系统的补体,选用或制备缺少待测成分的试剂(R试剂),此类试剂可选用先天缺乏某单一补体成分的动物或人血清,如某些人可天然缺乏C2、豚鼠缺C4、小鼠缺C5、家兔缺C6;也可利用化学试剂人为灭活正常血清中某种成分制备缺乏该成分的补体试剂,如用氨或肼处理使豚鼠血清中C4被破坏,用酵母多糖灭活C3等。加入致敏绵羊红细胞(检测经典途径补体成分时用)或兔红细胞(检测替代途径补体成分时用)指示系统后,此时由于补体连锁反应体系中缺乏某种补体成分,不能使补体连续激活,不发生溶血。另一组为待测血清中的补体,当加入待测血清,使原来缺乏的成分得到补偿,补体成分齐全,级联反应恢复,产生溶血。溶血程度与待测补体成分活性有关,仍以50%溶血为终点。由绵羊红细胞作为抗原参与的免疫溶血法,并不能反映参与旁路和MBL途径识别、活化阶段的补体成分是否缺乏。已知兔红细胞可直接活化补体的旁路途径,如此将兔红细胞同时作为旁路途径的激活剂和指示物,构建旁路途径的溶血指示系统。再参照免疫溶血法,制备参与旁路活化的缺乏特定补体的血清,如除去B因子的血清,同样可以建立旁路途径单个成分检测的免疫溶血法。采用免疫溶血法检测标本中某单一补体成分是否缺乏,可以辅助诊断补体某一成分缺失或失活的先天性补体缺陷病。该法无须特殊设备,快速、简便,但敏感性较低、影响因素较多且不能定量。该法不是检测某补体成分的具体含量,而是检测其活性,在某些需了解该成分活性情况下,本试验适用。

(一)C4溶血活性的检测

1.实验原理

将豚鼠血清用氨水处理,去除其中的C4,这种C4缺乏血清(R4)不能使溶血素致敏的SRBC溶解,当加入含有C4的受检血清后,补体连锁反应恢复,即可导致致敏的SRBC溶解。溶血程度与待测血清中C4的活性相关,测定以50%溶血作为反应终点。

2.实验方法

缺乏补体C4的致敏羊红细胞补体复合物(EAR4)的制备:在新鲜豚鼠血清中按每毫升加0.15 mol/L氨水0.25 mL,混匀后置37℃水浴30分钟,灭活其中的C4。用1 mol/L HCL调节至pH 7.2,制成R4备用。另取5%SRBC悬液与等体积4 U溶血素混合制成致敏羊红细胞(EA);然后按EA 4 mL与R4 0.25 mL混合,室温放置15分钟后即为EAR4。需现配现用。

将待检标本用缓冲液做1:150稀释后,按表7-3的要求在各管中依次加入试剂和反应物,置 37 ℃水浴 30 分钟,同时配制 50％溶血标准管。

表 7-3　C4 溶血活性测定

管号	1∶150 待检血清(μL)	缓冲液(μL)	REA4(μL)	溶血单位(kU/L)
1	5	95	100	30 000
2	10	90	100	15 000
3	20	80	100	7 500
4	30	70	100	4 950
5	40	60	100	3 750
6		100	100	

温育后将各管及 50％溶血标准管中各加入缓冲液 2.5 mL,混匀后 2 500 r/min 离心 5 分钟,在分光光度计上 542 nm 比色,以最接近 50％溶血标准管的测定管为终点管,计算方法同 CH_{50} 测定。正常人血清 C4 溶血活性参考区间为(8 270±2 087)kU/L。

(二)B 因子溶血活性的检测

1.实验原理

将正常人新鲜血清加热 56 ℃ 15 分钟,使 B 因子丧失活性,成为缺乏 B 因子的血清(RB),旁路途径不能激活,当加入兔红细胞时不发生溶血。此时再加入含有 B 因子的待测血清,旁路途径即被激活,兔红细胞发生溶血反应。根据溶血程度可测定待测血清中 B 因子的活性。

2.实验方法

将 Alsever 液抗凝的兔红细胞用含 EGTA 缓冲液洗涤 3 次,配制成 1％细胞悬液。取新鲜正常人混合血清(3 个人以上),56 ℃水浴加热 15 分钟,灭活其中 B 因子,即为 RB。以新鲜正常人混合血清作为参考血清,按表 7-4 操作。

表 7-4　B 因子溶血活性测定

管号	1∶10 稀	1％兔红细胞	1∶8 待检血清	1∶8 参考血清
待测血清管	0.6	0.8	0.6	
参考血清管	0.6	0.8		0.6

37 ℃水浴 30 分钟后,2 500 r/min 离心 5 分钟,在分光光度计上 542 nm 分别读取上清液吸光度(A 值),以参考血清 A 值作为 100％进行换算。待检血清 B 因子溶血活性(％)＝待检血清管 A 值/参考血清管 A 值×100％,低于 60％者判定为 B 因子溶血活性降低。

二、免疫化学法

免疫化学法分为单向免疫扩散、火箭免疫电泳、透射比浊法和散射比浊法。前两种方法手工操作烦琐,消耗时间长,影响因素多,结果重复性差,已被逐渐淘汰。后两种方法可通过仪器对补体的单个成分进行自动化定量测定。待测血清标本经适当稀释后与相应抗体反应形成复合物,反应介质中的 PEG 可使该复合物沉淀,仪器对复合物形成过程中产生的光散射或透射信号进行自动检测,并换算成所测成分的浓度单位。

自动化定量测定操作简单、特异性强、重复性好、质量易控制,是目前国内外临床免疫检测中的主要检测方法。正常血清中各补体成分的含量相差较大,对补体组分含量进行测定时,因各组分血清浓度不同,检测方法也有所差异。C1~C9、B、D、H、I、P 因子等含量较高,均可进行定量检测,目前常用的是免疫比浊测定法。C3 是补体各成分中含量最高的一种,通常用免疫比浊法测定,参考值范围为 0.85~1.70 g/L;C4 含量测定通常采用单向免疫扩散和免疫比浊法进行,免疫比浊法参考值范围为 0.22~0.34 g/L;C1q 系 C1 的三个亚单位中的一个(另为 C1r、C1s),分子量为 385 kD,单向免疫扩散法测定参考值范围为(0.197±0.040)g/L;B 因子是替代激活途径中的重要成分,在 Mg^{2+} 存在的情况下,B 因子可与 C3b 结合形成 C3bB,被血清中的 D 因子裂解为分子量为 33 kD 的 Ba 和 63 kD 的 Bb 两个片段。单向免疫扩散法测定参考值范围 0.1~0.4 g/L。

三、临床意义

(一)血清补体 C3 检测

补体 C3 主要由巨噬细胞和肝脏合成,在 C3 转化酶的作用下,裂解成 C3a 和 C3b 两个片段,是补体激活途径中最重要的环节,故其含量的检测非常重要。

1.增高

补体 C3 作为急性时相反应蛋白,多见于某些急性炎症或传染病早期,如风湿热急性期、心肌炎、心肌梗死、关节炎等。

2.降低

(1)补体合成能力下降,如慢性活动性肝炎、肝硬化、肝坏死等。

(2)补体消耗或丢失过多,如活动性红斑狼疮、急性肾小球肾炎早期及晚期、基底膜增生型肾小球肾炎、冷球蛋白血症、严重类风湿关节炎、大面积烧伤等。

(3)补体合成原料不足,如儿童营养不良性疾病。

(4)先天性补体缺乏。

(二)血清补体 C4 检测

C4 是补体经典激活途径的一个重要组分,是由巨噬细胞和肝脏合成,参与补体的经典激活途径,其临床意义基本与 C3 相似。

1.C4 含量升高

C4 含量升高常见于风湿热的急性期、结节性动脉周围炎、皮肌炎、心肌梗死、Reiter 综合征和各种类型的多关节炎等。

2.C4 含量降低

C4 含量降低常见于自身免疫性慢性活动性肝炎、系统红斑狼疮(SLE)、多发性硬化症、类风湿关节炎、IgA 肾病、亚急性硬化性全脑炎等。在 SLE,C4 的降低常早于其他补体成分,且缓解时较其他成分回升迟。狼疮性肾炎较非狼疮性肾炎 C4 值显著低下。

(三)血清补体 C1q 检测

补体 C1q 由肠上皮细胞合成,主要作用为参与补体的经典激活途径。

1.C1q 含量增高

C1q 含量增高常见于骨髓炎、类风湿关节炎、SLE、血管炎、硬皮病、痛风、活动性过敏性紫癜。

2.C1q 含量降低

C1q 含量降低常见于活动性混合性结缔组织病。

(四)B因子检测

1.血清B因子含量减低

血清B因子含量减低常见于系统性红斑狼疮、肾病综合征、急或慢性肾炎、混合结缔组织病、急或慢性肝炎、肝硬化、荨麻疹、风湿性心脏病等,在这些疾病中,由于补体旁路被激活,使B因子消耗。

2.血清B因子含量升高

血清B因子含量升高常见于各种肿瘤患者,可能是由于肿瘤患者体内的单核-巨噬细胞系统活力增强、合成B因子的能力也增强所致,是机体一种抗肿瘤的非特异性免疫应答反应。另外在反复呼吸道感染的急性阶段,B因子也明显升高。

(李春兰)

第十一节　血清总补体活性检测

血清总补体活性的检测是补体被激活后最终效应的检测方法,可借此反映补体的整体功能。由于补体活化途径的不同,应用不同的激活物可活化不同的补体途径。临床上常选择以红细胞的溶解为指示,以50%溶血为判断终点CH50来测定血清总补体活性。

一、血清补体总活性检测(CH50试验)试验原理

绵羊红细胞与相应抗体即溶血素结合后,形成的复合物可激活血清中的补体,导致红细胞表面形成跨膜小孔,使细胞外水分渗入,引起红细胞肿胀而发生溶血。溶血的程度与补体的活性呈正相关,但非直线关系。在一个适当的、稳定的反应系统中,溶血反应对补体的剂量依赖呈一特殊的S形曲线。以溶血百分率为纵坐标,相应血清量为横坐标,可见有轻微溶血和接近完全溶血时,补体量的变化不敏感,但在30%~70%两者近似直线关系,此阶段对补体量的变化非常敏感,补体量的细微变化也会引起溶血程度的明显改变,故试验中常以50%溶血作为最敏感的判定终点,这一方法称为补体50%溶血试验,即CH50。引起50%溶血所需要的最小补体量为一个CH50单位(U),通过计算可测定出待测血清中总的补体溶血活性,以CH50(U/mL)表示。

二、CH50检测方法要点及结果判断

(一)调制红细胞悬液

制备脱纤维羊血,调制2%~5%绵羊红细胞(SRBC)悬液。为使红细胞浓度标准化,可吸取少量红细胞悬液,加入一定量缓冲液,用分光光度计在542 nm波长处测定透光度为38%~40%。注意红细胞不能有溶血。

(二)溶血素

溶血素可通过绵羊红细胞免疫家兔获得,试验前需加热灭活补体。自行制备的溶血素需进行滴定,确定使用浓度。溶血素有商品销售,可按要求的效价稀释使用。在补体活性测定中,溶血素大多使用2个单位(2 U)。

(三)缓冲液

缓冲液多数使用 pH 7.2～7.4 的磷酸盐缓冲液或巴比妥缓冲液。并可加适量 Ca^{2+} 和 Mg^{2+}，以增强补体的活化。

(四)配制 50％溶血标准管

2％绵羊红细胞悬液 0.5 mL 加蒸馏水 2.0 mL 充分混匀，即为 100％溶血管；向 100％溶血管内加缓冲液 2.5 mL，即为 50％溶血标准管。

(五)正式试验

取待检人血清 0.2 mL，加入缓冲盐水 3.8 mL，使成 1∶20 稀释。通过 OD_{542} 值测定比较，选择测定管的光密度与 50％溶血标准管的光密度最接近的测定管为终点管。

(六)50％溶血总补体活性的计算

将各试管 2 500 r/min 离心 5 分钟，取上清液与 50％溶血标准管目视比较，观察溶血程度。CH50 活性 CH50(U/mL)＝(1/终点管稀释血清的用量)×血清稀释度。

本法测定的总补体活性参考范围为 50～100 U/mL。

三、方法评价及临床意义

CH50 总补体活性检测方法简便快速，但敏感性较低、重复性较差，影响因素较多，不能直接定量。该法主要检测补体经典激活途径的总补体的溶血功能，所得结果反映补体 C1～C9 等 9 种成分的综合水平。如果 CH50 测定值过低或完全无活性，应考虑补体缺陷；可再通过 C4、C2、C3和 C5 等单个补体成分的检测，区别是否因某一成分缺乏所致，以便得到确切的检测结果。在某些自身免疫性疾病患者如 SLE、类风湿关节炎和强直性脊柱炎等，其血清补体含量可随病情发生变化，常表现为疾病活动期补体活化过度，血清补体因消耗增加而含量下降。而在病情稳定后补体含量又反应性增高；在严重肝脏疾病或营养不良时，由于蛋白合成发生障碍，可引起血清补体含量的下降。因此，补体的检测可用于对某些疾病的诊断、治疗效果监测、预后判断的参考指标。在糖尿病、大叶性肺炎、心肌梗死、甲状腺炎、妊娠等情况下，血清补体含量常可升高，在革兰阴性细菌感染时，血清补体含量常可降低。

（李春兰）

第八章

造血器官与血细胞生成

第一节 造血器官生成与发育

一、造血的基本概念

血液是流动在心脏和血管内的红色黏稠混悬液,属于结缔组织,主要成分为血浆和血细胞。血细胞包括红细胞系统、粒细胞系统、巨核细胞-血小板系统、单核-巨噬细胞系统、淋巴细胞-浆细胞系统等。能够生成并支持造血细胞分化、发育、成熟的组织器官称为造血器官(或造血组织)。造血器官生成各种血细胞的过程称为造血。

人体造血分为胚胎期造血和出生后造血两个阶段。胚胎期主要包括卵黄囊造血期、肝脏造血期和骨髓造血期。出生后,正常情况下,骨髓是唯一产生红细胞、粒细胞和血小板的场所,骨髓还产生淋巴细胞和单核细胞,同时脾、胸腺和淋巴结也参与淋巴细胞和单核细胞的生成和发育。在某些病理情况下,如骨髓纤维化、骨髓增殖性疾病时,肝、脾、淋巴结等组织又可重新出现红系、粒系、巨核细胞系(一系或多系)的造血功能,称为髓外造血。髓外造血部位也可累及胸腺、肾上腺、腹腔的脂肪、胃肠道等。

人体不同时期有不同的造血组织和器官,各时期造血不是截然分开,而是互有交叉和交替,有时此消彼长,造血干细胞和造血活动在不同的造血组织和器官之间迁移、定位,其过程存在着一定规律。

二、胎儿造血组织和器官的发育

造血过程分为出生前胚胎期和出生后不同发育时期的造血。胎儿从受精卵开始就孕育着造血组织和器官的发育,出生前历经卵黄囊造血、肝脏造血和骨髓造血三个时期。其主要的造血器官也有不同,胚胎期造血器官主要有:卵黄囊、肝、骨髓、脾、胸腺和淋巴结。

(一)卵黄囊发育与造血

妊娠第2周,胚胎外间叶组织开始形成,卵黄囊随着出现。妊娠第2周末,卵黄囊壁上的胚外中胚层细胞局部聚集成团,称为血岛(blood island)。血岛周边的细胞为血管干细胞,以后分化为血管内皮,它们逐渐变长,相互连接成原始的血管网。血岛中央的细胞分化出原始血细胞,功能上称作造血干细胞(hematopoietic stemc-el,HSC),系原红样细胞,其中大部分最终发育为第一代巨幼红细胞,又称原始红细胞(primitive erythrocyte),部分可衍生为巨噬细胞。血岛内不含粒细胞和巨核细胞。随着胎龄的增长,原始血细胞随血流不断迁移到其他造血组织,妊娠第6周时血岛及其原始血细胞明显减少,至第10周血岛基本消失,此时肝脏代替了卵黄囊造血功能。

经典学说认为,在胚胎发育过程中,卵黄囊血岛是第一个分化血细胞的来源,卵黄囊是最早的造血器官,也是肝脏和骨髓造血干细胞的直接来源,是机体永久造血的发源地,同时还是最早形成血管的地方。但进一步的研究发现,在这个时期,还存在另一种胚胎内造血干细胞群,它们可以分化为各系血细胞,具有多能造血干细胞特征,来源于主动脉-性腺-中肾(aorta gonad mesonephros,AGM)区,这群造血细胞或迁移到卵黄囊参与其后期的造血,或进入血液循环而迁移到肝脏和骨髓等。

也有学者认为,胚胎造血的起源很可能这两个部位都涉及。胚胎外的卵黄囊,功能主要是短暂的原始造血(primitive hematopoiesis),以生成原始红细胞为主,不产生多能造血干细胞。胚胎内的AGM区是永久造血(definitive hematopoiesis)的真正起源地和具有长期重建各系造血功能的造血干细胞生成的最早位点,这些细胞在随后的胚胎发育中迁移至肝脏、脾脏和骨髓。

(二)肝脏发育与造血

妊娠第4周在19体节胚胎形成肝脏的憩室,第5周开始出现肝窦。原始的肝窦不含血液,它们形成网,与两侧由卵黄静脉形成的丛以及脐静脉连接后出现造血细胞。因此一般认为胚胎发育第5周肝脏开始造血,3~6个月的胎肝为体内主要的造血场所。胎肝造血主要是产生红系细胞,其次是粒系和少量巨核细胞,也可见到单核细胞和巨噬细胞。妊娠胎肝第5周起即出现红系细胞,第8周可见巨核细胞,第12周后可见不同阶段的粒系细胞。5个月左右时红系和粒系造血最丰富。在胚胎肝脏造血旺盛的妊娠第3个月骨髓已具备初步造血功能,8~9个月的胎肝造血功能明显衰退,被骨髓代替。出生后只在某些病理情况下,肝脏才恢复造血,属于髓外造血。

(三)骨髓发育与造血

骨髓发育以前先有骨骼的发育,软骨形成并出现软骨崩解,然后骨化。在此过程中,带血管的间质进入到衰退的软骨组织,形成骨髓基质。再经过两周的发育,造血干细胞经血液循环逐渐迁入,这些具有血管形成的骨髓基质才出现造血岛,逐渐形成造血集落,形成具有造血功能的骨髓。

不同部位的骨髓开始造血的时间不同,因此在同一胚龄时不同部位的骨髓处于不同的造血发育时期,而同一部位的骨髓在不同的胚龄所见造血发育时相也不相同。总体来说,胚胎第3个月骨髓开始造血,5个月时骨髓造血已很旺盛,髓腔中呈现密集的造血细胞灶,7个月时造血组织充满所有骨髓腔,8个月骨髓造血极度活跃。胎儿期骨髓全是红骨髓,可见到各系统造血细胞,但以粒系造血细胞比例最高,其次为红系细胞,巨核细胞相对较少。

(四)胸腺发育与造血

胸腺始于内胚层。在胚胎发育第6周时由第3和第4对咽囊腹侧壁内胚层上皮向外凸出,形成盲管状囊腔,并向腹面尾侧下降。在妊娠第8周双侧胸腺原基的下终末部分左右连接在一起形成胸腺。妊娠第10周出现胸腺皮质结构,第13周开始出现髓质,第15周出现胸腺小体,第20周完成胸腺发育。在胚胎发育第9周造血干细胞开始自肝脏迁入,第12周以后胸腺的造血干细胞则来自骨髓。胸腺的上皮细胞与造血干细胞相互作用并分泌胸腺激素,刺激干细胞分裂、分化而形成大量的 T 淋巴细胞。

胸腺属于中枢淋巴器官。但在胚胎胸腺中还有其他系的造血。妊娠早期发育的胸腺有红系和粒系造血存在,第 15 周时可见到巨核细胞。胸腺细胞所产生的某些因子具有造血调控作用。

(五)脾脏发育与造血

脾组织发生于胃系膜背侧的增厚部,约在妊娠的第 5 或第 6 周由间叶成分组成。妊娠第 8 周时造血干细胞和淋巴细胞前体通过血液迁移到间叶窦中,此时脾脏由间叶细胞组成,尚无造血。妊娠第 9 周开始,胚胎脾脏的红髓和白髓相继开始发育、完善,开始出现造血,以淋巴细胞和单核细胞系造血为主,在不同胚龄的脾脏可见到幼稚红细胞和各型较成熟的粒系细胞,包括中、晚幼红细胞,中性晚幼粒、杆状核、分叶核粒细胞以及嗜酸性粒细胞。妊娠 23 周胚胎脾脏中可见到巨核细胞和血小板。胚胎脾脏还可见巨噬细胞和网状细胞。

胚胎脾脏的造血功能是短暂的,在妊娠 5 个月后停止造血。脾脏是出生后髓外造血的常见部位。

(六)淋巴结发育与造血

淋巴结来源于原始间叶细胞。妊娠 3 个月开始出现最早的淋巴结形成,这些早期的淋巴结中就可以见到大小不同的淋巴细胞。胚胎淋巴结的造血功能主要是与淋巴细胞及单核细胞生成、发育和转化密切相关,不参与红系、粒系或巨核系细胞的造血。淋巴结也是病理条件下髓外造血的较常见部位。

(张立娥)

第二节 造血器官分类、结构与功能

出生后到成人,在生理情况下骨髓是唯一的造血场所,承担全部的造血功能,生成所有系列的造血细胞。脾、胸腺和淋巴结也参与淋巴细胞和单核细胞的生成和发育,肝脏则完全失去了造血功能。因此出生后造血器官主要是骨髓、脾、胸腺和淋巴结,一般不把肝脏列为造血器官。本节主要介绍出生后造血器官的结构和功能。

一、骨髓

骨髓位于骨髓腔中,是人体最大的造血器官。骨髓分为红骨髓(red bone marrow)和黄骨髓(yellow bone marrow)。胎儿及婴幼儿时期的骨髓都是红骨髓,大约从 5 岁开始,长骨干的骨髓腔内出现脂肪组织,并随年龄增长而增多,即为黄骨髓。成人的红骨髓和黄骨髓约各占一半。红骨髓主要分布在扁骨、不规则骨和管状骨骺端的骨松质中,造血功能活跃。黄骨髓内仅有少量的幼稚血细胞,但仍保持着造血潜能,当机体需要时可转变为红骨髓进行造血。骨髓的结构包括支持、营养造血组织的骨组织和骨髓组织。

二、骨组织

骨组织是由骨细胞、成骨细胞、破骨细胞以及大量钙化的细胞基质构成,分为外部的骨密质和内部的骨松质两种。骨松质向骨髓腔内延伸,形成不规则立体网状结构的骨小梁,表面被覆一层骨原细胞或成骨细胞(通称骨内膜细胞,endosteal cel),起支持造血的作用。骨小梁之间充满骨髓组织。骨组织细胞包括骨原细胞、骨细胞、成骨细胞、破骨细胞。

(一)骨原细胞

骨原细胞(osteogenic cell)是具有多向分化潜能的"干细胞",位于松质骨或骨小梁表面,在不同的因子刺激下可转化为不同类型的细胞。当骨改建或骨组织生长旺盛时它转化为成骨细胞。在适当的造血因子作用下,骨原细胞还可能发育或演变为某些造血细胞。

(二)成骨细胞和破骨细胞

成骨细胞(osteoblast)起源于多能的骨髓基质间质细胞,是骨形成的主要功能细胞,负责骨基质的合成、分泌和矿化。破骨细胞(osteoclast)是由多个单核细胞融合而成,胞体直径可长 $100~\mu m$,形状和大小不一,胞核数目可由 6～50 个或更多。骨骼不断地进行着重建,骨骼重建过程包括破骨细胞贴附在旧骨区域,分泌酸性物质溶解矿物质,分泌蛋白酶消化骨基质,形成骨吸收陷窝,其后,成骨细胞移行至被吸收部位,分泌骨基质,骨基质矿化而形成新骨。破骨与成骨过程的平衡是维持正常骨量的关键。

(三)骨细胞

骨细胞(osteocyte)由成骨细胞发育成熟而来,为扁椭圆形多突起的细胞,单个分散排列于骨板内或骨板间,不再分泌类骨质,逐渐衰老退化。

(四)骨基质

骨基质由有机质和无机质组成。①有机成分由骨细胞分泌形成,占骨骼重量的 35%,其中绝大部分为胶原纤维,其余为起粘合作用的呈凝胶状态的酸性黏多糖等基质。②无机质中 65% 为钙盐,化学组成为羟基磷灰石结晶,为不溶于水的中性盐。

三、骨髓组织

骨髓组织位于骨松质部分,充满骨小梁之间,包括造血细胞、非造血细胞、血管系统、神经及血窦等基质。

(一)造血细胞

造血细胞广义地分为髓系和淋系两大类。由造血干细胞(hematopoietic stemcel,HSC)定向分化和发育为髓系和淋系祖细胞(如 CFU-GM,CFU-E,CFU-MK),祖细胞再进一步分化发育为形态上可识别的髓系细胞和淋系细胞。这里的"髓系"是广义,包括粒系细胞、红系细胞、巨核系细胞和单核系细胞,淋系包括各阶段和各种淋巴细胞以及浆细胞。

不同种、不同阶段的造血细胞在骨髓组织中的分布呈一定的规律性。幼稚粒系细胞常贴近骨小梁呈造血岛状生长,成熟的粒细胞逐渐离开骨小梁向髓腔中央移动,因此越靠近骨小梁的粒细胞越幼稚,越远离骨小梁越成熟。红系造血细胞多围绕血窦呈岛状分布,正常红细胞岛由不同成熟阶段的幼红细胞组成,发育成熟的红细胞穿过血窦内皮细胞间隙脱核于窦外,进入血液。巨核细胞多在窦样结构旁,距骨小梁有一定距离,成熟巨核细胞从窦壁细胞间隙伸出胞浆突起(伪足),这些伪足脱落形成血小板进入血液循环,巨核细胞也可进入循环。

正常情况下,骨髓中造血细胞以粒系增生为主,其次为红系,约占有核细胞 10%～40%,粒系与红系细胞之比为 1.5:1～3:1。巨核细胞在骨髓三系细胞中数量最少,体积最大,约占有核细胞的 1%。

(二)非造血细胞

非造血细胞包括巨噬细胞、脂肪细胞、成纤维细胞、未分化的间充质细胞等,与血窦内皮共同组成造血微环境,对造血细胞起着支撑、营养等作用。

(三)骨髓的血管和神经

骨髓的血液供应部分来自中央营养动脉,由骨皮质进入骨髓腔,逐级分支成小动脉和毛细血管,再继续分支形成血窦,然后血窦汇合于小静脉,形成复杂的作为造血基础的毛细血管静脉窦网络状结构,营养造血及非造血细胞,最后静脉窦将骨髓组织中的代谢产物随静脉血注入小静脉,小静脉与小动脉相伴而行穿过营养孔流出骨髓腔。毛细血管静脉窦是造血组织的重要组织成分。正常情况下,骨髓的窦样结构有控制血细胞的释放功能,未成熟的血细胞一般不能经窦样结构释放到血液循环中。

骨髓神经来自脊神经,与动脉一起进入骨髓腔内,骨髓中全部动脉都伴随神经纤维束分支成网状结构缠绕动脉管壁,有的神经纤维终止于动脉平滑肌纤维、毛细血管以及血窦的内皮细胞。神经纤维对骨髓腔造血容量的压力反应很敏感,有反馈调节造血的功能,调节细胞增殖以及细胞释放。骨髓中不含淋巴管。

四、脾脏

(一)脾脏的结构

脾脏是人体最大的淋巴器官,呈内侧向内凹陷的扁椭圆形,由白髓、红髓和边缘区三部分组成。脾包膜较厚,纤维包膜中含有少量具有收缩功能的平滑肌,起调节血量的作用。脾脏内面中部有一纵裂凹陷,即脾门,血管、神经由此进出脾脏。被膜结缔组织从四周向脾脏内部伸入,形成许多条索状的小梁。小梁相互连接构成支架,支架之间为脾脏的实质部分。脾实质分为白髓和红髓。红髓由脾索和脾血窦组成。脾索含有 B 细胞、浆细胞、巨噬细胞和树突状细胞。脾血窦充满血液。红髓中星散地分布着一些灰白色的点样结构,为白髓,由围绕中央动脉分布的动脉周围淋巴鞘、淋巴滤泡和边缘区组成。动脉周围淋巴鞘主要为 T 细胞区,淋巴滤泡为 B 细胞区。白髓、红髓交界处为边缘区,内含 T 细胞、B 细胞和较多巨噬细胞,是血液中抗原物质入脾,启动免疫反应的主要场所,又是免疫致敏细胞进入白髓和脾索红髓的通道。因此,边缘区在脾脏免疫功能中至为重要。

(二)脾脏的功能

1.造血

脾是胚胎阶段重要的造血器官,出生后成为淋巴器官,主要产生淋巴细胞和单核细胞。但在成体脾中仍有少量造血干细胞,当机体严重缺血或在某些病理状态下,可以恢复造血功能,产生红细胞、粒细胞及血小板。

2.储血

脾是血液,尤其是血细胞的重要储存库,将血细胞浓集于脾索、脾窦之中。当某些紧急状态(如急性大失血),脾会收缩将血细胞释放到循环血液之中。

3.滤血

脾脏还是血液有效的过滤器官。血液中的细菌、异物、抗原抗体复合物及衰老的血细胞在流经脾脏时,被大量的巨噬细胞吞噬和消化。

4.免疫

脾脏是机体最大的免疫器官。人体40%的B细胞、35%的T细胞以及NK细胞等由脾脏产生,脾脏也是产生抗体的重要部位。脾脏有产生免疫反应的重要功能,血液中的抗原在脾中可引发细胞免疫和体液免疫反应。脾脏还存在有许多抗体依赖细胞毒性淋巴细胞,在特异抗体存在下可实现对靶细胞的直接杀伤作用。脾脏还能产生对免疫反应有调节作用的活性物质。

五、胸腺

胸腺为机体的重要淋巴器官,位于胸骨后面,扁平椭圆形,分左、右两叶,胚胎后期及初生时,胸腺重10~15 g,是一生中重量相对最大的时期;随年龄增长,胸腺继续发育,到青春期30~40 g;此后胸腺逐渐退化,淋巴细胞减少,脂肪组织增多,至老年仅15 g。

(一)胸腺的结构

表面有薄层结缔组织被膜。被膜结缔组织成片状伸入胸腺实质形成小叶间隔,将胸腺分成许多不完整的小叶。每个小叶分为皮质和髓质两部分。小叶髓质常在胸腺深部相互连接。

1.皮质

皮质以上皮细胞为支架,间隙内含有大量胸腺细胞和少量巨噬细胞等。①皮质的上皮细胞有被膜下上皮细胞和星形上皮细胞两种。被膜下上皮细胞能分泌胸腺素和胸腺生成素。星形上皮细胞即通常所称的上皮性网状细胞,不分泌激素,其质膜紧贴胸腺细胞,有诱导胸腺细胞发育分化的作用。②胸腺细胞即T细胞的前身,它们密集于皮质内,占胸腺皮质细胞总数的85%~90%。

2.髓质

髓质内含大量胸腺上皮细胞和一些成熟胸腺细胞、交错突细胞和巨噬细胞。①上皮细胞分两类:髓质上皮细胞,呈球形或多边形,胞体较大,可分泌胸腺激素 α_1 和 β_4 以及胸腺生成素等多种胸腺素或因子,调节胸腺细胞的增生与分化;胸腺小体上皮细胞,它构成胸腺小体,由上皮细胞呈同心圆状包绕排列而成,是胸腺结构的重要特征。胸腺小体上皮细胞不分泌激素。②胸腺细胞数量少,但均已成熟,并具有免疫应答的能力。

(二)胸腺的功能

1.产生T淋巴细胞

造血干细胞经血流迁入胸腺后,先在皮质增殖分化成淋巴细胞。其中大部分淋巴细胞死亡,小部分继续发育进入髓质,成为近于成熟的T淋巴细胞。这些细胞穿过毛细血管后微静脉的管壁,经血流迁移到周围淋巴结的弥散淋巴组织中,此处称为胸腺依赖区。整个淋巴器官的发育和机体免疫力都必须有T淋巴细胞,因此胸腺为周围淋巴器官正常发育和机体免疫所必需。

2.分泌胸腺素

胸腺分泌胸腺素等激素类物质,调节T细胞的增生、分化和功能。有研究发现胸腺因子可能参与调节粒系和红系细胞的生成。

六、淋巴结

淋巴结属于周围淋巴器官,人体的淋巴结约450个,呈豆形,位于淋巴回流的通路上,如颈、腋窝、腹股沟等。

(一)淋巴结的结构

淋巴结表面有薄层被膜,延伸入实质形成小梁,数条输入淋巴管穿过被膜通入被膜下淋巴窦。淋巴结的一侧凹陷称为门部,此处有较疏松的结缔组织伸入淋巴结内,血管、神经和输出淋巴管由此进出淋巴结。淋巴结分为皮质和髓质两部分。

1.皮质

皮质位于被膜下方,由浅层皮质、副皮质区及皮质淋巴窦构成。

(1)浅层皮质:为皮质的 B 细胞区,由薄层的弥散淋巴组织及淋巴小结组成。小结中央着色较浅处为生发中心。

(2)副皮质区:位于皮质的深层,为较大片的弥散淋巴组织,又称深层皮质单位,主要由 T 细胞聚集而成。此区的特征是有毛细血管后小静脉或高内皮细胞小静脉,它是血液内淋巴细胞进入淋巴组织的重要通道,有利于淋巴细胞再循环。

(3)皮质淋巴窦:包括被膜下淋巴窦和小梁周窦,是淋巴液流动的通道。淋巴在窦内缓慢向心性流动,起着过滤淋巴液、清除异物、处理抗原等免疫作用。

2.髓质

髓质由髓索及其间的髓窦组成。髓索是相互连接的索状淋巴组织,索内主要含 B 细胞,少数为 T 细胞、浆细胞、肥大细胞及巨噬细胞。髓窦与皮质淋巴窦的结构相同,但较宽大,腔内的巨噬细胞较多,故有较强的过滤作用。

(二)淋巴结的功能

1.过滤淋巴液

病原体侵入皮下或黏膜后,很容易进入毛细淋巴管回流入淋巴结。当淋巴液缓慢地流经淋巴窦时,巨噬细胞可清除其中的异物。

2.进行免疫应答

抗原进入淋巴结后,巨噬细胞和交错突细胞可捕获与处理抗原,使相应特异性受体的淋巴细胞发生转化。其中包括:T 细胞致敏后的细胞毒作用,杀灭病原体和肿瘤细胞;B 细胞产生抗体提高机体免疫力。

(张立娥)

第三节　造血干细胞起源

人体外周血存在大量的血细胞,而且各种血细胞数量维持相对恒定。但是外周血中这些细胞的寿命大多不长,红细胞约 120 天,血小板平均约 10 天,中性粒细胞更短,因此每天有众多血细胞衰老死亡。外周血中血细胞的恒定需要通过骨髓不停地造血并向外周血补充适量血细胞来维持。人们相信体内存在一种原始的造血干细胞,它们能不断地向各系造血细胞分化以保证机体正常的造血功能,而血细胞的形成需要经历一个较长的细胞增殖、分化、成熟和释放的动力过程,受到造血细胞本身、非造血细胞、造血微环境以及神经体液等多重因素的严密调节和控制。

一、造血干细胞的概念

干细胞是指具有自我更新、高度增殖和多向分化潜能的细胞群体,是形成人体各种组织器官的起源细胞。造血干细胞又称多能干细胞,是存在于造血组织中的一群原始造血细胞。造血干细胞的概念提出已久,但是直到 1961 年 Til 和 McCuloch 通过"脾集落形成试验",首先描述了造血干细胞的特性以后才真正开始了实质性的研究。半个世纪以来,对造血干细胞的研究和认识不断深入,造血干细胞的应用亦取得不断发展,但迄今为止人类尚未完全认识造血干细胞,仍是当今研究热点之一。

二、造血干细胞的特性

目前认为,造血干细胞具有两个基本特性。第一,具有自我更新的能力,即造血干细胞遵循不对称分裂,每次分裂产生的两个子细胞,一个分化为早期祖细胞,而另一个细胞保持着干细胞性质不变,从而维持造血干细胞数量不变,实现体内永久造血。第二,多向分化能力,即在一定的环境条件下,造血干细胞具有向各系血细胞分化的能力。

造血干细胞约占骨髓有核细胞总数的 0.5%,且大多数处于 G_0 期(G_0 期是指细胞在反复分裂数次之后,处于停止分裂状态的时期)。正常生理情况下,不足 10% 的造血干细胞处于增殖状态就足以维持机体恒定造血。必要时造血干细胞可以大量进入细胞周期促进造血,因此造血干细胞具有高度的增殖潜力。

造血干细胞具有的自我更新和多向分化能力的特性,以及造血干细胞高度的增殖潜力,是机体赖以维持正常造血的前提,是造血系统和免疫系统的起源细胞。

三、造血干细胞的标志

至今还未发现造血干细胞的特异形态学特征,因此大多利用其表面特异性抗原标志来进行识别和分离。CD34 抗原是造血干/祖细胞的代表性表面标志,但 CD34$^+$ 细胞群中 90% 为祖细胞,极少为造血干细胞。曾认为造血干细胞的表型:CD34$^+$、CD38$^-$、Lin$^-$、HLA-DR$^-$、Thy-1$^-$、c-kit$^+$、LFA-1$^-$、CD45RA$^-$、CD71$^-$、Rhp^{dull},后又报道 AC133 是造血干细胞标志。迄今仍未明确造血干细胞的真正表型,但对于研究造血干细胞的性能,一般来说分离 CD34$^+$、CD38$^-$ 细胞已经足够。

四、造血干细胞的起源

两栖类胚胎发生的实验研究发现,早期动物胚胎的内胚层诱导外胚层在两个胚层之间所形成中胚层,是一种未分化、自我更新的细胞,它为血液、肌肉、脊索等组织的发育提供了干细胞,因此认为脊椎动物两栖类早期的造血干细胞来自腹侧中胚层。

至于胚胎中造血干细胞起源的解剖位点一直存在争议。有研究发现,胚胎的红系造血首先是在卵黄囊的血岛中发现,哺乳动物卵黄囊中包含多潜能的前体细胞即卵黄囊造血干细胞(yolk sac hematopoietic stemcels,YS-HSC),不仅能分化成胚胎原始有核红细胞,体外还能长期重建造血。因此,长期以来,胚胎外卵黄囊(yolk sac,YS)被认为是胚胎造血发生的解剖位置。一项新的非侵入性脉冲标记细胞跟踪研究结果也支持卵黄囊造血干细胞可能是成人造血干细胞的来源。但是,也有研究表明,胚胎期的造血干细胞首先起源于胚内的主动脉-性腺-中肾(AGM)区,并且定位在其中的背主动脉(dorsal aorta,DA)。同时,在胚胎其他的大血管,如卵黄囊动脉以及脐动脉中也发现有造血前体细胞,而且在上述动脉管壁内可见造血细胞簇。进一步的研究认为造血干细胞来自这些血管的内皮细胞,先生成动脉内的细胞簇,继而转化成造血干细胞。最近美国 Nancy A.Speck 教授的研究发现 Runx1 是这个"内皮细胞→动脉内细胞簇→造血干细胞"转型过程中关键的调控因子。如果特异性敲除这些血管内皮钙黏蛋白阳性内皮细胞的Runx1基因,将明显抑制动脉内细胞簇和造血干细胞的生成。

因此,目前认为胚胎期造血分为原始造血和永久造血。在早期原肠胚时腹侧中胚层迁移到卵黄囊的侧面,形成卵黄囊早期的造血,这只是短暂的原始造血,产生有核红细胞,提供胚胎生长发育所需的营养物质。在原肠胚发育过程中,腹侧中胚层细胞迁移到胚胎内的 AGM 区,分化成为真正具有长期重建各系造血功能、实现永久造血的造血干细胞,它们可能经胚胎内循环迁移至卵黄囊,形成卵黄囊后期的造血,因此具有多潜能的卵黄囊造血干细胞是来源于 AGM,其后再迁移到胎肝。

(张立娥)

第四节 造血干细胞的更新、分化与调控

人体造血过程非常复杂,造血干细胞既要通过自我更新和复制,保持造血干细胞质和量的恒定,又要根据机体的需要不断地向各系造血细胞增殖和分化,以保证机体正常的造血功能和外周血中各类血细胞质和量的恒定。体内造血活动在不同的时间和空间上均受到高度复杂而又精细的调节和控制,涉及细胞与细胞、细胞与环境以及神经体液等多种因素的调控。

造血组织由造血细胞和非造血细胞两类成分组成。体内造血活动除了受造血细胞本身的某些基因、信号传导途径的调控外,还受到非造血细胞成分,即造血微环境的特殊影响。下面主要介绍骨髓中造血干细胞自我更新和分化的调控。

一、造血干细胞自我更新与分化的基因调控

具备自我更新能力是造血干细胞的标志性特征。造血干细胞通过自我更新而维持干细胞数量与质量的恒定,但该过程发生和调控的分子机制尚不明确。近年来研究发现一些内在因素对造血干细胞自我更新具有强大的调控能力,如 Wnt 信号途径、Notch 信号途径、同源盒(HOX)等转录因子、miRNA 等等,通过调节相关基因表达状态来参与调控造血干细胞的自我更新和分化。

(一)Wnt 信号途径

Wnt 蛋白通过与细胞表面的受体分子家族 Frizzled 和低密度脂蛋白相关蛋白(LRP)结合,抑制 Axin、丝氨酸/苏氨酸、糖原合成激酶-3(GSK-3)蛋白复合物的形成,从而抑制 GSK-3 对 Wnt 信号途径下游 β-连环蛋白(β-catenin)的降解,稳定 β-catenin 在胞浆内的水平。β-catenin 进入细胞核,与转录因子淋巴细胞增强因子(LEF)/T 细胞因子(TCF)结合,从而释放 LEF/TCF 对基因的转录抑制作用,诱导相关靶基因的表达。

Wnt 蛋白具有维持多种干/祖细胞自我更新的作用。Wntl OB 可以保持前脂肪细胞于未分化状态,Wnt3a 可以诱导 B 系祖细胞的增殖。小鼠造血干细胞 KTLS 细胞高表达 β-catenin,体外培养60天后增殖 100 倍,至少 30% 仍保持造血干细胞表型,干细胞扩增可达 24～48 倍,而且仍具有造血重建功能,表明 Wnt 信号途径的关键分子 β-catenin 可以阻止干细胞分化、促进增殖,增强干细胞的自我更新能力。相反,过量表达 β-catenin 的拮抗基因 Axin 则抑制造血干细

的增殖与造血重建能力。研究还发现高表达 β-catenin 的造血干细胞表达 3～4 倍或更高水平的 HOXb4 与 Notch1,表明造血干细胞自我更新的调节因子间可能存在相互作用。

(二)Notch 信号途径

在进化上高度保守的 Notch 信号可导致谱系特异性基因的转录抑制,保持祖细胞的未分化状态。在哺乳动物细胞中有 4 种 Notch 同源蛋白(Notchl～Notch4)和 5 种相关配体 Jaggedl、Jagged2 和 Delta1、Delta2、Delta4,Notch 通过与其配体的结合而被激活,从而导致细胞命运的改变。

Notch 受体和配体在造血系统广泛表达,表明 Notch 信号在造血系统的发育和造血调控中发挥重要作用。随着造血干细胞的分化,Notch 表达水平下调。研究表明,高表达 Notchl 的造血干细胞在体内自我更新能力得到增强,在体外培养分化受到抑制。相反,抑制 Notch 信号导致造血干细胞体外加速分化,体内缺失。

Notch 信号参与 Wnt 介导的维持造血干细胞未分化状态,也参与造血干细胞"龛"的形成从而调节造血干细胞的自我更新。

(三)HOX 同源盒基因

同源盒(HOX)基因是进化上比较保守的一类转录因子,是许多组织,包括造血系统中干细胞发育的关键调节因子之一。多种 HOX 家族成员在早期造血干细胞表达,随着细胞分化基因表达水平持续下调,直至在终末分化的 CD34⁻ 细胞中检测不到。HOXa5 与 HOXa10 是长期造血干细胞(LT-HSCs)的特异性标志,HOXa2 在长/短期造血干细胞(LT-HSCs,ST-HSCs)表面均有表达,HOXb4 和 HOXa9 在造血干细胞和系列定向祖细胞中表达。小鼠造血干细胞中过表达 HOXa9 和 HOXb4,可使小鼠竞争性造血重建单位(hematopoietic reconstruction unit,CRU)较对照组显著增加,而且还可导致移植受体内造血干细胞快速重建,表明其增强了造血干细胞的自我更新能力。在小鼠模型中利用 Cre/loxP 技术将 HOXb4 基因完全敲除,造血干细胞池的重建会受到影响。竞争性重建造血分析表明,HOXb4⁻/⁻ 细胞的重建造血能力降低。而且,HOXb4 蛋白的纯化已获得成功,它在体外对造血干细胞具有扩增作用。

(四)Bmi-1

Bmi-1 是 B 细胞特性的 Moloney 小鼠白血病病毒整合位点 1 基因的简称,为 Polycomb group(PcG)转录抑制因子家族的一员,高表达于小鼠与人原始骨髓细胞。已有研究表明 Bmi-1 参与调节造血干细胞的增殖。Bmi-1 基因敲除小鼠尽管胚胎胎肝中的造血干细胞数目维持正常,但出生后 2 个月内死于广泛渐进性的全血细胞缺失。用 RT-PCR 与基因表达分析发现,Bmi-1 在纯化的小鼠与人造血干细胞上高度表达,在造血细胞分化过程中表达逐渐下降。竞争性再生试验表明,移植自 Bmi-1⁻/⁻ 小鼠获得的胎肝细胞与新生骨髓细胞 10 周后,受体内几乎检测不到供体来源的成熟造血细胞,这是因为供体来源的造血干细胞不能进行自我更新。

进一步研究发现,Bmi-1⁻/⁻ 造血干细胞的细胞周期素依赖激酶抑制剂(CKI)p16^{I}NK4a 和 p19ARF 基因及 p53 诱导的 Wig 基因表达上调,凋亡抑制基因 AI-6 表达下调。p16^{I}NK4a 基因上调与衰老相关,AI-6 下调和 p19^{ARF} 上调可导致细胞凋亡,这些可能用以解释 Bmi-1⁻/⁻ 小鼠体内造血干细胞的缺失。

(五)Shh

Hedgehog(Hh)家族蛋白与早期中胚层和胚胎非造血组织的分化有关。人类 Hh 蛋白家族由 Sonic hedgehog(Shh),Indian hedgehog(Ihh)和 Desert hedgehog(Dhh)3 种蛋白组成。许多

Hh 家族成员信号分子参与体外培养时血细胞及内皮细胞的产生。Hh 蛋白可刺激定向造血干/祖细胞增殖。Hh 信号通路变异或用 Hh 信号抑制剂处理的金龙鱼胚胎呈现出成体造血干细胞形成缺陷。

BMP-4 抑制剂 Noggin 可抑制 Shh 对造血细胞的作用，但 BMP-4 的作用不受 Hh 抗体的影响，说明 Shh 诱导早期造血细胞增殖是通过下游的 BMP-4 来发挥作用。

（六）miRNA

微小 RNA（microRNA，miRNA）是一类长约 22 nt 的非编码小 RNA，约占动物基因组总量的 1%，在进化中高度保守，其表达既具有时空特异性，也具有组织和细胞特异性。miRNAs 可通过作用于靶基因的 3 UTR（3 非翻译区）抑制其表达，广泛地参与调节细胞增殖、分化、分泌和凋亡等生命活动。最近的研究发现，miRNAs 在干细胞的干性维持和分化过程中也具有重要的作用。

通过分析人类造血干/祖细胞中的 mRNA 和 miRNA 的表达谱，并经计算预测及部分实验检测发现，在早期干/祖细胞阶段，miR-17、miR-24、miR-146、miR-155、miR-128 和 miR-181 可能对造血干细胞有维持作用；miR-16、miR-103 和 miR-107 可阻断晚期祖细胞的分化，而 miR-221、miR-222 和 miR-223 很可能调控最终的造血分化。

二、造血干细胞自我更新与分化的微环境调控

造血微环境包括了除造血细胞以外的所有支持和调节造血细胞定居、增殖、分化、发育和成熟的内环境，是由骨髓基质细胞以及骨髓基质细胞分泌的细胞外基质和各种造血调节因子三者共同组成的一个高度复杂而有效的调节网络，除了对造血细胞起到支持、营养作用外，还通过局部条件对造血细胞的增殖和分化起着特殊作用。

（一）骨髓基质细胞

骨髓基质细胞（marrow stromal cel，MSC）是一个复杂的异质细胞群，主要包括成纤维细胞、巨噬细胞、脂肪细胞、内皮细胞、成骨细胞、破骨细胞等。

首先，骨髓基质细胞直接参与形成造血细胞生存的微环境。对骨髓微环境结构的研究表明，基质细胞与造血细胞在组织结构上有着密切的联系。成纤维细胞伸出突起围绕粒系造血细胞和巨噬细胞与发育中的红系细胞构成原红细胞岛，提示基质细胞通过与造血细胞密切接触而起到支持和营养造血实质细胞的作用。目前认为造血干细胞居住在基质细胞参与围成的微小空间——造血干细胞壁龛（hematopoietic stemcel niche），内皮细胞和成骨细胞是参与组成不同壁龛的重要成分，通过与造血干/祖细胞直接接触来调节造血。

另外，骨髓基质细胞通过分泌多种造血因子和细胞外基质参与造血调控。

（二）细胞外基质和黏附分子

细胞外基质由基质细胞分泌产生，大致包括三种大分子物质，即胶原、蛋白多糖和纤维连接蛋白、层粘连蛋白、血细胞黏结蛋白等糖蛋白。近年来研究较多的是糖蛋白中的纤维连接蛋白及蛋白多糖。纤维连接蛋白来源于内皮细胞和成纤维细胞，在介导细胞与细胞、细胞与基质之间的黏附中发挥作用。蛋白多糖的分子结构中有一核心蛋白，结合有一个以上的糖胺聚糖（GAG）侧链，GAGS 主要有 6 种形式：硫酸乙酰肝素（HS）、肝素、硫酸软骨素（CS）、硫酸皮肤素（DS）、硫酸角质素（KS）和透明质酸（HA）。HS 是细胞外基质中非结构蛋白的重要组分，表达于骨髓基质细胞表面，参与调控造血干/祖细胞的黏附和生长。它与 CS/DS-GAGS 共同作用可将基质细

衍生因子-1(SDF-1)固定于基质细胞表面,并由此为造血干/祖细胞上的 CXCR4 提供结合位点,促进这两种细胞的黏附和相互识别,启动造血干/祖细胞归巢。另外,骨髓内皮层基质中的 HS 可与 SDF-1 结合形成复合体,建立起 SDF-1 的浓度梯度,诱发造血干/祖细胞向骨髓的定向迁移。

黏附分子是一类介导细胞与细胞间、细胞与细胞外基质之间起黏附作用的膜表面糖蛋白。骨髓中黏附分子主要由基质细胞分泌产生,表达于细胞膜上或释放到细胞外基质中,包括选择蛋白家族(selectin)、整合蛋白家族(integrin)、免疫球蛋白超家族(immunoglobulin superfamily)、钙黏附蛋白家族(cadhefin)以及 CD44 分子等。

造血干细胞能表达多种与上述细胞外基质、黏附分子相互作用的受体,包括整合素、钙黏素、选择素、唾液黏蛋白和免疫球蛋白家族成员等。整合素的大部分配体是细胞外基质成分,如纤维连接蛋白、层粘连蛋白及胶原等,有的整合素还能与一些细胞表面分子结合,如细胞间黏附分子(ICAM)和血管细胞黏附分子(VCAM)等。选择素是一个跨膜糖蛋白家族,骨髓内皮细胞表达 E-选择素和 P-选择素,造血细胞表达选择素配体。各种选择素与相应配体结合介导细胞黏附,参与造血的调节。钙黏素是介导 Ca^{2+} 依赖性细胞间黏附的一个跨膜糖蛋白家族,已知一定类别和分化阶段的造血细胞表达 E-钙黏素、N-钙黏素、VE-钙黏素。

通过黏附分子、细胞外基质与其受体之间的相互结合,使造血细胞同基质细胞相互黏附,达到直接的细胞与细胞之间的相互作用,不仅调节造血干/祖细胞在造血微环境中的移行、定位和归巢,还调节细胞内信息传递与细胞反应,刺激或抑制造血细胞的增殖及分化,保持造血干细胞池有序的造血。

(三)造血生长因子

骨髓基质细胞能表达和分泌多种造血生长因子,刺激造血。例如,成纤维细胞产生粒细胞-巨噬细胞集落刺激因子(GM-CSF)、巨噬细胞集落刺激因子(M-CSF)、干细胞因子(stemcel factor,SCF)、纤维连接蛋白、白细胞介素(interleukin,IL)-1、IL-6、IL-7 等,巨噬细胞产生 SCF、GM-CSF 和 IL-12 等,内皮细胞产生 GM-CSF、G-CSF、M-CSF、IL-6、IL-1、IL-3、IL-8、IL-11、血小板生成素(TPO)等,成骨细胞产生 GM-CSF、G-CSF、IL-1 和 IL-6 等。除了分泌支持造血的因子,基质细胞还产生造血抑制因子。研究较深入的造血抑制因子主要有转化生长因子-β(TGF-β)、巨噬细胞炎性蛋白-1α(MIP-1α)、肿瘤坏死因子-α(TNF-α)、干扰素-α(IFN-α)等。造血抑制因子能使正常干细胞的细胞周期进程减慢或停滞于静止期,使它们对化疗药物杀伤作用的敏感性降低,因而具有用作骨髓保护剂的临床应用前景。基质细胞通过分泌刺激因子和抑制因子,从正反两方面调节造血以维持机体造血的动态平衡。

(四)造血干细胞壁龛

干细胞壁龛的假说最早由 Schofield 在 1978 年针对造血干细胞的特殊微环境而提出来的。该假说认为造血干细胞定位于骨髓特定的三维环境内,以维持其自我更新的特性,而一旦离开壁龛,造血细胞在基质细胞和各种细胞因子作用下进入分化和增殖状态。壁龛假说被后续的许多体外共培养模型和骨髓移植模型所证实。随后在哺乳动物中发现表皮干细胞定居在毛囊中,肠干细胞定居在小肠黏膜层的隐窝内。这些发现均进一步证实了干细胞壁龛的存在。

有关造血干细胞壁龛的研究最早集中在体外构建基质细胞和造血干细胞的共培养体系,发现基质细胞能够扩增造血干细胞的数量并且能够维持其比较原始的状态。近年来随着免疫标记技术的发展,造血细胞经荧光染料标记后移植入非清髓小鼠体内,结果显示造血细胞在小鼠股骨内呈非随机性分布,相对原始的干/祖细胞总是选择性地富集在骨髓内膜区域,而成熟的处于定向分化阶段的干/祖细胞主要分布在远离骨内膜的骨髓中央区。

转基因鼠模型实验证实了成骨细胞的一个亚群——纺锤形的 N-钙黏素阳性的成骨细胞(SNO)通过 N-钙黏素/β-连环蛋白黏着复合物和造血干细胞黏附在一起,且 SNO 细胞数的增加与具有长期造血功能的造血干细胞(LT-HSC)数量的增加呈高度的正相关性。类似的,利用 PTH/PTH 受体(PPR)转基因鼠作为模型,过表达 PTH 和 PTH 相关蛋白(PTHrP)受体导致成骨细胞数目增多的同时,造血干细胞数目也平行增多。这些结果表明成骨细胞在构建造血干细胞壁龛和维持造血中起关键性作用。

最近的研究表明,在骨髓造血微环境中至少存在两种不同的造血干细胞壁龛。一种是位于骨内膜下造血干细胞壁龛(endosteal bone marrow hematopoietic stemcel niche),成骨细胞是其重要的组成成分,也称为成骨细胞龛。此区含氧量低,造血干细胞处于静止状态(G_0 期),可长期支持造血干细胞定居,维持静息状态,是造血干细胞保持自我更新和多向分化潜能的场所。另一种是骨髓中央的血管造血干细胞壁龛(vascular hematopoietic stemcel niche),位于窦状隙附近,血管内皮细胞是其重要组分。此区具有高浓度氧和生长因子,通过提供营养丰富的微环境促进干细胞增殖及分化,还可能辅助造血干细胞跨内皮迁移,在其归巢及动员过程中具有重要作用。

骨髓基质细胞不仅产生多种造血调节因子,又有各种细胞因子的受体,能结合和聚集外来因子于局部,形成不同细胞因子的不同浓度分布区,参与构成不同的造血干细胞壁龛。基质细胞还通过分泌产生不同的黏附分子、细胞外基质,与造血干细胞表达的相关受体特异性结合,将造血干细胞/祖细胞定位于不同的区域,在不同组合的细胞因子作用下实现对造血过程的调控。如 N-钙黏素和 β-catenin,不对称地分布在造血干细胞及成骨细胞龛界面,由 N-钙黏素和 β-catenin 组成的黏附复合物的特定分布表明,这些分子具有潜在的促进造血干细胞锚定在成骨细胞龛及调节造血干细胞不对称分裂的作用。VE-钙黏素主要存在于血管内皮细胞,参与维持骨髓内皮层的完整性。VE-钙黏素介导的内皮细胞间黏附作用的缺乏会增加人骨髓内皮层的通透性,刺激 $CD34^+$ 细胞对 SDF-1a 发生应答,产生穿越内皮的行为,VE-钙黏素功能的调节可直接影响 $CD34^+$ 细胞穿越内皮的效率,加速细胞归巢骨髓。

在成骨细胞龛里,一方面成骨细胞通过一些黏附因子将造血干细胞锚定在壁龛里面,另一方面成骨细胞通过分泌一些细胞因子和基质成分来调控造血干细胞。许多分子通路都参与了壁龛的调节,例如 Notch/Jagged,Ang-1/Tie2,Wnt/β-catenin,Ca^{2+}/钙离子感受器(CaR),BMP,骨桥蛋白(osteopontin,OPN)/整合素-$β_1$ 和 SDF-1/CXCR4 等通路。Notch 表达在原始造血干细胞中,而 Notch 的配体 Jagged1 表达在鼠的成骨细胞及骨髓基质细胞上,激活 PPR 能够增加成骨细胞的数目并伴随 Jagged1/Notch 活性增强,导致造血干细胞数目扩增。Ang-1 表达在成骨细胞,而酪氨酸激酶受体 Tie2 表达在造血干细胞及内皮细胞上,Ang-1 能够增强造血干细胞静止的能力并且通过 Tie2 诱导造血干细胞黏附在成骨细胞上。最近发现 CaR 能够促进造血干细胞保持在骨的内表面,敲除小鼠的 CaR 导致造血干细胞释放到血流中。造血干细胞表达 Wnt,转导 Wnt 信号通路下游分子 β-catenin 的小鼠造血干细胞在体外能够长期存活并维持其表型不变,在体内能扩增干细胞池且具有造血重建的能力。研究表明 β-catenin 总是分布在贴近骨内膜的成骨细胞表面,提示极有可能参与了造血干细胞在壁龛的锚定和非对称性的分裂过程。BMPs 能通过其受体 BMPR1 控制造血干细胞壁龛的大小,进而控制造血干细胞的数量。OPN 主要由成骨细胞分泌,与表达在造血干细胞表面的 $β_1$ 整合素结合,将造血干细胞锚定在壁龛里面,并抑制造血干细胞增殖。骨髓内 SDF-1 主要由邻近骨内膜的成骨细胞分泌和释放,其特异性受体 CXCR4 为 G 蛋白偶联七次跨膜受体,可在正常造血干/祖细胞表达。SDF-1/CXCR4 是目前明确地对造血干细胞趋化归巢起最重要作用的分子,SDF-1/CXCR4 通路不仅影响造血干细胞的迁移,还与干细胞的增殖、维持密切相关。

正常生理状态下,大多数造血干细胞在骨髓微环境中保持静止状态,少部分造血干细胞会由骨髓释放进入外周血,称作造血干细胞动员。而外周血中的造血干细胞也会被趋化募集回到骨髓微环境中,称作造血干细胞归巢。造血干细胞的动员和归巢现象构成了当前外周血造血干细胞移植的基础,涉及特异的分子识别、细胞黏附/脱离、跨内皮迁移,最终锚定在骨髓微环境,主要受黏附分子,如选择素、整合素等影响。化学因子 SDF-1 及其受体 CXCR4 和潜在的信号传导通路,包括 Rac 家族分子,在调节造血干细胞动员与归巢中起重要的作用。内皮细胞、成骨细胞和其他基质细胞组成分表达 SDF-1,而造血干细胞表达 CXCR4。来源于内皮细胞的 SDF-1 诱导 E-选择素和 P-选择素介导的造血干细胞跨内皮迁移,同样成骨细胞表面高水平 SDF-1 吸引造血干细胞回归成骨细胞龛。

外周血造血干细胞移植已在临床广泛应用。G-CSF 动员造血干细胞的机制包括诱导蛋白裂解酶裂解 SDF-1 末端信号序列使其失活、调节骨髓中 SDF-1 的转录等,减少成骨细胞而增加外周循环 SDF-1 的表达。造血干细胞归巢的机制依然是造血干细胞壁龛(特别是成骨细胞龛)中高水平的 SDF-1 对表达 CXCR4 造血干细胞的趋化和吸引,再由 N-钙黏素和 β-catenin 组成的黏附复合物将造血干细胞锚定在骨髓成骨细胞龛。

(张立娥)

第九章

血液组成与功能

第一节　血液组成与理化特性

一、血液组成

血液由有形成分即细胞成分和无形非细胞成分组成。血液有形成分包括红细胞、白细胞（粒细胞、淋巴细胞等）和血小板。血液的细胞成分占血液总体积的 $40\%\sim45\%$，非细胞成分则占 $55\%\sim60\%$。血液中水分占其总体积的 $77\%\sim81\%$，固体物质占 $19\%\sim23\%$，其中的 $12\%\sim15\%$ 在细胞内；血浆的固体物质仅占 $6.5\%\sim7.8\%$。

细胞成分中数量最多的是红细胞。正常人血液中的红细胞在成人男性为 $4.5\times10^{12}\sim5.5\times10^{12}/L$，成人女性 $3.5\times10^{12}\sim5.0\times10^{12}/L$，白细胞正常计数为 $4.0\times10^{9}\sim10.0\times10^{9}/L$，血小板 $100\times10^{9}\sim300\times10^{9}/L$。

非细胞成分主要是指血浆。血浆是血液的液体部分。临床用的血浆是加入抗凝剂后，经过静置或离心的方法所得到的液体部分，占血液总量 $55\%\sim60\%$，是水、糖、脂肪、蛋白质、钾盐和钙盐的混合物，其中水分占血浆的 $90\%\sim92\%$。非细胞组成成分包括蛋白质（主要是白蛋白、球蛋白和纤维蛋白原）、非蛋白氮化合物（尿素、尿酸、肌酸、肌酐等）、脂肪、不含氮有机化合物（葡萄糖、激素、维生素等）、无机盐类（主要是氯化钠，还有少量钙、钾、磷、镁等离子）和水。

血液是体液的主要组成成分。体液可分为细胞内液和细胞外液。细胞内液占体重的 $40\%\sim45\%$；细胞外液包括组织液和血浆，分别占体重的 $15\%\sim20\%$ 和 $4\%\sim5\%$。血浆和其他体液处于动态平衡状态。

二、血液的理化特性

（一）颜色

血液呈红色，动脉血鲜红，静脉血暗红。色泽的差别主要在于血液中血红蛋白携带氧的含量，动脉血富含氧气，所以颜色呈现鲜红色，而静脉血则由于氧气的失去呈现暗红色。血浆的色泽呈浅黄至草黄色。血浆色泽的变化与胆色素、铜蓝蛋白、转铁蛋白的含量与状态有关，在不同的生理状态下可发生轻微的变化。

(二)比重

人血液的比重随红细胞的多少及血浆蛋白的浓度变化而不同。全血正常的比重为 1.050～1.060,血液的黏度为水的 4～5 倍,37 ℃时渗透压为 6.8 个大气压。离体血液加适当的抗凝剂后离心可使有形成分沉降,所得的浅黄色上清液为血浆(plasma),占全血体积的 55%～60%。如果离体血液不加抗凝剂,任其凝固收缩成血凝块后所析出的淡黄色透明的液体即为血清(serum)。血浆的比重主要由蛋白的浓度来决定,其正常值为 1.025～1.030。

(三)渗透压

渗透压是由溶液中的溶质颗粒的量来决定的。血浆的渗透压主要来自溶解于血浆中的晶体物质,称为晶体渗透压。血浆中蛋白质产生的渗透压,称为胶体渗透压。胶体渗透压虽小,但对维持体液交换却比晶体渗透压更重要。这是因为晶体离子能自由通过生物膜,因此,膜内膜外渗透压相等,渗透压相互抵消,在体液交换中不起作用。而胶体物质不能通过生物膜,胶体浓度高的一侧渗透压也高,所以能在体液交换中发挥作用。

(四)酸碱度

在人体中,各种细胞的代谢是通过一系列的酶促反应来进行的。酶促反应都需要适宜的酸碱度,所以只有在保证适宜酸碱度稳定的情况下,细胞代谢才能正常进行。血浆的酸碱度比较恒定,pH 为 7.35～7.45。血液中有强大的缓冲系统,其中最主要的缓冲对是 H_2CO_3 和 HCO_3^-,可以保证血液中 pH 的相对稳定。

(五)血容量

血容量是指循环系统中存在的血液容量,它包括循环血量和贮备血量两大部分。血容量与年龄、性别、妊娠等有关。贮备血量约为整个血容量的 1/5。贮备血流动缓慢,分布在肝、肺、皮肤和腹腔静脉中(脾脏中仅贮存少量)。贮备血在失血、剧烈运动等情况下,重新动员分配,以补充和平衡循环血量。

(六)黏度

血液的黏度对血液的流变性极为重要,因为它是血液流动的主要阻力,是表示血液总体(包含血细胞和血浆)流动性的指标。全血黏度增高表示血液黏滞性增加而流动性降低。血液的黏度除受红细胞影响外,同时也受血浆黏度的影响。血浆黏度的决定因素主要是血浆蛋白浓度,其中以纤维蛋白原及球蛋白最重要。因为它们除增加血浆黏度外,还能与红细胞相互作用,使红细胞聚集和叠连。血液的黏度还与温度有关,其黏度温度效应可简单地概括为:升温降黏,降温升黏。

三、血液主要生理功能

血液主要有以下几大生理功能,将在后续的章节中详细介绍。

(1)输送氧气和二氧化碳,在肺脏和人体组织间进行气体交换。

(2)输送养分到组织,从组织带走代谢产物。

(3)输送激素、维生素和各种药物等。

(4)维持渗透压、酸碱度以及电解质平衡。

(5)保持体温恒定,防御微生物或异物入侵。

(6)有效地凝血和纤维蛋白溶解机制等。

这些生理功能的正常运行,又依赖于血液的各种组成成分以及它们特有的结构和功能。

(张立娥)

第二节 血液细胞成分及其生理功能

一、红细胞的生理功能

(一)红细胞的正常形态

正常红细胞形态为双凹圆盘形,直径为 $6.7 \sim 7.7 \mu m$,平均直径 $7.2 \mu m$ 左右,厚约 $2 \mu m$,无核,胞质内无细胞器结构。因充满了 97% 的血红蛋白而呈红色,这种形状有利于红细胞自塑和变形,保证其正常的生理功能。

(二)红细胞表面血型抗原

红细胞表面存在多种抗原物质,从而形成多种血型系统。目前已知的人类红细胞血型系统有 30 个,其中以 ABO 血型系统和 Rh 系统临床意义最大。

1.ABO 血型系统是临床最重要的血型系统

ABO 血型抗原属于完全抗原,是一种由多肽和糖链组成的糖蛋白,主要存在于红细胞表面,与脂质、蛋白质结合在一起,为脂溶性。多肽部分决定血型的抗原性,其抗原主要有 A、B 和 H 三种,分别受 A、B 和 H 基因间接控制。H 抗原是形成 A、B 抗原的结构基础,存在于 ABO 各型红细胞上,其中以 O 型红细胞最多。H 物质抗原性较弱,因此血清中一般无抗 H 抗体。

ABO 血型系统抗体为免疫球蛋白,按其产生原因可分为天然抗体和免疫性抗体。天然抗体主要是由自然界中与 A、B 抗原类似的物质刺激产生,以 IgM 为主,为完全抗体。免疫性抗体主要为母婴血型不合及输血产生,以 IgG 为主,为不完全抗体。

2.Rh 血型系统是红细胞血型中最复杂的一个血型系统

Rh 血型抗原到目前为止已发现 40 多种 Rh 抗原,但与人类关系最密切的有 D、E、C、c、e 五种,按其抗原性强弱依次为 D、E、C、c、e,其中 D 最先发现,抗原性最强。临床上将含有 D 抗原的红细胞称为 Rh 阳性,不含 D 抗原的红细胞称为 Rh 阴性。Rh 在不同人群中分布的概率相差较大,Rh 阴性率在我国汉族人中小于 0.5%,维吾尔族为 4.97%,乌孜别克族为 8.76%,塔塔尔族为 15.78%。

Rh 血型抗体中,极少数是天然抗体,如抗 E、抗 Cw,绝大多数是输血或妊娠产生的免疫性抗体,这些抗体均为 IgG,但在免疫应答早期也有部分 IgM。Rh 血型抗体主要有 5 种,即抗 D、抗 E、抗 C、抗 c、抗 e,其中最常见的是抗 D,其余 4 种依次为抗 E、抗 c、抗 C、抗 e。

(三)红细胞的生理功能

红细胞的生理功能最主要的是进行人体的内呼吸,向机体组织运送氧气,带走二氧化碳。完成这一功能主要依靠红细胞内的血红蛋白(Hb)。成年男性 Hb 为 $120 \sim 160$ g/L,成年女性 Hb 为 $110 \sim 150$ g/L。Hb 是红细胞内的主要成分,占红细胞体积的 $30\% \sim 35\%$,它具有可逆性结合氧气和二氧化碳的功能。KHb/HHb 和 $KHbO_2/HHbO_2$ 是红细胞中最重要的缓冲系统。血红蛋白分子是一种色素蛋白质,色素部分为亚铁血红素(由原卟啉和铁组成),蛋白质部分为珠蛋白。珠蛋白肽链分为 α、β 两类,α 链由 141 个氨基酸组成,β 链由 146 个氨基酸链组成。每个 Hb 分子由 2 条 α 类肽链和 2 条 β 类肽链组成。血红蛋白每个亚基由一条肽链和一个血红蛋白分子构成,肽链在生理条件下会盘绕折叠成球形,这条肽链盘绕成的球形结构被称为珠蛋白。血红蛋白与氧结合的过程:脱氧 Hb(HHb)与氧合 Hb(HHbO_2)是配位 Hb 的两种构型。第一个 O_2 分子与 Hb 的结合很困难,一旦结合,结构就松解了。第二个 O_2 则容易结合,直到四个 O_2 都结合完全,这种构型称为特性氧合构型。这种现象就是血红素的协同作用,与氧离曲线相关。在高 pH 时有利于 Hb 与 O_2 的结合,曲线左移,在低 pH 时 HHb 结合 H^+,曲线右移,有利于释放氧,这就是所谓的 Bohr 效应。$HHbO_2$ 经脱 O_2 变成 HHb,其解离常数(PK)从 6.2 到 7.7,结合 H^+ 的能力加强,称为碱性 Bohr 效应。在 pH6.0 以下时,$HHbO_2$ PK 从 5.7 降到 HHb PK4.9,称为酸性 Bohr 效应。Bohr 类型的曲线移动是身体重要缓冲系统,在组织端 H^+ 浓度高,因此 O_2 的释放也多。

氧气被从肺泡带往组织,二氧化碳被从组织带往肺泡,主要通过 Hb 与氧气和二氧化碳的化学反应来完成,而只有 5% 的气体是通过物理溶解途径运输。Hb 既能与氧气结合又能与二氧化碳结合,这种结合都是可逆的,在一定的条件下可相互取代。

在氧气被从肺泡带往组织过程中,Hb 与氧气的亲和力随氧气分压的升高而增强。血液中的红细胞经氧气分压高的组织(动脉端)时与氧气结合,到氧气分压低的组织(静脉端),又将氧气释放。

在二氧化碳被从组织带往肺泡过程中,组织中产生的二氧化碳溶于血浆后,大部分进入红细胞,借碳酸酐酶的作用水合为 H_2CO_3 并继续解离为 H^+ 及 HCO_3^-。Hb 有缓冲作用,它是一种弱酸,可中和一部分 H^+;$HHbO_2$ 脱氧成为 HHb,中和一部分 H^+,HCO_3^- 则被释放进入血浆。少量的剩余二氧化碳直接与 Hb 结合,释放的 H^+ 又被 Hb 中和。

红细胞为维持其形态、结构和组成的稳定,以及运输氧气和二氧化碳等功能,要消耗能量。红细胞能量代谢通过两个途径:第一条途径是葡萄糖酵解,这是主要途径,其功能是合成 ATP,供给代谢所需能量,合成 2,3-二磷酸甘油酸(2,3-DPG)。葡萄糖的无氧酵解过程中,每分子葡萄糖经过磷酸化、变构、裂解等多种反应,最后产生两分子的乳酸,净合成 2 分子 ATP。红细胞葡萄糖酵解的独特之处是有 2,3-DPG 旁路。2,3-DPG 是红细胞所特有的。1,3-二磷酸甘油酸(1,3-DPG)在二磷酸变位酶作用下,产生 2,3-DPG,再经二磷酸甘油酸酶的作用,生成 3-磷酸甘油酸。2,3-DPG 的生成,一是可以防止 1,3-DPG 和 ATP 的堆积,有利于葡萄糖酵解的不断进行;二是能够调节红细胞中 Hb 携带氧气的能力;此外还可以替代葡萄糖,作为红细胞贮能物质。第二条途径是己糖磷酸旁路,其功能是维持红细胞的还原能力。红细胞中这两种代谢过程的正常对于红细胞在体内外存活和保持功能都非常重要。

正常红细胞在体内生存 100~120 天,每天约有 1/120 红细胞被破坏,约有 6.25 gHb 分解。同时有相应数量的红细胞和 Hb 生成,保持动态平衡。衰老的红细胞主要在脾脏被破坏,分解为铁、珠蛋白和胆红素,珠蛋白由蛋白酶、肽酶分解为氨基酸,进入氨基酸代谢,可再参与蛋白质、多肽合成或转变成其他含氮物质;血红素中铁由单核吞噬细胞系统处理,与运铁蛋白结合进入铁代谢库。

(四)红细胞的免疫功能

1.清除免疫复合物(IC)

红细胞表面存在补体 C_{3b} 受体(Ⅰ型补体受体,CR1)。CR1 和补体的作用是红细胞免疫功能的重要基础。携带 IC 的红细胞通过肝脾时,巨噬细胞表面 FC 受体和 CR1 分别与 IC 中抗体的 FC 段和补体 C_{3b} 段结合,此时,红细胞从 IC 上脱离,再度进入循环。红细胞与 IC 的结合,减少了 IC 对组织细胞的损伤,对稳定机体免疫功能起重要调节作用。如果 IC 过多地黏附在巨噬细胞等免疫细胞表面,将削弱其免疫功能。红细胞竞争性的黏附 IC 有助于消除这种免疫抑制作用,间接提高巨噬细胞、淋巴细胞等免疫细胞的功能。

2.对淋巴细胞调控作用

红细胞能将 IC 介导的补体降解为 C_{3dg},后者可与红细胞膜上的 CR2 受体结合。两者结合后能诱导 B 细胞由静止期转向分裂期,促使其增殖、分化,并产生抗体。此外,红细胞膜上的 LEA-3(淋巴细胞功能抗原3)与 T 淋巴细胞 CD2 作用,从而激活 T 淋巴细胞免疫功能。红细胞还能直接增强 NK 细胞抗肿瘤作用,但红细胞增强 NK 细胞毒性还依赖 Ca^{2+} 的存在。

3.红细胞对巨噬细胞的作用

红细胞有促进巨噬细胞吞噬功能,可能与红细胞膜上 CR1、CR3 和巨噬细胞上 CR1、FCR、CR3 和 CR4 等共同作用有关。

4.对补体活性调节

红细胞膜表面存在 C_{3b} 灭活因子,在辅助因子 H 和 CR1 共同作用下,将 C_{3b} 降解为 C_{3bi},随后进一步降解为 C_{3c} 和 C_{3dg},使它们更易被有相应补体受体的免疫细胞所黏附,从而增强这些免疫细胞的免疫功能。

二、白细胞的生理功能

白细胞包括除红细胞和血小板以外的各种细胞。成人白细胞的计数为 $4.0\times10^9\sim10.0\times10^9/L$,其中中性粒细胞占 50%～70%,淋巴细胞占 22%～40%,单核细胞占 4%～8%,嗜酸性粒细胞占 1%～5%,嗜碱性粒细胞占 0～1%。白细胞能吞噬异物、产生抗体,帮助机体抵抗细菌、病毒、外来物质引起的感染。白细胞是一个庞大的血细胞家族,它们的形态结构和生理功能多种多样,但这些功能不是相互孤立的,在机体的防护、免疫和创伤治愈过程中起协同作用。与输血关系最为密切的主要是粒细胞和淋巴细胞。

(一)粒细胞

成人粒细胞计数正常参考值为 $3.0\times10^9\sim7.5\times10^9/L$。由于这类细胞发育成熟后,细胞胞浆内可出现颗粒性物质,故称为粒细胞。又因其颗粒的染色性质不同分为中性粒细胞、嗜碱性粒细胞、嗜酸性粒细胞三种。外周血中中性粒细胞最多,为 $2.5\times10^9\sim7.5\times10^9/L$,占血液中白细胞总数的 50%～75%,嗜碱性粒细胞最少,占白细胞总数的 0～1%。嗜碱性和嗜酸性粒细胞在血液中停留时间不长,主要在组织中发生作用。

1.中性粒细胞

中性粒细胞含溶酶体,内含多种水解酶,能消化其所摄取的病原体或其他异物。一般一个白细胞处理 5～25 个细菌后,自身就死亡了。死亡的白细胞团和细菌分解产物构成脓液。中性粒细胞组成了天然免疫系统的一部分,主要功能是吞噬和破坏入侵的细菌等病原体。当入侵的细菌在一处集结并开始繁殖时,产生大量的代谢产物,其中有些被称为趋化性物质的产物,能强烈吸引中性粒细胞自微血管中渗出组织,通过趋化、黏附、吞噬等过程来消灭细菌等病原体。

2.嗜碱性粒细胞

嗜碱性粒细胞的颗粒内含有组织胺、肝素和过敏性慢反应物质等。肝素有抗凝血作用,组织胺可改变毛细血管的通透性。过敏性慢反应物质是一种脂类分子,能引起平滑肌收缩。机体发生变态反应与这些物质有关。嗜碱性粒细胞在结缔组织和黏膜上皮内时,称为肥大细胞,其结构和功能与嗜碱性粒细胞相似。

3.嗜酸性粒细胞

嗜酸性粒细胞平时只占白细胞总数的 3%，但在有变态反应及寄生虫病时其数量会明显增加，如感染裂体吸虫病时，嗜酸性粒细胞可达 90%。这类细胞吞噬细菌能力较弱，但吞噬抗原抗体复合物的能力较强。此外，这类细胞尚能限制嗜碱性粒细胞和肥大细胞在变态反应中的作用。

4.单核细胞

单核细胞由骨髓生成，在血液内仅生存 3～4 天，即进入肝、脾、肺和淋巴等组织转变为巨噬细胞。变为巨噬细胞后，体积加大，溶酶体增多，吞噬和消化能力也增强。但其吞噬对象主要为进入细胞内的致病物，如病毒、疟原虫和细菌等。巨噬细胞还参与激活淋巴细胞的特异免疫功能。此外，它还具有识别和杀伤肿瘤细胞、清除衰老与损伤细胞的作用。

吞噬作用是生物体最古老的，也是最基本的防卫机制之一。其吞噬对象无特异性，在免疫学中称之为非特异性免疫作用。中性粒细胞和单核细胞的吞噬作用很强，嗜酸性粒细胞虽然游走性很强，但吞噬能力较弱。

白细胞可以通过毛细血管的内皮间隙，从血管内渗出，在组织间隙中游走，吞噬侵入的细菌、病毒、寄生虫等病原体和一些坏死的组织碎片。一般认为，白细胞能向异物处聚集，有趋化性，这是由于细菌或死亡的细胞所产生的化学刺激，诱发白细胞向该处移动。组织发炎时产生一种活性多肽，也是白细胞游动的诱发物质之一。

(二)淋巴细胞

1.淋巴细胞分类

成人淋巴细胞正常计数为 1.5×10^9～3.5×10^9/L。约占血液中白细胞总数的 20%～40%。血液中的淋巴细胞大致可分为 T 细胞、B 细胞。

T 细胞：前身在胸腺内进行加工后，才能成熟为有功能的 T 淋巴细胞。其主要功能是在细胞免疫中发挥功能。①Th$_1$ 细胞：主要分泌 IFN-γ、IL-2、IL-12、TNF-β，参与细胞免疫，介导细胞毒和迟发型超敏反应。②Th$_2$ 细胞：主要分泌 IL-4、IL-5、IL-6、IL-10，辅助体液免疫，参与速发型超敏反应。NKT 细胞：表面标志为 CD16、CD56、TCR-CD3，主要功能是参与非特异性杀伤效应。调节性 T 细胞：调节性 T 细胞表面标志为 CD4、CD25，主要功能是抑制免疫应答。B 淋巴细胞：前身细胞在腔上囊加工而成熟为 B 细胞。其激活后产生抗体，参与体液免疫。

2.淋巴细胞功能

淋巴细胞也称免疫细胞，在机体特异性免疫过程中起主要作用。淋巴细胞针对某一种特异性抗原，产生与之相对应的抗体或进行局部性细胞反应，以杀灭特异性抗原。血液中淋巴细胞按其发生和功能的差异，分为 T 淋巴细胞和 B 淋巴细胞两类，分别参与细胞免疫和体液免疫。

(1)细胞免疫：主要是由 T 细胞来实现的。在血液中，这种细胞占淋巴细胞总数的 80%～90%。T 细胞受抗原刺激变成致敏细胞后，其免疫作用表现以下三个方面：①直接接触并攻击具有特异抗原性的异物，如肿瘤细胞、异体移植细胞。②分泌多种淋巴因子，破坏含有病原体的细胞或抑制病毒繁殖。③B 细胞与 T 细胞协同作用，互相加强，杀灭病原微生物。

(2)体液免疫：主要是通过 B 细胞来实现的。当此细胞受到抗原刺激变成具有免疫活性的浆细胞后，产生并分泌多种抗体，即免疫球蛋白，以针对不同的抗原。B 细胞内有丰富的粗面内质网，蛋白质合成旺盛。抗体通过与相应抗原发生免疫反应，能中和、沉淀、凝集或溶解抗原，以消除其对机体的有害作用。

三、血小板的生理功能

(一)血小板的生理功能

血小板是一种体形微小而结构复杂的细胞脱落碎片,其在血液凝固、创口愈合、炎症、免疫等生理病理过程中起着重要的作用。

1.黏附功能

血小板具有黏附在异物表面的功能即黏附功能。正常情况下,血小板不与血管表面的内皮细胞发生反应,只有在血管受损后,内皮细胞完整性被破坏时,血小板才开始黏附在破损的血管壁上,形成白色血栓。

2.聚集功能

血小板相互间黏着在一起的现象称为聚集。聚集是血小板的主要功能。当血小板黏附在血管破损处或受到激活剂作用后即被活化,在钙离子的参与下,激活血小板的膜糖蛋白Ⅱb/Ⅲa,暴露出纤维蛋白原受体。一个纤维蛋白原分子可以同时和至少两个糖蛋白Ⅱb/Ⅲa结合,所以血小板能通过各自表面的糖蛋白Ⅱb/Ⅲa和纤维蛋白原结合而聚集成团。

3.释放反应

血小板在活化过程中将其颗粒内容物释放到细胞外即称为释放反应。大部分血小板功能是通过释放反应时形成或释放的物质所产生的生物效应而得以实现的。

4.血液凝固

血小板在下列几个方面参与凝血过程。

(1)吸附和聚集凝血因子,为凝血因子相互作用提供场所。

(2)血小板因子3(PF_3)有效性的作用:血小板膜是由磷脂双层组成,当血小板受到高岭土或凝血酶刺激时发生内外层磷脂翻转现象,内层的磷脂酰丝氨酸变成外层,而磷脂酰丝氨酸是因子X和凝血酶原活化的必要的成分。

(3)凝血因子Ⅺ、Ⅻ的活化作用:血小板受到胶原等刺激后能直接活化凝血因子Ⅺ、Ⅻ。

5.收缩作用

血小板的伪足形成、释放反应以及血块回缩功能均依赖血小板收缩蛋白的功能。

(二)血小板异常的临床意义

1.血小板减少

当再生障碍性贫血、白血病、感染、药物抑制时血小板生成减少,当特发性血小板减少性紫癜、药物性免疫性血小板减少症发生时血小板破坏过多,血栓性血小板减少性紫癜、弥散性血管内凝血时血小板消耗过多,最后造成的结果表现都是血小板减少。

2.血小板增多

常见的原发性血小板增多症由原发性血小板增多引起,继发性血小板增多症常继发于慢性粒细胞白血病、脾切除后、感染和创伤后。

3.血小板功能缺陷

血小板功能缺陷常见于遗传性疾病如血小板无力症、巨大血小板综合征、贮存池病、血小板第3因子缺乏症等。另外继发于一些疾病,如药物、尿毒症、肝病、异常球蛋白症等。

四、造血干细胞与造血祖细胞

正常外周血中存在极微量的造血干细胞,占单个核细胞的0.01%～0.1%。这些细胞具有极其高度的自我更新、多向分化和重建长期造血的潜能,具有广泛的迁移和特异性归巢特性,能优先定位于相应的造血微环境中,并以非增殖状态和缺乏系相关抗原的方式存在,具有良好的分化增殖能力。造血干细胞既能使自己的数量与特性保持相对不变,又能在一定条件下向红细胞系、粒细胞系、巨核细胞系和淋巴细胞系分化增生,重建造血和免疫。干细胞移植已经在许多临床医学领域得到广泛应用,挽救了很多血液病及其他系统疾病患者的生命。

造血祖细胞是造血干细胞在一定的微环境和某些因素的调节下,增殖分化为各类血细胞的早期的状态,也是一种原始的具有增殖能力的细胞,但已失去多向分化能力,只能向一个或几个血细胞系定向增殖分化,故也称定向干细胞(committed stemcel)。造血祖细胞进而再分别分化为形态可辨认的各种幼稚血细胞,并最终分化发育成各种成熟血细胞。

(张立娥)

第三节 血液非细胞成分及其生理功能

一、血浆的生理功能

血液的液体部分称为血浆。血浆由水、少量气体和固体成分等组成。正常人全血含水81%～86%,血浆中含水93%～95%。气体主要包含氧、二氧化碳、氮等。可溶性固体分为有机物与无机盐两大类。其中有机物包括蛋白质(血红蛋白、血浆蛋白质及酶与蛋白类激素)、非蛋白含氮化合物、糖及其他有机物和维生素、脂类(包括类固醇激素)。无机盐主要为各种离子如Na^+、K^+、Cl^-等。血浆固体成分中最多而且最重要的是蛋白质,主要包括白蛋白、免疫球蛋白和各种凝血因子。血浆的功能是由上述这些蛋白质的功能来体现。

(一)血浆蛋白质的含量及分类

血浆蛋白质在正常人血液中的含量为$60\sim80$ g/L,是多种蛋白质的总称。

按不同的分离方法可将血浆蛋白质分为不同组分,如用盐析法可将其分为白蛋白(albumin)、球蛋白(globulin)和纤维蛋白原(fibrinogen)。正常人白蛋白(A)含量为$35\sim55$ g/L,球蛋白(G)为$10\sim30$ g/L,白蛋白与球蛋白的比值(A/G)为$1.5\sim2.5$。用电泳法则可将血浆蛋白质分为不同的组分,如用简便快速的醋酸纤维薄膜可分为白蛋白、α_1球蛋白、α_2球蛋白、β球蛋白和γ球蛋白。用分辨率更高的聚丙烯酰胺凝胶电泳或免疫电泳则可分成更多组分,目前已分离出百余种血浆蛋白质。

按不同的来源则将血浆蛋白质分为两大类。一类为血浆功能性蛋白质,由各种组织细胞合成后分泌入血浆,并在血浆中发挥生理功能,如抗体、补体、凝血酶原、生长调节因子、转运蛋白等。这类蛋白质量和质的变化反映了机体代谢方面的变化。另一类则是在细胞更新或遭到破坏时进入血浆的蛋白质,如血红蛋白、淀粉酶、转氨酶等。这些蛋白质在血浆中的出现或含量的升高往往反映了有关组织的更新、破坏或细胞通透性的改变。

血浆功能性蛋白质多具有以下几个共同特点。

(1)除γ球蛋白是由浆细胞合成、少数是由内皮细胞合成外,其他大多数血浆功能性蛋白质由肝细胞合成。

（2）一般是由粗面内质网结合的核糖体合成的,先以蛋白质前体出现,经翻译后再修饰加工,如信号肽的切除、糖基化、磷酸化等而转变为成熟蛋白。血浆蛋白质自肝脏合成后分泌入血浆的时间为 30 分钟到数小时不等。

（3）几乎都是糖蛋白,含有 N 或 O 连接的寡糖链。根据其含糖量的多少可分为糖蛋白(glycoprotein)和蛋白多糖(proteoglycan)。糖蛋白中糖的含量＜40％,蛋白多糖中含糖量可达 90％～95％。现在认为糖蛋白中的糖链具有许多重要的作用,如血浆蛋白质合成后的定向转移、细胞的识别功能,此外还可使一些血浆蛋白质的半衰期延长。

（4）血浆功能性蛋白质中多种血浆蛋白质如运铁蛋白、铜蓝蛋白、结合珠蛋白等都具有多态性,这对遗传研究及临床工作有一定意义。

在一些组织损伤及急性炎症时,某些血浆蛋白质的含量会升高,这些蛋白质称为急性时相蛋白质(acute phase protein,APP),包括 C-反应蛋白、α_1 抗胰蛋白酶、结合珠蛋白、α_1 酸性蛋白和纤维蛋白原等。白细胞介素-1 是单核吞噬细胞释放的一种多肽,它能刺激肝细胞合成许多急性时相蛋白。这些急性时相蛋白在人体炎症反应时发挥一定的作用,如 α_1 抗胰蛋白酶能使急性炎症反应时释放的某些蛋白酶失活。但是有些蛋白质如白蛋白与转铁蛋白则在急性炎症反应时含量下降。

（二）血液非蛋白含氮化合物

血液中除蛋白质以外的含氮物质,主要是尿素(urea)、尿酸(uric acid)、肌酸(creatine)、肌酐(creatinine)、氨基酸、氨、肽、胆红素(bilirubin)等,这些物质总称为非蛋白含氮化合物,这些化合物中所含的氮量则称为非蛋白氮(non-protein-nitrogen,NPN)。正常成人血中 NPN 含量为 143～250 mmol/L,绝大多数为蛋白质和核酸分解代谢的终产物,可经血液运输到肾随尿排出体外。当肾功能障碍影响排泄时会导致其在血中浓度升高,这也是血中 NPN 升高最常见的原因。此外,当肾血流量下降,体内蛋白质摄入过多,消化道出血或蛋白质分解加强等也会使血中 NPN 升高,临床上将血中 NPN 升高称之为氮质血症。

尿素是非蛋白含氮化合物中含量最多的一种物质,正常人血液尿素氮(blood-urea-nitrogen,BUN)含量占血中 NPN 总量的 1/3～1/2,故临床上测定血中 BUN 与测定 NPN 的意义基本相同。

尿酸是体内嘌呤化合物分解代谢的终产物。当机体肾排泄功能障碍或嘌呤化合物分解过多,即造成代谢性疾病如痛风,白血病、中毒性肝炎等疾病均可使血中尿酸升高。

肌酸是肝细胞利用精氨酸、甘氨酸和 S-腺苷甲硫氨酸为原料而合成的,主要存在于肌肉和脑组织中,正常人血中含量为 228.8～533.8 μmol/L。肌酸和 ATP 反应生成磷酸肌酸,是体内 ATP 的储存形式。肌酐是由肌酸脱水或由磷酸肌酸脱磷酸脱水而生成,且反应不可逆,因此它是肌酸代谢的终产物。正常人血中肌酐的含量为 88.4～176.8 μmol/L。肌酐全部由肾排泄,且食物蛋白质的摄入量不影响血中肌酐的含量,故临床检测血肌酐含量较尿素指标更能正确地了解肾功能。

正常血氨浓度为 5.9～35.2 μmol/L。氨在肝中合成尿素,当肝功能障碍时,血氨升高,血中尿素含量则下降。

二、血浆蛋白质的主要生理功能

(一)调节血浆胶体渗透压和 pH

血浆胶体渗透压约 75% 是由血浆蛋白质产生,其大小取决于蛋白质的浓度和分子大小。白蛋白是血浆中含量最多的蛋白质,正常人含量为 35～55 g/L,分子量约为 68 500(多数血浆蛋白质的分子量为 16 万～18 万),含 585 个氨基酸,等电点为 4.7。白蛋白分子量小,但表面积相对较大,故渗透压高,不会从毛细血管和肾小球渗漏而流失。白蛋白同时又有黏度低、负电性强等特性。白蛋白在血浆中占总蛋白的 60%,却能提供血浆总胶体渗透压的 80%,1 g 白蛋白即可使 18 g 的水保持在血管内。白蛋白由肝细胞合成,成人每天每千克体重合成 120～200 mg,占肝脏合成分泌蛋白质总量的 50%。

临床上血浆白蛋白含量降低的主要原因是:合成原料不足(如营养不良等);合成能力降低(如严重肝病);丢失过多(如肾脏疾病,大面积烧伤等);分解过多(如甲状腺功能亢进、发热等)。白蛋白含量下降,导致血浆胶体渗透压下降,使水分向组织间隙渗出从而产生水肿。

正常人血液 pH 在 7.35～7.45,血浆大多数蛋白质的 pH 在 4～6,血浆蛋白质可以弱酸或部分以弱酸盐的形式存在,组成缓冲对参与维持血液 pH 的相对恒定。

(二)运输功能

血浆中那些难溶于水或易从尿中丢失、易被酶破坏及易被细胞摄取的小分子物质,往往通过与血浆中一些蛋白质结合的方式进行运输,这些蛋白质通过特异性结合不同的物质而各有不同的作用:①结合运输血浆中某些物质到作用部位,防止经肾随尿排泄而丢失。②运输难溶于水的化合物,如类固醇、脂类、胆红素等与白蛋白、载脂蛋白、类固醇结合球蛋白(CBG)、甲状腺素结合球蛋白(TBG)结合。③结合运输某些药物,具有解毒和促进排泄的功能。④对组织细胞摄取被运输物质起调节作用。

(三)免疫功能

机体对入侵的病原微生物可产生特异的抗体。血液中具有抗体作用的蛋白质称之为免疫球蛋白(immunoglobulin,Ig),由浆细胞产生,电泳时主要出现于 γ 球蛋白区域。Ig 能识别并结合特异性抗原形成抗原抗体复合物,激活补体系统从而消除抗原对机体的损伤。Ig 分为五大类即 IgG、IgA、IgM、IgD 及 IgE,它们在分子结构上有一共同特点即都由一四链单位构成单体,每个四链单位由两条相同的长链又称为重链(heavy chain,H 链)和两条相同的短链又称为轻链(light chain,L 链)组成。其中 IgG、IgD、IgE 均为一个四链单位组成(单体),IgA 是二聚体,IgM 则是五聚体。H 链由 450 个氨基酸残基组成,L 链由 210～230 个氨基酸残基组成,链与链之间以二硫键相连。

免疫球蛋白是血浆中具有抗体活性或化学结构与抗体相似的球蛋白的统称。它包括所有血液中的抗体,故从混合血浆中分离出来的免疫球蛋白含有特异性的抗大多数常见病原的抗体,可在预防某些传染病方面提供被动预防性抗体。

补体(complement)是血浆中存在的参与免疫反应的蛋白酶体系,共有 11 种成分。抗原抗体复合物可激活补体系统,成为具有酶活性的补体或数个补体构成的活性复合物,从而杀伤靶细胞、病原体或感染细胞。

(四)凝血与抗凝血功能

凝血是一系列血浆凝血因子相继酶解激活的过程,最终结果是生成凝血酶,形成纤维蛋白凝块。任何一个凝血因子的异常都会造成凝血的失调。多数凝血因子和抗凝血因子属于血浆蛋白质，且常以酶原形式存在，在一定条件下被激活后发挥生理功能。

已经发现，血浆含有除组织因子（FⅢ）外其他参与血液凝固的所有因子。13 个用大写罗马数字命名的经典凝血因子中，FⅥ是 FⅤ的活化形式，故只有 12 个，加上前激肽释放酶（PK）和高相对分子质量激肽原（HMWK），总计 14 个凝血因子。这些因子中，除 FⅣ为钙离子外，其余均为蛋白质。它们是纤维蛋白原（FⅠ）、凝血酶原（FⅡ）、组织因子（FⅢ）、易变因子（FⅤ）、稳定因子（FⅦ）、抗血友病球蛋白（FⅧ）、血浆凝血激酶成分（FⅨ）、斯图亚特因子（stuart-prower 因子，FⅩ）、血浆凝血激酶前质（FⅪ）、Hageman 因子（FⅫ）、纤维蛋白稳定因子（FⅩⅢ）、前激肽释放酶（PK）和高相对分子质量激肽原（HMWK）。

血液凝固的"瀑布学说"是被广泛接受的凝血理论。按其学说，凝血过程可分为内源性凝血途径、外源性凝血途径和共同凝血途径。

内源性途径是指 FⅫ激活到 FⅩa 形成的过程。参与这个过程的凝血因子有 FⅫ、PK、K（激肽释放酶）、HMWK、FⅪ、FⅨ、FⅧ、PF₃（血小板因子 3）及钙离子。FⅫ吸附负电荷后，表面发生构型改变，暴露出富丝氨酸位点，在 K 的作用下激活为Ⅻa。FⅫ在 HMWK 存在时使 PK 转变为 K，并激活 FⅪ为Ⅺa。在钙离子参与下，FⅪa 使 FⅨ被激活为 FⅨa。FⅨa、FⅧ、PF₃（磷脂）和钙离子形成复合物，将 FⅩ激活成 FⅩa。在整个反应中，FⅨa 为丝氨酸蛋白酶，FⅩ为底物，FⅧa 为辅因子，PF₃ 提供反应表面，钙离子将参与反应的因子以"钙桥"方式连接在磷脂表面。

外源性途径是指组织因子和 FⅦ激活 FⅩ的过程。参与这过程的凝血因子有 FⅢ（组织因子）、钙离子、FⅦ和 FⅩ。该过程参与的因子少，路径较内源性短，反应速度也快得多。组织损伤后，FⅢ（组织因子）暴露，FⅦ和 FⅩ通过钙离子的作用连接在组织因子表面，形成复合物，将 FⅩ激活为 FⅩa。

共同凝血途径是指从 FⅩa 生成后直至纤维蛋白形成的过程。首先 FⅩa、FⅤ、钙离子和磷脂形成"凝血酶原酶的复合物"，使凝血酶原裂解成凝血酶。然后纤维蛋白原在凝血酶作用下，结构发生改变，释放出 2 个纤维蛋白肽 A 和 2 个纤维蛋白肽 B，生成纤维蛋白单体。纤维蛋白单体可自发地通过氢键连接成纤维蛋白多聚体，但此种多聚体结构疏松不稳定，呈可溶性凝胶状。最后，在凝血酶激活的 FⅩⅢa（纤维蛋白稳定因子）和钙离子作用下，可溶性多聚体的相邻单体间赖氨酸 ε-氨基和谷氨酸 γ-氨基发生酰胺转移，形成稳定的共价键，产生横向、纵向和交叉连接的稳定纤维蛋白凝块。

与临床应用较密切的凝血因子及其制品有纤维蛋白原（FⅠ）、抗甲型血友病因子（FⅧ）、血管性血友病因子（vWF）、抗乙型血友病因子（FⅨ）和凝血酶原复合物（FⅡ、FⅦ、FⅨ、FⅩ）。

（张立娥）

第四节　贮存血液的成分变化

血液在贮存期间，不论时间长短，均有不同程度的变化发生。

一、外观的变化

正常情况下,血液保存 24 小时后,大部分红细胞下沉,血浆呈稻草黄色、半透明,红细胞表面出现荷叶状灰白色的白细胞和血小板层。一周后此层呈颗粒状,两周呈波纹状分布。

二、血浆中红细胞的变化

温度每减少 10 ℃红细胞的糖酵解速度将减慢三倍。因此,红细胞在 37 ℃下可以储存 1 天,在室温下可储存 3～4 天,在 1～6 ℃下可以储存 5～6 周。葡萄糖的无氧酵解产生 H^+,使 pH 降低从而进一步抑制该过程。pH 的降低同样也抑制了 2,3-DPG 的生成,ATP 水平也逐渐降低至不能维持细胞的生存。随着 ATP 水平的降低,红细胞膜上钙泵依赖于 ATP 主动泵出细胞内钙。如细胞内 ATP 水平降低至正常的 20％或钙漏进细胞内超过了钙泵的能力,将使细胞内钙积聚,钙沉积在细胞膜上,使红细胞膜丧失其柔韧应变的性质,变得僵硬、可塑性降低,使原双凹圆盘形红细胞变成有很多短的有规则突起的球状体—棘状细胞。正常的双凹圆盘状会逐渐被棘形红细胞和裂口红细胞所代替,最后变为球形红细胞,红细胞逐渐储钠失钾,红细胞膜通透性改变和细胞形状的变化,最后导致红细胞破裂。血浆中 Hb 浓度和血 K 浓度增高。

红细胞膜的氧化损伤大致有以下几个原因:①贮存在血浆中的 RBC 受氧化剂的影响。转运蛋白和白细胞的分解产物所释放的金属物质,会引起膜类脂的过度氧化。②收缩蛋白在多数情况下要受氧化损伤,从而削弱 RBC 膜的完整性,使红细胞寿命缩短。③过期血液中出现的自身抗体与抗原结合能缩短 RBC 的寿命,Hb 和膜蛋白的氧化以及与自身抗原抗体相互作用是一种链式反应。④Hb 与 Hb 降解产物对膜的损伤。各类 Hb 都可能有氧化还原作用,在镰状细胞病以及多数地中海贫血的病理 RBC 中,Hb 降解产物、高铁血红素等聚集在镰状细胞膜上,高铁血红素能广泛结合收缩蛋白,促进其氧化损伤,导致 RBC 的破坏和溶解。

三、白细胞和血小板的变化

血液贮存过程中有形成分损失最大、最快的是血小板,其次是白细胞,随着贮存时间的延长,贮存全血中血小板和白细胞明显降低。但因为二者在全血中含量有限,靠输全血获得白细胞或血小板治疗有关疾病意义不大。

四、凝血因子等的变化

贮存一周内血液中多数凝血因子仍有较好的疗效,但一些不稳定的凝血因子,如 Ⅴ、Ⅷ、Ⅺ 因子,其活性可降低 50％。

(张立娥)

第十章

血液成分的制备

第一节　悬浮红细胞的制备

悬浮红细胞又名添加液红细胞,是目前国内外临床应用最广泛的一种红细胞制品,适用于大多数需要补充红细胞、提高血液携氧能力的患者。

一、适应证

(1)各种血容量正常的慢性失血性贫血、慢性缺铁性贫血、再生障碍性贫血、重症地中海贫血、慢性进行性胃肠道出血患者。

(2)手术前后纠正贫血或手术中出血患者。

(3)心功能不全伴贫血及慢性肾性疾病所致的贫血患者。

(4)小儿和老人需要输血者。

(5)一氧化碳中毒者。

(6)超剂量的红细胞输注有促进中性粒细胞恢复作用,也可用于粒细胞减少患者。

二、原理

根据离心梯度分离的原理,将采集到三联塑料袋(图 10-1)主袋内的全血,在封闭的条件下,分离出大部分血浆,并向剩余部分加入红细胞添加液,即为悬浮红细胞。

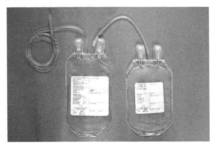

图 10-1　二联塑料采血袋

三、器材

三联塑料采血袋、低温离心机、低温操作台、分离支架或分浆夹、高频热合机、血库型冰箱等。

四、试剂

(1)枸橼酸盐-葡萄糖(ACD)或枸橼酸盐-磷酸盐-葡萄糖(CPD)。

(2)甘露醇-腺嘌呤-磷酸盐(MAP)、生理盐水-腺嘌呤-葡萄糖-甘露醇(SAGM)或枸橼酸盐-磷酸盐-葡萄糖-腺嘌呤(CPDA)。

(3)红细胞添加液(AS)AS-1、AS-3、AS-5。

(4)生理盐水。

五、操作步骤

(1)用三联袋(含有抗凝剂的主袋、添加液的末袋和次空的转移袋)的主袋采集 200 mL 或 400 mL 全血。

(2)将 8 分钟以内的全血,用 4 ℃±2 ℃低温离心机离心,离心力为 5 000×g,离心 7 分钟,沉淀红细胞。

(3)轻轻取出离心后的血袋悬挂于分离支架上或分离夹内,将上层不含血细胞的血浆分入空的转移袋内。

(4)把三联袋末袋中的添加液加入主袋浓缩红细胞内,使红细胞与保存液充分混匀。

(5)用高频热合机切断塑料袋间的连接管,制成悬浮红细胞。

(6)贴上标签,放入血库专用冰箱保存。

六、注意事项

(1)制备前应检查全血采血时间及血袋热合部位是否漏血,各种标签是否齐全等。

(2)用分离支架或分浆夹将血浆分入空的转移袋时,不能有红细胞混入。

(3)悬浮红细胞肉眼观察应无黄疸、气泡、重度乳糜。

(4)悬浮红细胞所贴标签的条码、血型、献血者、采血者、采血时间应与原采血袋一致。

七、质量标准

(1)含有全血中全部的红细胞、一定量白细胞、血小板和少量血浆。

(2)血细胞比容为 0.50～0.65。

(3)容量应为 200 mL±10% 或 400 mL±10%。

(4)血红蛋白不低于 45 g/U。

(5)200 mL 全血分离出的红细胞为 1 单位(unit,U)悬浮红细胞。

(杜迎新)

第二节　浓缩红细胞的制备

浓缩红细胞也称为压积红细胞或少浆血,是早期的红细胞制品。浓缩红细胞中除含有全血中全部的红细胞外,还含有全血中几乎全部的白细胞、大部分血小板和少量血浆成分。

一、适应证

同悬浮红细胞。

二、原理

根据离心梯度分离的原理,将采集到二联塑料袋(图 10-2)主袋内的全血,在全封闭的条件下,分离出大部分血浆后剩余的部分所制成的红细胞成分即为浓缩红细胞。

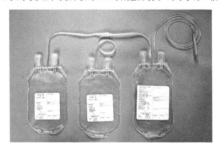

图 10-2　三联塑料采血袋

三、器材

二联塑料采血袋、低温离心机、低温操作台、分浆夹、高频热合机、血库型冰箱等。

四、试剂

ACD-B、CPD 和 CPDA 保养液。

五、操作步骤

(1)用二联袋(装有保养液的主袋和一空转移袋)采集 200 mL 或 400 mL 全血于主袋内。

(2)将保存期内的全血,用 4±2 ℃低温离心机离心,离心力为 5 000×g,离心 7 分钟,沉淀红细胞。

(3)取出离心后的全血,在低温操作台上用分浆夹将部分血浆分入空的转移袋内。

(4)用高频热合机切断塑料袋间的连接管,制备成浓缩红细胞,转移袋为新鲜液体血浆。

(5)贴上标签,放入血库专用冰箱保存。

六、注意事项

同悬浮红细胞。

七、质量标准

(1)含有全血中全部的红细胞、白细胞、大部分血小板和部分血浆。

(2)血细胞比容为 0.65～0.80。

(3)红细胞容量为 120 mL±10％。

(4)血红蛋白不低于 45 g/U。

(5)200 mL 全血分离出的红细胞为 1 U 的浓缩红细胞。

(杜迎新)

第三节　少白细胞红细胞的制备

少白细胞红细胞又称去白膜红细胞或去白细胞红细胞。运用白细胞过滤器制备的红细胞制品是目前最理想的少白细胞红细胞制品。

少白细胞红细胞的制备有离心法和过滤法。

一、离心法

由于主要依靠离心去除白膜,尽管可以去除大部分的白细胞,但残留的白细胞相对较多,常不能达到少白细胞红细胞制品关于残留白细胞的质量标准,现已多不采用。

(一)适应证

(1)由于反复输血已产生白细胞或血小板抗体引起的非溶血性发热反应患者。

(2)准备做器官移植患者。

(3)需要反复输血的患者,如再生障碍性贫血、白血病、纯合子型 β 地中海贫血患者等。

(二)原理

根据红细胞(1.090～1.111)与白细胞(1.080～1.095)的比重不同,通过离心分层的方法去除部分白细胞而得到的红细胞制剂。

(三)器材

三联塑料采血袋、离心机、分浆夹、高频热合机等。

(四)操作步骤

(1)用三联袋(含有抗凝剂的主袋、次转移袋和末转移袋)的主袋采集 200 mL 或 400 mL 全血。

(2)将全血于 22 ℃以相对离心力 1 000×g,离心 8 分钟。

(3)用分浆夹分离出上层血浆至末转移袋内。

(4)挤白膜层和白膜层下 1.0～1.5 cm 的红细胞至次转移袋内,白膜层和白膜层下含有大部分白细胞、血小板和部分红细胞。

(5)为了提高白细胞减除率,可将末转移袋内血浆返入主袋,充分混匀后重复 2～4 步。

(五)注意事项

(1)分离白膜层时一定要轻轻挤压,避免白细胞混动。

(2)再次离心分离白细胞时,联袋间的塑料管要夹紧,以免使白细胞流入主袋。

(3)少白细胞红细胞肉眼观察应无黄疸、气泡和重度乳糜,上清液应澄清透明。

(4)贮血容器应无破损。

(六)质量标准

(1)白细胞计数$<1.2\times10^9/U$。

(2)血细胞比容为 0.65~0.75。

(3)容量应为 100 mL±10%。

(4)血红蛋白不低于 43 g/U。

(5)200 mL 全血分离出的红细胞为 1 U 的少白细胞红细胞。

(七)临床应用

一般认为去除后的白细胞至 $5\times10^8/L$,可避免因白细胞抗体所致的非溶血性发热反应(NHFR)。白细胞降至 $5\times10^6/L$ 可以预防人类白细胞抗原(HLA)系统抗体所致的同种免疫反应和白细胞携带病毒相关疾病的传播。

二、过滤法

使用去除白细胞滤器操作,按不同生产厂家的要求和使用说明进行,将悬浮或浓缩红细胞经去白细胞过滤器过滤制成少白细胞红细胞。目前此方法为最理想的方法,同时还可以滤除输注血液中的凝血块和微聚体等。

(一)适应证

同离心法。

(二)原理

白细胞过滤器采用纵深滤过方式,通过筛分作用和黏附作用将血液制品中的白细胞分离,从而达到去白细胞的目的。

(三)器材

超净工作台、血库型白细胞过滤器、高频热合机、血库冰箱等。

(四)试剂

注射用生理盐水。

(五)操作步骤

(1)检查血库型白细胞过滤器外包装是否有破损,旁路夹、盐水夹及血袋夹是否完好,并关上旁路夹、盐水夹及血袋夹。

(2)轻轻摇动血袋并同生理盐水瓶一起挂到超净工作台的挂钩上。

(3)按无菌操作将白细胞过滤器的塑叉接上生理盐水瓶,钢针接上血袋。

(4)打开血袋夹,在血液的自身重力作用下,自动流入白细胞过滤器下端血袋中。

(5)血液过滤完后,关上血袋夹,打开盐水夹,用 10~20 mL 生理盐水将过滤芯和管中残血冲洗到下端血袋中。

(6)关上盐水夹,打开旁路夹和血袋夹,将下端血袋中的空气排出。

(7)用高频热合机热合血袋导管,贴好标签,剪断密封处,放入血库冰箱保存。

(六)注意事项

(1)制备过程要求严格无菌操作,避免污染,操作间每天要用紫外灯消毒 30~45 分钟。

(2)所用冲洗的生理盐水不宜过多,每次使用盐水之前均需无菌消毒处理。

(3)制备完毕后的血袋内应无气泡、无溶血现象。

(七)质量标准

(1)白细胞去除率高,达到99%以上,即白细胞残留量$<5\times10^6$/U。

(2)减少有效细胞的损失,其回收率红细胞$>90\%$,血小板$\geqslant85\%$。

(3)去除白细胞过程中,有效细胞不受到损伤和不丧失其生理活性。

(八)临床应用

(1)降低非溶血性输血发热反应的发生率。

(2)降低输血后移植物抗宿主病(TA-GVHD)的发生率。

(3)防止部分输血相关病毒的传染。

(4)预防 HLA 同种异体免疫反应。

(杜迎新)

第四节　洗涤红细胞的制备

洗涤红细胞是用生理盐水洗涤红细胞,去除红细胞中血浆等物质后制备的红细胞制品。

一、适应证

(1)血浆蛋白过敏患者。

(2)新生儿溶血病(HDN)。

(3)预防非溶血性发热反应(NHFR)。

(4)缺乏同型血型时进行不同型红细胞相容性输注等。

二、原理

采用物理方式在无菌条件下,将保存期内浓缩红细胞或悬浮红细胞等制品用注射用生理盐水洗涤,去除绝大部分非红细胞成分,并将红细胞悬浮在生理盐水中即为洗涤红细胞。

三、器材

四联塑料采血袋、冰箱、低温离心机、管道夹、分浆夹、高频热合机等。

四、试剂

注射用生理盐水。

五、操作步骤

(1)从冰箱中取出浓缩红细胞或悬浮红细胞,在室温放置30~60分钟。

(2)将四联盐水袋主袋上的针头插入红细胞袋的进针座内,把主袋内 200 mL 盐水徐徐流入红细胞袋内,边加盐水边混合,混匀后再倒流回主袋内,将中间塑料管用小夹子夹住。

（3）5 个袋装于两个离心桶中，平衡好后，离心桶对称放入离心机内，以 4 500×g 离心 3 分钟。

（4）离心后将主袋轻轻取出，悬挂于支架上，把上清及白膜层分入曾经盛有红细胞的袋内，然后热合并切断相连的管路，弃掉废液袋。

（5）重复 2～4 步骤，依次洗涤红细胞 3 次，用最后一袋盐水定量加入洗涤后的红细胞内，调节体积。

（6）在调节好体积的第 3 袋中相连的塑料管内充满红细胞，分段热合留样本，以供临床鉴定血型和交叉配型用。

六、注意事项

（1）洗涤红细胞肉眼观察应无黄疸、气泡和重度乳糜，上清液应澄清透明。

（2）制备过程中，应严格遵守无菌操作。

（3）洗涤红细胞应在 24 分钟内输用。

七、质量标准

（1）红细胞回收率≥70%。

（2）白细胞清除率≥80%。

（3）血浆蛋白清除率≥90%。

（4）容量 125 mL±10%。

（5）血红蛋白＜40 g/U。

（6）最后上清液血红蛋白＜0.5 g/U。

（7）血细胞比容为 0.65～0.70。

（杜迎新）

第五节　冰冻红细胞的制备

冰冻红细胞又称为冰冻解冻去甘油红细胞，是采用甘油作为冰冻保护剂深低温保存，根据临床需要再进行解冻、洗涤去甘油处理的特殊红细胞制品。红细胞深低温保存是 Smith 首先发明的。1953 年，Molison 使用冻融红细胞首次成功。同期，Tulis 用 Cohn 分离机洗涤冻融后的红细胞，以后逐渐推广应用，人们逐步认识到冰冻红细胞是长期保存红细胞的一种理想方法。

一、适应证

（1）稀有血型或多种同种抗体患者的红细胞输注。

（2）准备作自体输血患者的自体血的长期保存。

（3）曾经输过血并且发生过输血反应的患者。

二、原理

采用物理方法在无菌条件下,将保存时间在 6 天内的全血、浓缩红细胞和悬浮红细胞中的红细胞分离出来,加入红细胞保护剂甘油于低温(－80 ℃)冷冻保存,此细胞经过解冻去甘油后,加入一定量的注射用生理盐水即为冰冻红细胞。

三、器材

－80 ℃低温冰箱、37 ℃恒温水浴箱、混合振荡器、医用聚乙烯三珠塑料袋、离心机等。

四、试剂

(1)红细胞低温保护剂甘油(w/v)79.2%、葡萄糖(w/v)8.0%、果糖(w/v)1.0%、EDTA.2Na(w/v)0.3%,用注射用生理盐水配成 40% 甘油应用液。

(2)0.9% 和 9% 氯化钠溶液。

(3)6% 羟乙基淀粉溶液。

五、操作步骤

(1)冻存将红细胞转移至医用聚乙烯三珠血袋内,然后在 30 分钟内缓慢加入 40% 甘油保护剂,振荡混匀,室温 30 分钟后,直接置－80 ℃冰箱冷冻保存。

(2)解冻冰冻红细胞取出立即放入 37 ℃恒温水浴箱,在 10 分钟内融化,离心去上清甘油。

(3)洗涤分别用 9% 氯化钠溶液和 6% 羟乙基淀粉溶液洗涤第 1 次,再用 0.9% 氯化钠溶液和 6% 羟乙基淀粉溶液分别洗涤第 2 次,最后用 0.9% 氯化钠溶液洗涤第 3 次。洗涤完成后 2 U 红细胞灌注 100 mL 生理盐水。

六、质量标准

(1)红细胞回收率≥80%。

(2)红细胞存活率≥70%。

(3)上清液中血红蛋白量≤1 g/L。

(4)白细胞、血小板残留量≤1%。

(5)甘油残余量≤10 g/L。

(6)体外溶血试验≤50%。

(7)冰冻红细胞容量 200 mL±10% 或 400 mL±10%。

七、注意事项

(1)检查红细胞袋上的所有标签是否完好,核对无误后出库洗涤。

(2)红细胞分浆、甘油化和洗涤过程均应在无菌条件下进行。

(3)甘油化和洗涤实验开始时要严格控制溶液的注入速度。

(4)冰冻红细胞应在血液采集后 6 天内冰冻。

(杜迎新)

第六节　年轻红细胞的制备

年轻红细胞是 20 世纪 80 年代国内外研究的红细胞制品,是一种具有网织红细胞较多、酶活性较高和平均细胞年龄较小的红细胞成分。

一、标本

24 分钟内的新鲜全血 400 mL(2 U)。

二、适应证

(1)输入患者体内年轻红细胞相对存活期长,所以对长期依赖输血的贫血患者和重型珠蛋白生成障碍性贫血患者疗效较好。

(2)可以减少输血频率和患者体内铁的蓄积,预防和延缓血色病的生成。

三、原理

根据红细胞成熟衰老的规律,年龄较轻的红细胞体积较大、密度较小、比重较轻,随着红细胞不断衰老,体积逐渐减小、密度增加、比重增高。运用离心的方法,分离处于较上层的红细胞。

四、器材

单联塑料采血袋、无菌空袋、低温离心机、分浆夹、分离钳、高频热合机等。

五、操作步骤

(1)用单联采血袋采集全血 400 mL,用低温离心机以 3 000×g 离心 10 分钟。

(2)用分浆夹去除上层 200 mL 血浆,其余部分充分混匀,移入长形无菌空袋,并置于离心桶内,用低温离心机以 3 500 r/min 离心 30 分钟。

(3)用分离钳将红细胞上部 45% 和底部 55% 分开,将上部红细胞与白膜和部分血浆混匀,移入另一无菌空袋即为 2 U 年轻红细胞。

六、质量标准

(1)每单位血红蛋白含量在 40 g 以上。

(2)测定丙酮酸激活酶活性,间接评价红细胞年龄。

(3)由网织红细胞和年轻红细胞组成,平均年龄为 30～40 天。

(杜迎新)

第七节　浓缩血小板的制备

浓缩血小板主要是用于血小板减少或血小板功能异常的患者,是一种替代性治疗方法。其目的是止血和预防出血。

一、标本

4～6分钟内的全血400 mL。

二、适应证

(1)因恶性肿瘤化疗、放疗引起的骨髓抑制、再生障碍性贫血、红斑狼疮、脾功能亢进、血管性内凝血、体外循环等引起血小板减少性出血或血小板低于$(20～40)×10^9/L$的患者。

(2)血小板功能异常(如血小板无力症、尿毒症、严重肝病、巨核细胞增多症等)导致出血的患者。

(3)特发性血小板减少性紫癜患者伴出血。

(4)大面积挤压伤所致血管性内凝血患者。

(5)新生儿同种免疫性血小板减少症患者。

三、原理

根据血小板是血液有形成分中比重最轻(1.030～1.060)的一种血细胞的特点,利用较大的比重差,用离心法从全血中提取较纯的血小板制品。

四、器材

多联塑料采血袋、低温离心机、分浆夹、分离钳、高频热合机、血小板振荡器等。

五、操作步骤

(一)富含血小板血浆(PRP)法

①全血采集于三联袋(含抗凝剂的主袋、次转移空袋和保存液末袋)内。②于22 ℃±2 ℃轻度离心,以离心力1 220×g离心5分钟或700×g离心10分钟。③将上层PRP分入次转移空袋内。④把末袋内的红细胞保存液加入主袋压积红细胞内,用热合机热合切断主袋与末转移袋之间的连接塑料管。⑤把装有PRP的次空袋协同末转移袋重度离心,温度22 ℃±2 ℃,以离心力4 650×g离心6分钟或3 000×g离心20分钟,使血小板下沉于底部。⑥分离上层少血小板血浆进入末转移袋内。留下40～60 mL血浆于次转移袋内即为制备的浓缩血小板。⑦在22±2 ℃静置1～2分钟,使血小板自然解聚重新悬浮形成悬液,放22±2 ℃血小板振荡器中保存。

(二)白膜法

①全血采集于三联袋或四联袋内。②置22±2 ℃离心,离心力2 100×g,离心14分钟。③把离心后的主袋置于分浆夹内,先将大部分血浆分入第2袋,然后将白膜层挤入第3袋,再从

第2袋分出适量血浆至第3袋。夹住第2、3袋之间的塑料管。④将第4袋内红细胞保存液加入主袋内,使之与主袋内红细胞混匀,热合主袋与第4袋之间的塑料管。⑤将第3、4袋置于22±2℃轻度离心280×g,离心10分钟。⑥第3袋上层悬液分入第4袋即为血小板浓缩液。

六、注意事项

(1)采血时要求一针见血,尽量减少组织损伤,影响血小板数量。

(2)采400 mL全血要求在6分钟内完成,采血过程中要不间断地轻摇血袋,使血液与抗凝剂充分混匀。

(3)从采血到制备的整个过程,均要求在22±2℃环境中,严禁把血放入4℃贮存。

(4)用多联袋制备血小板过程中,若发现有任何渗漏,应废弃血小板制品。

(5)富含血小板血浆法制备的血小板收率低,为原始血小板含量的60%～70%,不能充分利用血浆。

(6)白膜法制备的血小板可得到更多的血浆,可分离出85%的血小板,血小板的功能要好于PRP法制备的血小板。

七、质量标准

(1)肉眼观察浓缩血小板,呈淡黄色云雾状,无纤维蛋白析出、无黄疸、无气泡及重度乳糜。

(2)保存期为24分钟的浓缩血小板容量为50～60 mL/2 U;保存期为5天的浓缩血小板容量为50～70 mL/2 U。

(3)血小板含量≥$4.0×10^{10}$/2 U。

(4)红细胞混入量≤$2.0×10^9$/2 U;白细胞混入量(PRP法)＜$0.4×10^9$/2 U、(白膜法)＜$0.1×10^9$/2 U。

(5)pH为6.5～7.4。

(杜迎新)

第八节　浓缩白细胞的制备

浓缩白细胞输注是对临床粒细胞缺乏并发严重感染的患者,在联合抗感染治疗无效的情况下,采用粒细胞进行替代治疗,以期通过补充中性粒细胞达到控制感染的目的。随着各种高效抗感染药物的产生,临床预防、控制感染技术的发展,以及对粒细胞输注引起的严重输血不良反应认识的加深,临床应用粒细胞输血的情况日益减少。

一、标本

4～6分钟内的全血400 mL。

二、适应证

(1)中性粒细胞绝对值小于$0.5×10^9$/L。

(2)发热 24～48 分钟,有明确的感染证据,如血培养细菌或真菌阳性。

(3)经适当的、强有力的抗生素治疗 48 分钟无效,特别是白血病或其他肿瘤化疗、放疗后骨髓受损导致粒细胞缺乏并伴有严重感染者。

三、原理

根据离心梯度分离的原理,通过手工分离或血细胞分离机分离的方法,将特定比重(1.080～1.095)的粒细胞分离出来。

四、器材

多联塑料采血袋、低温离心机、分浆夹、分离钳、高频热合机等。

五、试剂

6％羟乙基淀粉盐水溶液。

六、操作步骤

(一)手工法

①～⑤步同浓缩血小板制备的白膜法。⑥第 3 袋上层悬液分入第 4 袋,留在第 3 袋内的即为白细胞浓缩液。

(二)血细胞分离机单采法

①接通电源,按下启动开关,机器进行预热、自检。②调整机器于粒细胞采集程序状态,装上 GRANULO 分离夹和 A-35 收集夹。③正确安装一次性耗材。耗材与静脉注射用生理盐水、羟乙基淀粉枸橼酸钠混合液(6％羟乙基淀粉 500 mL＋46.7％枸橼酸钠 30 mL)连接,并预冲。④以后操作同血小板采集操作。

七、注意事项

(1)手工制备方法所得白细胞含量较低,为达到治疗剂量,须多人份混合,增加了感染的风险,白细胞抗原刺激产生的同种免疫反应增多,因此现已多用血细胞分离机单采法制备浓缩白细胞。

(2)单采前要进行血脂检查,血脂过高者不能单采。

(3)采前如需服用皮质类固醇药物,则献血者不能患有胃肠疾病。

(4)采集完后贴好标签,立即放入 22±2 ℃条件下保存,不要振荡。

八、质量标准

(1)手工分离中性粒细胞含量≥$1.0×10^{10}$/U;运用血细胞分离机单采≥$2.5×10^{11}$/袋。

(2)血细胞比容≤0.15。

(杜迎新)

第十一章

血液成分的保存

第一节　全血的保存

全血(whole blood,WB)的保存一般指红细胞的保存,其目的是尽可能延长离体血液的有效保存期限。血液保存研究的主要方向是零上(4±2 ℃)保存和深低温条件下保存。若在 0 ℃保存,可造成红细胞受冻破裂而致溶血,释放出 Hb,若输入这样的血,会有致命的危险;温度过高,易使采集过程中污染的细菌在血中繁殖生长,细菌繁殖到一定的程度,可导致输血有致命危险。在深低温条件下,添加防冻剂可使红细胞的代谢活动降低或完全停止,减少红细胞代谢所需要的能量,从而达到长时间的保存红细胞的目的。

一、原理

血液离开人体后失去了体内循环正常生理的环境,为了提供离体后的血液最适宜的生存条件和环境,维持其正常的生理功能,寻求保存温度、提供能量和维持酸碱平衡等,使其在保存期内输入人体后,能在体内循环中存活并维持正常的生理功能,以达到有效治疗的目的。

(一)器材

血库专用冷藏箱(4 ℃±2 ℃)、−80 ℃低温冰箱、无菌操作台、电子天平、采血袋等。

(二)操作步骤

(1)根据保存液的组成成分及相关比例配制全血保存液。

(2)根据采血量调节保存液的比例。

(3)全血采集后立即在血袋上贴上标签,标签内容包括条码、编号、血型、血量、采血时间、采血者、失效期等。

(4)放入 4 ℃±2 ℃血库专用冷藏箱内保存。

(5)如需要冰冻保存见本章冰冻解冻去甘油红细胞的保存。

二、保存

全血保存有效期是指红细胞输入体内后 24 小时内存活率为 70% 时的保存天数。

(1)保存液:ACD、CPD 和 ACDA-1、CPDA-1 等,现在常用的为 ACDA-1、CPDA-1。

(2)pH:保养液为 ACD 时 pH 为 6.6～7.0;保养液为 CDP 时 pH 为 6.7～7.2;保养液为 AC-DA-1 或 CPDA-1 时 pH 为 6.8～7.4。

(3)温度:2～6 ℃。

(4)有效期:全血保存的有效期由所使用的保养液的种类而定。

三、运输

(1)有温度监视器的冷藏车(2～10 ℃)运输。

(2)短途运用运输箱运输,一般为 2～3 小时内,能使 4 ℃贮存的血液维持在 10 ℃以下。

四、输注

全血在体外 4 ℃存储时间超过 24 小时,粒细胞即已丧失其生理功能;血小板在全血保存 12 小时后丧失大部分活性,24 小时后就丧失全部活性;全血中的 FⅧ(抗血友病因子)保存 24 小时后活性丧失 50%;FⅤ保存 3～5 天后也丧失 50%的活性。所以全血输注其基本成分是红细胞和血浆蛋白。

(杜迎新)

第二节　红细胞制剂的保存

在血液成分制备过程中,由于在离心分离时,保养液大部分随血浆分离出去,而在 4 ℃温度下,血浆不是红细胞保存的理想介质。为了保存剩余的压积红细胞的生存活性,在制备过程中要加入红细胞添加液(additive solution)。

红细胞添加液种类较多,如 MAP(甘露醇-腺嘌呤-磷酸盐)、SAGM(生理盐水-腺嘌呤-葡萄糖-甘露醇)、CPDA-1、AS-1、AS-3、AS-5 以及生理盐水等。

随着血液成分制备工作的开展,红细胞作为全血的主要成分,被开发利用。临床使用的红细胞制剂的种类及保存分述如下。

一、浓缩红细胞

浓缩红细胞应保存在 2～6 ℃。含 ACD-A/B 方、CPD 保养液的浓缩红细胞保存期为 21 天,含CPDA-1保养液的浓缩红细胞保存期为 35 天。运输的温度为 2～10 ℃,最长运输时间不得超过24 小时。

二、悬浮红细胞

悬浮红细胞应保存在 2～6 ℃。红细胞添加液为 MAP、SAGM、CPDA-1 的保存期为 35 天;AS-1、AS-3、AS-5 的保存期为 42 天;红细胞添加液为生理盐水的保存期为 24 小时。运输的温度为 2～10 ℃,最长运输时间不得超过 24 小时。

三、洗涤红细胞

洗涤红细胞能比较彻底的去除血浆和白细胞。洗涤红细胞制品的血浆清除率≥98％；白细胞的清除率≥80％；红细胞的回收率≥70％。

由于洗涤红细胞在使用器材和制备条件上的不同，各采供血机构对洗涤红细胞保存和运输的要求也不尽相同，均以安全有效地输入为准。美国对洗涤红细胞的储存温度为1～6℃，保存期为24小时，主要考虑是通常制备是在一个开放系统中进行的，容易染菌。另外，经过生理盐水洗涤，在去除98％血浆等物质后，保养液也随之去除，不利于红细胞长时间的生存和功能的维护。运输时温度应在1～10℃。欧盟对洗涤红细胞的储存温度为2～6℃，保存的时间在洗涤后越短越好，低温制备的保存时间不超过24小时，室温制备保存时间不超过6小时。短时保存和运输，运输中严格控制温度和时间。目前，国内规定在2～6℃保存，自制备时起，在24小时内输注为好，运输时温度应在2～10℃。总之，从安全和疗效的角度讲，洗涤红细胞在洗涤后应尽快输注。

四、少白细胞的红细胞

少白细胞浓缩红细胞应保存在2～6℃。含ACD-A/B方、CPD保养液的少白细胞浓缩红细胞保存期为21天，含CPDA-1保养液的少白细胞浓缩红细胞保存期为35天。红细胞添加液为MAP、SAGM、CPDA-1的保存期为35天；红细胞添加液为AS-1、AS-3、AS-5的保存期为42天；红细胞添加液为生理盐水的保存期为24小时。运输的温度为2～10℃，最长运输时间不得超过24小时。

五、冰冻解冻去甘油红细胞

近50多年来，国外用于人红细胞冷冻的方法，基本有三种：一是用14％羟乙基淀粉(hydroxyethyl starch，HES)溶液作红细胞冷冻保护液，红细胞在−196℃液氮中冷冻，在−150℃储存，该方法不需要解冻后的洗涤。另外是使用20％w/v甘油为红细胞冷冻保护液，在−196℃液氮中冷冻，−150℃储存，需要解冻后的洗涤，以使甘油浓度低于1％w/v。第三种方法是使用40％w/v甘油，在−80℃冷冻保存，需要解冻后的洗涤，以减少甘油浓度，使之低于1％w/v。

第一种方法应该说是较理想的，因为它不需要解冻后洗涤，但是其冷冻红细胞的安全和治疗效果仍存在一些问题。另外两种方法冷冻的红细胞都需要解冻后洗涤，但它们已显示出使用的安全性和治疗的效果。但是，20％w/v甘油的方法也未被广泛使用。因为运输这类红细胞是困难的，需要使用液态氮来维持温度低于−130℃，以防溶血，此方法既昂贵又复杂。只有用40％w/v甘油，在−80℃冷冻红细胞，可容许范围较大的温度影响而没有细胞的损害，所以这种方法，最为人们所接受。

在美国，保存期过后的红细胞在甘油化和冷冻前，通过使用复原溶液(rejuvenation solution)还能被利用。复原溶液由丙酮酸盐、次黄嘌呤核甙、磷酸盐和腺嘌呤组成。该溶液很稳定，室温可保存1年，4℃可保存2年。使用时将复原液在无菌条件下，加入原采集血液的塑料袋中的红细胞内。然后，再用两个塑料袋紧紧将其包住。目的是防止在水浴保温时，红细胞的袋子被弄湿；在保温期间，温度增加时，其可作为红细胞和复原液的隔热物质。过期的红细胞在复原溶液中，37℃保温60分钟，可致ATP和2,3-DPG增加，增加的水平为正常的150％。使用复原溶液处置的红细胞，在4℃下，在CPD保养液中可储存3～6天；在CPDA-1保养液中，2,3-DPG和ATP的水平显示可分别增加为正常的250％和150％。

用40％w/v甘油冷冻的红细胞在−80℃储存已有近40年的历史，在体外，红细胞经冷冻−融化—洗涤后,其平均回收值为 75%,溶血小于 1%,ATP、2,3-DPG 和 P50 的水平正常,钾的水平为正常红细胞的 60%。用 40%w/v 甘油冰冻的红细胞单位,储存 21 年后,经解冻、洗涤及在氯化钠-葡萄糖溶液中 4 ℃可储存 3 天。经实验证明,这些红细胞在聚苯乙烯或聚氨酯类运输容器中放入干冰后,可以运输,并能够接受温度的较大起伏且没有红细胞的变质损坏。用 40%w/v 甘油溶液冷冻的红细胞,在 −80 ℃冷冻保存期间,于 −40 ℃储存 4 周或 −20 ℃储存 2 周都已观察到符合要求的结果。

我国红细胞的冷冻保存主要是用于稀有血型的保存。

(杜迎新)

第三节　白细胞的保存

白细胞(leucocyte)是血液组成的重要成分之一,在体内寿命一般认为只有 12.5 天,它的结构比较复杂,其性质尚未完全了解。白细胞在 4 ℃保存,其中粒细胞保存 1 天后即失功能,淋巴细胞次之,而单核细胞则最后失去活力。

一、原理

在不损伤白细胞活性的情况下低温保存(4 ～ −196 ℃)以降低代谢速度,并提供生命活动所必需的能量物质。

二、器材

血库专用冷藏箱(4 ℃±2 ℃)、−80 ℃低温冰箱、无菌操作台、电子天平、采血袋、−196 ℃液氮贮存、37 ℃水浴箱等。

三、试剂

(1)Hanks 溶液。

(2)10%AB 型血清。

(3)10%的二甲亚砜(DMSO)。

四、操作步骤

(一)白细胞 0 ℃以上的保存

(1)将机采粒细胞或手工制备的粒细胞袋贴上标签,标签内容包括条码、编号、血型、剂量、采血时间、失效期等。

(2)将贴有标签的粒细胞放入 22 ℃±2 ℃的室温保存。

(3)粒细胞保存期间不能振荡。

(4)根据临床用血计划,运用特制设备发往用血单位。

(二)白细胞的冷冻保存

(1)淋巴细胞的冷冻保存:将收集到的淋巴细胞用 Hanks 液洗涤后,再用 10%AB 型血清和

10％的 DMSO 的 Hanks 液使其悬浮成 $1.0 \times 10^7/mL$ 的淋巴细胞悬液,密封于容器内,进行程序降温后置－196 ℃液氮中贮存。使用前在 37 ℃水浴中融化,先用 Hanks 液稀释去除 DMSO,使其含量在 1％以下,可得到较多功能完整的淋巴细胞。

(2)粒细胞的冷冻保存:粒细胞的主要功能在冰冻保存后和随后的解冻后明显降低,粒细胞有聚集的趋势。故粒细胞不宜做冰冻保存。

五、保存

(1)抗凝剂:6％羟乙基淀粉的盐水溶液/ACD、CPD、或 CPDA-1 等抗凝剂代替单一的抗凝剂。

(2)保养液:枸橼酸三钠和红细胞沉淀剂的混合液体。

(3)保存条件:静止放置在 20～24 ℃的环境下,保存期 8 小时。

六、运输

运输条件为 20～24 ℃。

七、输注

粒细胞应在采集后尽快使用(8 小时内),不适于贮存。

(杜迎新)

第四节　血小板的保存

pH 的变化直接影响血小板保存的质量。由于储存血小板血浆 pH 降低导致形态学贮存损伤,血小板由圆盘状变成球形,当 pH 低于 6.0 以下,这种改变是不可逆的。血小板制品容器的组成成分、表面积和大小,影响着 CO_2 透出和 O_2 的进入而进一步影响 pH 变化。

一、原理

血小板保存的影响因素有温度、pH 和血小板制品容器等。血小板贮存期间 pH 下降的机制是在缺氧情况下激活糖酵解旁路,导致乳酸和 CO_2 的产生。所以运用透气好的容器使 CO_2 充分散发出来而降低碳酸在袋内的堆积,就可避免 pH 较大幅度的下降,同时振荡也有利于气体通过贮存血袋壁进行交换和避免形成血小板团块和聚集,维持血小板较好的形态。

二、器材

22 ℃±2 ℃的血小板振荡保存箱、－80 ℃冰箱、无菌操作台、标签等。

三、操作步骤

(1)将机采血小板或手工制备的血小板贴上标签,标签内容包括条码、编号、血型、剂量、采血时间、失效期等。

(2)将贴有标签的血小板放入 22 ℃±2 ℃的血小板振荡保存箱内。

(3)如果为冰冻血小板运用 DMSO 作为血小板冷冻保护剂,在-80 ℃冰箱可保存。

(4)根据临床用血计划,运用特制设备发往用血单位。

四、保存

(1)保存介质:血小板的保存介质主要是自身的血浆,但是,也用合成的介质来部分或全部地替代传统使用的血浆。目前我国运用 ACD、CPD 或 CPDA-1、CPDA-2、CPDA-3 等,欧洲的国家也有用其他合成介质的组成成分。使用合成介质的原因之一是将替代出来的血浆进行血浆蛋白的分离,增加血液利用率。

(2)温度:22 ℃±2 ℃。若将其保存在 4 ℃±2 ℃ 8 小时后,血小板发生不可逆的微管周围带环消失,输后体内血小板寿命缩短;24 小时后,血小板损伤明显不能输用。

(3)pH:最适为 pH 6.6~6.8。当 pH<6.0 或>7.4 时,血小板不能存活,发生从盘形到球形的变化。

(4)贮存容器:第一代 Fenwal PL-146 和 Cuter CL-3000 等产品,血小板保存 3 天;第二代 Fenwal PL-732 和 Cuter CLX™等产品,血小板保存 5 天;最新研制的 Fenwal PL-1240 和 Cuter CLX-7 等产品,血小板保存 7 天。

(5)振荡:振荡频率 60 次/分,振幅 5 cm。

(6)冰冻:常用 DMSO 作为血小板冷冻保护剂,在-80 ℃冰箱可保存 10 年。

五、运输

(1)要求保持在 15~25 ℃的温度中运输,防止血小板聚集。

(2)采用隔热材料好的容器,如运血箱、保温瓶等运输。

(3)在运输过程中要防止剧烈振荡,避免血小板损伤。

六、输注

运用滤网直径为 170 μm 的过滤器,ABO 血型同型输注。

(杜迎新)

第五节　新鲜冰冻血浆的保存

新鲜冰冻血浆(fresh frozen plasma,FFP)的保存期是根据制备条件、时间、保存条件等影响其内的凝血因子特别是 FⅧ和 FⅤ的活性来制定的,各国的标准也不一。我国现在的操作规程规定,FFP 应保存在-20 ℃以下低温冰箱,保存期 1 年;美国-18 ℃以下保存 12 个月,-65 ℃可保存 7 年;加拿大-18 ℃以下保存 12 个月;欧盟国家-18~-25 ℃保存 3 个月、-25~-30 ℃保存 6 个月、-30 ℃以下保存 24 个月等。

一、原理

血浆主要用于补充患者体内各种凝血因子的缺乏。为了不使血浆中凝血因子下降并保存时间长,根据血浆冰冻保存后血浆凝血因子与原新鲜血浆凝血因子相近,有良好的止血效果的特点,故将血浆冰冻保存。

二、器材

－50 ℃速冷箱、－20 ℃冰箱、无菌操作台、37 ℃的水浴箱、标签和包装盒等。

三、操作步骤

(1)将制备好的新鲜液体血浆贴上标签,标签内容包括条码、编号、血型、血量、采血时间、失效期等。

(2)将贴有标签的新鲜液体血浆放入血浆包装盒内,包装盒上的使用说明包括特性、临床适用证、使用方法、注意事项、保存条件等。

(3)立即平放在－50 ℃具有风冷装置的速冷箱内快速冷冻血浆。

(4)将快速冷冻好的血浆放入－20 ℃冰箱冷贮。

(5)根据临床用血计划,运用特制设备发往用血单位。

四、保存

FFP 应保存于－20 ℃,保存期 1 年。FFP 在保存 1 年后,多数凝血因子保持与新鲜时近似,第Ⅶ、Ⅸ、Ⅻ因子相当于新鲜时的 80％,最不稳定的第Ⅷ因子约下降 65％,但在输血时仍有良好的止血效果,FFP 保存期满后可改为普通冰冻血浆,继续保存 4 年。

五、运输

(一)用运输箱运输

把冰冻血液成分装在绝热性能好的容器中运输。长距离运输,可以在运输箱内放置干冰或－20 ℃以下的冰块(放在血液成分袋上面)。放置量要根据运输时间、运输箱保温性能、运输方法和环境温度变化以及最后运输箱中冰的融化程度而增减。

(二)用冷藏运输车运输

(1)冷藏车箱内温度首先应预冷到冰冻血液成分所需要的保存温度。

(2)在运输过程中要保持血液制品所要求的温度。

(3)要有温度监视器和报警系统。

(三)质量监测

制品运输到目的地后,首先检查温度是否符合要求,检查包装有无破损,封口是否严密,标签是否污损,有上述情况不得使用。

六、输注

FFP 应该在血库 37 ℃的水浴中融化,30 分钟内输注。如果不立即输注,应该贮存于 2～6 ℃的冰箱内,并在 24 小时内输注。

(杜迎新)

第十二章

红细胞血型系统的鉴定

第一节　ABO 血型鉴定

1900 年,Karl Landsteiner 在研究 22 个人的血清与红细胞时,发现有些人的血清会与某些人的红细胞发生凝集。1927 年 Karl Landsteiner 按照凝集素原将其分别命名为 A、B、O、AB 型。为常规血型鉴定方法的发展奠定了基础。ABO 血型系统是第一个被发现的血型系统,对临床输血有很重要的意义。

一、标本

静脉抗凝或不抗凝血 1.5～2.0 mL。

二、原理

ABO 血型鉴定是根据 IgM 类特异性血型抗体与红细胞膜上特异性抗原结合能出现凝集反应的原理,用已知 IgM 类特异性标准抗 A 和抗 B 血清来测定红细胞上有无相应的 A 抗原和/或 B 抗原,同时用已知标准 A 型红细胞和 B 型红细胞来测定血清中有无相应的天然 IgM 类抗 A 和/或抗 B。

三、器材

载玻片、滴管、小试管、台式离心机、微柱凝胶离心机、玻璃棒、蜡笔或记号笔、显微镜等。

四、试剂

(1)单克隆或多克隆抗 A、抗 B 血清试剂。

(2)0.8%、5% 和 10%A、B 及 O 型试剂红细胞盐水悬液。

(3)受检者血清。

(4)受检者 0.8%、5% 和 10% 红细胞盐水悬液。

(5)10 mm×60 mm 透明的玻璃试管或塑料试管。

(6)微柱凝胶检测卡。

五、操作步骤

(一)试管法

(1)查抗原:取洁净小试管2支,分别标明抗A、抗B,用滴管加入抗A和抗B分型试剂各2滴于试管底部,再以滴管分别加入受检者5%红细胞盐水悬液1滴,混匀。

(2)查抗体:取洁净小试管3支,分别标明A型、B型和O型细胞。用滴管分别加入受检者血清2滴于试管底部,再分别以滴管加入A、B、O型5%试剂红细胞悬液1滴,混匀。

(3)立即以1 000 r/min离心(离心时间为离心机校准时间)。

(4)轻轻摇动试管,使沉于管底的红细胞浮起,先以肉眼观察有无凝集(或溶血)现象,如肉眼观察不见凝集,应将反应物倒于玻片上,再以低倍镜下观察有无凝集。

(5)凝集强度判断标准。①4+=红细胞凝集成一大片或几片,仅有少数单个游离红细胞,血清清晰透明。②3+=红细胞凝集成数个大颗粒凝块,有少数单个游离红细胞,血清透明。③2+=红细胞凝成数个小颗粒凝块,游离红细胞<1/2。④1+=红细胞凝成数个小颗粒凝块,游离红细胞>1/2。⑤±=红细胞凝成数个微小颗粒凝块,周围有很多游离红细胞。⑥MF=混合凝集外观(mixed field,MF),镜下可见少数红细胞凝集,而极大多数红细胞呈分散分布。⑦-=阴性,镜下未见红细胞凝集,红细胞均匀分布。⑧HP=部分溶血(part hemolysis,HP),有些残留红细胞。⑨H=完全溶血(hemolysis,H),无残留红细胞。

(二)玻片法

(1)查抗原:取清洁玻片1张,用记号笔分别标明抗A、抗B,用滴管加入抗A和抗B分型试剂各1滴于玻片标记相对应处,再以滴管分别加入受检者10%红细胞盐水悬液1滴,混匀。

(2)查抗体:取清洁玻片1张,用记号笔分别标明A型、B型和O型细胞。用滴管分别加入受检者血清1滴于玻片标记相对应处,再分别以滴管加入A、B、O型10%试剂红细胞悬液1滴,混匀。

(3)将玻片不断轻轻转动,使血清与细胞充分混匀,连续约15秒,以肉眼观察有无凝集反应。如肉眼观察不见凝集,应再以低倍镜下观察有无凝集或溶血。

(三)微柱凝胶法

(1)标本:同试管法。

(2)原理:①人红细胞抗原与相应抗体发生特异性免疫反应(其本质为血凝反应)。②检测系统是在微柱中(载体)将反应介质凝胶(sephdexG-100或50葡聚糖胶)或小玻璃珠装入微柱中。③凝胶或小玻璃珠的间隙具有分子筛作用。凝集的红细胞(结合的)被留在微柱上面成带状或凝集颗粒散布凝胶中间。未凝集的红细胞(即未结合、游离的)通过离心后沉入微柱的底部。④微柱凝胶中所含的特异性单克隆抗-A、抗-B试剂检测红细胞上相应的血型抗原,或在含凝胶的微柱上用标准A、B型红细胞检测血清中相应的血型抗体,从而鉴定红细胞的血型。

(3)查抗原:在微柱凝胶检测卡的A和B孔中加入受检者0.8%的红细胞生理盐水悬液1滴(或50 μL);即刻使用微柱凝胶离心机,以1 000 r/min离心10分钟,取出观察结果。亦可用全自动血型检测系统直接检测。

(4)查抗体:在微柱凝胶检测卡的RG$_{A_1}$、RG$_B$和质控Ctrl孔中加入相应的标准0.8%A、B和O型试剂红细胞盐水悬液和被检血清各1滴(或50 μL),即刻使用微柱凝胶离心机,以1 000 r/min

离心 10 分钟,取出观察结果。

(5)结果判断。阳性反应:红细胞抗原与抗体结合使红细胞发生凝集,在离心后浮在凝胶表面或胶中;阴性反应:被检红细胞无相应抗原结合,在离心后红细胞沉于微柱的底部。检测结果:①质控管应为阴性反应。②A 孔阳性 B 孔阴性、RG$_{A_1}$ 孔阴性 RG$_B$ 孔阳性为 A 型。③A 孔阴性 B 孔阳性、RG$_{A_1}$ 孔阳性 RG$_B$ 孔为阴性为 B 型。④A 孔 B 孔阴性、RG$_{A_1}$ 孔 RG$_B$ 阳性为 O 型。⑤A 孔 B 孔阳性、RG$_{A_1}$ 孔 RG$_B$ 孔阴性为 AB 型。

六、注意事项

(1)严格按操作规程操作,认真核对标本并做好标记。

(2)所用试管、滴管和玻片必须清洁干净,防止溶血。

(3)一般应先加血清,然后再加红细胞悬液,以便容易核实是否漏加血清。

(4)抗血清每次使用完后,应放回冰箱保存,以免细菌污染。

(5)为了防止冷凝集现象的干扰,一般应在室温下进行试验。

(6)严格控制离心速度和时间,防止假阳性或假阴性结果。

(7)观察时应注意红细胞呈特异性凝集、继发性凝固以及缗钱状排列的区别。

(8)未用的微柱凝胶免疫检测卡应入室温保存,用完后放 4 ℃ 冰箱保存 1 周。

(9)观察结果时,若出现溶血现象,表明存在抗原抗体反应并有补体激活,应视为凝集。

(10)判断结果后应仔细核对,记录,避免笔误。

(11)分型试剂+受检者红细胞与受检者血清+试剂红细胞结果不符时,要看受检者基本情况,如果是婴幼儿、肿瘤患者,理论上应该检测到的抗体没有查到,可以忽略不计,以查到的抗原定型。

(12)分型血清+受检者红细胞与受检者血清+试剂红细胞结果不符时,受检者基本情况,又不是婴幼儿、肿瘤患者。理论上应该检测到的抗体没有查到,多见老年人,可以用以下方法加以检测抗体。

用试管法重做,在做完 1、2 步后,把试管放 4 ℃ 环境 15 分钟,后取出离心,观察结果。

用试管法重做,在做完 1、2 步后,把试管放 37 ℃ 环境 15 分钟,后取出离心,观察结果。

用试管法重做,用聚凝胺方法查抗体:①取洁净小试管 3 支,分别标明 A 型、B 型和 O 型细胞。用滴管分别加入受检者血清 2 滴于试管底部,再分别以滴管加入 A、B、O 型 5% 试剂红细胞悬液 1 滴,混匀。②于三个试管中分别加入低离子强度液(low ionstrength solution,LISS 液)0.7 mL、聚凝胺液(polybrene soluti-on)2 滴,混匀。③以 1 000 r/min 离心(离心时间应按离心机校准时间)。④倒掉上清液,管底残液体留约 0.1 mL。⑤轻轻摇动试管,目测红细胞有无凝集,如无凝集,则必须重做。⑥加入解聚液(resupension solution)2 滴,轻轻转动试管混合并同时观察结果。如果在 30 秒至 1 分钟内凝集散开,代表是由聚凝胺引起的非特异性聚集;如凝集不散开,则为红细胞抗原抗体结合的特异性反应。如反应可疑,可进一步倒在玻片上用显微镜观察。

(13)受检者血清+试剂红细胞试验中,O 型细胞凝聚要查自身抗体和不规则抗体。

七、方法评价

(1)玻片法定型简单,不需要离心设备,适用于大规模血型普查。亚型红细胞抗原与抗体的凝集反应慢、凝集强度弱,有时容易被忽略而导致定型有误。该法仅靠抗体的力量凝集红细胞而无离心力加速反应,故反应时间较长,且不适用于交叉配血。

(2)试管法定型反应快、时间短,特别是紧急输血时可在抗原抗体反应1分钟后离心观察结果;通过离心增强凝集,可发现亚型和较弱的抗原抗体反应,结果准确可靠。

(3)微柱凝胶法定型使用安全,操作简单,结果稳定可靠,灵敏度高,重复性好,但费用昂贵,需要特殊的仪器设备。

八、临床意义

(1)血型鉴定是实施输血治疗的首要步骤。进行交叉配血前必须准确检测受血者和供血者的血型。

(2)进行组织器官移植时,供、受器官者的ABO系统血型必须相同。

(3)母、子ABO系统血型不合可以造成ABO系统新生儿溶血病。

(4)查抗体的目的在于复检血型抗原结果的准确性,纠正漏检、误报。

(5)查抗原时,对一些具有弱抗原的亚型,如A_2B型,因其A型抗原较弱而被忽略,误定为B型。通过查抗体可发现此类患者血清中既无抗A,也无抗B凝集素,提示检查的抗原可能有误,应进一步核实鉴定结果。

(6)查抗体可以纠正某些肿瘤患者因红细胞抗原性减弱造成的抗原检测错误,同时还可以克服和排除获得性类B抗原和全凝集现象对红细胞定型的干扰。

(7)查抗体还可以发现血清中存在的一些不规则抗体,如抗M、抗N、抗P_1、抗Lewis等。

(张立娥)

第二节 A亚型鉴定

人类红细胞A抗原主要有两种亚血型,即A_1和A_2(构成全部A型血液的99.99%)亚型。二者的红细胞与抗A试剂血清反应结果很强。其血清学区别由B型人血清或双花扁豆(dolichos biflous)种子提取液制备的抗A_1与红细胞的反应确定。A型红细胞除A_1和A_2外,时而可见一些与抗A呈弱反应、甚至不反应的"弱A"变异体,一般也称为A亚型,国内报道的有A_3、Ax、Am亚型,受控于一些罕见的等位基因,其频率在几千分之一到几万分之一之间。A_3、Ax和Am亚型的鉴定,主要根据各自的特点相互比较,尚无特定的抗血清加以区别。本试验主要鉴定A_1和A_2亚型。

一、标本

静脉抗凝或不抗凝血1.5~2.0 mL。配成5%红细胞盐水悬液备用。

二、原理

根据ABO血型血清学特点,A型和AB型可分为A_1、A_2、A_1B和A_2B四种亚型。抗A血清中含有抗A和抗A_1两种抗体,抗A抗体可以凝集所有A型和AB型红细胞,而抗A_1抗体只能与一部分A型和AB型红细胞反应。据此凡与抗A_1血清反应者被指定为A_1或A_1B亚型;

不与抗 A_1 血清反应者指定为 A_2 或 A_2B 亚型。

三、器材

吸管、小试管、记号笔、台式离心机、显微镜等。

四、试剂

(1)单克隆或多克隆抗 A_1 试剂。

(2)生理盐水。

(3) A_1 和 A_2 亚型 5% 红细胞盐水悬液。

五、操作步骤

(1)取两支小试管,一支测定受检者红细胞用,另一支供对照用并标明 A_1 和 A_2。

(2)将单克隆或多克隆抗 A_1 试剂分别在受检者小试管中和对照小试管的 A_1 和 A_2 中各加 1 滴。

(3)将受检者 5% 红细胞悬液加 1 滴于受检者小试管中。

(4)将对照用 5% A_1 和 A_2 红细胞悬液相应各加 1 滴于小试管的 A_1 和 A_2 中。

(5)摇匀,立即以 1 000 r/min 离心 1 分钟。

(6)轻轻摇动,在低倍镜下观察结果。

六、结果判断

如 A_1 对照红细胞凝集,而 A_2 对照红细胞不凝集,说明该试验结果可靠。此时如果受检者红细胞凝集者为 A_1 型,不凝集者为 A_2 型。

七、注意事项

(1)对其他亚型的鉴定还须做吸收与放散试验来确定,如出现鉴定困难,可采用分子生物学的方法鉴定。

(2)用 A_2 红细胞吸收过的 B 型人血清和双花扁豆种子提取液测定结果,可推测 A_1 和 A_2 细胞是抗原量的变化,而从 A_2 或 A_2B 的人所产生的抗 A_1 观察,A_1 和 A_2 红细胞 A 抗原是质的不同。因此,检查时必须掌握好反应时间。

(3)如 A_1 和 A_2 对照红细胞都凝集或都不凝集,表示抗 A_1 血清不纯或有其他质量问题。

(4)新生儿红细胞 ABO 血型抗原较弱,不宜作 A_1 和 A_2 亚型鉴定。

八、临床意义

(1)若 A_1 和 A_2 基因共同遗传时,人体的表型为 A_1 亚型,此时 A_2 基因被 A_1 基因所隐蔽。当 A_2 基因与 B 和 O 基因配对时,则人体的表型将为 A_2B 或 A_2 亚型。

(2)在常规输血试验中,除非 A_2 或 A_2B 亚型人的血清含有抗 A_1 抗体,患者与供者间的 A_1 或 A_2 亚型不需加以区别。

(3)只有在 37 ℃ 有反应的抗 A_1 亚型,才考虑具有临床意义,因其能造成红细胞与血清试验间的 ABO 定型不符,且亦可引起交叉配血试验不相合。

(张立娥)

第三节 RhD 血型鉴定

1939 年 Levine 和 Stetson 首次发现了一名妇女血清中存在 D 抗原的抗体,该妇女的胎儿患有致命的新生儿溶血病。1940 年 Landsteiner 和 Wiener 用恒河猴红细胞免疫家兔和豚鼠,产生的抗体能凝集大约 85% 的人红细胞,遂将相应的抗原决定簇称为 Rh 因子,即 Rh(D)抗原。自此以后人们了解到 Rh 系统至少包括 40 多种不同抗原。Rh(D)血型定型通常是根据红细胞上 D 抗原的有无分为 RhD 阳性和阴性。临床上应选择对 DⅣ 型红细胞不出现凝集的抗 D 单克隆试剂。

一、标本

(1)抗凝和/或不抗凝静脉血,制备成 2%～5% 的红细胞生理盐水悬液。

(2)如不能立即检测,血凝块或 EDTA 抗凝血存放时间不可超过 14 天,肝素抗凝血不可超过 2 天。

二、原理

(一)单克隆混合试剂测定法

根据凝集反应原理,当被检测者红细胞上有 D 抗原存在时,可与抗 D 混合型血型定型试剂产生特异性的抗原抗体反应,出现红细胞凝集现象。

(二)酶介质测定法

当 IgG 类小分子特异性血型抗体与具有相应抗原的红细胞相遇时,虽能与红细胞上的特异性抗原结合,却因 IgG 分子间两个抗原决定簇的跨度小于红细胞间斥力而产生的距离(250 nm),不能将相邻的红细胞彼此连接起来。酶介质可破坏红细胞表面的唾液酸,降低红细胞表面负电荷,减少细胞间斥力,使红细胞间的距离缩小,有利于 IgG 类抗体在两个抗原位点间的连接,使抗原抗体间的反应成为肉眼可见的凝集。

三、器材

滴管、玻璃棒、载玻片、小试管、37 ℃水浴箱、离心机、显微镜等。

四、试剂

(1)单克隆抗 D(IgM＋IgG)混合血型血清试剂:人 IgM 单克隆抗 D(细胞株:175-2)和人 IgG 单克隆抗 D(细胞株:4151E4)。

(2)IgG 型抗 D 标准血清。

(3)1% 木瓜酶(或菠萝蛋白酶)溶液:称木瓜酶(或菠萝蛋白酶),1.0 g 溶于 100 mL pH 5.5 磷酸盐缓冲液中。

(4)0.067 mol/L 磷酸盐缓冲液(pH 5.5)0.067 mol/L Na_2HPO 5 mL 和 0.067 mol/L KH_2PO_4 95 mL 混合而成。

(5)微柱凝胶检测卡(管孔中含有抗 D 单克隆特异性抗体试剂)。

(6)5％D 阳性和阴性红细胞生理盐水悬液。

(7)AB 型人的血清。

(8)生理盐水。

五、操作步骤

(一)玻片法(IgM＋IgG 型)

(1)在玻片方格中加 1 滴抗 D(IgM＋IgG)混合试剂。

(2)再加 2 滴 2％～5％红细胞生理盐水悬液于抗 D 混合试剂中。

(3)用干净的玻棒完全搅拌上述红细胞与抗 D 混合液。

(4)前后左右倾斜玻片且同时观察凝集现象。

(5)如出现凝集,则判断为 Rh(D)阳性,反之为 Rh(D)阴性。

(二)试管法(IgM＋IgG 型)

(1)在试管中加 1 滴抗 D 混合试剂。

(2)再加 1 滴 2％～5％红细胞生理盐水悬液于上述试管中,混匀。

(3)以 3 200～3 400 r/min 离心 15～30 秒。

(4)轻轻振摇试管使红细胞重悬,肉眼或显微镜观察有无凝集现象。

(5)记录结果,凝集者为阳性反应,反之为阴性反应。

(三)酶介质法(IgG 型)

(1)取 3 支小试管,分别标明被检标本(P)、D 阳性红细胞(D＋)和 D 阴性红细胞(D－)。

(2)混匀,置 37 ℃水浴中孵育 30 分钟。

(3)观察结果:取出孵育的试管,以 1 000 r/min 离心 1 分钟,轻轻摇动试管,观察管底红细胞的凝集情况。先观察阴性和阳性对照管,如阴性对照管无凝集,阳性对照管出现 4＋凝集,说明被检测管的结果是可信的;再观察被检测管,若被检测管出现凝集,则为 Rh(D)阳性;不凝集,则为 Rh(D)阴性。

(4)微柱凝胶法:按 ABO 血型鉴定中微柱凝胶法进行检测。

六、注意事项

(1)Rh 血型系统的抗体多由免疫产生,血清中有很多天然抗体存在,故不需作抗体检测试验。

(2)阳性对照,取 3 人 O 型红细胞混合配成。阴性对照不易得到,一般配制方法为正常人 AB 型血清 1 滴,5％D 阳性红细胞悬液 1 滴和菠萝蛋白酶试剂 1 滴混匀,与受检管一同置于 37 ℃水浴 1 小时。

(3)酶介质中的酶很容易失活,故每次试验都要设置阳性对照。若阳性对照不出现凝集,表明酶或抗血清已失效,酶的活性过强也可使阴性标本出现假阳性结果,因而也要设立阴性对照,以排除假阳性。

(4)Rh 血型鉴定要严格控制温度与时间,因 Rh 抗原、抗体凝集反应的凝集块比效脆弱,观察反应结果时,应轻轻弹动试管,不可用力摇动。

(5)Rh(D)抗原检测原则:对受血者一般只测 Rh(D)抗原,而对供血者不仅要检查 Rh(D)抗原,并在其为阴性的前提下,必须进一步确定是否为 Rh 弱 D 型。

七、方法评价

单克隆混合试剂可特异性地与含 D 抗原的红细胞发生凝集反应,能检出过去认为是阴性的弱 D 表现型,其中包括极罕见 Dvariant 型。

酶介质法用于 Rh 血型系统抗原检测或其 IgG 类相应抗体的检测。在 ABO、P_1 和 Lewis 血型系统抗原抗体反应中,可用酶介质加强其反应强度。但酶介质可破坏 MNSs 和 Dufy 血型系统抗原,因而不能用此法进行 MN 和 Dufy 血型系统抗原抗体检测。

微柱凝胶卡检测使用安全,操作简单,结果稳定可靠,灵敏度高,重复性好。目前有手工、半自动和全自动三种检测仪器。

八、临床意义

(1)大多数 Rh 血型抗体由免疫而产生,如怀孕或输血刺激而致。D 抗原具有高免疫原性,它能引起 $50\%\sim85\%$ 接受 D 阳性血的 D 阴性受血者产生抗 D 抗体,抗 D 抗体在医学中十分重要,因为这种抗体可引起严重的新生儿溶血病和溶血性输血反应。

(2)Rh(D)抗原阴性受血者的输血原则是供受者双方 ABO 血型相同,还要求 Rh(D)抗原阴性。

(3)Rh(D)新生儿溶血病患儿输血或换血原则:ABO 血型同患儿相同,Rh 血型同母亲相同。

(4)Rh 弱 D 型输血原则:Rh 弱 D 型为供者应视为 Rh(D)阳性使用。作为受者应输 Rh(D)阴性血。

(5)Rh 弱 D 型妇女与 Rh(D)阳性丈夫生育的婴儿可能会产生新生儿溶血病。

(6)Rh 弱 D 型受者血小板输注原则是尽管血小板表面无 Rh 抗原,但制剂中仍含有一定量的红细胞(可使受血者致敏)故 Rh(D)阴性生育期妇女(含女童)应输 Rh(D)阴性血小板。

(张立娥)

第四节　Rh 表型分型

D 抗原发现后,人们通过输血反应及输血前试验的研究,很快就发现了一些抗体确证的抗原与抗 D 有关,随后发现与 Rh 有关的抗原增加到 48 种。但 Rh 领域 99% 以上的临床意义限于 D、C、c、E 和 e 五种主要抗原及其特异性抗体。本节就 Rh 系统的五种抗原特异性检测,对 Rh 表型进行分型。

一、标本

EDTA 抗凝血 2.0 mL,制备成 $2\%\sim5\%$ 的红细胞生理盐水悬液。

二、原理

根据凝集反应原理,当含有 D、E、C、c、e 抗原的被测红细胞分别与相应抗 D、E、C、c、e(IgG+IgM)混合型血型定型试剂混合时,可导致特异性的抗原抗体反应,出现红细胞凝集现象。

三、器材

滴管、玻璃棒、小试管、记号笔等。

四、试剂

(1)抗 D、抗 E、抗 C、抗 e 和抗 c(IgG＋IgM)抗血清试剂。

(2)生理盐水。

五、操作步骤

(1)取 5 支小试管,做好标记,分别加 1 滴抗 D、E、C、e 和 c(IgG＋IgM)混合试剂。

(2)再分别加 1 滴 5％红细胞生理盐水悬液。

(3)混匀,以 3 200～3 400 r/min 离心 15～30 秒。

(4)轻轻摇动试管,观察凝集情况。

六、结果判断

5 种抗血清试剂与红细胞反应所确定的 Rh 表型判断见表 12-1。

七、注意事项

(1)如果临床上只要检查是否为 Rh 阳性还是阴性,只需用抗 D 血清一种进行鉴别。如果为阴性,应进一步排除弱 D,再做 Rh 表型分型。

(2)如鉴定结果只与抗 D 血清凝集,与抗 C,抗 c,抗 E 和抗 e 都不凝集,则受检者为 Rh 缺失型,以"-D-"表示。

(3)Rh 系统假阳性结果分析:①错拿分型抗血清,为了防止发生这种情况,可用不同颜色的标签区别不同的 Rh 抗血清。②试剂中存在其他特异性抗体,可用不同来源的抗血清同时做两份试验。③多凝集红细胞可与任何人血清发生凝集。④自身凝集患者,用未洗涤的细胞做试验时,异常蛋白质可引起假阳性结果。⑤试剂瓶可能被细菌、外来物或其他抗血清所污染。

表 12-1　Rh 表现型结果判断

抗血清试剂与红细胞反应					表型	
抗 C	抗 c	抗 D	抗 E	抗 e	F-R	Rh-Hr
＋	＋	＋	＋	＋	CcDEe	$R^z R^0$
＋	－	＋	－	＋	CCDee	$R^1 R^1$
＋	＋	＋	－	＋	CcDee	$R^1 r$
＋	－	＋	＋	－	CCDEE	$R^z R^z$
－	＋	＋	＋	－	ccDEE	$R^2 R^2$
－	＋	＋	－	＋	ccDee	$R^0 R^0$

抗血清试剂与红细胞反应					表型	
抗 C	抗 c	抗 D	抗 E	抗 e	F-R	Rh-Hr
−	+	+	+	+	ccDEe	R^2r
+	−	+	+	+	CCDEe	R^1R^z
+	+	+	+	−	CcDEE	R^2R^z
+	−	−	−	+	CCdee	$r'r'$
−	+	−	+	−	ccdEE	$r''r''$
+	−	−	+	−	CcdEe	rvr
+	+	−	−	+	Ccdee	$r'r$
−	+	−	+	+	ccdEe	$r''r$
+	−	−	+	−	CCdEE	$rvrv$
+	−	−	+	+	CCdEe	rvr'
+	+	−	+	−	CcdEE	rvr''
−	+	−	−	+	ccdee	rr

注:(+):凝集;(−):不凝集。

(4)Rh 系统假阴性分析:①错拿分型抗血清,每次试验时应细心核对抗血清瓶子上的标签。②管中漏加抗血清,所以在加入红细胞悬液之前,必须检查试管中有无血清。③一种特定的抗血清不能和其相应抗原的变异型起反应。例如:抗 D 血清与弱 D 红细胞发生凝集反应;抗 E 血清可能与弱 E 红细胞反应微弱,甚至完全无反应。④血清和红细胞间的比例以及温育的温度和时间不正确。⑤血清保存不妥,试剂中的免疫球蛋白变质。

八、临床意义

基因型的推断有助于人群调查及亲子鉴定,也可用于预测有 Rh 抗体的妇女,其配偶特定抗原阴性的基因传递给后代的可能。

(杜迎新)

第五节 MNS 血型鉴定

1927 年 Landsteiner 等用人红细胞免疫家兔制得抗血清,发现 M 和 N 抗原。后来 Race 等又发现了与 MN 密切相关的 S 和 s 抗原,称为 MNS 系统。目前 MNS 系统已确定的抗原有43 个。这类抗原和基因在不同人群的分布频率变化不大,MN 血型抗原频率在欧洲、非洲各民族中 M 在 $50\%\sim60\%$,N 在 $40\%\sim50\%$。中国汉族人群中 M 在 $45\%\sim50\%$。

一、标本

EDTA 抗凝血 2.0 mL,配制成受检者 2% 红细胞生理盐水悬液。

二、原理

根据 IgM 类特异性血型抗体与红细胞膜上特异性抗原结合能够出现凝集反应的原理,用已知 IgM 类特异性标准抗 M、抗 N、抗 S 和抗 s 血清来测定红细胞上有无相应的 M 抗原和/或 N 抗原、S 抗原和/或 s 抗原。

三、器材

滴管、小试管、记号笔、离心机、显微镜等。

四、试剂

(1)单克隆抗 M、抗 N、抗 S 和抗 s 血清试剂。
(2)生理盐水。

五、操作步骤

(1)取 4 支小试管,标明 M、N、S 和 s,分别加入抗 M、抗 N、抗 S 和抗 s 血清试剂各 1 滴。
(2)再分别加入受检者 2%～5% 红细胞生理盐水悬液 1 滴。
(3)混匀,以 3 200～3 400 r/min 离心 15～30 秒。
(4)轻轻摇动试管,观察凝集情况。

六、结果判断

用肉眼或显微镜观察结果见表 12-2。

表 12-2　MNS 血型鉴定表

表型	抗 M	抗 N	抗 S	抗 s
M	+	−		
N	−	+		
MN	+	+		
S			+	−
s			−	+
Ss			+	+

注:+:凝集;−:不凝集。

七、注意事项

(1)严格按操作规程操作,掌握好温度和时间。
(2)不能用酶法鉴定 MN 血型,因为木瓜酶、无花果酶和菠萝蛋白酶会破坏大部分糖蛋白 A 和糖蛋白 B 上的抗原,造成假阴性结果。

八、临床意义

IgM 类抗 M 和抗 N 偶尔可见有天然抗体,引起交叉配血试验不合。IgG 类抗 M 可引起早产、死胎、新生儿溶血病及输血反应。检测 MN、Ss 等在法医血迹鉴定和亲子关系鉴定中亦有一定的意义。

(杜迎新)

第六节 P 血型鉴定

P 抗原于 1927 年首先由 Landsteiner 和 Levine 鉴定。P 抗原的结构取决于它与红细胞膜上糖脂类结合的寡糖结构。P 抗原还存在于成纤维细胞及淋巴细胞上。对 P 血型系统抗原的遗传学和生物化学研究表明,这些抗原至少受 P_1、P_2、Pk 和 p 等几个位点控制,分为 P_1、P_2、Pk_1、Pk_2 和 p 五种表型。临床实验中常常只能用抗 P_1 血清将红细胞分为 P_1 和 P_2 两种。我国汉族人群 P_1 占 39.67%,P_2 占 60.33%。

一、标本

EDTA 抗凝血 2.0 mL,配制成受检者 $2\%\sim5\%$ 红细胞生理盐水悬液。

二、原理

根据 IgM 类特异性血型抗体与红细胞膜上特异性抗原结合能够出现凝集反应的原理,用已知 IgM 类特异性标准抗 P_1 血清来测定红细胞上有无相应的 P_1 抗原。

三、器材

滴管、小试管、记号笔、离心机、显微镜等。

四、试剂

(1)抗 P_1 分型血清。

(2)已知 P_1 和 P_2 型 $2\%\sim5\%$ 红细胞生理盐水悬液。

(3)生理盐水。

五、操作步骤

(1)取 3 支小试管,分别标明受检者、P_1 和 P_2 对照,各加抗 P_1 分型血清 1 滴。

(2)再按标记分别加入受检者 $2\%\sim5\%$ 红细胞生理盐水悬液、P_1 和 P_2 红细胞生理盐水悬液 1 滴。

(3)混匀,以 3 200~3 400 r/min 离心 15~30 秒。

(4)轻轻摇动试管,观察凝集情况。

六、结果判断

P_1 对照凝集，P_2 对照不凝集，试验结果可靠。此时受检者红细胞凝集者为 P_1 型，不凝集者为 P_2 型。

七、注意事项

（1）P 血型鉴定应注意反应时间，否则会出现假阳性。
（2）抗 P_1 常常属冷凝集素 IgM，4 ℃为最适反应温度。

八、临床意义

人血清中的抗 P_1 一般是冷抗体，通常在 30 ℃以上的条件中不出现凝集现象，故偶尔可引起输血反应。

（杜迎新）

第十三章

交叉配血试验

第一节　盐水介质交叉配血试验

盐水介质(saline medium)交叉配血试验是用生理盐水作为红细胞抗原和血清抗体之间的反应介质,通过离心来观察抗原抗体反应情况。盐水介质配血试验是最古老的一种配血试验,临床上多与其他能检出不规则抗体的配血试验(如抗球蛋白试验等)联合使用。

一、标本

受血者不抗凝静脉血 2.0 mL,供血者交叉管血 2.0 mL。

二、原理

人类 ABO 血型抗体是以天然 IgM 类血型抗体为主(包括 MN、P 等血型抗体),这种血型抗体在室温盐水介质中与对应的红细胞抗原相遇,出现红细胞凝集反应,或激活补体,导致红细胞膜损伤,出现溶血。进行交叉配血试验时,观察受血者血清与供血者红细胞以及受血者红细胞与供血者血清之间有无凝集和溶血现象,判断供、受者之间有无 ABO 血型不相合的情况。

三、器材

试管架、小试管、塑料吸管、离心机、显微镜、载玻片、记号笔等。

四、试剂

(1)0.9％生理盐水。

(2)5％红细胞生理盐水悬液:取洗涤后压积红细胞 1 滴,加入生理盐水 8 滴,此时是约为10％的红细胞悬液。取此悬液 1 滴,加入生理盐水 5 滴,即为 5％红细胞生理盐水悬液。

五、操作步骤

(1)取受血者和供血者的血液标本,以 3 000 r/min 离心 3 分钟,分离上层受、供者血清,并将压积红细胞制成 5％受、供者红细胞生理盐水悬液。

(2)受血者血清标记为 Ps(patient serum),供血者血清标记为 Ds(donor serum)。

(3)受血者 5％红细胞生理盐水悬液标记为 Pc(patient cel),供血者 5％红细胞生理盐水悬液标记为 Dc(doner cel)。

(4)取 2 支小试管,分别标明主、次,即主侧配血管和次侧配血管。按表 13-1 进行交叉配血试验。

(5)混匀,以 1 000 r/min 离心 1 分钟。

表 13-1　ABO 血型交叉配血试验

主侧配血	次侧配血
受者血清＋供者红细胞	受者红细胞＋供者血清
Ps 2 滴＋Dcl 滴	Pcl 滴＋Ds 2 滴

(6)小心取出试管后,肉眼观察上清液有无溶血现象,再轻轻摇动试管,直至红细胞成为均匀的混悬液。

(7)取载玻片一张,用两根吸管分别从主侧管和次侧管内吸取红细胞悬液 1 滴于载玻片两侧,用显微镜观察结果。

六、结果判断

ABO 同型配血,主侧和次侧均无溶血及凝集反应表示配血相合,可以输用。任何一侧凝集、溶血或两侧均凝集、溶血为配血不合,禁忌输血。

七、注意事项

(1)配血前严格查对患者姓名、性别、年龄、科别、床号及血型,确保标本准确无误,同时,要复检受血者和供血者的 ABO 血型是否相符。

(2)配血试管中发生溶血现象是配血不合,表明有抗原抗体反应,同时还有补体参与,必须高度重视。

(3)试验中,每次滴加不同人血清或红细胞时,都应当更换吸管,或将吸管放置在生理盐水中反复洗涤 3 次,防止血清中抗体拖带,影响试验结果。

(4)红细胞加入血清以后,立即离心并观察结果,不宜在室温下放置,以免影响试验结果。

(5)观察结果时,如果存在纤维蛋白时,可以去除纤维蛋白块,主要观察混合液中有无凝集。

(6)室温控制在(22±2)℃,防止冷抗体引起凝集反应,影响配血结果的判断。

(7)患者一次接受大量输血(10 个以上献血者),则献血者之间亦应进行交叉配血试验。

(8)盐水介质配血试验操作简单,是最常用的配血方法,可以发现最重要的 ABO 血型不合。但只能检出不相合的 IgM 类完全抗体,而不能检出 IgG 类免疫性的不完全抗体。对有输血史(特别是有过输血反应的患者)、妊娠、免疫性疾病史和器官移植史等患者,必须增加另外一种可以检测 IgG 类抗体的方法,保证输血安全。

八、结果报告

在完成各项输血前的血液免疫学检查并找到相配合的血液后,打印或填写输血记录单(表 13-2)。此表一试两份,一份输血科保存,另一份病历存档。

表 13-2　××××医院临床输血记录单

申请单号：＿＿＿＿＿＿＿＿　　姓名：＿＿＿＿＿＿＿＿　　性别：＿＿＿＿＿＿＿＿　　年龄：＿＿＿＿＿＿＿＿

住院号：＿＿＿＿＿＿＿＿　　科室：＿＿＿＿＿＿＿＿　　床号：＿＿＿＿＿＿＿＿　　血型：＿＿＿＿＿＿＿＿

预定输血成分：＿＿＿＿＿＿＿＿　　输血性质：＿＿＿＿＿＿＿＿

复检血型结果：＿＿＿＿＿＿＿＿　　交叉配血试验结果：＿＿＿＿＿＿＿＿

不规则抗体筛选结果：＿＿＿＿＿＿＿＿　　其他检查结果：＿＿＿＿＿＿＿＿

血型：＿＿＿＿＿＿＿＿　　血代号：＿＿＿＿＿＿＿＿　　血量：＿＿＿＿＿＿＿＿

配血者：
发血者：
取血者：
发血时间：
输血核对记录：
输血不良反应：
医护人员签字：

（吴玉平）

第二节　酶介质交叉配血试验

酶介质(enzymes medium)交叉配血试验既能检出不相合的完全抗体，又能检出不相合的不完全抗体。从而使 ABO 系统抗体以外其他血型系统的绝大多数 IgG 类抗体得以检出，提高了输血的安全性。

一、标本

受血者不抗凝静脉血 2.0 mL，供血者交叉管血 2.0 mL。

二、原理

蛋白水解酶(木瓜酶或菠萝蛋白酶等)可以破坏红细胞表面带负电荷的唾液酸，使红细胞失去产生相互排斥的负电荷，导致红细胞表面的 Zeta 电势减小、排斥力减弱、距离缩短。同时酶还可以改变红细胞表面的部分结构，使某些隐蔽的抗原暴露出来。这样，IgG 类抗体可与经过酶处理的红细胞在盐水介质中发生凝集。

三、器材

试管架、小试管、吸管、离心机、显微镜、载玻片、37 ℃水浴箱、记号笔等。

四、试剂

(1)生理盐水。

(2)1％木瓜酶或 0.5％菠萝蛋白酶。

(3)5％不完全抗 D 致敏的 Rh 阳性红细胞悬液。

(4)5％O 型红细胞生理盐水悬液。

(5)抗球蛋白血清试剂。

五、操作步骤

(1)取受血者和供血者的血液标本,以 3 000 r/min 离心 3 分钟,分离上层受、供者血清,并将压积红细胞制成 5％受、供者红细胞生理盐水悬液。

(2)取 6 支小试管,分别标明主侧管、次侧管、阳性对照管、阴性对照管、盐水对照 1 管和 2 管。

(3)主侧管加受血者血清和供血者 5％红细胞盐水悬液各 1 滴;次侧管加供血者血清和受血者 5％红细胞盐水悬液各 1 滴,主、次侧管各加 1％木瓜酶或 0.5％菠萝蛋白酶 1 滴。

(4)阳性对照管加 5％不完全抗 D 致敏的 Rh 阳性红细胞悬液 1 滴和抗球蛋白血清 1 滴;阴性对照管加 5％O 型红细胞盐水悬液 1 滴和抗球蛋白血清 1 滴;盐水对照 1 管加供血者 5％红细胞盐水悬液 1 滴和等渗盐水 1 滴;盐水对照 2 管加受血者 5％红细胞盐水悬液 1 滴和等渗盐水 1 滴。

(5)混匀,置 37 ℃水浴中孵育 15 分钟。

(6)以 1 000 r/min 离心 1 分钟,先用肉眼观察,再用显微镜确证,并记录结果。

六、结果判断

轻轻转动试管观察结果,如阳性对照管凝集,阴性对照管和盐水对照管不凝集,主、次侧管均不凝集,表明配血相合,可以输用。

七、注意事项

(1)1％木瓜酶或 0.5％菠萝蛋白酶应用液 4 ℃可保存一周,用完后立即放回冰箱。

(2)红细胞经蛋白酶修饰后可以改变红细胞悬液的物理性质,在交叉配血试验中可以出现非特异性自身凝集,因此必须做阳性对照、阴性对照和自身盐水对照。

(3)样本和试剂加完后,也可置 37 ℃水浴中孵育 30 分钟,不必离心,直接观察结果。

(4)酶介质交叉配血试验敏感性高,对 Rh 血型抗体的检出尤为显著。但由于木瓜酶或菠萝蛋白酶不能检出 MNS 和 Dufy 血型系统中的某些抗体,存在输血安全隐患,而且酶会产生非特异性凝集,可得到假阳性或假阴性结果,因此目前临床上很少使用此试验。

(吴玉平)

第三节　抗球蛋白介质交叉配血试验

抗球蛋白介质(antiglobulin medium)交叉配血试验主要检测 IgG 类性质的不完全抗体,避免因 ABO 以外的血型抗体引起的输血反应。

一、标本

受血者不抗凝静脉血 2.0 mL,供血者交叉管血 2.0 mL。

二、原理

IgG 类抗体相邻两个结合抗原的 Fab 片段最大距离是 14 nm,而在盐水介质中的红细胞间的距离约为 25 nm,所以 IgG 抗体不能在盐水介质里与相应的红细胞发生凝集,仅使红细胞处于致敏状态。由于抗人球蛋白试剂是马或兔抗人球蛋白抗体,可与致敏在红细胞膜上的 IgG 型血型抗体结合反应,经抗球蛋白抗体的"搭桥"作用,使二者结合,出现红细胞凝集现象。因此,为了检出 IgG 类性质的不完全抗体,需要使用抗球蛋白交叉配血试验。

三、器材

试管架、小试管、记号笔、塑料吸管、载玻片、离心机、37 ℃水浴箱、显微镜等。

四、试剂

(1)生理盐水。
(2)多特异性抗球蛋白血清(IgG,C_{3d})。
(3)人源性 IgG 型抗 D 血清。
(4)AB 型血清。
(5)O 型 RhD 阳性红细胞。

五、操作步骤

(1)取受血者和供血者的血液标本,以 3 000 r/min 离心 3 分钟,分离上层受、供者血清,并将压积红细胞制成 5％受、供者红细胞生理盐水悬液。

(2)取 2 支小试管,分别标明主侧和次侧,主侧管加受血者血清 2 滴和供血者 5％红细胞盐水悬液 1 滴,次侧管加供血者血清 2 滴和受血者 5％红细胞盐水悬液 1 滴。

(3)阳性对照管加 5％人源性 IgG 型抗 D 致敏的 RhD 阳性红细胞悬液 1 滴。

(4)阴性对照管加正常人 AB 型血清作为稀释剂的 5％RhD 阳性红细胞悬液 1 滴。

(5)盐水对照 1 管加供血者 5％红细胞盐水悬液 1 滴和生理盐水 1 滴;盐水对照 2 管加受血者 5％红细胞盐水悬液 1 滴和生理盐水 1 滴。

(6)各试管轻轻混匀,置 37 ℃水浴箱中致敏 1 小时后,取出用生理盐水离心洗涤 3 次,倾去上清液(阳性对照管不必洗涤)。

(7)加多特异性抗球蛋白血清 1 滴,混匀,1 000 r/min 离心 1 分钟,取出后轻轻转动试管,先用肉眼观察结果,再用显微镜确证。

六、结果判断

阳性对照管红细胞凝集,阴性对照管红细胞不凝集;受血者、供血者盐水对照管不凝集;主、次侧管红细胞均不凝集,表明配血相合,可以输用。

阳性对照管红细胞凝集,阴性对照管红细胞不凝集;受血者、供血者盐水对照管不凝集;主、次侧管红细胞一管或两管凝集,表明配血不相合,禁忌输血。

七、注意事项

(1)抗球蛋白介质交叉配血试验是检查不完全抗体最可靠的方法,该方法还可以克服因血浆蛋白或纤维蛋白原增高对正常配血的干扰。但操作烦琐,耗时较多,仅用于特殊需要的检查。

(2)如果阳性对照管红细胞凝集,阴性对照管红细胞不凝集,但盐水对照管凝集,表明反应系统有问题,试验结果不可信,应当分析原因,重新试验。

(3)为了除去红细胞悬液中混杂的血清蛋白,以防止假阴性结果,受、供者的红细胞一定要用生理盐水洗涤 3 次。

(4)如果试验结果阴性,要对该试验进行核实。可以在试验结束后,在主侧和次侧管中各加入 1 滴 IgG 型抗 D 致敏的 O 型红细胞,离心后应当出现红细胞凝集现象,表示试管内的抗球蛋白试剂未被消耗,阴性结果可靠;如果没有出现红细胞凝集则表示交叉配血结果无效,必须重新试验。

(5)抗球蛋白试剂应按说明书最适稀释度使用,否则,可产生前带或后带现象而误认为阴性结果。

(6)红细胞上吸附抗体太少或 Coombs 试验阴性的自身免疫性溶血性贫血患者,直接抗球蛋白试验可呈假阴性反应。

(7)全凝集或冷凝集血液标本及脐血标本中含有 Wharton 胶且洗涤不充分、血液标本中有很多网织红细胞且抗球蛋白试剂中含有抗转铁蛋白时,均可使红细胞发生凝集。

(8)如需了解体内致敏红细胞的免疫球蛋白类型,则可分别以抗 IgG、抗 IgM 或抗 C_3 单价抗球蛋白试剂进行试验。

(吴玉平)

第四节　聚凝胺介质交叉配血试验

1980 年 Lalezari 和 Jiang 首先将聚凝胺应用在输血工作中,1983 年 Fisher 比较盐水法、酶法、低离子盐水抗球蛋白法及聚凝胺法四种不同的方法检出特异性抗体的能力,发现聚凝胺法测出特异性抗体的灵敏度高出其他方法 2～250 倍,而且快速。因此,目前临床输血实验中多以聚凝胺介质(polybrene method)交叉配血试验配血。

一、标本

受血者静脉血 2.0 mL,供血者交叉管血 2.0 mL。

二、原理

聚凝胺是带有高价阳离子的多聚季铵盐$(C_{13}H_{30}BR_2N_2)_x$,溶解后能产生很多正电荷,可以大量中和红细胞表面的负电荷,减弱红细胞之间的排斥力,使红细胞彼此间的距离缩小,出现正常红细胞可逆性的非特异性凝集;低离子强度溶液降低了红细胞的 Zeta 电位,进一步增加抗原抗体间的引力,增强了血型抗体凝集红细胞的能力。当血清中存在 IgM 或 IgG 类血型抗体时,在上述条件下,与红细胞紧密结合,出现特异性的凝集,此时加入枸橼酸盐解聚液以消除聚凝胺的正电荷,由 IgM 或 IgG 类血型抗体与红细胞产生的凝集不会散开,如血清中不存在 IgM 或 IgG 类血型抗体,加入解聚液可使非特异凝集解散。

三、器材

试管架、小试管、塑料吸管、载玻片、记号笔、离心机、显微镜等。

四、试剂

(1)低离子强度液(low ion strength solution,LISS液)。

(2)聚凝胺液(polybrene solution)。

(3)解聚液(resupension solution)。

五、操作步骤

(1)取受血者和供血者的血液标本,以3 000 r/min离心3分钟,分离上层受、供者血清或血浆,并将压积红细胞制成5%受、供者红细胞生理盐水悬液。

(2)取2支小试管,标明主、次侧,主侧管加患者血清(血浆)2滴,加供血者5%红细胞悬液(洗涤或不洗涤均可)1滴,次侧管反之。

(3)每管各加LISS液0.7 mL,混合均匀,室温孵育1分钟。

(4)每管各加聚凝胺液2滴,混合均匀后静置15秒。

(5)以3 400 r/min离心15秒钟,然后把上清液倒掉,不要沥干,让管底残留约0.1 mL液体。

(6)轻轻摇动试管,目测红细胞有无凝集,如无凝集,必须重做;如有凝集,则进行下一步。

(7)加入解聚液2滴,轻轻转动试管混合并同时观察结果。如果在30秒内凝集解开,表示聚凝胺引起的非特异性聚集,配血结果相合;如凝集不散开,则为红细胞抗原抗体结合的特异性反应,配血结果不合。

(8)当上述结果反应可疑时,可取载玻片一张,用吸管取红细胞悬液1滴于载玻片上,用显微镜观察结果。

六、结果判断

如主侧管和次侧管内红细胞凝集散开,则为聚凝胺引起的非特异性反应,表示配血相合,可以输用。

如主侧管和次侧管或单独一侧管内红细胞凝集不散开,则为抗原抗体结合的特异性反应,表示配血不相合,禁忌输血。

七、注意事项

(1)若受血者用血量大,需要10个献血员以上时,献血员间也要进行交叉配血。

(2)溶血标本不能用于交叉配血,因为配血试管中发生溶血现象,表明有抗原抗体反应,同时还有补体参与,是配血不合的严重情况。

(3)血清中存在冷凝集素时,可影响配血结果的判断。此时可在最后滴加解聚液时,将试管立即放入37 ℃水浴中,轻轻转动试管,并在30秒内观察结果。

(4)聚凝胺介质交叉配血试验中,可以用EDTA的血浆标本代替血清使用。

(5)当解聚液加入以后,应尽快观察结果,以免反应减弱或消失。

（6）聚凝胺是一种抗肝素试剂，若患者血液标本中含有肝素，如血液透析患者，须多加几滴聚凝胺液以中和肝素。

（杜迎新）

第五节　微柱凝胶免疫分析技术

微柱凝胶免疫分析技术（microcolumn gelimmunoassay，MGIA）是利用凝胶的分子筛效应（凝胶为多孔网状结构的高分子化合物），区分凝集反应中游离红细胞和凝集红细胞的技术。常用凝胶为葡聚糖凝胶，目前商品化的产品有 LH-20、G-15、G-25、G-50、G-75、G-100、G-150、G-200等。它是由直链的葡聚糖分子和交关剂 3-氯 1,2-环氧丙烷交联而成。凝胶中网孔的大小可通过调节葡聚糖和交联剂的比例来控制，交联度越大，网孔结构越紧密，交联度越小，网孔结构就越疏松。

特定配比的葡聚糖凝胶分装于特制的凝胶柱中，制备成微柱凝胶卡。凝胶柱的上层为"反应池"（抗原抗体反应区）；柱的下层为"分离池"，在一定离心力的作用下，未凝集的游离红细胞因体积小而能够通过凝胶层，沉淀于底部，形成"细胞扣"，即是阴性反应，凝集的红细胞因体积大于允许进入凝胶网孔范围被凝胶阻滞不能通过凝胶层，留于凝胶介质的顶部或介质的中间，即是阳性反应，阳性凝集强度可分级，如图 13-1 所示。

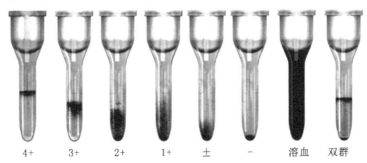

4+　　3+　　2+　　1+　　±　　−　　溶血　　双群

图 13-1　微柱凝胶技术的结果判读

注：4＋：凝集的红细胞全部集中在凝胶载体的顶部，基本在同一平面上。3＋：凝集的红细胞绝大部分集中在凝胶载体顶部，在上 1/3 处有少量凝集红细胞，呈"拖尾"状态。2＋：凝集的红细胞绝大部分集中在凝胶载体的中上部，在下部有少量凝集红细胞，呈"凝集颗粒在凝胶介质中"的状态。1＋：凝集的红细胞绝大部分集中在凝胶载体的底部，在中下部有少量的凝集红细胞，呈颗粒状。±：凝集的红细胞绝大部分集中在凝胶载体的底部，在凝胶载体的下 1/3 部有极少量的凝集红细胞，呈微颗粒状。−：红细胞全部沉在微柱凝胶介质的底部。溶血：凝胶介质呈暗红色、透明。双群：凝集的红细胞出现在凝胶介质的顶部，游离红细胞出现在凝胶介质的底部

根据试验目的不同，微柱凝胶免疫分析技术分为中性胶（不含抗体，相当于试管的作用）、特异性胶（含特异性抗体，如抗-A、抗-B，可进行 A、B 抗原检测）、抗人球蛋白胶（含抗人球蛋白，可进行 IgG 类抗体的检测）三类，分别进行不同的血型血清学试验。微柱凝胶分析技术比传统的玻片法和试管法更准确、更敏感、且结果可较长时间保存。

一、试剂与器材

(一)器材

移液器(或滴管,矫正为每滴 50 μL),放大镜或显微镜,37 ℃孵育器,微柱凝胶专用离心机(卡式离心机)。

(二)试剂

微柱凝胶卡,生理盐水,试剂血清/被检血清或血浆,红细胞悬液(不同的试剂和不同的实验项目,要求不一样),低离子介质,相关试剂(根据实验目的选购)。

二、方法

(一)标本的准备

EDTA 或 CPD-A 抗凝血,离心分离出红细胞和血浆。如果用血清检测,则需要 1 000 g 离心 10 分钟,以消除纤维蛋白残余以免干扰试验结果。按要求配制红细胞悬液备用。

(二)微柱凝胶卡的准备

从冰箱中取出微柱凝胶卡,待恢复到室温预离心,防止贮运过程中缓冲液与胶的分离导致凝胶的不均一,备用。

(三)操作步骤

(1)根据实验目的,选择所需的微柱凝胶卡,做好标记。中性胶,不含抗体,相当于试管的作用;特异性胶,含特异性抗体,可进行对应抗原的检测;抗人球蛋白胶,含抗人球蛋白,可进行 IgG 类抗体的检测。

(2)在标记好的凝胶柱中先加入被检红细胞/试剂红细胞悬液,再加入试剂血清/被检血清或血浆,血清与红细胞悬液的比例参考试剂厂家的说明书。

(3)37 ℃孵育 15 分钟。

(4)专用离心机离心 10 分钟判读结果(具体操作遵照试剂说明书)。

(四)结果分析和判定

见图 13-1。若红细胞沉淀在凝胶柱管底,判读为阴性;若红细胞沉淀在凝胶柱胶中或胶上,判读为阳性。

三、注意事项

(1)注意向反应腔内要先加红细胞,后加被检血清或试剂血清。

(2)标本抗凝不完全,可出现假阳性结果。

(3)改变孵育时间、离心力,也会出现假阳性或假阴性结果。有人认为容易误判缗钱状等假凝集为阳性的比例高。

(4)有人认为微柱凝胶卡具有更敏感、操作简便、可保留结果实物等优点,具有成本高、太敏感、易出假阳性等缺点。

(5)有人发现,抗人球蛋白微柱凝胶抗人球蛋白卡与试管法的抗人球蛋白试验有不一致的结果,原因及意义有待进一步研究。

四、适用范围

血型检定、抗体筛查和抗体鉴定、新生儿溶血病检测以及交叉配血试验等。　　**(杜迎新)**

第十四章

血 液 输 注

第一节 全 血 输 注

全血(whole blood,WB)是通过从献血者静脉穿刺采集到含有抗凝剂、保养液的无菌血袋中,不作任何加工的一种血液制品。全血中含有细胞成分和非细胞成分,细胞成分主要有红细胞、白细胞、血小板等,非细胞成分主要有蛋白质、脂类、碳水化合物、凝血因子、水和无机盐等。

全血输注(whole blood transfusion)按《临床输血技术规范》中涉及的"全血可用于急性大量血液丢失可能出现低血容量休克的患者,或者存在持续活动性出血,估计失血量超过自身血容量的30%",并不代表失血量超过自身血容量的30%就一定要输注全血!实际上,当患者的红细胞和血容量同时存在严重不足,又缺乏适当的红细胞和血浆代用品时才考虑输全血。

一、适应证

因为全血中主要含有载氧的红细胞和维持渗透压的白蛋白,4 ℃保存的全血24 小时后的粒细胞与血小板几乎丧失功能,血浆中凝血因子Ⅴ、Ⅷ也明显丧失活性,临床上输全血的适应证越来越少,现代输血主张不用全血或尽量少输全血。适应证为如下列情况。

（一）急性失血、产后出血等大出血

严重创伤或大手术,产后大出血时丢失大量血液,载氧红细胞和血容量明显减少,此时可以输全血。

（二）体外循环

在外科心肺分流术时作体外循环,因机器容量大可用全血。但由于体外循环可造成红细胞机械性损伤,近年来也采用晶体液、胶体液结合红细胞悬液取代全血。

（三）换血治疗

新生儿溶血病去除胆红素、抗体及抗体致敏的红细胞。此时可用全血。

二、禁忌证

(1)心功能不全、心力衰竭的贫血患者、婴儿、老年人、慢性病体质虚弱的患者。

(2)需长期反复输血者。

(3)对血浆蛋白已致敏的患者,以往输血或妊娠已产生白细胞或血小板抗体的患者。

(4)血容量正常的慢性贫血患者。

(5)可能进行干细胞或其他器官移植患者。

三、输注剂量

(1)根据患者的贫血程度、年龄及体重、输血适应证、心肺功能等来决定。

(2)体重为 50 kg 的成人患者输注 200 mL 全血,可提高血红蛋白 5 g/L 或血细胞比容为 0.015。

(3)儿童患者按 6 mL/kg 的剂量输注。

四、输注方法

(1)运用标准滤网(170 μm)的输血器输注或运用床边型白细胞过滤器输注。

(2)输注速度开始较慢,一般为 5 mL/min,数分钟后可适当调快,1 单位全血多控制在 30～40 分钟输完较适宜。

(3)整个输血过程及输后 24 小时内,都要定期观察病情变化,防止输血反应的发生。

(4)输血完成后及时复查血常规,同时将输血情况记录在病历中。

五、注意事项

(一)全血不全

全血在体外保存时,各种成分的生物学活性、生理功能,随着保存时间延长而不同程度地衰减。有实验证明,当血小板储存在 4 ℃全血中 24～72 小时,为患者输注后血小板在其体内恢复仅13.32%。如果在 2～6 ℃保存,血浆中的不稳定凝血因子 V 和 Ⅷ将在 48 小时内降至原来的10%～20%。另外,保存全血随保存时间的延长,pH 下降,血浆钾离子浓度增高,红细胞代谢产物如氨、乳酸含量升高,红细胞 2,3-DPG 含量下降而导致组织中红细胞氧的释放减少,对患者不利的因素增加。因此,以输全血来补充各种血液成分是不可取的。

(二)全血输注疗效差

全血中主要的成分是红细胞,即使刚采集的全血,各种血液成分正常,400 mL 全血中血小板、凝血因子、粒细胞等达不到 1 个治疗剂量,对患者治疗效果差。

(三)输新鲜全血的危险性

目前对新鲜全血无统一的定义,主要指符合以下条件:红细胞存活率接近正常、2,3-DPG 含量接近正常、血清钾离子含量不高等。为此,一般认为 ACD 保养液采后 5 天或 3 天内的血液为新鲜全血,CPD 或 CPD-A 保养液采后 10 天或 7 天内的血液为新鲜全血。输血的主要目的是纠正贫血,改善组织供氧。为了达到这一目的,保存血中有完整的红细胞就可以解决,不需要新鲜血。另外,匆忙输注所谓的新鲜血,易造成输血前对血液病毒检测不充分,存在不安全因素。再者,一些病毒,如梅毒螺旋体,要在 4 ℃冷藏3～6 天后才能失去活性。

(高真子)

第二节　红细胞输注

红细胞的主要功能是输送氧和二氧化碳。血红蛋白(hemoglobin,Hb)与氧的结合力随氧分压的升高而增强。在氧分压较高的肺部,Hb与氧结合成氧合血红蛋白,随血液流到氧分压较低的组织时,氧与Hb分离,将携带的氧释放出来,Hb再与组织所产生的二氧化碳结合,运输到肺部,排出体外。红细胞代谢中所特有的2,3-二磷酸甘油酸(2,3-DPG)可以调节红细胞中Hb的携氧能力。

目前供应的红细胞制品主要为悬浮红细胞,另外还有洗涤红细胞、少白细胞红细胞、冰冻红细胞、辐照红细胞和浓缩红细胞等。由于输注全血的适应证越来越少,临床纠正贫血、提高患者的携氧能力,主要是输注红细胞制品。

红细胞制剂包括以下几种。

(1)悬浮红细胞:由于移去了大部分血浆,可减少血浆引起的不良反应。加入保存液,不仅能更好地保存红细胞,还具有稀释作用,使输注更流畅。适应证:①几乎适用于临床各科需要输血的患者。②慢性贫血,改善由于缺氧直接造成的症状。③急性失血。

(2)洗涤红细胞:由于移去了98%的蛋白和80%以上的白细胞,输血反应更少。但洗涤过程中,红细胞的回收率为70%,损失较大。适应证:①血浆蛋白过敏者。②自身免疫性溶血性贫血患者。③阵发性睡眠性血红蛋白尿患者。④反复输血或多次妊娠已产生抗体而引起输血发热反应患者。⑤高钾血症患者;肝肾功能不全患者。

(3)少白细胞红细胞:制备有两种方法,一是使用白细胞滤器,可以去除99.3%～99.6%的白细胞,去除效率高,另一种是离心法,可去除80%左右的白细胞。由于去除了绝大部分的白细胞,可明显减少输血反应和输血相关疾病的传播。适应证:①用于反复输血或多次妊娠已产生白细胞或血小板抗体而引起非溶血性发热反应的患者。②准备器官移植及移植后的患者。③免疫功能低下或免疫抑制的患者。④需要反复输血的患者,一开始就输注少白细胞血液可以延缓或避免因输血而产生的同种异体抗体(HLA抗体)。

(4)冰冻红细胞:常以甘油作为保护剂,对红细胞低温冻存。根据甘油的浓度和保存的温度,红细胞的保存期可达3年或10年。适应证:①稀有血型血液的保存,或含多种同种抗体患者的自身贮血。②准备作自体输血患者的自体血的长期保存。③曾经输过血并且发生过输血反应的患者。

(5)辐照红细胞即以25～30 Gy剂量的γ射线照射红细胞,以杀灭有免疫活性的淋巴细胞但又不明显损害红细胞和其他血液成分的功能。从而预防TA-GVHD的发生。适应证:①免疫功能低下患者。②移植后患者及与献血者有血缘关系的受血者的输血。

一、急性失血的输血

急性大量失血可导致严重贫血,引起组织器官严重供氧不足,在有效止血、补充血容量和改善组织灌注的同时,常需要输注红细胞以改善组织供氧。但并非所有急性失血的患者都需要输血。

(一)紧急复苏

晶体液 20～30 mL/kg 或胶体液 10～20 mL/kg 加温后 5 分钟内快速输注。根据输注效果决定进一步如何输血。

(二)先晶后胶

晶体液用量至少为失血量的 4 倍,失血量＞30％血容量时可以考虑输注胶体液,晶体液与胶体液的使用比例为 3：1。

(三)红细胞输注

扩容使患者心排血量和组织血流灌注恢复或改善后,如果患者较年轻、心肺功能良好,未必都要输血。在有明显贫血症状时,可通过输注红细胞纠正患者组织缺氧状况。

1.失血量

失血量不超过血容量的 20％只输液,不输血;失血量达血容量的 20％～30％时,输液和红细胞;失血量达 50％～100％时,输液、输红细胞和白蛋白。

2.实验室指标

血红蛋白＞100 g/L,可以不输血;血红蛋白＜70 g/L,应考虑输血;血红蛋白在(70～100)g/L之间,根据患者的贫血程度、心肺代偿功能、代谢情况及年龄等因素决定是否需要输血。

(四)其他成分输注

失血量超过总血容量时,可根据实际情况补充血小板、冷沉淀、新鲜冰冻血浆等。

(五)失血量的计算、临床表现与失血量的关系

(1)急性失血,尤其是急性失血性休克患者,失血量的估计往往比较困难,可用称量法,即量取收集到的血液、血块的体积和称量染血的敷料、纸垫等(1 g＝1 mL)或运用休克指数计算法(表 14-1,休克指数＝脉率/收缩压)。

(2)失血量与临床的表现。①20％以下失血量:神志清、口渴、皮肤发凉、脉率 100 次/分以下,有力,收缩压正常、脉压缩小,尿量正常。②失血量 20％～40％:表情淡、口很渴、皮肤苍白、脉率100～200 次/分,收缩压 9.33～12 kPa(70～90 mmHg),脉压小、尿少。③失血量在 40％以上:意识模糊,非常口渴,皮肤明显苍白,肢体凉,脉速细弱,收缩压 9.33 kPa(70 mmHg)以下或测不到,无尿。

表 14-1　休克指数与失血量的关系

休克指数	失血量
0.5	10％～20％
1.0	20％～30％
＞1	30％～50％

休克指数每增加 0.5,或平均脉搏压降低 1.3 kPa(10 mmHg)失血量增加 500～1 000 mL

二、内科输血

(一)普通内科红细胞输注原则

(1)血红蛋白＜60 g/L 或血细胞比积＜0.2,伴有明显贫血症状。

(2)贫血严重,虽症状不明显,但需要手术或待产孕妇。

(3)代偿性贫血重点要对病因治疗,不轻易输血。

（4）贫血越重，输血速度要越慢。

（5）不需要恢复血红蛋白至正常水平，升高到足够缓解临床症状的水平即可。

（二）血液内科红细胞输注原则

长期输血易产生同种免疫反应，导致输血不良反应并降低输血疗效。最好输少白细胞红细胞并关注铁负荷的增加。Hb 的高低不是决定输血的最好指标，而是以症状为主。常见输血的疾病有以下几种。

1.再生障碍性贫血（再障）

再障在临床上可分为急性和慢性两大类，急性再障临床上病情严重，红细胞、粒细胞与血小板均显著减少，故常需要输红细胞治疗；慢性再障发病缓慢，以慢性贫血为主要表现，但常可以适应，因此如无明显症状，可尽量少输血或不输血。对于再障引起的贫血的红细胞输注指征为：①Hb＞60 g/L，又无明显症状，一般不需要输血。②Hb＜60 g/L 或 HCT＜0.2 并伴有严重代偿不全的症状或在安静时有贫血症状，可输红细胞。

2.地中海贫血

地中海贫血因类型、临床表现及遗传型不同，对输血的需要亦不相同。

α 地中海贫血患者的输血，可按照患者血红蛋白水平、症状程度及代偿功能等来确定是否需要输血。需要输血时可输浓缩红细胞；一般患者血红蛋白维持于 70～80 g/L 时，无须输血治疗。脾切除手术治疗前后可输红细胞加扩容药物。

β 地中海贫血患者的输血，轻型和静止型不必输血；中间型常有中等程度贫血，一般不依赖输血可维持生命，但在合并感染、妊娠或手术时需输注浓缩红细胞；重型地中海贫血患者，目前输血是唯一有效的治疗方法。现主张出生后一经确诊并有贫血时应尽早采用高量或超高量输血，以使患者生长发育正常。①"中量"输血：通过间歇性输注红细胞，使 Hb 维持在 60～70 g/L 水平。②"高量"输血：此方案通过输红细胞，使 Hb 维持在 100 g/L 左右，开始宜短期内反复输注，待 Hb 达到上述水平后，适当延长输血的间歇期。③"超高量"输血：要求在婴儿期开始，短期反复输血，使血红蛋白在 130 g/L，血细胞比容在 35％以上，可使患者生长发育正常，延缓脾脏肿大。

3.自身免疫性溶血性贫血（AIHA）

由于机体免疫功能异常，患者体内产生了针对红细胞的自身抗体，并吸附在红细胞表面，使自身红细胞破坏，如果骨髓代偿不足可导致贫血。这种患者常常会产生输血无效或发生溶血危象。因而对本病患者的输血应注意以下几点。

应尽量避免输血，对可输可不输者，不输。及时用肾上腺素、环孢素 A、大剂量静脉注射免疫球蛋白等有效药物治疗。

输血应根据贫血程度、有无明显症状、发生快慢而定。在急性贫血患者出现严重症状时，能排除同种抗体者须立即输注红细胞。对慢性贫血患者，血红蛋白在 80 g/L 以上可不必输血；在 50～80 g/L 时，如有不能耐受的症状时可适当输血；在 50 g/L 以下时应予输血。

以往认为本病患者应输注洗涤红细胞，现在认为，为了抢救及时，不强调应用洗涤红细胞。

如必须输血，在交叉配血不完全相合时，应从多份同型血中选取反应最弱的供血制备成洗涤红细胞，再输注。首次输血量不超过 100 mL 红细胞，必要时可 1 天 2 次，不主张大量输血，以免发生循环负荷过重。输血不宜过快，尤其对心肺功能差的患者输血速度不宜超过 1 mL/min。

不强调血液加温,但应对患者保暖,个别严重冷凝集综合征患者可考虑加温。

在输血治疗无效时,可用血浆置换术,也可大剂量静脉注射免疫球蛋白。

4.阵发性睡眠性血红蛋白尿

本病患者红细胞对补体异常敏感,易引起血管内溶血。目前尚无特效治疗方法。输血是减轻症状、延长生命的重要措施之一。输血指征如下:①血红蛋白<60 g/L 或血细胞比容<0.2,伴有明显贫血症状。②有妊娠、分娩、感染、外伤及手术等应激情况时也要输血治疗。③过去对本病一直主张输注洗涤红细胞,但最新的临床研究表明此类患者不必输注洗涤红细胞,而用浓缩红细胞即可。但多次输血的患者可产生白细胞抗体,并与敏感的红细胞发生作用,故应输少白细胞的红细胞或加用过滤器滤除白细胞。

5.白血病

白血病分急性与慢性两大类,其中急性多于慢性。前者发病时可有贫血、感染、出血及浸润等症状和体征;后者以淋巴结或脾大等浸润征象为主,晚期亦有贫血、感染及出血。在病程中采取化学治疗及骨髓移植等都需要输血支持治疗,这是获得缓解、长期生存的基本保证。

急性白血病在 Hb<60 g/L 伴明显贫血症状,Hb>70 g/L 需强烈化疗时可输注红细胞制品,在进行异基因骨髓或外周血干细胞移植时,输注血液制品时最好能将白细胞去除。

慢性粒细胞白血病患者如发展到加速期或急性期,其输血问题可参照急性白血病患者的输血。慢性淋巴细胞白血病在早期并无输血问题,如合并有自身免疫溶血性贫血,可按照有关自身免疫溶血性贫血患者的输血部分。在疾病的后期合并贫血及血小板减少时,可按照成分输血的有关原则及输注方法治疗。

三、输注剂量

(1)按公式,由输血前患者的 Hb 和预计输血后患者的血红蛋白升高值,计算输血量;或根据输血前患者的血红蛋白检测值和输血量,计算输血后 Hb 升高的预期值。

$$红细胞输入量(L)=\frac{(期望 Hb 值-实测 Hb 值)\times0.9\times体重}{输入血 Hb 值}$$

注:Hb 值单位为 g/L,体重单位为 kg,输入血 Hb 值按 120 g/L 计,计算所得的红细胞输入量为 L。

(2)如果输血后 Hb 达不到期望的升高值,应考虑是否存在输注无效情况。

四、输注方法

(1)输注前充分混匀红细胞,用标准输血器进行输注。

(2)输注速度不宜过快,成人一般按 1～3 mL/(kg·h)速度输注;对心、肝、肾功能不全、年老体弱、新生儿及儿童患者可按小于 1 mL/(kg·h)速度输注。

(3)红细胞输注时,除必要时加入少量生理盐水外,不允许向红细胞中加任何药物及其他物质。

五、疗效评价

输注 1 个单位红细胞后患者 Hb 及 HCT 上升值与体重的关系见表 14-2。

表 14-2　输注 1 U 红细胞 Hb 及 HCT 上升值与体重的关系

体重(kg)	Hb 上升值(g/L)	HCT(%)
30	9.67	2.89
35	8.30	2.49
40	7.30	2.19
45	6.53	1.96
50	5.90	177
55	5.37	1.61
60	4.93	1.48
65	4.57	1.37
70	4.23	1.27
75	3.97	1.19
80	3.73	1.12

（高真子）

第三节　血小板输注

　　血小板的主要功能是参与止血,当患者血小板减少或功能异常时需要输注外源性血小板以达到止血或预防出血的目的。根据输注目的的不同,血小板输注分为治疗性输注和预防性输注。

　　血小板抗原系统复杂,有血小板特异性抗原,还有血小板共有抗原如 ABO、HLA、Lewis、I、P 等系统。其中 HLA 和 ABO 系统在临床上最有意义,血小板输注要求 ABO 同型输注。对于多次输血有妊娠史的孕、产妇,如果需要输注血小板时,要考虑到血小板输注无效问题。血小板配型或抗体筛选时,要同时考虑血小板特异性抗原系统和血小板共有抗原系统,应特别重视 HLA 抗原抗体系统对血小板的破坏。

　　目前,根据制备方法不同,血小板制品有两大类,一种是通过对采集的全血离心分离出浓缩血小板,一种是利用血液单采机自动采集的单采血小板。前者可以节约血源,一血多用,后者可以从单个供血者得到高纯度和含量高的血小板。

一、输注指针

(一)外科

(1)血小板数量减少或功能异常,伴有出血倾向或表现。

(2)血小板计数 $>100\times10^9$/L,可以不输。

(3)血小板计数在 $(50\sim100)\times10^9$/L,根据是否有自发性出血或伤口渗血决定。

(4)血小板计数 $<50\times10^9$/L,应考虑输注。

(5)如术中出现不可控制的出血,确定血小板功能低下者,无论血小板数量多少,均可考虑输注。

(6)控制产科 DIC 出血时很少需要血小板,但抢救重症 DIC 时,一次性输注 3 个治疗量血小板,效果好。

(二)儿科

(1)血小板明显减少,临床有明显出血,特别是有颅内出血。

(2)临床无明显出血,但有以下情况之一者需输注血小板。①血小板计数$<20\times10^9/L$。②在下列特殊情况下,血小板阈值应调为早产儿$>50\times10^9/L$。病态早产儿或需做侵入性操作术患儿$>100\times10^9/L$。

(三)内科

(1)血小板计数$>50\times10^9/L$,一般不需要输。

(2)血小板计数在$(10\sim50)\times10^9/L$,根据临床出血情况决定,可考虑输。

(3)血小板计数$<5\times10^9/L$,应立即输注。

(4)有出血表现时应一次足量输注,并测CCI值(输后1小时CCI>10者为输注有效)。

二、输注剂量

(1)成人每次输注1个治疗剂量($\geqslant2.5\times10^{11}/$袋),外周血小板大约增加数见表14-3,严重出血或已产生同种免疫反应者应加大输注剂量。

(2)儿童应根据患儿年龄和病情将1个治疗剂量的血小板分为$2\sim4$次输注。

(3)新生儿一次输注成人剂量的$1/10\sim1/5$,体积控制在$20\sim30$ mL。

表14-3 输注1个治剂量的血小板增加数与体重关系的理论值

体重(kg)	PLT($\times10^9/L$)
45	49
50	44
55	40
60	37
65	34
70	32
75	29

三、输注方法

(1)输注前应轻摇血袋,使血小板和血浆充分混匀。

(2)输注前不需要作交叉配血,ABO血型同型输注。

(3)运用标准滤网($170\ \mu m$)的输血器输注,同时以患者可以耐受的最大速度输入。

四、疗效评价

(1)血小板计数增加校正指数(CCI)根据体表面积计算,以期减少个体差异的影响而更准确地评价输注效果。通常认为,输注1小时后的CCI<10或输注24小时后的CCI<5,应考虑血小板输注无效。计算公式为:

$$CCI=\frac{PI(10^9/L)\times S(m^2)}{N(10^{11})}$$

S＝0.006 1×H(cm)＋0.012 8×W(kg)＋0.015 29

S 为患者的体表面积(m²)；H 为患者的身高(cm)。

(2)血小板回收率(PPR)通过检测患者输注血小板 1 小时或24 小时后的血小板计数进行计算,以评价输注后血小板在体内的存活情况。计算公式为：

$$PPR=\frac{PI(10^9/P)\times W(kg)\times 0.07}{N(10^{11})\times 100\times F}\times 100\%$$

PI＝输注后血小板计数(10⁹/L)－输注前血小板计数(10⁹/L)

（高真子）

第四节 血 浆 输 注

血浆(plasma)是血液的液体成分,由蛋白质、脂类、无机盐和大量化合物组成。主要生理功能有补充蛋白质、维持酸碱平衡、运输、调节和维持胶体渗透压等。血浆制品主要有新鲜冰冻血浆(fresh frozen plasma,FFP)和普通冰冻血浆(frozen plasma,FP),前者包含全部凝血因子,后者不稳定的凝血因子特别是Ⅴ因子和Ⅷ因子几乎全部失活。

目前我国已有对血浆进行病毒灭活后输注,部分血液中心或血站采取了对全部血浆病毒灭活后再供应到临床的措施,对减少输血传播性疾病的发生有一定效果,但目前我国尚无统一的标准,且病毒灭活对凝血因子的损害程度缺乏官方的数据,对不同凝血因子的损害程度不等,在以补充凝血因子为目的的输血中要适当加大用量。同时对全部血浆采取病毒灭活后再供给临床,有违"血站基本标准"之嫌。

一、适应证

(1)无相应浓缩制剂的凝血因子的补充、肝病获得性凝血功能障碍、口服抗凝剂过量引起的出血、抗凝血酶Ⅲ缺乏、血栓性血小板减少性紫癜和治疗性血浆置换术等。

(2)输血量相当于自身血容量,PT 或 APTT 大于正常的1.5 倍,创面弥漫性渗血,有先天性凝血功能障碍等情况时,应考虑输新鲜冰冻血浆。

(3)只要纤维蛋白原浓度＞0.8 g/L,即使凝血因子只有正常的 30%,凝血功能仍可维持正常。即患者血液置换量达全身血液总量时,实际上还会有 1/3 的自身成分(包括凝血因子)保留在体内,仍有足够的凝血因子。但应当注意,休克没得到及时纠正时可导致消耗性凝血障碍。

(4)新鲜冰冻血浆的输入量达到 10～15 mL/kg 体重才能达到补充凝血因子的作用,对于需要输注的患者,一次足量输注才能达到最佳效果。

二、输注剂量

(1)输注的剂量取决于患者具体病情需要,一般情况下,凝血因子达到正常水平的 25%基本能满足止血要求。

(2)一般成人患者输注剂量为 200～400 mL,或按 10～15 mL/kg 计算。儿童患者酌情减量。

三、输注方法

(1)输注前放入 37 ℃恒温水浴箱或 37 ℃血浆融化系统中快速融化,时间控制在 10 分钟内。

(2)融化后的 FFP 在 10 ℃以下放置不能超过 2 小时,也不可再冻存,以免血浆蛋白变性和不稳定凝血因子失活。

(3)运用标准滤网(170 μm)的输血器输注,同时控制速度为≤10 mL/min。

(4)输注前不需要做交叉配血,选择 ABO 同型输注。

四、疗效评价

主要是依靠临床观察出血表现的改善情况。

五、不良反应

常见的不良反应有变态反应、荨麻疹、循环负荷过重、心功能不全、同种免疫反应、非溶血性发热反应及输血传播疾病等。

六、注意事项

(一)禁用血浆补充血容量

由于血浆有传染疾病风险和易发生变态反应,禁用血浆作为扩容剂来补充血容量。对于急性大量失血患者,应严格按照复苏要求,先输晶体,再输胶体扩容,最后考虑输血。常用的扩容剂有右旋糖酐(dextran)、羟乙基淀粉(hydroxyethyl starch,HES)、氧化聚明胶(oxypolygelatin,OPG)羧甲淀粉和改良液体明胶(modified fluid gelatin)羧甲淀粉。必要时输注白蛋白制品,安全且效果好。

(二)禁用血浆补充营养

输血或血浆解决不了患者的营养问题。水解蛋白质营养液、氨基酸氧聚明胶、乳化脂肪注射液则是补充营养更科学的选择。

(三)禁止输红细胞悬液时搭配输血浆

输几单位红细胞,配几袋血浆,再配血小板的输血方法是不科学的,应禁止。对于严重创伤、病情不稳定、出血未控制的休克,国外曾有人主张每输 10~12 U 红细胞搭配 2 U FFP 和 8 U 血小板可以预防病理性出血的发生。但目前普遍认为,输何种血液成分均需达到其输注指征,禁止搭配输血,特别是输注红细胞制品时搭配输血浆。

(高真子)

第五节　冷沉淀凝血因子输注

冷沉淀是在控制条件下融化新鲜冰冻血浆而采集的沉淀物,使悬浮于 20~30 mL 的血浆中。每 200 mL 血浆制备的冷沉淀,Ⅷ因子含量≥80、纤维蛋白原含量≥150 mg,同时还含有血管性血友病因子、纤维结合蛋白和因子ⅩⅢ等。

一、适应证

(1)儿童血友病甲。

(2)血管性血友病。

(3)先天性或获得性凝血因子Ⅷ缺乏症。

(4)先天性或获得性纤维蛋白原缺乏。

(5)严重外伤及DIC等致纤维蛋白原降低者。

(6)大面积烧伤、严重感染、白血病和肝功能衰竭的患者。

(7)手术后伤口渗血患者。

(8)先天性血小板功能异常致出血患者。

(9)大量输注库存血后的患者等。

二、输注剂量

(1)血友病甲患者,一般认为按10 kg体重输1单位计,每天1次维持3～4天。手术出血时,应维持7～10天。

(2)纤维蛋白原缺乏症,所需的冷沉淀剂量取决于患者血浆中原来的纤维蛋白原水平,常用剂量为每10 kg体重输1～1.5单位。使血浆中纤维蛋白原水平维持在0.5～1.0 g/L为适度。

(3)对于大量出血患者,补充冷沉淀的指征是纤维蛋白原浓度＜0.8 g/L。

(4)往往是在输入足量的新鲜冰冻血浆的基础上补充冷沉淀,普通血浆加冷沉淀的输血组合是不科学也不经济的做法。

三、输注方法

冷沉淀在37 ℃水浴中3～5分钟可以完全融化,融化时不宜超过37 ℃,否则Ⅷ因子活性会丧失。融化后必须在4小时内输完。融化后因故未能及时输用时,不宜再冻存。

可以逐袋静脉推注,也可将数袋汇总,并通过冷沉淀的出口部位加入生理盐水(10～15 mL)加以稀释后静脉输注。以患者可以耐受的最快速度输注。

由于黏度较大,静脉推注时,最好在注射器内加入少许枸橼酸钠以防因凝集而堵塞针头。

四、疗效评价

(1)人血浆中纤维蛋白原的参考值为2～4 g/L,最低止血浓度为0.5～1.0 g/L。冷沉淀用于补充受血者的纤维蛋白原时,1个单位(袋)(200 mL新鲜冰冻血浆制备)一般可提高成年人纤维蛋白原50～100 mg/L。

(2)依据观察患者的出血表现是否得到改善,有关出凝血的检测指标是否有所好转。

五、不良反应

同新鲜冰冻血浆。

(高真子)

第六节 粒细胞输注

粒细胞在人体的主要功能是对侵入的病原体通过吞噬和杀灭而执行对机体的防御功能。粒细胞成熟后,大多仍保留在骨髓内,只有少数的释放至血液循环中,只有在急需情况下才大量进入血液循环中,骨髓中贮存量是循环中的 $10\sim15$ 倍。中性粒细胞在循环中的半寿期为 $5\sim7$ 小时,一旦进入组织或炎性部位、渗出液及体液则不能重返血管。

目前,粒细胞制品在临床上的使用日益减少,因为输注粒细胞可引起严重的输血不良反应。临床上,只是在患者粒细胞缺乏并伴发严重感染,并联合抗感染治疗无效的情况下才考虑粒细胞输注治疗。制备方法有沉降法单采粒细胞、离心取白膜分离粒细胞和血细胞分离机单采粒细胞三种,更主张用后者,因为可以从单个供血者获得足量的粒细胞制品。

一、适应证

(1)中性粒细胞严重减少,低于 $0.5\times10^9/L$;发热 $24\sim48$ 小时,有明确的感染证据,如血培养细菌或真菌阳性;经适当的、强有力的抗生素治疗 48 小时无效者。

(2)粒细胞减少或缺乏患者,重点在于预防感染,一旦感染,首先进行积极的联合抗感染治疗。使用粒细胞输注前应充分考虑其严重的不良反应,慎重使用。

(3)对于化疗、放疗、药物或毒物等因素引起的骨髓抑制而致粒细胞减少或缺乏,应在抗感染的基础上给予细胞因子或药物治疗,避免盲目冒险输注中性粒细胞制品。

二、输注剂量

1 袋单采浓缩粒细胞(含粒细胞数 1.0×10^9)作为 1 个成人患者的治疗剂量,每天输 1 个单位,连续 $4\sim6$ 天,直至感染控制。

三、输注方法

(1)必须在输注前对粒细胞制品进行辐照处理,以杀灭有活性的淋巴细胞,预防 TA-GVHD。

(2)因制品中混有大量的红细胞,粒细胞输注前需进行交叉配血。

(3)粒细胞制品宜保存在 $20\sim24$ ℃或常温下。尽可能在 $4\sim6$ 小时内输注。

(4)由于粒细胞输注的不良反应严重,输注过程中密切监视患者情况。

四、疗效评价

临床输注的疗效不应以输注后中性粒细胞数值的升高来判断,应以患者体温是否下降,感染是否控制等实际疗效来判断。

五、不良反应

(1)肺部并发症,发生率高达 50% 以上。

(2)输血后移植物抗宿主病。

(3)同种免疫反应发生率高,增加了再次输血时发生输注无效的风险。

（高真子）

第十五章

自体输血技术

第一节　储存式自体输血技术

储存式自体输血(predeposited autohemotransfusion)就是把自己的血液或血液成分预先储存起来,以备将来需要时应用。这种输血方式开始于 1921 年,一位小脑肿瘤患者需择期手术,医师迫于无奈在手术前一天采集患者自身血液 500 mL,以 2‰枸橼酸钠溶液抗凝,储存在冷藏箱中。术后将保存血回输给患者,效果良好。这个成功经验引起人们的关注,使储存式自体输血逐渐成为临床可以接受的一种技术。

一、原理

储存式自体输血是提前数天或数十天分阶段采集自身血液,包括全血、红细胞、血浆等各种成分保存起来,以便实施择期手术、术后或将来需要输血时使用,也可以在某些疾病缓解期采集自身血液成分,以便必要时使用。

二、器材

电子秤、高频热合机、4 ℃冰箱、止血带、多联采血袋、剪刀、输血器等。

三、试剂

2‰～5‰碘酊;75‰(v/v)乙醇;ACD 或 CPD 或 CPDA-1 红细胞保养液、平衡盐晶体液等。

四、操作步骤

(一)采血前的准备

1.申请

经治医师请输血科人员及相关人员会诊,确定储存式自体输血填写统一的申请表格,经患者或家属同意后签字。

2.检查

做详细的体格检查,包括血压、脉搏、心肺功能等;做血液检查,除了特殊外,首次的及最后的采血前血红蛋白男性不低于 120 g/L,女性不低于 110 g/L,血细胞比容 0.34 以上。一般来说,符合以上标准的自体输血者都能完成 3 次以下的采血,也有个别的自体输血者由于血红蛋白、血细胞比容未恢复到原有水平,第二次第三次采血应往后推。自体输血者献血标准的确定,要根据临床需要和患者实际情况而定,有些患者常常达不到以上标准,但也可以为自体输血而献血,在采血过程中,必须严密观察,以便及时处理采血过程中不良反应的发生。

3.采集量

首先根据患者体重计算患者总血容量(total blood volume,TBV),一般 TBV 为 70 mL/kg,如 60 kg 患者,TBV 为 4 200 mL,通常按 TBV 的 10%～15%采血(300～400 mL),不会出现不良反应,采血200～300 mL即使没有补充晶体液亦是安全的。尽管如此,采血过程中应根据病情输注等量或 2 倍采血量的晶体液,以避免低血容量反应。

4.年龄

大多数认为 16～65 岁,但 Silvergleid 认为从婴儿到 80 岁老人都可以进行自体输血,该作者进行了 180 例儿童和成年自身输血,观察了 3 个年龄组:儿童、中年(45～65 岁)、老年(65 岁以上)。所有年龄组都做完了 4 个单位的采血,研究资料显示,所有年龄组都未发生血红蛋白下降或出现严重的采血反应。

5.体重

对体重小的可采少量血,通常不多于估计血容量的 12%,对体重少于 50 kg 者,其简便的标准是:在 50 kg 以下每 0.5 kg 少采 4 mL。保存液量必须按比例减少,其计算方法如下:

V1(采血容器内的抗凝剂 mL)=V0(400 mL 血液所需抗凝剂 mL)×患者体重(kg)÷50(kg)

例如:400 mL 血袋抗凝剂 64 mL,患者体重 33 kg,所需该抗凝剂量如下。

V1=64×33/50=42 mL,该患者所需 CPD-A 抗凝剂 42 mL。从采血容器内 64 mL 的抗凝剂中移去 22 mL。

为了确定准确的采血量,可应用公式:应采集量/400 mL=自体输血者体重/50 kg。如自体输血者 60 kg,则应采血量=60÷50×400=480 mL。

确定采血量以后再计算其抗凝剂量:采血量/400 mL=抗凝剂量/64 mL。抗凝剂量=480÷400×64=76.8 mL。

6.铁剂的补充

在对自体输血者经常献血时,为补充移去的铁而供应铁是必要的。通常在自体献血者的采血前 1 周开始给硫酸亚铁 300 mg,1 天口服 3 次,饭后服用,至最后 1 次采血后继续补充几周或几个月。在有适当铁剂的供应下,由于定期缺血的刺激,骨髓产生红细胞可能比正常水平高 5～6 倍。经自体输血而献血患者使用红细胞生成素于铁剂补充,可以每 3 天献血 1 单位,如果只用铁剂补充,只能 7 天献血 1 单位。

(二)采血

1.“蛙跳”式采血

根据各医院具体手术种类和病情决定采血次数和时间,见表 15-1。最初采集第 1 袋血液,同时输注相当量的晶体盐溶液,1 周后即第 8 天进行第二次采血,采集第 2、3 袋血,同时回输第 1 袋血,再过一周采集第 4、5 袋血,而回输第 2 袋血。按照这种方法采血、回输、采血,反复到 29 天,就能得到表中第 5、6、7、8 和 9 单位的血液,共计可得到 2 000 mL 血液。

2.直接采血

在术前 4～5 周开始,每间隔 1～2 周采血一次直接放入 4 ℃冰箱储存备用,手术过程中或术后需要时进行回输。

表 15-1 "蛙跳"式自身血液储存采血及回输参考日程安排表(400 mL/L 袋)

采血时间	采血	回输血液	再采血
第 1 天	第 1 袋		
第 8 天	第 2 袋	第 1 袋	第 3 袋
第 15 天	第 4 袋	第 2 袋	第 5 袋
第 22 天	第 6 袋	第 3 袋	第 7 袋
第 29 天	第 8 袋	第 4 袋	第 9 袋
(实际储存备用的自身血液为第 5～9 袋,共 5 袋 2 000 mL)			

3.贮存与回输

(1)全血收集在 ACD 和 CPD 保存液中 4 ℃能储存 21 天,在CPDA-1保存液中可储存 35 天;AS-1 和 AS-3 为分出血浆后的红细胞保养液,4 ℃可保存 42 天。因此,术前预存自体血在通常情况下,可以耐受更加密集的采血周期,如 3～4 天。这样也可以在 35 天内采集到 6 单位以上的血液。

(2)对于某些不能耐受高频采血或某些手术需要延期到 6 个月的患者,以及需要保存不稳定的凝血因子或其他血浆蛋白,则可将血采集入双联袋内,进行血液成分分离,将血浆置于－20 ℃以下冷冻保存,浓缩红细胞置(4±2)℃或冷冻保存,浓缩血小板冷冻或置(22±2)℃血小板振荡保存箱中保存,冷冻保存的血液成分在输用前融冻洗涤去甘油后再输用。

(3)在外科手术前利用单采方法采集较大剂量的血小板置(22±2)℃血小板振荡保存箱或冷冻保存,需要时再回输。白血病或其他类型疾病患者在缓解期也可以将单采血小板保存,待患者由于化疗或放疗后血小板减少时,再将血小板回输。这样可以避免因输同种异体血小板而产生的无效性血小板输注。

五、适应证

(1)心、胸、脑血管外科、整形外科、骨科等择期手术者。

(2)多种红细胞抗体或对高频抗原的同种抗体所致的对所有供血不配合者。

(3)稀有血型者预存自身血液以备紧急情况下使用。

(4)有严重输血反应病史者。

(5)准备进行骨髓移植的患者。

(6)预期分娩时需要输血的孕妇。

(7)预防因输血产生同种免疫抗体(如对血小板输注无效者,IgA 缺乏者,有血浆蛋白抗体的患者等)。

(8)实体肿瘤或恶性血液病患者在放疗或化疗后的缓解期预存自身血,当再次放疗或化疗时回输。

六、禁忌证

(1)有疾病发作史而未被完全控制的患者采血可诱发疾病发作。

（2）有献血史并发生过迟发型昏厥，如献血后数小时内虚脱或意识丧失者。

（3）充血性心力衰竭、主动脉瓣狭窄、室性心律不齐以及严重高血压者。

（4）服用抑制代偿性心血管反应的药物者，如β受体阻滞剂等。

（5）有细菌感染或正在使用抗生素者（因为血液在贮存期内细菌会增殖，将其回输会导致菌血症）。

（6）有遗传缺陷造成红细胞膜异常、血红蛋白异常或红细胞酶缺乏使自身血液在贮存期间易发生溶血的患者。

七、不良反应

自体输血患者献血时主要的危险是产生血压过低。据报道，对第一次男性或女性的献血者该发病率为 3.8% 或 4.9%，对于已献过血的男性或女性则为 1.1% 或 1.9%。多数反应是平稳的，但有时是严重的。出现低血压、心动过速、昏厥、抽搐，恢复时间若超过 15 分钟，这种症状可能会有潜在的危险。

八、注意事项

（1）自身贮血者不需要符合同种异体献血者的标准，如年龄、体重、血红蛋白均可灵活掌握，不需配血，直接输用。

（2）采血频次和数量应当由输血科医师、患者的主管医师及患者亲属协商后确定。动员蛋白质进入血浆，使血浆容量恢复到正常所需的最长时间为 72 小时，因此，除特殊情况外，采血频次应当是两次间隔不少于 3 天，最好采血至手术前 3～7 天。每次采血 1～2 个单位，总量允许采 4～5 单位的血液。

（3）应加强监测外周血象及病情变化，确定是否适合继续采血和备血。

（4）采血后要适当加强休息、调配饮食，注意补充铁、蛋白质等造血需要的物质，必要时注射红细胞生成素（EPO）刺激骨髓红系造血。

（5）自体血必须在规定的标签上标明患者姓名、病案号、ABO 血型、Rh 血型、采血日期及有关血清学检查的项目，并且要标明仅作自体输血字样。

（6）对于患者未使用的自体血，只要自身献血者符合献血标准要求，通过血液中心进行再次确认合格，可以供给其他患者输用；不符合标准要求的自身血，则必须以妥当的方式废弃。

（吴玉平）

第二节　回收式自体输血技术

外伤或大手术常伴随大量失血，将这些血液收集起来，经过处理再回输给患者可节约宝贵的血液资源。血液不足时，回收式自体输血（salvaged autohemotransfusion）是帮助需血量大的手术得以顺利进行的有效手段。近 30 年来，随着心血管外科、创伤外科的发展，回收式自体输血在临床已广泛应用。

一、原理

回收式自体输血技术是将患者在手术过程中或其他情况下的血液进行收集、洗涤、过滤等处理后,再回输给患者的一种自体输血方法。

二、器材

AUTOLOG™自体血液回输系统、一次性血液收集管道、负压吸引器、电子秤、高频热合机、4 ℃冰箱、大容量低温离心机、血细胞回收仪、止血带、四联采血袋、剪刀、输血器等。

三、试剂

2％～5％碘酊;75％(v/v)乙醇;生理盐水、ACD-A 等。

四、操作步骤

(一)术中洗净回收式自体输血

利用全自动血液回收机,将手术中流出的血液用负压吸引器吸引至血液贮存器中,血液经滤器时可以除去 170 μm 以上的异物(脂肪、组织碎片、游离血红蛋白等),再将收集的红细胞用生理盐水洗涤,然后移至血袋中(不含保存液),即回输给患者。运用 Medtronic 公司生产的 AU-TOLOG™自体血液回输系统进行操作。

(1)打开电源,打开负压源,依照安装图(图 15-1)安装一次性耗品,连接管路。注意:管路必须可靠地置于气泡检测器中。

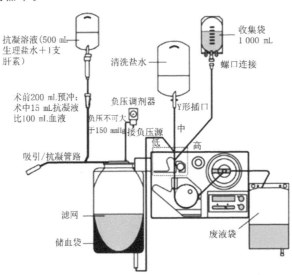

图 15-1 AUTOLOG™自体血液回输系统安装图

(2)在将负压源管路接上储血罐之前,堵住负压管路口,用负压调节器限制其负压不大于 20.0 kPa(150 mmHg)。

(3)打开抗凝管路夹,用 200 mL 抗凝液预冲吸引管路和储血罐。术中回收血液时的抗凝剂用量为:每 100 mL 血液使用 15 mL 抗凝液。

（4）开放清洗盐水管路夹，开放集血袋入口管路夹，开放储血罐出口管路夹；夹闭集血袋出口管路夹，关闭废液袋排液夹。

（5）按压[Go]绿色确认键多次，直至显示：STOP 0 mL 0 mL。此时进入停止模式。此时再按压[Go]绿色确认键，显示 Machine Ready 0 mL 0 mL。此时进入自动模式。自动模式下，储血罐内液体超过 800 mL 时，机器将自动开始血液处理循环；停止模式下，机器不会对储血罐液体重量做出反应。当预计出血量较大而且出血速度较大时，请务必工作于自动模式下。

在自动模式下，再按压[Go]绿色确认键，显示 Final Cycle? No。此时可以人为启动血液处理循环，用[＋]键选择回答 Yes，并再压[Go]绿色确认键即可。

（6）Autolog 可以经由自动与人为两种方式进入血液处理循环。一个血液处理循环包括以下几个步骤。①冲注：血液由泵头带动，从储血罐进入高速旋转的离心碗中，其成分被分离，红细胞留在碗中，其他成分被舍弃。当 Autolog 探测到红细胞已注满离心碗时将结束冲注，转入下一步。②清洗：约 250 mL 清洗盐水由泵头带动，以脉冲式的间断冲洗法，对离心碗中的红细胞进行冲洗。③排空：泵头反转，将离心碗中浸于清洁盐水中的红细胞排入集血袋中。排空结束后，Autolog 将自动开始下一个血液处理循环。当连续的循环次数到达 7 次后，Autolog 将进入停止模式。此时用户有机会将快要注满的集血袋中的血液转移出去。

（7）结束全过程：全部的血液处理完毕后，机器显示"PROCESSING COMPLETE REMOVE AIR→FCT"，提示用户对收集袋进行排气。操作者应当将收集袋从挂钩上取下，接口向上持于手中，继续按压绿色 Go 键以排气。松开该键结束排气。

（8）手动控制功能：按压 STOP 停止键，Autolog 将进入停止模式，显示 STOP XXmL XXmL。此时，按压 FUN 功能键，将提供3 种手动控制液体流向的方式。

按一次 FUN 功能键，显示"Empty Cent》Reservoir"。此时若持续按压绿色 Go 键将能把血液从离心碗中排入储血罐中，松开按键即停止。

按二次 FUN 功能键，显示"Empty Cent》Holding Bag"。此时若持续按压绿色 Go 键将能把血液从离心碗中排入收集袋中，松开按键即停止。

按三次 FUN 功能键，显示"Remove Air Invert Holding Bag"。此时将收集袋从挂钩取下，接口向上持于手中，持续按压绿色 Go 键排气。松开该键将结束排气。

（二）术中非洗净回收式自体输血

手术中非洗净回收式自体输血即全血血液回输（whole blood autohemotransfusion），是以 Bently ATS-200 为代表的自体输血系统，用一个滚压式吸筒，将流入端泵管接吸引管以吸取术中自身失血，将手术中流出的血吸取至球型透明贮血器内，容积约 1 500 mL，先预充入乳酸钠－林格液 200～400 mL，内加肝素钠 12 mg，也可用 ACD 或 CPD 血液保存剂代替肝素。血液在该容器中去沫、过滤，再回输给患者。

（三）术后非洗净回收式自体输血

术后非洗净回收式自体输血是指手术创伤面大以及加剧的出血倾向，大量血液丢失是在手术后收集，经 170 μm 网眼的过滤器过滤后回输自体血液给患者。目前比较简单便宜的过滤装置系统是 Sorenson 公司研究生产，它通过一个 170 μm 过滤器和一个特殊吸头，把血液过滤到一个一次性的塑料袋中与 CPD 抗凝剂按 1∶1 混合，当 1900 mL 袋满时，就与吸引器脱离并从装罐接头上取下，再装上一个新袋，将管理说明标签贴在已装满中的收集袋上，回输时将袋倒置使血液输回患者。由于血液是通过重力而不是通过压力泵输入，因而红细胞不会受到损坏，还可以避免空气栓塞的危险。该过滤装置系统回收血液效率高，即使在低容量时也易于使用，它既可以用于手术室，也可用在急救室和外伤情况下。其主要缺点是由于回输给患者的是未经洗涤的全血，因而可能会产生由碎屑冲洗液、激活的凝血因子、抗凝剂或游离血红蛋白引起的不良反应。

五、适应证

（1）心血管外科、胸腔外科、腹部外科、整形外科、骨科、妇产科等手术术中失血较多者。

（2）突然性大量出血者，如大动脉瘤破裂、脾脏破裂、肝移植、宫外孕、股关节置换术、脊柱侧弯矫正术、脊椎、脊髓肿瘤摘除术等。

六、禁忌证

（1）恶性肿瘤、内脏穿孔、肝功能障碍等患者。

（2）血液中混有脓液、胆汁、羊水等。

（3）急性感染创伤。

（4）可能混有癌细胞的情况。

（5）急救且没有血液的情况下，对 2、3 的情况可以采取强力的洗净红细胞的方式，对于 4 的情况可在浓缩红细胞中加丝裂霉素 C，或进行 γ 射线照射也并非绝对不可用。

七、注意事项

（1）自身输血必须严格按无菌技术进行收集和回输；血液污染严重时，为了安全性，不能输用。

（2）为了防止误输或错输血，收集到的血液不得远离患者，且必须贴好标签。

（3）回收的血液应该尽快回输，室温贮存不超过 6 小时，1～6 ℃贮存不超过 24 小时。

（4）回输大量的回收血均可导致出血倾向，当回输超过自身血容量的 2/3 时，应测定患者血小板计数及凝血功能，必要时补充新鲜冰冻血浆、正常人血浆冷沉淀、血小板。

（5）回收式自体输血可能出现血红蛋白血症、肾功能不全、因手术创面的感染或手术室内的细菌引起的败血症、微栓塞等。要根据临床情况对症治疗。

（吴玉平）

第三节 稀释式自体输血技术

人类对出血性休克的研究，发现人体对失血有良好的代偿作用，主要是细胞外液可经毛细血管而进入血循环内，补充血容量，与此同时，血液亦被稀释。血液稀释后，由于血黏度降低，对血流动力学可产生有益的变化，使微循环灌流增加。因此血液稀释被应用于休克治疗。另外，由于创伤、心血管外科以及各种肿瘤根治术的发展，输血量日益增加，因此，临床上稀释式自体输血（hemodiluted autohemotransfusion）日益受到医务人员的重视和患者的欢迎。

一、原理

对特定患者在手术麻醉后，经静脉采集一定量的血液储存，同时补充适量胶体液或晶体溶液维持正常的循环血容量，在保证组织供氧的前提下，使患者体内的血液稀释，术中或术后回输已储存的自体血液。

二、器材

电子秤、高频热合机、4 ℃冰箱、大容量低温离心机、止血带、多联采血袋、剪刀、输血器、标签等。

三、试剂

(1)选择晶体液和/或胶体液时，主要看溶液在体内维持血容量的作用，一般认为输胶体溶液时维持血容量较晶体液好，为恢复患者的血容量和胶体渗透压须使用晶体液和胶体液相结合。通常选用生理盐水、5%葡萄糖、乳酸钠林格液、乳酸林格葡萄糖液、乳酸林格山梨醇液、706 羧甲淀粉、右旋糖酐、5%白蛋白等。随着血液代用品的进展，今后也有可能使用新的血液稀释剂，如氟碳化合物，无基质血红蛋白溶液等。

(2)2%～5%碘酊；75%(v/v)乙醇等。

四、操作步骤

(1)在患者开始麻醉前准备好抽血的一切工具和试剂。

(2)全麻 10 分钟内快速输入晶体液和/或胶体液 10～15 mL/kg 后，成人按 20～40 mL/kg 的速度采血。

(3)对血压、血容量、血细胞比容、心电图进行检查，以确定血容量是否过低，同时不断调节采血速度。Hb 浓度控制在 80～100 g/L，血细胞比容控制在 0.25 以上。

(4)将放出的自体血编号，标记姓名、性别、年龄、血型及血量等。

(5)当患者出血量超过 600 mL 时，以相反顺序回输自身血液，即先输最后采出的稀释血，最先采出的血富含红细胞、血小板与凝血因子的血液，应留在结束时回输。

(6)若血液存放时间预计超过 6 小时，则采集的血液贮存在 4 ℃冷藏箱中，根据出血量进行输注。

五、适应证

(1)体外循环或深低温下进行心内手术。

(2)手术前估计手术期间失血 600 mL 以上需要输血的患者。

(3)作为术中失血没有输入等量血液的补充治疗。

(4)因血容量丧失、休克、血液浓度和高血液黏滞而损害微循环的情况。

(5)某些难治之症的治疗，如肝性脑病、一氧化碳中毒、误输大量不合血等。

六、禁忌证

(1)充血性心力衰竭、冠心病、严重高血压、糖尿病(心肺功能较差、代偿能力差)。

(2)严重贫血、严重肺疾患以及脓毒血症(易于引起缺氧)。

(3)肝功能衰竭(白蛋白合成障碍,血液凝固障碍)。

七、注意事项

(1)进行血液稀释患者,血红蛋白应>110 g/L,血细胞比容达35%以上,血小板>100×10^9/L,凝血酶原时间正常,心功能Ⅲ级以下,无明显肝、肾功能损害。

(2)血液稀释时,一定要保证血容量正常,最好是血容量略高于正常。尿量满意(每小时超过50 mL),浅表静脉充盈,皮肤温度、色泽以及收缩压、舒张压保持正常。稀释过程中出现心率增加,应立即对血压、血细胞比容、心电图进行监测。

(3)实行稀释式自体输血最好在麻醉状态下进行,这样可以使静脉穿刺无疼痛感,血管扩张而采血容易,也不会感到因血液稀释而造成心悸。

(4)为了尽可能减少在手术中血液稀释的不良反应的避免手术完毕时液体负荷过重,在自体血输注前,使用适量的利尿剂以减少过多的血浆量(需根据动、静脉压及尿量做调整)。

(5)为加速血液稀释后红细胞的恢复,可给铁剂,用国产右旋糖酐铁50~100 mg/d,肌内注射,可促进血红蛋白的形成。近年来采用重组红细胞生成素以加速红细胞造血功能的恢复。

(6)血液稀释时不能过分强调正常血容量的重要性,在术前血液稀释时以肺动脉压或中心静脉压和心率进行持续监护。

(吴玉平)

第十六章

治疗性输血技术

第一节　治疗性红细胞单采术

治疗性红细胞单采术(therapeutic erythrocytapheresis)是通过手工或血细胞分离机去除患者血液循环中异常增多的病理性红细胞,以去除或减少病理性成分对患者的致病作用,并调节和恢复患者的生理功能,达到缓解病情的目的。本章运用 Baxter CS-3 000 plus 血细胞分离机进行操作。

一、适应证

该技术适用于治疗性红细胞单采术的病例主要有以下几种。

(1)原发性或继发性红细胞增多症(primary or secondary erythrocytosis)。

(2)镰状红细胞贫血(dresbach's syndrome)。

(3)阵发性睡眠性血红蛋白尿(paroxysmal nocturnal hemoglobinuria)。

(4)难治性温抗体型自身免疫性溶血性贫血(autoimmune hemolytic anemia,AIHA)。

(5)卟啉病(porphyria)。

(6)恶性疟疾(subtertian malaria)。

(7)新生儿溶血病等(hemolytic disease of the newborn)。

二、原理

通过血细胞分离机采血,根据血液成分的比重不同,将患者血液动态离心分离成压积红细胞和其他血液成分,在密闭环境中动态地将压积红细胞分流进入红细胞保存袋,将其他有用的血液成分动态回输给患者,同时补充适量的晶体或胶体溶液。

三、器材

CS-3 000 plus 血细胞分离机、一次性红细胞单采管道、GRANULO 分离夹、A-35 收集夹、封口钉、封口钳、高频热合机、4 ℃冰箱等。

四、试剂

生理盐水、ACD-A 血液抗凝剂、2%～5%碘酊、75%（v/v）乙醇、晶体盐溶液（生理盐水或平衡盐液）、胶体溶液（6%羟乙基淀粉或明胶）等。

五、操作步骤

（1）接通电源，旋紧主控开关，使仪器预热和自检 30 分钟。

（2）通过程序选择键，调整仪器于红细胞收集程序状态。

（3）根据所要运行的程序，安装 GRANULO 分离夹、A-35 收集夹和一次性红细胞单采管道，连接生理盐水、抗凝剂。

（4）按下模式键，初始化过程开始进行，将管路内的气体排空，各部位灌注后达到平衡。

（5）检查程序和设定运行参数，并对患者手臂肘部进行清洗、消毒，行无菌静脉穿刺术（亦可用静脉切开、静脉插管）。

（6）按下运行键，仪器进入运行状态，观察全血流速、抗凝剂滴数，密切监测患者的状况。

（7）当达到终点量值时，仪器进入自动冲洗状态，体外血液成分回输给患者。

（8）自动冲洗完毕后，取下针头，关上盐水、抗凝剂的滑轮夹，打开主控开关，拆除管道。

（9）用封口钉和封口钳或高频热合机，给采集的红细胞袋进行封口，贴上标签，放于 4 ℃保存。

六、注意事项

（1）去除红细胞的效果监测，可在单采过程中及单采结束后采集一定量压积红细胞，分段测定患者的 Hb 浓度、红细胞计数等指标的变化。

（2）患者红细胞去除的总量，应根据具体病情和患者的耐受能力进行调整。通常一次可单采去除压积红细胞的量为 800～1 200 mL，必要时可在 1～2 周内重复去除一次。

（3）血液体外分离时需要加入抗凝剂，其中的枸橼酸盐可引起低钙血症。当患者有口唇发麻或脚趾轻微抽搐时，应及时静脉注射葡萄糖酸钙，也可以在置换前口服钙剂进行预防。

（4）全血处理流速较快，患者可能有不适，应适量调慢速度，通常控制在 50～60 mL/min 比较合适。

（5）当压积红细胞去除量达到 600～800 mL 时，患者可能有落空感，如需要继续去除，应放慢速度，或补充其他液体。

七、临床意义

（1）治疗性红细胞单采术可迅速去除原发性或继发性红细胞增多症患者体内过多的红细胞，改善病情，但是只能作为辅助治疗手段。

（2）原发性红细胞增多症患者，运用治疗性红细胞单采术后，应积极进行化疗，否则可能在红细胞去除后数天内出现"反跳"现象。

（3）继发性红细胞增多症患者，应注意掌握采集红细胞后的治疗时机。

（4）治疗性红细胞单采术同时可以同样速度输入与采出的红细胞等量的晶体盐溶液（生理盐水或平衡盐液）及胶体溶液（6%羟乙基淀粉或明胶），一般先用晶体盐溶液，后用胶体溶液。

（5）对于需要进行红细胞置换的患者，一边采集患者的病理性红细胞，一边输入等量的献血者浓缩红细胞进行替代治疗，当红细胞置换量较大时，可选用洗涤红细胞或少白细胞红细胞，以避免或减轻同种免疫反应。

（吴玉平）

第二节 治疗性粒细胞单采术

治疗性粒细胞单采术（therapeutic leukapheresis）是去除患者自身的病理性白细胞成分的一种单采技术，是高白细胞性白血病的重要辅助治疗手段之一，临床上过继免疫治疗，通常需要采用血细胞分离机进行。

一、适应证

（1）急慢性粒细胞性白血病（acute or chronic granulocytic leukemia）。
（2）急慢性淋巴细胞性白血病（acute or chronic lymphocytic leukaemia）。
（3）恶性肿瘤的过继免疫治疗（adoptive immunotherapy of malignant tumor）。

二、原理

高白细胞急性粒细胞性白血病（acute granulocytic leukemia，AGL）患者的外周血中异常增高的白细胞以早、中幼粒细胞为主；高白细胞慢性粒细胞性白血病（chronic granulocytic leukemia，CGL）患者的外周血中以晚幼粒细胞为主。这些幼稚粒细胞，相对体积较大、比重较轻，因此这些患者的血液在体外进行离心时，主要集中在白膜层内，较容易与血浆和红细胞成分分开，进行去除。

高白细胞急性淋巴细胞性白血病（acute lymphocytic leukaem-ia，ALL），外周血中异常增高的白细胞以早、中幼淋巴细胞为主，其细胞的体积和比重接近或略高于成熟粒细胞，常规采用血细胞分离机进行单采去除效果较好；高白细胞慢性淋巴细胞性白血病（chronic lymphocytic leukaemia，CLL），其外周血中异常增高的白细胞以晚幼淋巴细胞为主，其体积和比重可能更接近网织红细胞和年轻红细胞，常规采用血细胞分离机进行单采去除效果不一定理想，可在单采去除时加入一定比例的离心介质如羟乙基淀粉（hydroxyethyl starch，HES），以增加淋巴细胞与红细胞的分离界面宽度，提高血细胞分离机的去除效果。

三、器材

CS-3 000 plus 血细胞分离机、一次性粒细胞单采管道、GRANULO 分离夹、A-35 收集夹、封口钉、封口钳、高频热合机等。

四、试剂

生理盐水、6％HES、46.7％枸橼酸钠。

五、操作步骤

（1）接通电源，旋紧主控开关，使仪器进行预热和自检 30 分钟。

（2）通过程序选择键，调整仪器于粒细胞采集程序状态。

（3）根据所要运行的程序，安装 GRANULO 分离夹、A-35 收集夹和一次性粒细胞单采管道。

（4）制备离心介质 6％HES 和枸橼酸钠的混合液（治疗性粒细胞单采术不需要使用增强分离效果的离心介质，治疗性淋巴细胞单采术多需要在血液抗凝剂中增加离心介质），向 6％ 500 mL HES 内加入46.7％枸橼酸钠溶液 30 mL，用力振摇至少 1 分钟，使其充分混匀。

（5）按下模式键，初始化过程开始进行，将管路内的气体排空，各部位灌注后达到平衡，原抗凝剂部位用制备的 6％HES 混合液代替。

（6）检查程序和设定运行参数，并对患者手臂肘部进行清洗、消毒，行无菌静脉穿刺术。按下运行键，仪器进入运行状态，观察全血流速、抗凝剂滴数，密切监测患者的状况。

（7）当达到终点量值时，仪器进入自动冲洗状态，体外血液成分回输给患者。

（8）自动冲洗完毕后，取下针头，关上盐水、抗凝剂的滑轮夹，打开主控开关，拆除管道。

六、注意事项

（1）一般情况下，患者实施治疗性粒细胞单采术时，不需要另外输液补充血容量，但去除白细胞量大时可考虑静脉补充适量晶体盐溶液。

（2）将治疗性淋巴细胞单采获得的淋巴细胞用于过继免疫治疗时，应根据具体治疗目的对产品袋中的浓缩淋巴细胞进行体外处理。

（3）进行治疗性粒细胞单采时，由于在血细胞分离机中处理的血量较大，高达 5 000～10 000 mL 相当于患者总血容量的 1～2 倍，血液在体外循环时加入了一定量的抗凝剂，因此发生枸橼酸盐过量引起低钙血症的情况相对较多，应积极做好有效的预防和处理措施。

（4）需要实施治疗性粒细胞单采术的白血病患者多伴有血小板减少的情况，用血细胞分离机进行单采去除粒细胞或淋巴细胞时，也会同时丢失一定量的血小板，因此，应严密观察患者的出血表现和及时检测患者外周血血小板计数，必要时应提前准备合适的血小板制品。对外周血血小板计数较低的患者，可在术前给患者预防性输注 1 个治疗剂量的血小板制品。

（5）治疗过程中，血浆泵在第一次溢出时倒转，在接下来溢出的过程中，血浆泵不再倒转，只是蠕动泵转速减慢，该情况是正常现象，可继续进行。

（6）如果患者白细胞计数过高，采集过程中收集袋可能需要腾空。通过对比少血浆管路和富血浆管路的颜色和浊度，可以鉴别收集袋是否满了。如果少血浆管路的浊度发生变化或接近富血浆管路，说明收集袋已经充满，提示需要做腾空。

七、临床意义

（1）当 AGL 患者外周血白细胞＞100×10^9/L 时，容易发生白细胞淤滞，引起脑梗死和脑出血，也可能引起肺梗死和肺出血。运用治疗性白细胞单采术可迅速减少白细胞，从而缓解白细胞淤滞状态，可避免因化疗杀伤大量白细胞而引起的肿瘤溶解综合征（如高尿酸血症、高磷酸盐血症、高钾血症和低钙血症）。

（2）当 CGL 患者外周血白细胞＞100×10^9/L 时，化疗前先实施治疗性粒细胞单采术，可减少化疗药物引起的急性细胞溶解所致的代谢并发症,也可使临床症状减轻,肿大的脾缩小。

(3)当 CLL(如幼 CLL)患者外周血淋巴细胞>100×10^9/L,同时伴有巨脾症时,用治疗性淋巴细胞单采术有一定的辅助作用。

(4)高白细胞白血病准备化疗前,如果将异常增高的外周血白细胞降低 30%以上或降至接近正常水平的上限,对实施化疗(特别是大剂量化疗)十分有利。但是,治疗性白细胞单采术只能作为对症处理和辅助治疗的手段,如果没有积极有效的化疗跟进,去除白细胞后可能很快出现"反跳"现象。

(吴玉平)

第三节 治疗性血小板单采术

血细胞分离机用于制备单采血小板制品已十分普及,近年来在临床上也逐步应用治疗性血小板单采(therapeutic plateletphoresis)。

一、适应证

血小板异常增高的患者。

二、原理

通过血细胞分离机采血,将血小板异常增高患者的血液动态离心,在密闭环境中将血小板层采集去除,将其他有用的血液成分动态回输给患者。

三、器材

CS-3 000 plus 血细胞分离机、一次性血小板单采管道、TNX-6 分离夹、A-35 收集夹、封口钉、封口钳、高频热合机等。

四、试剂

生理盐水、ACD-A 血液抗凝剂。

五、操作步骤

(1)接通电源,旋紧主控开关,使仪器预热和自检 30 分钟。

(2)通过程序选择键,调整仪器于血小板采集程序。

(3)根据所要运行的程序,安装 TNX-6 分离夹、A-35 收集夹和一次性血小板单采管道,连接生理盐水、抗凝剂。

(4)按下模式键,初始化过程开始进行,将管道内的气体排空,各部位灌注后达到平衡,同时检查管路质量,排除漏液。

(5)检查程序和设定运行参数,并对患者手臂肘部进行清洗、消毒,行无菌静脉穿刺术。

(6)按下运行键,仪器进入运行状态,立即观察全血流速、抗凝剂滴数,血小板单采去除治疗时,可适当调高血小板分离界面探值和全血处理速度,处理血流速度控制在 $50\sim70$ mL/min 去除效果较好。

(7)分离机自动运行到终点量值后,仪器进入自动冲洗状态,体外血液成分回输给患者。

(8)自动冲洗完毕后,取下针头,关上盐水、抗凝剂的滑轮夹,打开主控开关,拆除管道。

六、注意事项

(1)根据患者病情做好术前准备、术中监测和救护措施,认真制定治疗方案,术前征询患者及家属的意见并签署同意书。

(2)治疗性血小板单采术需要体外循环处理的血量较大,一般为患者总血容量的 $1\sim2$ 倍($5\,000\sim10\,000$ mL),应做好低钙血症的预防和处理措施。

(3)治疗性血小板单采术主要是去除了患者异常增高的血小板,体外循环处理后的血液中几乎全部的红细胞、白细胞和血浆等血液成分都回输给患者,一般不需要另外输液或输血,除非有其他临床情况。

(4)原发性血小板增多症患者,尽管血小板计数高,但由于血小板功能异常,出血时自身血小板并不能起到有效的止血作用。治疗后的患者仍有严重出血时,可考虑输注异体供者的血小板制品。

(5)原发性血小板增多症患者,进行治疗性血小板单采时获得的血小板,由于血小板功能异常,不能用于临床输注。

七、临床意义

(1)原发性血小板增多症由于骨髓巨核细胞增殖异常,加上骨髓外造血和血小板过多地从脾脏释放,因此血小板持续明显增高。

(2)当外周血血小板计数$>1\,000\times10^9$/L,伴出血或血栓形成时,可施行治疗性血小板单采术,能有效缓解病情,通过积极的化疗、放疗、生物学治疗和并发症的防治,其预后良好。

(3)有明显的脾大患者,因血小板可不断从肿大的脾脏进入血液循环中,故应连续进行几次血小板单采术才能获得满意疗效。

(4)对无症状的血小板增多患者,很少需要施行治疗性血小板单采术。

(吴玉平)

第四节　治疗性血浆置换术

治疗性血浆置换术(therapeutic plasma exchange)是通过血细胞分离机或手工分离的方法,去除患者循环血液中含病理性成分的血浆,同时补充一定量血浆置换液的治疗手段。随着血细胞分离机的普及,手工进行治疗性血浆置换的方法由于疗效差、操作复杂且风险高,已不主张在临床应用。

一、适应证

根据美国单采协会临床应用委员会（ASFA）的确认，在适当条件下适合血浆置换的病例如下。

(1)高黏滞综合征。

(2)血栓性血小板减少性紫癜。

(3)溶血性尿毒综合征。

(4)肺出血肾炎综合征。

(5)重症肌无力。

(6)吉兰-巴雷综合征。

(7)家族性高胆固醇血症。

(8)ABO 血型不合的骨髓移植。

(9)自身免疫性溶血性贫血。

(10)结缔组织疾病（类风湿性关节炎和系统性红斑狼疮）。

(11)中毒（结合蛋白的毒素）。

(12)凝血因子抑制物。

(13)输血后紫癜。

(14)慢性感染性脱髓鞘多神经病变。

(15)Refsum's 病。

二、原理

治疗性血浆置换是针对血浆中的病理性物质的一种对症治疗措施。血浆中的病理性物质是指患者血浆中严重危害健康、影响机体正常生理功能的物质，主要包括血浆中存在的异常增高的各种病理性抗原、抗体、抗原-抗体免疫复合物及其他蛋白成分，也包括某些过量使用的药物、毒物及其他有害物质。采用血细胞分离机进行治疗性血浆置换，动态地从患者一侧的血管采血，在血细胞分离机中动态离心、分离去除血浆，同时将患者的红细胞、血小板等其他血液成分和置换液从患者的另一侧血管动态回输，保持患者的血容量平衡。

三、器材

CS-3 000 plus 血细胞分离机、一次性采血管道、GRANULO 分离夹、A-35 收集夹、封口钉、封口钳、高频热合机等。

四、试剂

生理盐水、ACD-A 血液抗凝剂、0.1%枸橼酸钠。

五、操作步骤

(一)预热

接通电源、开机，并进行预热和自检 30 分钟。

（二）选择程序

调整仪器于血浆置换程序状态。

（三）安装管道

根据所要运行的程序，安装 GRANULO 分离夹、A-35 收集夹和一次性采血管道。

（四）初始化

将采血管路用 0.9% 氯化钠和 0.1% 枸橼酸钠初始化。

（五）准备置换液

平均置换血浆量为（2 250±500）mL，占总血浆量的（79±3.6）%。若预备用新鲜冰冻血浆作置换液，应在 37 ℃恒温水浴箱内迅速融化，并保持血浆温度在 22 ℃左右。

（六）运行前期

对患者手臂肘部进行清洗、消毒，行无菌静脉穿刺术。

（七）运行期

按模式键，仪器进入运行状态，观察全血流速、抗凝剂滴数，密切监测患者的状况。

（八）血液回输

患者取平卧位，选择粗大肘正中静脉作血液回路，如果静脉条件不好，可作静脉插管，插管的型号应满足置换需要，流量应＞50 mL/min，还要建立 1 条普通输液通道，同时使用或预备急救用。根据医嘱换入复方氯化钠注射液、新鲜冰冻血浆、白蛋白等。每次处理全血（4 500±500）mL，置换出血浆（2 250±500）mL。

（九）冲洗期

当达到终点量值时，仪器进入自动冲洗状态。

（十）结束

自动冲洗完毕后，取下针头，关上盐水、抗凝剂和滑轮夹，打开主控开关，拆除管道。

六、注意事项

（1）在血浆置换前应充分估计去除血浆量，准备各种所需的置换液。常用的置换液有晶体盐溶液、羧甲淀粉溶液、白蛋白溶液、血浆制品等。在患者没有明显的凝血因子缺乏和出血的情况下，一般不主张输注血浆制品，更不应大量使用，以减少输血风险。置换液通常以晶体盐溶液为主，如患者心、肾功能正常，输入置换液的总量应略大于去除血浆的总量。

（2）在决定置换量和置换频率时，应综合考虑疾病的种类、病情严重程度、患者的一般情况、病理性成分的性质及含量、病理性成分生成的速度及在血管内外的分布等情况。

（3）血浆置换后，患者血液中的电解质波动最小。除纤维蛋白原外，其他凝血因子一般可以在 6～24 小时内代偿恢复到置换前的水平。纤维蛋白原与补体 C_3 可能需要 3～4 天恢复。

（4）血浆置换可能丢失少量的血小板，但多数情况下并不需要另外补充血小板。如果患者在血浆置换后的血小板计数较低且伴有出血或有明确的血小板预防性输注指征，应给予输注血小板。

七、临床意义

血浆置换可使某些结合了毒物、药物的蛋白成分或进入患者体内的外源性大分子物质得到有效清除，起到一定的治疗作用。对于一些原发性疾病主要起到暂时改善症状、缓解病情、减少组织器官受损和减少并发症的辅助治疗作用。

一般情况下,应用血细胞分离机进行血浆置换比较安全,不良反应和并发症少。不良反应主要有循环性虚脱、变态反应、发热反应等;并发症主要有静脉穿刺部位血肿、枸橼酸盐中毒、心血管反应、"反跳"现象、凝血异常、血浆变态反应等。

(吴玉平)

第五节　血液稀释治疗术

血液稀释治疗术(hemodilution iatrotechnique)主要是通过静脉输液,降低患者血细胞比容和血液黏度,加快血流,改善微循环和组织供氧,以达到治疗的目的。

一、适应证

休克、DIC、各种中毒、败血症、急性脑梗死、脑卒中先兆、一过性脑缺血发作、真红细胞增多症、血液高黏滞综合征、原发性高血压、冠心病、高脂血症和肥胖症、糖尿病及糖尿病性血管疾病、脑血管意外后遗症、突发性耳聋、视网膜中心静脉阻塞、血栓闭塞性脉管炎、脑动脉硬化性痴呆、肺心病及肺栓塞等。

二、原理

血液稀释治疗术包括低血容量、高血容量和等血容量三种。低血容量血液稀释治疗术是单纯静脉放血或输液量与放血量在1:1以下;高血容量血液稀释治疗术是连续大剂量输入晶体液和胶体液,让间质液充盈到血浆中去,迅速扩容使血液得到稀释,血流加快,尿量增多;等血容量血液稀释治疗术是采用急性放血,同时输入血液稀释剂或放出的血液经分浆,再将自体血浆回输体内,以保持原有血容量使血细胞比容降低,达到降低血液黏度的目的。

三、器材

无菌采血袋、治疗床、止血带或血压计、胶布、剪刀、棉球或棉棒、止血钳、热合机、洗手盆、消毒剂等。

四、试剂

2%~5%碘酊、75%(v/v)乙醇、生理盐水、5%葡萄糖盐水、5%碳酸氢钠、5%白蛋白溶液、右旋糖酐、706羧甲淀粉、ACD-A抗凝剂、6%羟乙基淀粉等。

五、操作步骤

以等血容量血液稀释治疗术为例。

(一)患者术前检查

血液流变学、血常规、凝血象、血糖、血脂、肝肾功能、电解质、心电图等指标。

(二)患者术前扩容

500 mL 右旋糖酐-40 或 706 羧甲淀粉或 5%葡萄糖＋12～20 mL 复方丹参注射液,每天一次,连续3～4 天。

(三)采血量

体重(kg)×70×1/5＋150 mL,分三次采血,首次采血量可达 300～400 mL。

(四)采血

应选择粗大、充盈饱满、弹性好、不易滑动的肘正中静脉或贵要静脉,用 2%～5%碘酒以穿刺点为中心自内向外消毒;用装有 ACD-A 抗凝剂的三联采血袋采血 300～400 mL,并把血袋放在采血计量秤上。

(五)输入血液稀释剂

在采血的同时从另一侧静脉等速输入晶体液(平衡盐液、林格液等)或胶体液(右旋糖酐、羟乙基淀粉、5%白蛋白等),输入量为采血量的 1.5～2.0 倍。

(六)离心分离血浆

根据不同患者可将所采的血液丢弃,以减少体内血细胞比容,实现血液稀释的目的;也可将血液应用冷冻离心机离心,分离血浆,丢弃红细胞。

(七)回输血浆

将上述分离所得的血浆,立即还输给患者。

六、注意事项

(1)采血当中要对患者进行心电监护、血压和脉搏监测。

(2)补充胶体液右旋糖酐、5%白蛋白或新鲜冰冻血浆等后,注意患者是否发生变态反应。

(3)对心肺功能不全的患者,要慎重。根据心、肺、肾功能的实际情况和电解质、血容量、渗透压等调节输注液体的速度及酸碱平衡。

(4)一次采血量不得超过总血量的 10%,同时术中不宜过长,否则引起"反跳"现象。

(5)采血完后,患者要卧床休息 3～5 天,定期检查血压、血常规、心电图、血液流变学等指标,对患者进行监测。

(6)患者进行 1～2 次治疗术为 1 个疗程,第一次治疗后一周复查血常规和血液流变学指标等,当男性 Hb＞120 g/L,女性＞110 g/L,HCT＞0.4 或血液流变学指标正常,可行第二次治疗术。

(吴玉平)

第六节　血液光量子治疗术

血液光量子治疗术是利用 β 射线、γ 射线、紫外线、激光等的光能对组织细胞、细菌的光解作用,杀死不需要的组织细胞或激发体内一系列生物效应,从而提高患者的氧合作用,改善微循环,调节免疫功能,增强对细菌或病毒的抑制作用。

一、紫外线辐射血液输注疗法

紫外线辐射血液输注疗法(ultraviolet radiation of blood infusion-pathy)是将患者少量静脉血抽出,在体外经紫外线照射充氧后再回输到患者体内的治疗方法。

(一)适应证

1.血栓性疾病

脑梗死、短暂性脑缺血发作、脑动脉硬化、冠心病、视网膜中央静脉阻塞、血栓闭塞性脉管炎、高黏滞血症等。

2.感染性疾病

各种急慢性化脓性感染、败血症、脓毒血症、痈、细菌性心内膜炎、肺炎、脑膜炎、胆囊炎、腹膜炎、肾盂肾炎、病毒感染性疾病等。

3.神经系统性疾病

急性面神经炎、脑出血、脑血管性痴呆、偏头痛、感染性多发性神经根炎、脑震荡后遗症等。

4.其他

糖尿病、高血压、高脂血症、高胆红素血症、贫血、溃疡症、变态反应性疾病、盆腔炎、功能性子宫出血、更年期综合征等。

(二)原理

紫外线按其波长可分为三种:波长为 320～400 mL 的近紫外线(UV-A),生物活性最低,仅在有光敏剂分子存在时才有显著的生物活性;波长为 280～320 mL 的中紫外线(UV-B),有显著的生物活性,对涉及免疫应答的多种细胞具有明显的生物效应;波长为 200～280 mL 的远紫外线(UV-C),生物活性更强,对细菌或病毒有较强的杀灭作用,它尽管也有类似 UV-B 光产生某些免疫应答细胞的生物效应,但它的毒性强烈,甚至在低能量时也会导致细胞死亡。在临床应用中,可根据治疗的目的不同,选择不同波段的紫外线,以提高临床治疗效果。

(三)器材

光量子血疗仪、紫外线治疗仪、采血袋、治疗床、血压计、高频热合机、标签等。

(四)试剂

2％～5％碘酊、75％(v/v)乙醇、生理盐水、5％ACD-A 抗凝剂、抢救药品等。

(五)操作步骤

(1)询问患者有无治疗的禁忌证,凝血象和肝功能是否正常。

(2)准备好常规必需的采血、消毒、辐照、回输及抢救用品等。

(3)让患者平卧于治疗床上,对肘部皮肤进行彻底消毒后作静脉穿刺采血,按 2～3 mL/kg 体重或成人采血 200 mL,采入含 ACD-A 抗凝剂的血袋中,不断摇动,充分抗凝。

(4)采血完毕后,采血针立即换接静脉滴注 0.9％氯化钠液,保持静脉通畅。同时热合封口血袋,贴上标签。

(5)将血袋在光量子血疗仪上充氧(5 L/min),用波长为 254～365 nm 的紫外线辐射 10 个生物剂量(8 分钟左右),并不断地让血液自动振摇。

(6)按正常的输血方式,回输患者的血液。

(六)注意事项

(1)给患者做紫外线辐射血液输注疗法之前,要认真清理所需的各种仪器、物品、试剂等,并放在所需要的位置。

(2)紫外线辐射血液输注疗法要求至少 1 名临床医师、1 名输血科人员和 1 名护士共同完成。

(3)一般每 2～3 天治疗一次,5～10 次为 1 个疗程。重症患者可每天做一次,连续 5 次,但注意观察病情。

(4)少数患者在进行治疗后有嗜睡感、饥饿感、兴奋、恶心、呕吐等,是正常的反应,一般不必处理,不久即恢复正常。

(七)禁忌证

(1)紫外线过敏症。

(2)血卟啉症。

(3)肾衰竭。

(4)严重心功能不全。

(5)严重低血糖。

(6)有出血倾向。

(7)低血压。

(8)月经期。

(八)临床意义

1.杀灭细菌、病毒等病原微生物并灭活其病毒

紫外线干扰了病原体的核酸代谢,破坏了细菌的内毒素,可防止感染性休克的发生,对机体有显著保护作用。

2.提高氧合血红蛋白的饱和度

能有效地缓解组织缺氧程度,促进病变组织的修复及受损器官的功能改善。

3.增强组织对氧的作用

紫外线辐射血回输后在血液内产生游离基(羟基、巯基等)和脂质过氧化物,均可成为内源性氧化酶,参与组织的氧化还原反应。

4.调节免疫功能

紫外线辐射血液后,血细胞表面释放的生物活性物质进入血流,刺激骨髓造血及其他组织,对红细胞、白细胞有促进作用,从而抑制异常蛋白引起的变态反应,提高机体非特异性抵抗能力,产生较强的免疫反应。

5.抗凝血和改善血液流变学的作用

紫外线辐射血液后,纤溶酶及纤溶酶原活性增加,血小板聚集功能减低;红细胞聚集明显降低,纤维蛋白原、胆固醇、IgA 和 IgM 含量降低,改善了血液流变情况。

6.对造血功能的影响

紫外线辐射血液后,红细胞和红细胞膜外层的多糖蛋白复合物在光量子作用下被解脱下来,进入血液,使骨髓造血功能增强。

二、γ 射线辐射血输注疗法

γ 射线辐射血输注疗法(γ-ray of blood infusion-pathy)是预防输血相关性移植物抗宿主病(transfusion-associated graft versus host disease,TA-GVHD)的有效方法。TA-GVHD 无特效

治疗措施,死亡率很高,特别是有先天性和继发性细胞免疫功能低下的患者接受含有免疫活性的淋巴细胞的血液极易发生。

(一)适应证

(1)先天性免疫缺陷的患儿和早产儿。

(2)自体、异体骨髓或外周血干细胞移植的患者。

(3)急性白血病。

(4)淋巴瘤和 Hodgkin 病。

(二)原理

应用血液辐照仪发射出的 γ 射线(放射性同位素为 ^{137}Cs 或 ^{60}Co)辐照血液或血液成分,通过控制射线剂量,射线能敏捷、快速地穿透有核细胞,直接损伤细胞核的 DNA,灭活血液及其成分的淋巴细胞。

(三)器材

BIOBEAM-2 000、BIOBEAM-8 000 或 GC-1 000、GC-3 000 血液辐照仪等。

(四)标本

全血、浓缩红细胞、悬浮红细胞、血小板、粒细胞均可辐照;去甘油的冷冻红细胞、冷冻血浆、冷沉淀、则不必辐照。

(五)操作步骤

(1)把血液制品放于一个可旋转盘上的金属罐内,连续放置允许放射源的 γ 射线由周边辐射到制品的各个部位。

(2)调节辐照剂量为 25 Gy。

(3)启动开关进行辐照。

(六)质量控制

(1)血液辐照仪的旋转盘的旋转状况必须每天校正。

(2)定期对辐照仪的计数器校正。^{137}Cs 为每年一次,^{60}Co 为每季度一次。

(3)^{137}Cs 每年作一次剂量颁布图检测,^{60}Co 每半年一次。

(4)每年定期检测评价其屏蔽效应。

(5)辐照后的红细胞保存时间不得超过 28 天,血小板可在 5 天保存期内任何时间辐照,粒细胞立即辐照并输用。

(七)注意事项

(1)要对血液辐照仪进行日常保养、一级保养和二级保养,随时调整辐照时间。

(2)要由专业技术人员对血液辐照仪进行操作。

(3)使用血液辐照仪时,应保证有足够的辐照剂量。美国 FDA、AAB 把辐照中心靶剂量定为 25 Gy,其他部位的剂量不得低于 15 Gy。英国规定的辐照剂量为 25～50 Gy。

(八)临床意义

红细胞制品中存在具有免疫活性的淋巴细胞,当接受输血的患者存在免疫缺陷时,这些供者的免疫活性淋巴细胞可在患者体内植活并大量增殖攻击靶器官,引起 TA-GVHD。输血前对红细胞制品进行辐照处理,可预防严重联合免疫缺陷、器官移植(特别是造血干细胞移植)、化疗或放疗引起的免疫抑制、新生儿换血、宫内输血和选择近亲供者血液输血的患者发生 TA-GVHD。

（吴玉平）

第七节　治疗性输血技术疗效评价

一、治疗性红细胞去除术

(一)评价内容

(1)是否达到了去除红细胞的目的。

(2)去除的量是否不足或过量。

(3)是否继续去除红细胞。

(4)是否调整去除量和去除间隔时间。

(5)是否存在反跳现象。

(6)去除过程中和去除后是否有不良反应。

(7)若出现不良反应应积极查找和分析原因,并及时处理,必要时停止去除,并将去除过程和不良反应的抢救处理过程详细记录于病历中。

(二)判断标准

(1)临床症状和体征是否改善。

(2)监测指标是否好转。理论上,每次去除 200 mL 红细胞可使 Hb 下降 $8 \sim 12$ g/L,平均下降 10 g/L,但实际下降值还要低;分次单采直至 $RBC < 6.0 \times 10^{12}/L$,$HCT < 0.50$ 以下,全血黏度改善为止。

(三)疗效

1.有效(符合下列任何一项)

(1)头晕、头疼、头皮发胀以及面色红紫等症状、体征减轻或消失。

(2)Hb、HCT、RBC 降低或正常,全血黏度下降或恢复正常。

2.无效(须同时符合)

(1)临床症状与体征无好转。

(2)监测指标无好转。

二、治疗性白细胞去除术

(一)评价内容

(1)是否达到了去除白细胞的目的。

(2)去除量是否不足。

(3)是否需调整去除量和去除的间隔时间。

(4)是否存在反跳现象。

(5)是否需要继续白细胞去除。

(6)去除过程中和去除后有何不良反应。

(7)若出现不良反应应积极处理,并查找和分析原因,必要时停止去除,并将去除过程和不良反应处理过程详细记录于病历中。

(二)疗效判断标准

(1)临床症状和体征是否改善。

(2)监测指标是否好转。理论上处理一个循环血量可有效去除白细胞50%。若一次处理1.5个血容量,多数患者白细胞可能下降50%～70%。

(三)疗效

1.有效(符合下列任何一项)

(1)白细胞淤滞引起的脑梗死和脑出血、肺栓塞和肺出血的症状以及肝脾大的体征减轻。

(2)白细胞总数下降。

2.无效(须同时符合)

(1)临床症状与体征无好转。

(2)监测指标无好转。

三、治疗性血小板去除术

(一)评价内容

(1)是否达到了去除血小板的目的。

(2)去除的量是否不足或过量。

(3)是否需要调整去除的量和去除的间隔时间。

(4)是否存在反跳现象。

(5)是否需要继续去除治疗。

(6)去除过程中和过程后是否有不良反应。

(7)若出现不良反应应积极处理,查找和分析原因,必要时停止去除,并将去除过程和不良反应处理过程详细记录于病历中。

(二)判断标准

(1)临床症状、体征是否改善。

(2)监测指标是否好转。理论上处置全血量为患者血容量的1.5倍时,可减少血小板数40%左右。

(三)疗效

1.有效(符合下列任何一项)

(1)头晕、乏力、血栓、出血、肝脾大等症状和体征减轻。

(2)血小板计数下降。

2.无效(须同时符合)

(1)临床症状与体征无好转。

(2)监测指标无好转。

四、血浆置换

(一)评价内容

(1)是否达到了血浆置换的目的。

(2)置换量是否不足或过量,频度是否合适。

(3)选择的置换液和晶胶比例是否合适。

(4)是否存在反跳现象。

(5)是否需继续置换治疗或停止置换。

(6)在置换过程中或置换后有无不良反应和并发症。

(7)出现不良反应和并发症应分析查找原因、及时处理,必要时停止置换,并将不良反应全过程及抢救过程详细记录于病历中。

(二)判断标准

(1)临床症状和体征是否改善。

(2)监测指标是否好转。理论上,若患者的血容量不变,置换液和与患者的血浆立即发生混合,病理性成分既不继续产生,也不从血管外进入到血管内,则用连续流动离心式血细胞分离机置换一个血浆容量时,可去除原有血浆的 63.2%;置换 2 个血浆容量时,可去除原有血浆的86.5%;置换 3 个血容量时,可去除原有血浆的 95%,随后去除率逐渐下降。

(三)疗效

1.有效(符合下列任何一项)

(1)临床症状和体征改善。

(2)监测指标好转。

2.无效(须同时符合)

(1)临床症状与体征无好转。

(2)监测指标无好转。

(吴玉平)

第十七章

贫血的输血

第一节　急性贫血的输血

急性贫血按发病原因可分为失血性、溶血性和造血障碍性贫血三大类,以下介绍急性贫血的诊治。

一、急性贫血的临床表现

(一)急性贫血的一般表现

(1)四肢乏力,精神萎靡为最多见的症状,皮肤黏膜苍白是主要体征。

(2)心血管系统:活动后心悸、气促最常见,部分严重患者可以出现心绞痛、心力衰竭。

(3)神经系统:头疼、头晕、耳鸣,易疲倦以及注意力不集中。

(4)消化系统:食欲减退、恶心、呕吐,黄疸及脾大。

(二)急性失血性贫血的临床表现

如果是创伤致大量外出血或内脏破裂大出血,宫外孕或者胃肠道大出血等情况,患者贫血严重程度往往与失血量相关。大多数健康人短时间失血量在 500 mL 以下时,很少引起症状;如失血量达 1 000 mL,稍事活动后会有轻微的心血管症状,个别人可能出现血管迷走神经反应,表现为头晕、乏力、出汗、恶心、心率缓慢及血压下降或短暂的昏厥;失血量达 1 500~2 000 mL 时,出现口渴、恶心、气促、头晕甚至短暂的意识丧失,测血压、中心静脉压及心搏出量均会降低,尿量减少;若失血量达 2 500 mL,可以产生休克甚至死亡。患者如有慢性疾病、感染、营养不良或本来就有贫血,一旦出现急性失血,往往临床表现更明显,甚至快速导致休克或死亡。

(三)急性溶血性贫血的临床表现

急性溶血性贫血起病急骤,如异体血型不合输血,表现为严重腰背四肢酸痛、头疼、呕吐、寒战,随后出现高热、面色苍白和黄疸、茶色或者酱油色尿。严重者可出现周围循环衰竭或者急性肾衰竭。

二、急性贫血的诊断

(一)急性失血性贫血的诊断

(1)一般有导致大量失血的病因,如外伤、车祸伤,大手术等,除此之外应首先考虑消化道疾患,如胃、十二指肠溃疡,胃癌,食管静脉曲张破裂,肝癌破裂或肠伤寒出血;其次是妇科疾患,如宫外妊娠、前置胎盘等;或血液系统疾病,如血友病、血小板减少性紫癜、急性白血病及再生障碍性贫血的可能。

(2)有严重贫血的临床表现及体征。

(3)实验室检查:血红蛋白浓度、红细胞计数明显降低。急性大出血后,血象会表现出白细胞、血小板及网织红细胞的轻度增多。

(二)急性溶血性贫血的诊断

1.溶血性贫血的实验室检查

(1)血象:典型血象为正细胞正色素性贫血,周围血片可见球形细胞、幼红细胞及少量铁幼粒细胞。偶见红细胞吞噬现象。网织红细胞增多。

(2)骨髓象:呈幼红细胞增生,偶见红细胞系统轻度巨幼样变。

(3)抗人球蛋白试验:直接抗人球蛋白阳性,温抗体型 AIHA 主要为抗 IgG 和 C_3 型,偶有抗 IgA 型,冷抗体型几乎为 C_3 型。间接抗人球蛋白试验可为阳性或者阴性。

(4)冷抗体试验 AIHA 有冷凝集素试验阳性或者冷热溶血试验阳性。

2.诊断步骤

(1)确定溶血依据。

(2)确定溶血部位。

(3)确定溶血性贫血病因。

3.临床确诊

(1)近期有无输血或者特殊药物服用史,如 Coombs 试验阳性,结合临床表现及实验室检查,可诊断为温抗体 AIHA。

(2)如果抗人球蛋白试验阴性,实验室检查和临床表现符合,肾上腺皮质激素或者切脾治疗有效,除外其他溶血性贫血,可诊断为抗人球蛋白试验阴性的 AIHA。

(3)冷抗体型 AIHA:各自临床表现结合相应的实验室检查,可作出诊断。

三、急性贫血的输血治疗

(一)急性失血性贫血

可先以晶体液或胶体液纠正血容量,改善组织灌注,如病情仍不稳定,按 20 mL/kg 的量输注红细胞悬液恢复血容量。

因消化吸收障碍而引起血液学异常的另一主要方面是某些凝血因子减少而引起的出血。除第Ⅷ因子之外其他所有凝血因子,特别是因子Ⅱ、Ⅶ、Ⅸ、Ⅹ的生成都与肝脏有关。维生素 K 依赖因子(Ⅱ、Ⅶ、Ⅸ、Ⅹ因子)除与肝脏有关外,还与肠道中维生素 K 吸收状况有关。阻塞性黄疸或胆道手术后的引流或胆道瘘管时,由于肠道胆盐缺乏可影响维生素 K 吸收。肠瘘、慢性胰腺炎、广泛小肠切除、慢性肠炎、慢性腹泻导致吸收不良时,也会导致维生素 K 吸收障碍,实验室检查主要表现为凝血酶原时间(PT)延长。因子Ⅸ减少时还可影响凝血活酶的生成,导致凝血活酶时间(APTT 或 KPTT)延长。

急性非静脉曲张性上消化道出血,因根据病情行个体化分级救治。①液体复苏。②必要时可输血,紧急时输液输血同时进行,包括血浆、红细胞和其他血浆代用品。

输血指征为:①收缩压<12.0 kPa(90 mmHg),或较基础收缩压降低幅度>4.0 kPa

（30 mmHg）。②血红蛋白<50 g/L,Hct<25%。③心率增快（>120 次/分）。

食管胃静脉曲张出血的输血指征:①收缩压<10.7 kPa(80 mmHg),或较基础收缩压降低>4.0 kPa(30 mmHg)。②血红蛋白<50 g/L,血细胞压积<25%。③心率增快>120 次/分。一般不宜将血红蛋白浓度升至 90 g/L 以上,以免诱发再出血。大量输血时应补充凝血因子、钙等。血小板<50×10⁹/L 者,可输注血小板;凝血酶原时间延长者应补充凝血酶原复合物。

（二）自身免疫性溶血性贫血

输血指征可参考如下:①溶血危象,出现心脏代偿功能失调或嗜睡等中枢神经系统表现者（一般 Hb<40 g/L）,必须即刻输血。②Hb<50 g/L,应考虑输血。③Hb 为 50～80 g/L 时,可根据心脑等重要脏器功能的情况,酌情决定是否输血。④Hb>80 g/L 时,原则上不输血。输注成分以洗涤红细胞为主。输注红细胞的量仅需达到维持氧交换和重要脏器功能,输入速度宜慢,如出现血红蛋白尿,应停止输注。

（三）急性贫血时输血的注意事项

急性贫血时确定有无输血指征,除参考血红蛋白（Hb）值外,尚应考虑其他因素。

(1)有无缺氧或血容量不足引起的症状或体征。

(2)有无心血管系统或中枢神经系统疾患。

(3)贫血的种类,可能的病因,自然及预计病程。

(4)有无除输血外其他纠正贫血的治疗。

(5)输血引起的各种远近期利弊。

（高真子）

第二节　特殊贫血的输血

对于慢性贫血的患者,当血红蛋白在 7 g/dL 以上时不需输血,除非患者是老年人或者有严重心肺疾病的人。珠蛋白生成障碍性贫血及镰状细胞贫血患者需要反复多次输红细胞,然而亚铁血红素的增多限制了输血在血红蛋白病中的使用。珠蛋白生成障碍性贫血患者应控制铁的积累,输血时应尽量输注富含年轻红细胞的新鲜血。

慢性贫血主要包括缺铁性贫血、巨幼细胞贫血、慢性病贫血、再生障碍性贫血、纯红细胞再生障碍性贫血、遗传性再生障碍性贫血、先天性红细胞生成异常性贫血、珠蛋白生成障碍性贫血综合征、遗传性球形红细胞增多症、遗传性椭圆形细胞增多症、遗传性口形红细胞增多症、铁粒幼细胞贫血、葡萄糖-6-磷酸脱氢酶缺乏症（G6PD）、丙酮酸激酶缺乏症（PKD）、阵发性睡眠性血红蛋白尿症（PNH）、自身免疫性溶血性贫血（AIHA）、新生儿免疫性溶血性贫血（NIHA）、微血管病性溶血性贫血（MHA）。其中,慢性病贫血是指炎症、风湿病、慢性肺病、慢性肝病、糖尿病、肿瘤等疾病引起的贫血,相当常见,极易与缺铁性贫血混淆。本节主要阐述较特殊的贫血疾病的诊治。

一、阵发性睡眠性血红蛋白尿症(PNH)

(一)定义

PNH 为后天获得性造血干细胞克隆性突变引起的慢性血管内溶血病,男多于女,发生率占

溶血性贫血的 $1/4 \sim 1/2$,临床比较常见。

(二)临床表现

(1)溶血性贫血。

(2)血红蛋白尿。

(3)感染、出血。

(4)血栓形成。

(5)胆石症。

(6)肾功能改变。

(7)可向 AA、MDS、白血病转化。

(三)实验室检查

(1)>50%全血细胞减少。

(2)网织红细胞轻度增高。

(3)酸化血清溶血(Ham)试验阳性。

(4)糖水溶血试验阳性。

(5)蛇毒因子溶血试验阳性。

(6)尿含铁血黄素试验阳性。

(7)红(白)细胞 CD55/CD59 阴性细胞>10%。

(8)骨髓增生活跃,红系为主。

(9)抗人球蛋白试验阴性。

(10)冷凝集素试验阴性。

(四)诊断标准

(1)有 PNH 临床表现。

(2)Ham、糖水、蛇毒因子、Rous 等四项试验中 2 项阳性,或一项连续两次阳性。

(3)Cooms 试验/CA 试验阴性。

(4)有条件直接做红(白)细胞 CD55/CD59 阴性细胞>10%,尤以 CD59。

凡具备 1、2、3 或 1、3、4 项即可确诊。仅具备 4 提示有 PNH 克隆或可能为早期 PNH 或亚临床型 PNH。

二、自身免疫性溶血性贫血(AIHA)

(一)定义

AIHA 为抗自身红细胞抗体引起红细胞寿命缩短的溶血性贫血,为较常见的后天获得性溶血性贫血。自身免疫性溶血性贫血是由自身温抗体、冷抗体作用于红细胞抗原而引起的溶血,可因疾病、病毒感染或药物触发,打破对自身抗原的免疫耐受,或暴露于外来抗原诱导产生与自身红细胞有交叉反应的抗体,由于产生抗体时抗原表达降低,因此抗体的特异性并不明显。

温抗体主要是 IgG 抗体(IgM 或 IgA 抗体很少),在 37 ℃时反应最好,大部分都针对 Rh 抗原,但也有针对 Wrb、Kell、Kidd 和 U 血型抗原的病例。

冷抗体主要是 IgM 抗体,最佳反应通常低于 25 ℃,但也能在接近 37 ℃时反应,反应能募集并激活补体,引起溶血或使暴露在寒冷的血管闭塞。具有冷集素的患者常有针对体内的红细胞发生反应的 C_{3d},大部分冷抗体也具有抗-I 活性。其他比较少见的特异性抗体包括和 I、H、Pr、

P 或其他抗体。

阵发性寒冷性血红蛋白尿相关的双相寒冷反应性 IgG 抗体主要与 P 抗原发生反应,寒冷时抗体连接到红细胞膜上并有效地激活补体,并在较高的温度下解离。

(二)分类

按有无基础病。

1.原发性

病因不明。

2.继发性

继发于自身免疫性疾病,淋巴增殖性疾病、肿瘤、感染、药物。

按自身抗体与红细胞反应温度分型。

(1)温抗体型:最佳反应温度>35 ℃。

(2)冷抗体型:最佳反应温度 0~5 ℃。①冷凝集素 CA;②温冷双相溶血素(D-L 抗体)。

(3)兼有温冷抗体。

(三)温抗体型 AIHA 特点

(1)溶血性贫血以血管外溶血为主。

(2)网织红细胞增高。

(3)可有球形红细胞增多。

(4)可有肝(脾)大。

(5)骨髓增生活跃,红系为主,可有巨幼变,无病态造血。

(6)可发生危象。

(7)抗人球蛋白试验阳性为诊断金标准。

(8)冷抗体试验阳性。

(9)输血治疗:输去白细胞红细胞。

(四)冷凝集素综合征特点

(1)溶血性贫血以血管内溶血为主。

(2)冷敏感,遇冷手指、鼻尖、耳郭发冷发绀,麻木疼痛,温度升高而缓解。

(3)可有血红蛋白尿。

(4)Ham 试验可阳性。

(5)抗人球蛋白试验阳性常为 C_3 型。

(6)冷凝集素阳性(1∶40)为诊断必备。

(7)输血治疗:输血前血液制品应加温。

(五)伴阵发性冷性血红蛋白尿症的特点

(1)冷抗体为温冷双相溶血素(D-L 抗体)。

(2)受冷后立即或数小时后突发。

(3)发热、头痛、腰背痛、恶心、腹泻。

(4)血红蛋白尿多于数小时后消失。

(5)冷敏感现象。

(6)抗人球蛋白试验 C_3 常阳性。

(7)D-L 抗体阳性为确诊必备。

(8)治疗:输血要保温。

三、新生儿免疫性溶血性贫血

(一)定义

新生儿免疫性溶血性贫血(NIHA),是由母婴血型不合,对自己缺乏的胎儿红细胞抗原产生抗体,经胎盘入胎儿体内作用于胎儿红细胞发生的溶血性贫血。胎儿抗原阳性可致敏母亲,产生血型抗体引起的新生儿免疫性溶血,抗体主要是那些能穿过胎盘的抗体(IgG_1 和 IgG_3),在正常体温下与成熟的红细胞抗原结合可导致红细胞破坏。ABO 血型不合最常见,但是 ABO 型导致的 HDN 病情温和,大概是因为胎儿在出生时血型抗原表达不完全的缘故。D 抗体能导致严重的 HDN,当抗-D 效价大于 1∶16 时,应仔细监测胎儿的健康状况。其他血型抗体引起的 HDN 很难检测,其严重程度从轻微到严重各有不同,例如,抗-K 不仅可以引起溶血,也可抑制红细胞生成。以 ABO 血型不合最多,Rh 不合次之,两者占新生儿溶血病的 95%。

(二)诊断

(1)母婴血型不合。

(2)产前诊断:①孕妇 O 型或 Rh 阴性,丈夫为 A 或 B 或 Rh 阳性,胎儿有可能发病。②妊娠16 周,28 周孕妇血抗 Rh 抗体低度上升。③穿吸羊水有胆红素增高可确定有溶血。

(三)治疗

可采用单采换血治疗。

四、微血管病性溶血性贫血

(一)定义

微血管病变或血管异常或血管内有纤维蛋白沉着或血管内凝血引起机械性红细胞破碎,发生的溶血性贫血综合征。

(二)诊断

(1)溶血性贫血。

(2)破碎红细胞增多(正常值为 1%～2%)。

(3)抗人球蛋白阳性。

(4)重症 TMA。

(三)治疗效果

1.痊愈

(1)破碎红细胞正常。

(2)溶血性贫血及临床实验室异常指标恢复正常。

(3)血小板恢复正常。

2.显效

溶血性贫血、破碎红细胞、血小板三项中有两项恢复正常。

3.进步

溶血性贫血、破碎红细胞、血小板三项中有一项恢复正常或各有不同程度好转。

4.无效

无好转或恶化。

五、脾功能亢进

(一)定义

脾功能亢进简称脾亢,是一种以脾大和单系或多系血细胞减少,同时伴有骨髓中相应的前体细胞增多成熟受阻为主要表现的临床状态。多继发于其他疾病,无明确病因者称为原发性脾亢。

(二)发病机制

1.脾脏病变几乎总是继发于其他原发病

肝硬化、门静脉栓塞、淋巴或骨髓增殖性疾病。所有可以引起脾大的疾病均可导致脾亢。

2.脾功能亢进时血细胞减少的主要机制

脾大高度阻留血液,血细胞在脾内破坏或滞留过多。

(三)临床表现

(1)原发病临床表现。

(2)脾大。

(3)血细胞减少所致,感染、苍白、无力、出血。

(4)非特异性症状 左上腹胀满,栓塞时脾区疼痛等。

(四)血象

(1)增生性骨髓象,外周血血细胞减少时有同系的幼稚细胞增生伴有成熟受阻表现。

(2)若是原发于造血系统的疾病,则有相应改变。

(五)注意事项

(1)脾大的程度与外周血细胞减少程度不完全成正比。

(2)脾大不一定有脾功能亢进。

(3)脾亢骨髓象并不一定有外周血细胞减少系列的前体细胞的增生和成熟受阻。

(4)脾切除后要注意血象变化,血细胞可增多,疗效判定最好于手术后一个月左右确定。

(5)切脾应同时切除副脾。

六、血色病

(一)定义

血色病为慢性体储存铁增加,沉积于脏器以致器官功能损害的一组综合征,分原发和继发。前者为常染色体隐性遗传性疾病,后者多继发于反复多次输血的各种贫血、慢性肝病、迟发性皮肤卟啉病等,原发与继发临床表现相似。

(二)临床表现

(1)经典四联征和五联征:肝病、糖尿病、皮肤色素沉着、性功能减退或消失为四联征,加上心脏病变为五联征。

(2)腹痛、关节病、神经精神异常、骨质疏松。

(三)实验室检查

(1)血清铁明显升高>32 μmol/L。

(2)血清铁蛋白明显增高>500 μg/L,多大于 1 000 μg/L。

(3)转铁蛋白饱和度明显升高>62%。

(4)肝活检显示肝细胞内含铁血黄素沉积为主,纤维组织增生。

（四）治疗

（1）静脉放血，每周放 500 mL，直至储铁耗尽，铁蛋白＜50 μg/L，转铁蛋白饱和度＜30％。

（2）去铁胺。

（3）口服驱铁药：当铁蛋白＞500 μg/L 并有增加趋势行驱铁治疗是合理的。

（五）注意事项

（1）每年接受输血 200～300 mL/kg，易发生 HC。

（2）已有铁负荷过多的疾病如铁粒幼细胞性贫血、地中海性贫血等先天性溶贫，即使不长期输血也会发生 HC。

（3）组织病理含铁黄素沉积，而无脏器的功能损害，只能确诊为铁黄素沉积症。

（4）长期接受输血的患者应定期检查血清铁蛋白，如＞500 μg/L 应驱铁，多数已＞1 000 μg/L。

七、淋巴瘤及其他疾病的输血治疗

（一）淋巴瘤及其他疾病的介绍

疾病主要包括淋巴瘤、Castleman 病、血管免疫母细胞淋巴结病、淋巴瘤样肉芽肿病、窦性组织细胞增生伴巨大淋巴结病、蕈样真菌病/Sezary 综合征、假性淋巴瘤、多发性骨髓瘤、反应性浆细胞增多症、意义未明的单克隆免疫球蛋白血症、POEMS 综合征、淀粉样变性、重链病、单克隆轻链沉积病、华氏巨球蛋白血症、单克隆 B 淋巴细胞增多症、持续性多克隆 B 淋巴细胞增多症、自身免疫性淋巴增殖综合征、冷球蛋白血症、恶性组织细胞病、噬血组织综合征、朗格汉斯细胞组织细胞增生症、神经鞘磷脂病、葡萄糖脑苷脂病、原发性骨髓纤维化、骨髓坏死、血色病、脾功能亢进、脾切除后血液学变化、系统性肥大细胞病。

（二）输血科治疗

（1）针对免疫球蛋白紊乱的患者，药物治疗病情不缓解时，可进行血浆置换治疗。

（2）针对淋巴细胞异常增多患者，药物治疗病情不缓解时，可进行淋巴细胞去除治疗。

八、肾性贫血

（一）肾性贫血的病因

肾性贫血与红细胞的生成密切相关，目前认为肾性贫血的发生是由多种因素所致。常见的原因如下。

（1）促红细胞生成素（EPO）的相对缺乏。

（2）慢性肾功能不全体内蓄积的毒素导致红细胞的寿命缩短。

（3）失血，慢性肾功能不全所致血小板功能障碍，导致出血倾向；同时每次血液透析时的残留血液引起的慢性少量失血；与血液透析相关的可能出现的少量溶血等。

（4）铁缺乏在透析患者和慢性肾功能不全患者很常见。

（5）叶酸和维生素 B_{12} 缺乏。

（6）甲状旁腺功能亢进。

（7）慢性肾功能不全患者体内可能存在红细胞生成抑制因子。

（二）输血原则

慢性肾衰竭贫血在治疗原发病的同时应用重组人红细胞生成素，肾性贫血多可得以纠正，输全血、输红细胞悬液已相对较少使用，应用雄性激素能激发红细胞生成。输血对慢性肾衰竭贫血治疗效果有限,输血指征限制在严重贫血、出血和有相关症状的患者,而成功的肾移植可完全纠正贫血。对贫血耐受力强、症状较轻的患者,必须明确输血后可以逆转患者的症状和体征,否则不应输血。

在以下情况可以考虑输血。

(1)血红蛋白在 60 g/L 以下的严重贫血;出现明显症状。

(2)患者出现出血和严重的感染。

(3)为创造手术条件,对需行手术者,可以输血提高血红蛋白。

血制剂的选择:改善贫血以输新鲜悬浮红细胞为主。红细胞制剂以选择洗涤红细胞为最佳。针对肾衰患者,洗涤红细胞的优点在于:容积小,乳酸含量较少,可减少红细胞悬液中其他成分对机体的影响。

九、脓毒血症(sepsis)

(1)脓毒血症可导致贫血、凝血功能下降、感染中毒性休克、血小板减少症。脓毒血症可使红细胞生成减少,破坏增加或失血,由此产生贫血。主张将 Hb<70 g/L 作为重症感染患者输注红细胞的指标,而 Hb 宜维持在 70~90 g/L。

(2)脓毒血症患者可出现凝血功能异常。但在没有出血或需进行有创操作时,不需输注新鲜冰冻血浆进行纠正。

十、慢性心力衰竭合并贫血

必须正确评估贫血的原因,诸如:铁、叶酸、维生素 B_{12} 的缺乏,是否有出血或血液稀释,并给予适当的治疗。输血治疗选择红细胞悬液,不主张选择浓缩红细胞,每次输注的量控制在 200~300 mL,并适当控制输注的速度,不宜太快。

(高真子)

第十八章

妊娠期患者的输血

第一节　概　　述

为适合胎儿生长、发育的需要,在胎盘产生的激素参与和神经内分泌的影响下,孕妇体内发生一系列适应性变化,妊娠期母体处于特殊的生理状态,分娩后6～8周的时间内全身各系统(除乳腺外)又逐渐恢复到未孕状态。上述的特殊生理状态如受到某些病理因素的干扰和影响,往往使其病理生理过程变得更加错综复杂。

一、妊娠期血液循环系统变化

(一)心脏

随着妊娠子宫的增大,膈的升高,心脏向左、向上移位,更贴近胸壁。心脏移位时大血管轻度扭曲,加上血流量增加及血流速度加快,故多数孕妇在心尖区可听到1～2级柔和的吹风样收缩期杂音。至妊娠末期心脏容量约增加10%,心率于休息时增加10～15次。由于孕期血容量增加,新陈代谢加快,心搏出量自妊娠10周逐渐增加,至32周达到高峰,左侧卧位测量心排血量较未孕时约增加30%,每次心排血量平均约为80 mL,持续此水平直至分娩。

(二)血容量

循环血量于妊娠6～8周开始增加,至妊娠32～34周时达高峰,增加40%～50%。平均血容量增加1 500 mL,维持此水平直至分娩。血浆增加多于红细胞增加,血浆平均增加1 000 mL,而细胞平均增加500 mL,导致孕期血液稀释。

心搏出量和血容量的增加使子宫血液供应和肾脏的排泄能力增加,帮助由妊娠期代谢率增加而增加产热量的排出和保护胎儿对抗因妊娠子宫压迫主动脉造成的胎盘灌注不良。

(三)血液成分

1.红细胞

妊娠期骨髓不断产生红细胞,红细胞的量增加18%～25%,低于血浆容量的增加。由于血液稀释,红细胞计数约为3.6×10^{12}/L,血红蛋白值为110 g/L(非孕妇约为130 g/L),红细胞比容从未孕时38%～47%降至31%～34%。

2.白细胞

从妊娠 7~8 周即开始轻度增加,直至妊娠 30 周达到高峰,为 $(10\sim15)\times10^9/L$[非孕妇为 $(5\sim8)\times10^9/L$],以中性粒细胞增加为主,而单核细胞和嗜酸性粒细胞几乎无改变。

3.血小板

在妊娠期间血小板无明显改变,亦有些孕妇随孕期增加而血小板逐渐减少。

4.凝血因子

妊娠期血液处于高凝状态。凝血因子Ⅱ、Ⅴ、Ⅶ、Ⅷ、Ⅸ、Ⅹ增加,仅凝血因子Ⅺ、13降低。妊娠晚期凝血酶原时间(PT)及活化部分凝血活酶时间(APTT)轻度缩短,凝血时间无明显改变;血浆纤维蛋白原含量比非孕妇女约增加 50%,于妊娠末期平均达 4.5 g/L(非孕妇女为 3 g/L)。

5.纤溶系统

妊娠期纤溶酶原显著增加,优球蛋白溶解时间明显延长,表明妊娠期间纤溶活性下降。分娩时当胎盘娩出后纤溶活力则明显提高,2 小时后逐渐降低。这是因为子宫收缩和胎盘剥离使得母循环与胎盘附着处相沟通,胎盘、蜕膜、羊水中含有的组织凝血酶进入母体血液循环,母体肝脏和单核 - 巨噬细胞很快将其灭活,纤溶活力的增强主要在于防止纤维蛋白在血管床的沉淀。

(四)铁的代谢

孕妇储备铁约 0.5 g,在妊娠最后 6 个月期间,由于胎儿需要和孕妇红细胞增加,孕妇的铁需要量增加。在最后 3 个月需要量增加达 80%。整个妊娠期的总铁需要量约为 1 300 mg。虽然在妊娠期小肠对铁的吸收由孕早期的 10%增加到孕晚期的 30%,但饮食摄取的铁不能满足铁需要的增加。为适应红细胞的增加和胎儿生长及孕妇各器官生理变化的需要,应在妊娠中、晚期开始补充铁剂,以防血红蛋白值过低。

二、输血和妊娠的相互影响

输血或输注血液成分在妇产科临床上已经成为非常重要的治疗手段,挽救了不少危重者。但输血的不良反应,特别是对妊娠、胎儿和新生儿的某些不良影响亦不能忽视。特别应该强调的是由免疫和感染因素所带来的不利影响。另一方面胎儿是一个同种半异体移植物,本身所造成的生殖免疫现象又为输血和血液成分的输注带来一些复杂的问题。因此应该倍加重视两者之间的相互影响。

(一)免疫反应

1.输血与溶血病

胚胎和胎儿组织的遗传基因有一半来自母体,而另一半则来自父体,在移植免疫学上属于同种异体移植物。为了使这种移植物能在母体子宫内生长发育,母体的免疫系统必须发生某种生理改变,使母体在免疫上出现协调和相容,从而避免母体免疫系统对胎儿及其附属物的排斥。

很早以前人们就认识到在妊娠期间,母体和胎儿血型不合可以造成新生儿黄疸或新生儿出血性疾病。其主要原因和母体输血或母体免疫有关。新生儿溶血病中 Rh 血型不合很少见于第一胎。初孕妇女中 Rh 抗体发生率在 1%以下,既往曾有输血史者可在第一胎发病。此外,尚有未意识到的妊娠或患者在宫内发育阶段已被少量经胎盘进入的母血致敏产生抗体,使之产生了初发免疫反应。同样,产科某些疾病如妊娠高血压疾病、输卵管妊娠破裂、自然或人工流产、羊膜腔穿刺以及某些产科手术均可增加胎血进入母体血液循环的机会,因此妊娠、分娩、流产次数越多,母血中免疫抗体产生的可能性亦相应增加。这样的患者当她第一次妊娠 Rh 阳性胎儿时,少量胎儿血液进入孕妇体内即可发生次发免疫反应,产生足够数量的 IgG 抗体而发病。

在我国,由于母胎之间 ABO 血型不合引起的新生儿溶血较 Rh 血型不合多见,主要发生于 O 型孕妇。由于 O 型孕妇的天然抗－A 或抗－B 抗体为 IgG,如果妊娠妇女输入了 ABO 不相容的异型血液,特别是不同亚型的血液亦能产生免疫抗体 IgG,通过胎盘进入胎儿血液循环引起发病。

2.输血与其他免疫性疾病

白细胞抗原除了包括和红细胞相同的抗原,白细胞特有的抗原 NA_1、NB_1 和 NC_1,另外还有 HLA 抗原。妊娠妇女由于母胎白细胞抗原血型不合或输血免疫反应可以产生白细胞凝集素,此凝集素随着妊娠次数的增加而相应增高。妊娠和输血有时可能引起血小板免疫抗体的产生,都能通过胎盘引发胎儿发生同种免疫性中性粒细胞减少症或血小板减少性紫癜。

3.移植物抗宿主反应(GVHR)基于以下 3 个条件

(1)宿主免疫缺陷,主要是细胞免疫,可以是先天的原发性免疫缺陷,免疫系统发育不成熟,也可以是继发于免疫抑制治疗或严重病毒感染。

(2)植入含有免疫活性细胞的组织或输入骨髓、血液、含白细胞的血浆。

(3)宿主与移植物的组织相容抗原不一致。对胎儿发育的影响,目前研究甚少,通常认为妊娠期间母胎通过胎盘的细胞交换,而胎儿本身的免疫系统尚未发育完善,尚没有足够的能力排斥输入的 HLA 不同型的免疫活性淋巴细胞,如果在宫内胎儿输血时,输注了具有免疫活性的淋巴细胞,有可能引发输血相关移植物抗宿主病,导致胎儿发育迟缓、流产甚至死胎。

4.妊娠对输血的影响

胎盘出血刺激母体产生抗体。妊娠高血压疾病、输卵管妊娠破裂、自然或人工流产、羊膜腔穿刺以及某些产科手术均可为胎血进入母体提供机会,因此妊娠、分娩、流产次数越多,母血中免疫抗体产生的可能性亦相应增加。这些抗体能够导致溶血性输血反应或输血前配血试验阳性。

(二)病毒感染

在输血感染的病毒中,对妊娠有明显影响的肝炎病毒(主要是 HBV 及 HCV)、巨细胞病毒(CMV)以及人体免疫缺陷病毒(HIV)。

1.肝炎病毒

输血后肝炎发生的发生率大约为 10%,主要是丙型和乙型肝炎,前者占 70%～90%。研究发现流产胎儿的心脏及肝细胞中能检测到病毒表面抗原(HBsAg),并发现了同肝细胞嵌合的乙型肝炎病毒脱氧核糖核酸(HBV-DNA)片段,证明乙型肝炎病毒宫内先天感染的存在。妊娠感染病毒性肝炎,其流产、死胎及早产发生率增加并可能引起母婴间垂直传播。

一般认为,病毒通过完整的胎盘传播的可能性不大,当胎盘屏障损伤或异常的生理状态导致胎盘通透性增加时可能引起感染。在分娩过程中如新生儿接触、吞咽含有肝炎病毒的母血或阴道分泌物亦可能被感染。由于妊娠早中期乙肝患者在恢复期能产生乙型肝炎表面抗体,可以通过胎盘使胎儿获得被动免疫,而发生在妊娠晚期和产褥期胎、婴儿没有获得被动免疫的机会,故急性乙型肝炎垂直传播可使 50%～70% 的婴儿易受感染。

2.巨细胞病毒感染

人 CMV 病毒是普遍存在的病原体,属疱疹病毒类,在献血者中补体结合抗体阳性率约为 60%,6%～12% 的献血者中存在 CMV 感染的白细胞。有学者提出输血是 CMV 感染的一个途径,如果初孕妇 CMV 抗体阴性需要输血时,应使用 CMV 抗体阴性的血液。在临床上如无检测条件,为了尽量减少感染的机会可以输注少白细胞的血液。输血特别是输新鲜血可能使巨细胞病毒在胎儿被感染的细胞中繁殖,造成脏器的损害、畸形、发育迟缓、死胎或流产;初生婴儿可以出现体重下降、肝大、脾大、黄疸、肝炎、脉络膜视神经炎、脑畸形、小头畸形、血小板减少性紫癜等,常可遗留永久性损害。

三、产科输血的注意事项

妊娠期输血易发生输血反应,这可能跟血细胞及血浆蛋白成分的同种免疫抗体有关。同时由于妊娠期具有高血容量、血管反应性增强、高凝机制以及单核-巨噬细胞系统的特殊生理变化,在输血时应全面考虑、慎重输血,以降低同种免疫和感染的可能,避免造成过高循环负荷和催化DIC等不良后果。

(一)夫妇双方均应常规进行血型和血型抗体检查

我国汉族中孕妇和胎儿ABO血型不合妊娠达26.9%,Rh血型不合妊娠为0.32%,少数民族地区Rh阴性者较汉族地区高,Rh血型不合亦增加。因此,妊娠期夫妇应常规检查血型和血型抗体,根据血型及其抗体的滴度作出相应的处理,这对胎儿和新生儿溶血病的预测和预防具有重要意义。妊娠期的血型鉴定亦为分娩期紧急情况的安全输血治疗做了充分准备。

(二)输注同型的血浆或血小板

输注血浆或血小板时必须选择与受血者ABO血型相合的血液进行输注。RhD阴性妇女应输注RhD阴性的血浆,输注血小板亦是如此,虽然血小板无Rh抗原,但血小板制剂中混有少量的红细胞,通常每袋内的红细胞>0.4 mL。所以达不到上述要求者,应该输注Rh免疫蛋白以避免胎儿产生同种免疫反应。

(三)不完全抗体的检测

妊娠、分娩、流产等均可为胎儿红细胞进入母体血液循环提供机会,因此妊娠、分娩、流产次数越多,母体血型免疫抗体产生的可能性亦相应增加,特别是不完全抗体,所以对有育史孕妇或曾经有输血史的患者,在输血前除了做盐水介质变叉配合实验外,还应做抗球蛋白交叉配合实验,以检测不完全抗体的存在。

(四)宫内输血移植物抗宿主病的预防

宫内胎儿或有先天性免疫缺陷的患者需要输血时,必须移除或应用辐照灭活淋巴细胞,以避免移植物的抗宿主病的发生。

(五)Rh溶血病的预防

Rh血型不合溶血病需两次接触抗原致敏才能产生足够数量的抗体,如果在第一次Rh阳性的红细胞进入母体后,采取Rh抗D免疫球蛋白预防注射,即可中和进入母体的抗原,起到预防溶血病发生的作用。

Rh抗D免疫球蛋白预防注射适应证如下。

(1)第一次分娩Rh阳性婴儿后,应于72小时之内注射100 μg。

(2)再次分娩Rh阳性婴儿应再次注射300 μg预防。

(3)自然或人工流产以后。

(4)羊膜腔穿刺术以后。

(5)产前出血、异位妊娠和妊娠高血压疾病。

(6)输入Rh阳性血液之后。

通常输血时抗 D 免疫球蛋白应按 20 $\mu g/mL$ 计算;输注红细胞则按 35 $\mu g/mL$ 计算;输注血小板、中性粒细胞或血浆则一般输注 300 μg;人工或自然流产孕龄不满 12 周注射 50 μg,大于12 周注射增加至 100 μg;孕期预防剂量一般主张 300 μg,当进入母体的胎儿血液量增加时亦应相应增加剂量。

目前产后应用抗 D 免球蛋白已经使抗 D 同种免疫性溶血病的发生概率降低至 2% 以下。有学者建议 Rh 阴性孕妇在妊娠 28 周常规应用抗 D 免疫球蛋白仍能使溶血病发生率进一步下降。一般按妊娠周数决定注射 Rh 抗 D 免疫球蛋白量:妊娠<12 周注射 50 μg;妊娠>12 周 100 μg;妊娠 25 周注射 500 μg;妊娠 26 周注射 400 μg;妊娠 27 周注射 300 μg;妊娠 29 周注射 200 μg;妊娠 32 周注射 100 μg。

有重症 Rh 溶血病分娩史的患者,应常规检测抗体的效价,若抗球蛋白法检测抗体的效价高于 1:64,应考虑做治疗性血浆置换术。Rh 血型存在于红细胞上而抗体主要存在于血浆中,置换血浆而保留自身红细胞及其他血液成分,既可换出抗体,预防或减少胎儿溶血的发生,又能利用被置换出的高抗体血浆制备 Rh 系统的标准血清和抗 D 免疫球蛋白。

(张立娥)

第二节　病理妊娠的输血

妇产科输血常见于病理妊娠及并发症、妊娠并发症等。病理妊娠是指自然流产、异位妊娠、前置胎盘、胎盘早剥和妊娠期高血压疾病等。这些病理情况在妊娠、分娩或产褥期可以出现某些严重并发症如出血、休克、羊水栓塞、DIC、昏迷或器官衰竭等,甚至危及患者生命。

抢救这些危重患者在及时去除病因和对症处理的同时,输血治疗往往必不可少。熟悉这些并发症的病理生理,掌握正确的输血指征,选择适当的输血方法,均是保证抢救成功的重要环节。

一、产科出血

产科出血是指妊娠、分娩或产褥期女性生殖器官的出血,其原因均与妊娠有关,在妊娠的不同阶段病因不同,是病理产科常见的并发症,大量出血者若抢救不力可发生失血性休克,脏器衰竭甚至危及患者生命。产后出血是分娩期最严重的并发症,居国内产妇死亡原因首位,其发生率占分娩总数的 2%～3%。

(一)病因

1.妊娠早期出血

流产、异位妊娠、葡萄胎等。

2.妊娠晚期或分娩期出血

前置胎盘、胎盘早剥、子宫破裂子宫翻出和偶发的宫颈或阴道出血等。

3.产后出血

宫缩乏力,软产道损伤,胎盘因素(胎盘滞留、粘连、植入或残留)以及凝血功能障碍等。

(二)临床特点

(1)产科出血的形式多数为大量急骤性的出血,短时间内患者即进入失血性休克状态,亦有少数出血的形式为少量持续性出血或隐性宫腔积血,出血可以由阴道排出,呈外出血,亦可是腹腔内出血。这两种形式如不能及时发现并及早治疗,亦可在较长的时间内出现休克。

(2)产科出血患者大多数年轻体健,出血、创伤多局限于生殖器官,如能及时去除病因,病情多能迅速好转。

(3)由于孕产妇循环血容量、红细胞数量及血管外体液量显著增高,血液处于高凝状态,胎盘能分泌多量类皮质激素,保护重要脏器,故孕产妇对出血的耐受性较强,有利于抢救。

(4)出血性休克的初期母体可以通过即刻自身输血、迟发性自身输液以及血液重新分布等代偿机制来维持机体的稳定,由于胎儿血红蛋白的氧饱和度较成人高,而胎儿器官的血流灌注量又往往超过其对氧的需要量,因此,休克初期引起的缺血缺氧胎儿尚能耐受。

(5)产科出血性休克多为单纯失血引起的全血容量减少性休克,但有时亦可以伴有创伤因素如子宫破裂、产科手术或子宫翻出等,另外亦可发生于其他疾病基础上如妊娠期高血压疾病、羊水栓塞、器官衰竭等,使休克的病理生理变化和临床处理更加复杂。

(6)孕产期血液处于高凝和低纤溶状态,大量失血、休克时易并发 DIC。

(7)妊娠期由于肾素-血管紧张素Ⅱ-醛固酮系统活力增强并处于致敏状态,容易发生Ⅰ型变态反应,易于并发急性肾衰竭。

(8)出血、休克时机体抵抗力降低,子宫胎盘剥离面有利于细菌生长繁殖,极易并发感染。

(三)诊断

产科出血的诊断除应考虑出血原因及时止血以外,还应估计出血量的多少、休克的严重程度以及扩容输液量是否充分等,以便采取必要措施积极进行临床抢救工作。

产科出血量的估计通常采用目测法作出估计,这是很不准确的,经常会低估实际失血量,一般来说,目睹的外出血量仅为实际出血量的 20%,合并腹腔内出血者则更少。血容量和有效血容量的测定非常复杂,不适于临床抢救工作。目前简单适行的估计失血量的方法有以下几种。

1.测量法

(1)容量法:用带有刻度的容器收集流出的血液和血块,以计算其容积。

(2)重量法:以预先称量过的敷料、纸垫去收集血液,然后再次称量,以其增加的重量作为失血的重量,血液比重为 1.05 g=1 mL。

(3)面积法:以计算血液污染敷料的面积来换算失血量,即按血湿面积 10 cm×10 cm=10 mL来计算失血量。

2.休克指数

休克指数是脉率与收缩压之比,通常当血容量正常时休克指数为 0.5。休克指数为 1.0,血容量丧失为 20%~30%,失血量为 500~1 500 mL;休克指数=1.5,血容量则丧失 30%~50%,失血量为 2 500~3 500 mL。休克指数每增加 0.5 或平均动脉压每降低 1.3 kPa(10 mmHg)左右,其失血量增加 500~1 000 mL。

3.临床表现

根据患者症状和体征估计失血量。Lucas 将产后出血引起的可逆性休克分为四度。

(1)第一度出血:血容量降低 15%(相当于 500~750 mL),患者出现中度心率增快,坐起时出现眩晕和血压下降。

(2)第二度出血:血容量降低 20%~25%(700~1 200 mL),患者收缩压明显下降。脉压降低<4.0 kPa(30 mmHg),呼吸和心跳加快,毛细血管充盈速度明显减慢。

（3）第三度出血：血容量降低 30%～35%（1 000～1 500 mL），患者出现苍白、冷汗、烦躁或淡漠，严重低血压和少尿。

（4）第四度出血：血容量降低 40%～45%（1 400～2 000 mL），患者血压极低或测不到，脉搏触不清，心率明显增快，代谢性酸中毒明显。

Hagashi 提出严重产后出血的指标。①血压降低：收缩压或舒张压下降 4.0 kPa（30 mmHg）或以上；②在未输血患者血红蛋白浓度下降 30 g/L 或以上；③在输血 500 mL 的患者，血红蛋白浓度下降达 20 g/L 或以上；④估计失血量在 1 000 mL 以上。

4.血容量测定

方法烦琐，临床极少应用。

（四）输血治疗

迅速查明原因，及时止血，抗休克治疗，建立输液通道，及时扩容补充有效循环血量，改善微循环，确保组织灌注和供应。

1.输血指征

目前产科出血尚无统一的输血标准，通常认为产妇 Hb 水平应维持在 70 g/L 以上，低于此水平应予输血。

美国国立卫生研究院输血标准：Hb<80 g/L，或 Hct<0.24，且产妇有明显失血症状或有活动性出血者，应输红细胞制剂；因宫缩乏力致产后出血者，Hb>100 g/L 或 Hct>0.30，如病情稳定，不宜立即输血；Hb 维持在什么水平，应根据产妇的年龄、出血原因和程度、血流动力学的稳定性以及心肺功能等因素而定。

2.输血选择

（1）红细胞输注：产妇贫血严重，有输血指征，可选用浓缩红细胞或添加剂红细胞（红细胞悬液、悬浮红细胞）；如情况紧急，未做交叉配血者，可选用 ABO 和 Rh 血型同型的红细胞输注；血型未知者，可选用 O 型 Rh 阴性红细胞输注，但在我国不容易获得。

（2）新鲜冰冻血浆（FFP）输注：多数产后出血患者年轻体健，肝功能良好，可不断合成凝血因子，一般情况下不需输注 FFP。除非合并凝血功能障碍者，才考虑使用；输注时剂量要足（10～15 mL/kg）。FFP 不宜用于补充血容量，也不宜与红细胞搭配使用（增加输血风险）。

（3）血小板输注：用于大量输血后稀释性血小板减少者；血小板低于 20×10⁹/L，临床有明显出血症状，可选用（注意：由于妊娠的关系，产妇一般具有幼稚、巨大和功效较佳的血小板，故血小板计数仅供参考），是否需要输注血小板应以临床出血症状而定。

（4）冷沉淀输注：较少应用，除非合并有 DIC 者。

3.输注方法

（1）失血量<20%：一般应输注晶体盐溶液及新鲜冷冻血浆。如果在出现前患者有贫血，可适当加输浓缩红细胞。

（2）失血量等于血容量 20%～40%：应迅速输注晶体盐溶液，新鲜冷冻血浆，然后输注浓缩红细胞或半血浆以补充丧失的红细胞。一般每失血 1 000 mL，可输注 4～6 U 浓缩红细胞。

（3）出血量等于血容量 40%～80%：除输注晶体溶液、新鲜冷冻血浆和浓缩红细胞外，还应补充清蛋白或全血。

（4）出血量>80%：输注上述晶体液、胶体液、全血外还应酌情加输凝血因子，如浓缩血小板、冷沉淀等。

在我国目前的条件下,如确需大量输血,应 1/3 鲜血的原则。大量输注库存血可能导致高钾而缺乏凝血因子和血小板,因此应及时补充钙、凝血因子和血小板,以防止医源性凝血障碍的发生。

二、产科弥散性血管内凝血综合征

产科弥散性血管内凝血(DIC)综合征是由多种疾病引起的血凝亢进、弥散性微血栓形成、循环和脏器功能障碍以及明显出血的一系列病理过程,是一组严重的出血综合征,严重威胁着产妇和胎儿的生命。

(一)病因

(1)胎盘早期剥离、羊水栓塞、死胎滞留综合征、感染性流产、妊娠期高血压疾病、产科出血(包括前置胎盘、子宫破裂、产后出血等)引起的产科休克、葡萄胎、异位妊娠、妊娠脂肪肝和严重肝病合并妊娠等。

(2)妊娠期凝血因子增加,血液处于高凝和低纤溶状态,构成促发 DIC 的基础。

(3)一旦某种病理情况促使凝血物质进入母体血液循环,从而具备启动凝血系统引发 DIC 的条件。

(二)临床特点

(1)产科 DIC 一般病程短,病因常较明确。

(2)去除病因是治疗产科 DIC 的关键。病因消除后,DIC 多能迅速好转。

(3)妊高征和产后出血与 DIC 的关系互为因果,这样使产妇病情变得复杂。

(4)不同发病原因,其 DIC 病理机制和特点各不相同:妊高征和死胎滞留并发 DIC,部分产妇表现为慢性 DIC;而羊水栓塞并发 DIC,起病突然,病症凶险。在胎盘绒毛间的血池中,血液处于高凝状态,导致局部的纤维蛋白溶解增加,这种变化可认为是胎盘内部的轻度 DIC。

(三)治疗

产科 DIC 患者病程短暂,当原因去除时常会自己恢复,治疗的重点是原因而非其结果,其结果常常是继某些病理演变而起。去除子宫内容物,补充有效循环血量,DIC 一般很快好转或痊愈。单核 - 巨噬细胞系统能迅速清除活化的凝血因子并补充已消耗的凝血因子。

科学地输注血液成分,在产科 DIC 的治疗中显得十分重要,以往用于补充减少的凝血因子和细胞成分一般都用全血,这是不科学的。而科学的输血原则是缺什么,补什么,输入高浓度、高纯度的血液成分制品,补充在产科 DIC 消耗的血液成分。血液成分也应掌握输入时机,一般情况下,在 DIC 病理过程尚未控制时,成分输血仅限于浓缩红细胞、浓缩血小板和 AT-Ⅲ浓缩剂。如果 DIC 的病理过程已被控制,补充任何所需的血液成分都是合适的。

1.治疗病因

积极治疗原发病,阻断内外源性促凝物质的来源,是预防和终止 DIC 的关键。例如积极有效的控制感染,尽早娩出胎儿、胎盘和清除子宫内容物,抗休克,甚至切除子宫。产科胎盘早剥、胎死宫内、感染性流产、出血性休克等易诱发 DIC,故在积极预防原发病的基础上,须加深对易发病的认识。

2.用血液制品帮助控制出血

对于许多急性失血病例,应用平衡盐溶液维持血容量,可以预防 DIC;如需要保证氧气灌注,给予可得到的最新鲜的红细胞;如出血不能控制和凝血试验显示非常低的血小板和纤维蛋白原;

PT 或 APTT 延长,可用凝血因子和血小板作替代治疗,为去除病因赢得宝贵时间。

3.常用血制品

(1)输新鲜血和新鲜冰冻血浆:新鲜冰冻血浆(15 mL/kg)在扩容方面优于全血,这是因为它既无细胞成分又含有大量抗凝血酶Ⅲ,可与肝素协同抗凝阻断凝血因子继续消耗,无加重凝血之虑。

(2)输血小板:如血小板降至 $50×10^9/L$ 以下而出血明显加剧,可输注浓缩血小板,每500 mL新鲜血分离出的血小板为 1 单位。血小板输注剂量取决于输血前血小板计数,预期达到的血小板数及临床情况,通常每次输入剂量要足,以维持血小板计数处于止血水平(一般为 $50×10^9/L$)。

(3)冷沉淀物:内含凝血因子Ⅰ、Ⅴ、Ⅷ、(Ⅹ+Ⅲ),每单位可增加纤维蛋白原100 mg/L,并可提高Ⅷ因子水平。

(4)纤维蛋白原:当纤维蛋白原下降至1.00～1.25 g/L 时,可输注纤维蛋白原,输注纤维蛋白原 2 g 可提高血纤维蛋白原 1 g/L。

4.肝素的应用

肝素是常用而有效的抗凝剂,作用是阻断凝血过程,防止血小板、凝血因子消耗,但对已形成的微血栓无效。

产科 DIC 抗凝治疗中,肝素的使用尚有争论,倾向于不用(DIC 的高凝期及慢性 DIC 例外)。因为产科 DIC 的病因容易去除,一旦病因去除 DIC 就可逆转;临床上所见 DIC 多为消耗性低凝期或继发性纤溶亢进期,初发性高凝期持续时间较短,不易发现;高凝期已消耗了血小板和凝血因子,包括抗凝血酶Ⅲ(AT-Ⅲ);肝素的抗凝血酶作用依赖 AT-Ⅲ,如果血液循环中 AT-Ⅲ 水平较低,肝素的抗凝效果有限;如果要用肝素治疗则应与 AT-Ⅲ 浓缩剂合用(遗憾的是我国目前尚无该制品供应);近年报道低分子量肝素对 AT-Ⅲ 依赖性较少,可以试用,剂量为 75～150 U/(kg·d),每天给药 1 次,持续静脉滴注,连用 3～5 天;为阻止体内凝血因子进一步消耗,防止微血栓形成,可采用其他抗凝措施,如复方丹参注射液、右旋糖酐-40、噻氯匹定等。

但诊断明确的 DIC,病因不能迅速控制时,应立即使用肝素,越早越好。适应证:①血小板下降至 $150×10^9/L$ 以下,皮肤出现出血点或瘀斑;②血液呈高凝状态,静脉取血血液黏滞,血压下降;③顽固性休克,休克与失血不成比例;④血小板、凝血因子和纤维蛋白原迅速下降,持续性血管内凝血;⑤凝血因子消耗引起持续性出血不止,出血不见凝血块。

肝素的用量和用法:一次用量可按每公斤体重 0.5～1.0 mg 计算(每毫克相当于 125 U)。24 小时用量可在 200 mg 左右,首次用肝素 50 mg 加入葡萄糖溶液 100 mL,静脉快速滴注后即以 100～200 mg 加入葡萄糖液或等渗生理盐水 1 000 mL 缓慢滴注维持 24 小时或采用间断静脉滴注。

5.抗血小板凝聚药物

双嘧达莫有解除血小板凝聚的作用,抑制血小板二酯酶的活性,常用剂量为 200～400 mg/d,但抗 DIC 血小板凝集使用大剂量 600 mg 滴注为宜。

6.抗纤溶剂的应用

抗纤溶剂适用于 DIC 晚期,继发纤溶期。常用的抗纤溶制剂有以下 4 种:抑肽酶、氨甲环酸、氨基己酸和氨甲苯酸。

三、妊娠期高血压疾病

妊娠期高血压疾病是妊娠期特有的疾病,为血管痉挛性疾病,以全身的动脉压升高及循环减少为特征。重症患者血容量降低,血液浓缩,血细胞比容升高。我国发病率为9.4%,国外报道7%~12%。多数病例在妊娠期出现一过性高血压、蛋白尿等症状,在分娩后即随之消失。该病严重影响母婴健康,是导致孕产妇和围生儿死亡的主要原因。

(一)子痫前期或子痫的扩容疗法

妊娠期高血压疾病的扩容治疗,虽然目前尚有争议,但多数认为低血容量是子痫前期或子痫的主要病理生理变化之一,子痫前期或子痫在出现临床症状前已有低血容量存在,是一种必须纠正的严重病理——慢性休克状态。临床实践证明采用大剂量硫酸镁合并扩容疗法等综合措施,可以增加血容量,改善全身灌注量;改善微循环淤滞状态,尤其是改善脑组织的血液循环和缺氧状态;增加子宫胎盘的灌注量,改善胎儿胎盘单位的功能,对预防子痫、DIC和降低围生儿死亡率具有积极的作用。

1.扩容治疗的原则

扩容治疗应遵循在解痉的基础上扩容,在扩容的基础上脱水,胶体液优于晶体液的原则。这样才能既调节血容量,改善组织灌流状况,又避免增加心脏负担,以防止肺水肿的发生。

2.扩容治疗的指征

凡血细胞比容>35%,全血黏度比值>3.6或血浆黏度比值>1.6者,均应给予适量的扩容剂。

3.扩容治疗的禁忌证

心血管负担过重,如有心力衰竭或肺水肿表现,或肾功能不全者均属禁忌。另外,在未了解血细胞比容及尿比重等有关指标之前亦不可快速扩容治疗。

4.扩容剂的选择

扩容剂的选择应当根据患者是否有低血浆蛋白血症、贫血、电解质紊乱等情况选用。

(1)人清蛋白:最理想的扩容剂。清蛋白及血浆能提高血浆蛋白及胶体渗透压,适用于低血浆蛋白间质性水肿。1 g清蛋白可将12 mL组织间液回收到血液循环中,25~50 g可回收300~600 mL组织间液。

(2)浓缩红细胞:可纠正贫血。

(3)全血或血浆:合并贫血和间质性水肿。

(4)右旋糖酐-40:具有疏通微循环,减少血小板黏附,预防DIC和利尿的作用,适用于血浆蛋白和电解质正常,尿比重≥1.020尿少的患者,作用较中分子者为强,但扩容时间短,仅维持2小时;羟乙基淀粉或706羧甲淀粉效果不及右旋糖酐,适用于血浆蛋白和电解质正常者。

(5)平衡液:为含钠的晶体溶液,用于低钠血症患者。尿比重<1.008时细胞间隙以及细胞内的钠含量过高,可交换的钠离子下降,输入后可促进排钠利尿。

(6)碳酸氢钠:适用于子痫前期或子痫期或子痫患者。尤其是子痫患者,80%合并酸中毒,当发生抽搐时,组织均在无氧或缺氧下进行代谢,乳酸堆积致代谢性酸中毒,同时由于肺部气体交换亦受严重影响,二氧化碳积聚,致呼吸性酸中毒,应用4%碳酸氢钠250 mL或5%碳酸氢钠100~200 mL,不仅可纠正酸中毒,且能回收4倍的组织间液,达到快速扩容,提高中心静脉压,从而增加有效循环血量。

扩容后的疗效观察:最简单的方法为测定血细胞比容、全血黏度和血浆黏度和电解质等指标。另外,患者安静、感觉舒适,症状好转,说明经过扩容治疗后,重要脏器灌流量改善。扩容2~3次未见效则应考虑决定是否终止妊娠。

(二)HELLP 综合征的血浆疗法

HELLP 综合征是妊娠期高血压疾病先兆子痫或子痫的严重并发症,本病可发生于妊娠中期至产后数天的任何时间,70％以上发生于产前,产后发生 HELLP 综合征伴肾衰竭和肺水肿者危险性更大。临床表现主要为溶血(H)、肝酶升高(EL)和血小板降低(LP),是子痫前期或子痫的严重并发症,严重危险母儿安全。孕产妇及围生儿的死亡率与早期诊断、早期治疗及适时终止妊娠密切相关。

1.治疗原则

积极治疗妊娠期高血压疾病,控制出血,必要时血浆置换,尽快终止妊娠。

2.输血治疗

根据 HELLP 综合征的临床特点,在治疗上可以采用抗血栓剂、免疫制剂、成分输血、扩容或血浆置换等疗法。

(1)血浆:新鲜冰冻血浆补充凝血因子,解除血小板聚集和扩容作用。

(2)血小板:浓缩血小板能补充血小板防止出血倾向,当血小板计数$<20\times10^9$/L 或剖宫产血小板计数$<50\times10^9$/L 时应当输注。

(3)免疫球蛋白:免疫球蛋白具有抑制血栓性血小板减少性紫癜患者血浆中血小板聚集的作用;右旋糖酐-40 可以覆盖血管内皮细胞表面,减少血小板的聚集。

(4)血浆置换疗法:以上血液制剂均可酌情选用,对经保守治疗无效的重症患者可试用血浆置换疗法。采用新鲜冷冻血浆置换,可能是通过清除患者血清内的激活因子,或是补充凝血因子,以减少血小板聚集和扩容作用,并促使血管内皮恢复,以达到病情缓解。

四、习惯性流产

连续自然流产 3 次以上称为习惯性流产,其病因可由多种因素造成,其中免疫因素占有重要位置。有学者在一次流产病例中发现 44.2％有母、胎 ABO 血型不合,Taylor 等认为如夫妇间共有 HLA 抗原,可使胚胎与母体间共有滋养层淋巴细胞交叉反应(TLX)抗原,TLX 相容的胚胎组织不能刺激母体产生保护性或封闭因子,故在胚胎植入后,母体可能产生排异现象造成流产。目前临床上已证明采用输注白细胞及免疫球蛋白治疗是有效的。

(一)输注白细胞、单核细胞或淋巴细胞疗法

输注白细胞、单核细胞或淋巴细胞疗法成功率平均在 70％～90％。

1.适应证

不明原因的习惯性流产,即排除其他原因后诊断为复发性自然流产者(即排除遗传、解剖、感染、内分泌等因素后);夫妇间有两个或以上相同的 HLA 抗原;无抗父系淋巴细胞毒抗体;对男方的单向混合淋巴细胞培养(MLR)无反应,而对无关系的第三者的抗原刺激有反应。

2.治疗原理

通过输入同种异体的细胞或淋巴细胞增加 HLA 或次要组织不相容性,从而刺激母体产生对 HLA 和/或 TLX 抗原的适当免疫反应,产生保护性封闭抗体,维持妊娠的正常进行。

3.输注方法

(1)具体方法:①免疫原有丈夫或无关供体的淋巴细胞、单核细胞或全血:目前以用精制或净化的淋巴细胞或单核细胞特别是以丈夫的淋巴细胞为主。理论上说,从无关供者取材比较理想,可是有很多人赞成以丈夫为免疫原者,原因在于首先是采血容易,其次为交叉感染的危险度低,

第三是与妻子在精神上有一体感。②注射部位：在前臂内侧或臀部作多点皮内注射。③注射时间：有妊娠前、妊娠初期、妊娠前+妊娠初期三种。目前常用的方法是在妊娠前免疫2~4次，每次间隔两周，妊娠后为加强免疫效果，于妊娠初期加强免疫1~3次。

（2）治疗应用的细胞种类：①静脉输入献血者浓缩白细胞。②皮内注射丈夫的单核细胞。③皮内注射丈夫的淋巴细胞：采用丈夫外周血20 mL，用淋巴细胞分离液无菌分离淋巴细胞，调整淋巴细胞浓度为$(2~2.5)×10^7/mL$，于患者前臂内侧行多点注射，为6~9点，每点约0.2 mL，每2~3周1次，共4次。如注射完成后3周内未怀孕，应再追加1次。妊娠初期注射一次。据报道本法妊娠成功率为87.5%。④多途径注射丈夫淋巴细胞：有学者采取丈夫静脉血400 mL，分离淋巴细胞，洗涤3次，加5 mL生理盐水稀释。将3 mL注射于患者肘静脉，其余2 mL分别注入前臂掌侧内和皮下。3~6周随访，65%的患者抗配偶淋巴细胞毒抗体转阳性。对治疗后抗配偶淋巴细胞毒抗体仍阴性者，可再次采取丈夫静脉血50 mL，再同样制作和注射1次。此法妊娠成功率为85%。

（二）静脉输注免疫球蛋白疗法

静脉输注免疫球蛋白（IVIg）疗法成功率为86%~88%。静脉输注免疫球蛋白治疗习惯性流产机制尚不十分清楚。可能是被动转移封闭抗体或抗独特型抗体，屏蔽胎儿抗原，封闭巨噬细胞Fc受体或增强抑制T淋巴细胞的功能。

1.输注方法

从妊娠第5周开始静脉注射免疫球蛋白，初次剂量为0.5~0.6 g/kg，每3周重复注射1次，剂量为0.3~0.4 g/kg，直至妊娠22~24周。

2.优点

没有病毒感染的危险；妊娠前不需要治疗；可用于对白细胞治疗"无反应"者；可避免HLA同种异体免疫；不良反应小，仅少数患者有恶心、心动过速和低血压等。

（张立娥）

第三节　妊娠期重症肝病的输血

一、妊娠期急性脂肪肝

妊娠期急性脂肪肝（AFLP）又称特发性脂肪肝，是妊娠妇女特有的肝脏急性疾病，是发生在妊娠晚期的一种严重并发症。起病急骤，病情凶险，如对本病的早期症状和体征认识不足，延误了诊断，可造成母婴死亡。

（一）临床特点

（1）本病多发生在妊娠28~40周，多见于妊娠35周左右的初产妇，双胎、妊娠高血压疾病和男胎较易发生。

（2）起病急骤，突发不明原因的恶心，持续呕吐，可伴有上腹部疼痛或头痛，个别可有多尿、多饮、烦渴，此外，还可以出现乏力、肌痛、发热和厌油腻等。

（3）常有多脏器损害，皮肤黏膜出血、黄疸及不同程度的意识障碍。

（4）随着病情继续进展，可出现凝血功能障碍、低血糖、意识障碍、精神症状及肝昏迷、尿少、无尿和肾衰竭，常于短期内死亡。随着病情的加重可以发生死胎、死产、早产和新生儿死亡。

（5）产后病情急剧恶化，出现肝性脑病、肾衰竭、低血糖、休克和 DIC。

（6）实验室检查：①血清谷丙转氨酶（ALT）、胆红素、血氨、尿素氮均升高；②凝血酶原时间和部分凝血活酶时间延长，血纤维蛋白原降低；③外周血白细胞总数增高，并出现中毒颗粒。

（二）临床诊断

依据病史、临床表现、辅助检查和活组织检查诊断。

（1）肝功能改变相对较轻，血清谷丙转氨酶中度升高，血胆红素升高而尿胆原阴性。

（2）影像检查可发现肝内多余的脂肪有助于确定诊断。通常肝细胞间脂肪含量超过 20% 时，影像检查即可发现异常。B 超主要表现为肝内弥散的密度增高区呈雪花状，强弱不均。CT 可显示肝内实质呈均匀一致的密度减低。

（3）肝穿刺活检为本病的确诊手段。镜下可见肝细胞弥漫性、微滴性脂肪变性，肝细胞肿大，胞浆内散在脂肪空泡，肝小叶结构基本正常。

（三）治疗

1.一般治疗

尽早终止妊娠，给予低脂肪、低蛋白和高碳水化合物饮食，主要纠正低血糖、代谢性酸中毒以及电解质平衡紊乱。应用保肝药、维生素 K、维生素 C、ATP 和辅酶 A。纠正休克，改善循环，尽早应用皮质激素保护肾小管上皮。成分输血和血浆置换疗法对改善预后具有重要意义。

2.成分输血

肝几乎能合成全部的凝血因子，包括纤维蛋白原、第 V 因子和依赖维生素 K 的第 Ⅱ、Ⅶ、Ⅸ、Ⅹ 因子以及 AT-Ⅲ 等。妊娠期急性脂肪肝时这些因子合成减少，病程中合并 DIC 又使消耗增多，因此常出现凝血因子缺乏，凝血功能异常。适当补充含有凝血因子的血液制品，对于防止产后出血、盆腔血肿和重要器官的出血可起到关键的作用。

（1）新鲜血输注：严重肝病患者不宜大量输注 10 天以上库存血，因输入的抗凝剂和稳定剂会增加肝脏负担，还会加重高胆红素血症和高钾血症。

（2）FFP 输注：输注大量新鲜冰冻血浆可获得血浆置换疗法类似效果。适用于肝衰竭伴出血的患者尤其是低血浆蛋白和低凝血因子患者。由于临床输注 FFP 量往往较大，应防止循环超负荷。

（3）冷沉淀输注：适用于急性肝损害造成的凝血障碍，特别是纤维蛋白原缺乏的病例。这种制剂含有第 Ⅷ、Ⅻ 因子、vWF、纤维结合蛋白和纤维蛋白原。通常每千克输入 0.2～0.4 袋，可使血浆纤维蛋白原水平提高 1.0 g/L。

（4）清蛋白输注：清蛋白主要生理功能是维持血浆胶体渗透压，结合并转运各种低分子物质，纠正肝损害所致的低蛋白血症，结合并转运胆红素，缓解高胆红素血症。

（5）悬浮红细胞、浓缩血小板和 ATⅢ 浓缩剂可酌情应用。

（6）血浆置换法：治疗妊娠期急性脂肪肝效果好。国外使用 3 倍于血容量的血换血，配以血液透析，对 1 例 AFLP 多脏器衰竭患者治疗获得成功。血浆置换治疗可清除血液内的激活因子，增补体内缺乏的凝血因子，减少血小板聚集，促进血管内皮修复，此治疗方法国外应用较多，并取得较好疗效。

二、妊娠合并重症肝炎

病毒性肝炎是严重危害人类健康的传染病,妊娠期并发病毒性肝炎,新生儿可通过母婴垂直传播而感染,尤以乙肝病毒为甚。妊娠合并肝炎是我国孕产妇死亡的主要原因之一。

妊娠合并病毒性肝炎,可使妊娠反应加重,妊娠高血压疾病及产后出血的发生率增高,直接威胁生命。妊娠早期患肝炎,胎儿畸形率约增加2倍。肝炎孕妇发生流产、早产、死胎、死产和新生儿死亡均较非肝炎孕妇高。围生儿死亡率明显增高。

(一)临床表现

由于妊娠期肝脏负担加重,病毒性肝炎易发展成为重症肝炎,甚至导致肝功能衰竭,以乙型肝炎常见。

(1)黄疸迅速加重:由肝细胞大量坏死所致。

(2)腹水和中毒性鼓肠:肝受损蛋白合成减少引起低蛋白血症所致。

(3)肝功能衰竭:肝进行性缩小、肝性昏迷并有肝臭气味。

(4)肾衰竭:大量肝细胞坏死,使胆碱酯酶减少,乙酰胆碱积聚可以造成肾血管痉挛,肾血流量减少,导致肝肾综合征,出现少尿或无尿。另外,严重出血、黄疸、感染亦可引起肾小管坏死,而导致肾衰竭。

(5)广泛出血:皮肤、黏膜、生殖道等脏器均可出血,主要是由于凝血因子缺乏和/或DIC引起。

(6)肝性脑病:病损涉及神经系统,出现不同程度的精神症状或昏迷。

(二)诊断

(1)实验室检查:①ALT和胆红素升高;②凝血因子降低,血纤维蛋白明显下降,凝血酶原时间明显延长;③血尿素、肌酐和尿酸均升高;④肝昏迷者血氨升高。

(2)肝穿刺活体组织检查:肝细胞广泛坏死,结构破坏仅留网状支架及血窦组织。

(三)治疗

轻症肝炎可采用休息,禁用损害肝功能的药物,保肝和抗病毒治疗;重症肝炎的治疗除迅速终止妊娠,针对肝、脑、肾损害情况采取相应措施外应采用输血治疗。

输血治疗在控制病理生理过程——三高(高血氨、高血胺和高芳香类氨基酸)、四低(低蛋白血症、低凝血因子、低血糖和低血钾)和防止脑水肿方面具有无可代替的重要作用。

(1)输注新鲜冰冻血浆和冷沉淀增加凝血因子。

(2)输注清蛋白防治肝细胞坏死,降低脑水肿。

(3)静脉滴注胎肝细胞悬液,每天或隔天1次。

(4)并发DIC者无产兆或分娩24小时后可用肝素抗凝治疗,在已临产或分娩结束24小时内不宜用,以免产后出血。

(5)抗肝昏迷:14-氨基酸-800或6-氨基酸-520均富含支链氨基酸,不含芳香氨基酸,可使支链氨基酸竞争性通过血-脑屏障,以纠正肝昏迷。

(6)肾衰竭的处理:严格限制液体入量,避免使用有肝肾损害的药物,早期应用渗透性利尿剂,应用多巴胺等扩展肾血管增加肾血流量,积极防治高血钾。

(张立娥)

第四节　胎儿宫内输血

一、适应证和指征

(一)适应证

胎儿宫内输血的主要目的是纠正胎儿贫血。宫内输血主要适用于各种严重的免疫性溶血性贫血和一些非免疫性贫血,如母胎血型不合引起的同种免疫性溶血性贫血包括 Rh 溶血、ABO溶血及一些少见血型如 Kel 血型不合溶血。另外,细小病毒 B19 感染引起的严重贫血也是宫内输血的适应证。严重的母胎间输血也是宫内输血的适应证,因可导致胎儿贫血水肿,通过反复宫内输血可治疗胎儿。2/3 以上的水肿胎儿通过宫内输血可以获救。宫内输血技术还可用于治疗胎儿同种免疫性血小板减少症。当母亲患自身免疫性血小板减少症时,抗血小板抗体可通过胎盘循环,造成胎儿血小板的破坏,导致血小板减少,输血小板可预防颅内出血。

(二)指征

临床指征主要取决于胎儿发病的情况,根据以下指标进行判断。

1.母亲血清抗体效价

Rh 血型不合,母亲血清抗体效价在 1∶32 以上。ABO 血型不合者,抗体效价在 1∶512 以上往往提示胎儿溶血严重。

2.羊水胆红素测定

OD_{450} 值大于 0.3 提示胎儿宫内严重溶血。

3.超声检查

胎儿由于严重贫血可出现腹水、水肿、心脏扩大,从而使心胸比值增大,胎盘增厚。

4.脐血血细胞比容

脐血血细胞比容小于 30%,被大多数学者作为宫内输血的指征。

虽然胎儿血常规是判断贫血程度最可靠的指标,但是需要脐带穿刺才可获得标本。临床上常常根据病史、抗体效价、超声检查以及羊水检查作出宫内输血决定。在穿刺脐带血管后先抽取少量胎血查血象而后输血。输血结束后即取血复查血象,以了解贫血纠正情况,决定输血间隔时间。

二、胎儿宫内输血的方法

(一)血液的选择

根据胎儿宫内输血的目的选择各种适用的血液制剂。血细胞比容以 80% 为宜。采用孕妇自身血液制备洗涤的红细胞或甘油冷贮的红细胞进行宫内输血,母胎间免疫反应小,红细胞在胎儿体内存活时间长,输血次数少,较其他供血来源效果好。同种免疫性血小板减少应输注免疫球蛋白和抗体阴性的浓缩血小板或经洗涤的母体血小板。

(二)输血途径

输血途径主要是经胎儿腹腔输血和经胎儿脐静脉输血两种。

1.经胎儿腹腔输血

胎儿腹腔输血主要依靠膈、腹膜表面的淋巴管吸收,再经胸导管进入血液循环,胎儿的呼吸运动是吸收的基础。对于严重水肿和腹水的胎儿,由于腹水的影响,其应用和疗效均受到限制。

2.经胎儿脐静脉输血

该法有以下优点:输血前能够抽取胎儿血检测血型及贫血程度,并估计需血量;可将血液直接输入胎儿血管,避免了穿刺胎儿腹腔造成的损伤,克服了胎儿腹腔内输血的血液吸收不良的缺点;输血后可抽取胎儿血检查以判断胎儿贫血纠正的程度,监测疗效;可将宫内输血的时间较胎儿腹腔内输血提前 4～6 周,且疗效好。

目前普遍使用脐静脉输血,但有学者提出将两种输血途径相结合,先脐静脉输血,再行吸收较缓慢而量较多的腹腔内输血,可使胎儿血细胞比容稳定地维持更长时间,并减少输血的次数。二者结合时胎儿血红蛋白平均下降率是 0.01%,而单独脐静脉宫内输血时,胎儿血红蛋白下降率为 1.14%。

(三)输血量

宫内胎儿最大的输血量,目前尚无统一标准。有学者主张输血最大量为(妊娠周数－20)× 10 mL。也有学者主张输血量在妊娠 20～22 周为 20 mL,23～24 周为 30 mL,25～26 周为 35 mL,27～29 周为 40 mL,30～31 周为 50 mL,32～33 周为 60～75 mL。

(四)输血速度

腹腔为 5～10 mL/min,血管为 2～5 mL/min。胎儿有腹水时,进行胎儿腹腔内输血前应先抽出腹水,抽出量应等于将要输入的血量,以免过度增加胎儿腹压,造成胎儿死亡。宫内输血间隔时间说法不一,一般在第一次宫内输血后需间隔 1～2 周,以后每隔 2～4 周 1 次,直到分娩。

三、胎儿宫内输血的注意事项

(一)胎儿监护

宫内输血应进行胎儿监护,在术前和输血间隔期应每周行 1 次胎儿电子监护。胎心率加快一般预后较好,胎心率减慢预后较差,输血过程中出现胎儿心动过缓,应停止输血。严重胎儿贫血和心力衰竭,可出现正弦型胎心率曲线,宫内输血后可使其逆转。如果正弦型胎心率曲线出现在宫内输血 24 小时以内,并非都是胎儿宫内窘迫的反应。是否进行手术处理,取决于正弦型胎心率曲线持续时间的长短和胎儿孕龄成活的可能性。每 1～2 周应进行超声检查,以评价胎儿生长发育情况、宫内安危程度和有无水肿。

(二)操作重点

腹腔内输血可引起腹压升高,脐静脉输血时可引起脐静脉压升高,压力的迅速升高可危及胎儿生命。当压力变化(压力变化＝输血后压力－输血前压力)超过 1.3 kPa(10 mmHg)可导致胎儿死亡,当压力变化达 1.3 kPa(10 mmHg)应停止输血,如变化超过 1.3 kPa(10 mmHg)则抽出部分血并以相应的生理盐水代替。

四、宫内胎儿输血的并发症

宫内输血对母体影响较小,其主要的并发症是感染,严格的无菌操作可使其发生率控制在 1%以内,其他的并发症有早产、胎膜早破、胎盘早期剥离、肝炎及输血针偏位等。

胎儿的并发症较多,多数是由损伤引起的,常在输血后 48 小时内死亡。损伤部位为血管和心脏,因腹压过高引起脐静脉血流中断也可能导致早产和胎膜早破。其间接并发症为脐疝和腹股沟疝。理论上,宫内输血可使胎儿发生宿主对移植物的排斥反应,但在 Bowman 大量的病例中未发现这种并发症。

五、宫内输血的预后

影响宫内输血预后的因素有第一次宫内输血的胎龄、胎儿发病的严重程度、手术者的经验,此外还有母体肥胖、胎盘位置、新生儿护理、胎位不正等。通常妊娠 26 周前需宫内输血及有胎儿水肿者预后较差。

宫内输血胎儿成活率的报道各家差异较大,近期文献多在 86%～92%。一般随访结果提示宫内输血患儿的智力、行为、身高、体重、免疫和肝肾功能均正常,有神经系统疾病者仅占 5%。Sainio 等报道母体静脉滴注免疫球蛋白和泼尼松并进行宫内胎儿输注浓缩血小板产前治疗严重免疫性血小板减少性紫癜的效果,出生新生儿均无颅内出血,情况良好,无死亡病例。Radder 等随访结果亦提示宫内输注血小板不影响患儿全身、神经和免疫系统发育,婴儿免疫系统淋巴细胞的活性和成熟度正常。

六、造血干细胞宫内移植

造血干细胞宫内移植(IUHSCT)是出生后干细胞移植理论的进一步发展,造血干细胞具有增殖为其他造血细胞的能力,且保持自身数目的稳定,移植后可形成造血嵌合体。因此,可以应用于先天性血红蛋白病、免疫缺陷性疾病及一些代谢性疾病。妊娠早期胎儿尚未建立起免疫系统,对外来抗原具耐受性,IUHSCT 不需要 HLA 配型相合和免疫抑制处理;宫内移植免疫重建,能及时阻断病情发展减少器官损害,避免出生后的治疗;子宫的特殊环境降低了病原体感染的可能性。因此,IUHSCT 在宫内治疗学上有着重要的意义。

目前可供 IUHSCT 的细胞如下。①骨髓细胞:可选用母亲或父亲的骨髓细胞;②胎肝细胞:小于妊娠 15 周的胎肝细胞中 T 细胞含量少,引起移植物抗宿主反应少,几乎含有所有的造血细胞,定位和增生能力强;③脐血干细胞:来源丰富,已成功地用于治疗出生后地中海贫血和范可尼贫血。

一般主张移植最好在 14 周前进行,可经脐静脉或经胎儿腹腔内注射。有学者提出胚外体腔穿刺,这将是宫内移植很有希望的途径,其理由有二:①胚外体腔穿刺的时间是在妊娠 7～8 周,比腹腔穿刺(12～13 周后进行)提前了 5 周左右,胎龄越小,耐受性越强,越容易形成嵌合体;②胎儿的造血器官卵黄囊位于胚外体腔内,注入的造血干细胞可以直接进入卵黄囊。此外,有学者认为,胚外体腔如同一个造血库,如加入适量的细胞因子可促使造血干细胞在体腔内不断增殖,并进入卵黄囊。

近 10 余年来,虽然获得越来越多的实验结果和临床经验,有关 IUHSCT 的研究进展不大。除了在羊的动物模型获得较好的结果,其他动物模型结果均不理想。主要问题为不能形成嵌合型,或嵌合型形成率低,以及移植的细胞逐渐消失。现认为治疗的结果与个体的差异和某些尚未被认识的生物学屏障有关。要提高 IUHSCT 的效果,必须克服这些生物学屏障,增加造血干细胞(HSC)的输入量及提高供体 HSC 与胎儿自身 HSC 的竞争力。

(张立娥)

第十九章

相容型输血

第一节　相容型输血的原则

　　"配合型输血"或"相容型输血",实质就是输异型血,但不是随机的异型血,而是配血相合/相容的异型血。异型输血要遵循以下 3 个原则。

一、抗原与抗体二者不同时存在

　　免疫性溶血性输血反应的实质是抗原-抗体反应,抗原-抗体反应必须抗原和抗体两个因素同时存在才会发生。患者与供者的血型即便不相同,供者红细胞进入患者体内如果碰不到对应的抗体,就不会发生免疫性溶血性输血反应。换句话说,患者体内如果有几种不同抗原即几种不同血型的红细胞,但是没有对应的抗体,红细胞是不会被破坏的。但是,患者有可能被异型红细胞即异型抗原免疫而产生对应的抗体。患者如果被异型红细胞免疫而产生免疫性抗体,以后输血就必须输同型血。某些免疫性抗体还可能导致女性患者怀孕以后发生新生儿溶血病(HDN)。因此,临床输血需要掌握的原则,一是尽量输 ABO 和 RhD 同型血,避免产生免疫性抗体;二是特殊情况紧急抢救生命时,如果患者血型没有鉴定清楚或没有同型血,则应当机立断不拘泥于患者与供者血型是否相同而采用相容型输血。(输)异型输血时,只要配血无凝集,就表明输进去的红细胞碰不到对应的抗体,抗原与抗体二者不同时存在,输血就是安全的,不能顾忌患者有可能产生免疫性抗体而贻误抢救生命。

二、ABO 亚型红细胞输给 ABO 型患者

　　供者红细胞抗原的结构或质量与患者相同,即同型输血,当然不会发生免疫性溶血性输血反应。但是 ABO 亚型红细胞输给 ABO 型患者也不会发生免疫性溶血性输血反应,因为至今为止,没有发现"抗 ABO 亚型抗体"。

三、患者红细胞有某种抗原而供者红细胞无某种抗原

　　除了特殊情况,患者被免疫产生血型抗体的一般规律是:有某种血型抗原,不会产生某种血型抗体;无某种血型抗原,被该抗原免疫后,可能会产生某种血型抗体。因此,如果患者有某种血型抗原,体内一般是不可能存在某种血型抗体的(特殊情况例外,自身免疫性溶血性贫血患者可能产生

"类自身抗体"。例如患者自身抗体有抗 Rhe 特异性,患者红细胞带 e 抗原)。异型输血时,患者有某种血型抗原,如果供者无某种血型抗原,输血以后,是不会发生免疫性溶血性输血反应的。

例如:RhD(+)患者的红细胞带 D 抗原,一般情况不会产生抗-D。RhD(−)供者的红细胞不带 D 抗原。把 RhD(−)红细胞输给 RhD(+)患者,虽然是异型输血,但是安全。反之,把 RhD(+)红细胞输给 RhD(−)患者,则不一定安全,是否安全取决于患者体内有无抗-D。还要指出的是,至今没有发现"抗 RhD(−)抗体"。

简而言之,对于任何血型系统,异型输血时都遵循的规律是:供者红细胞无某种抗原,患者有某种抗原,输血安全;供者红细胞有某种抗原,患者无某种抗原,输血不一定安全(是否安全取决于患者有无针对该抗原的抗体)。

(张立娥)

第二节　临床输血的一些误区

一、准确鉴定 ABO 血型,输血是否安全

为了确保输血安全有效,规定输血前试验包括 3 个项目:ABO、RhD 血型鉴定,不规则抗体筛查,交叉配血。输血前三项试验是 3 道"保险",除了自身免疫性溶血性贫血患者以外,3 道保险中交叉配血试验最重要,是安全有效输血的"生命线"。

例如:只要主侧配血相容(无凝集),即便患者与供者 ABO 血型不相同(患者 AB 型,供者 A 型),患者不规则抗体筛查阳性(患者血浆中含抗-E,供者红细胞不带 E 抗原),输红细胞也是安全的;反之,只要主侧配血不相容(有凝集),即便患者与供者 ABO 血型相同(患者与供者 ABO 定型试验结果都是正定型抗-A(+),抗-B(−);反定型 Ac(−),Bc(+),患者与供者都定为 A 型,但患者可能为 A_2 型,供者为 A_1 型),患者不规则抗体筛查阴性(患者血浆中含抗-A_1,因为不规则抗体筛查细胞均为 O 型,ABO 亚型抗体均漏检),输红细胞也是不安全的。

临床输血首选输 ABO 同型血,ABO 血型鉴定是提供同型血的依据。但是在特殊情况紧急抢救输血时,如果遇到患者为 ABO 疑难血型短时间内鉴定不出来,不能为了同型输血花费时间鉴定 ABO 血型而贻误抢救患者生命。换句话说,患者生命至上,ABO 血型定不出来时,病情紧急就必须采取"相容性型输血"。

二、输 ABO 同型血液是否安全

ABO 同型输血是安全输血的一道保险,但只要遵循本章第二节中阐述的安全输血 3 个原则:①抗原抗体不同时存在;②ABO 亚型红细胞输给 ABO 型患者;③供者红细胞无某种抗原,患者红细胞有某种抗原。尽管患者与供者 ABO 血型不相同,输血也是安全的。但是必须强调,临床输血首选 ABO 同型输血,异型输血仅限于特殊情况,并且一要符合输异型血的指征,二要经过严格的审批程序。

三、ABO 亚型血用于临床输血是否安全

有些采供血单位或医院认为必须 ABO 同型输血才安全,如果采集到 ABO 亚型血,因为临

床输血中很难遇到 ABO 亚型患者,医院也拒绝接受 ABO 亚型血,故把 ABO 亚型血报废。

四、RhD(一)红细胞输给 RhD(＋)患者是否安全

采供血单位如果不常规储备 RhD(一)红细胞,遇到 RhD(一)患者紧急抢救输血时,可能因为临时采集 RhD(一)血液困难而贻误抢救。有时储备 RhD(一)红细胞又会因为长时间无 RhD(一)患者而快过保存期。为了不浪费宝贵的血液资源,采供血单位请求临床把 RhD(一)红细胞输给 ABO 同型的 RhD(＋)患者,但有时却遭到拒绝。有些医师误认为把 RhD(一)红细胞输给 RhD(＋)患者不安全。

五、RhD(＋)红细胞输给 RhD(一)患者是否安全

临床输血首选同型血,RhD(一)患者如果含抗-D,输 RhD(＋)红细胞会发生溶血性输血反应。RhD(一)患者如果不含抗-D,输 RhD(＋)红细胞以后有可能被免疫而产生抗 D 抗体,以后再输血就必须输 RhD(一)红细胞,而且女性患者怀孕以后有发生 HDN 的风险。但是,RhD(一)患者如果不含抗-D,紧急抢救时,生命至上,采取"配合型输血"即相容型输血,只要 RhD(一)患者与 RhD(＋)供者主侧配血无凝集就可以输血,既符合输血有关政策又是安全的。

六、RhD(一)患者输 RhD(＋)供者的血浆是否安全

RhD(一)患者输 RhD(＋)供者的血浆是否安全,取决于两个因素:一是 RhD(一)患者体内是否有抗 D 抗体,二是 RhD(＋)供者的血浆中是否有一定数量的残存 RhD(＋)红细胞。如果没有 RhD(一)供者的血浆,可以把 RhD(＋)供者血浆中残存的 RhD(＋)红细胞高速离心除去以后再输给 RhD(一)患者,是不会发生溶血性输血反应的。

七、RhD(一)患者输 RhD(＋)供者的血小板是否安全

血小板上有 ABH 抗原,但是没有 Rh 抗原。因此,RhD(一)患者无论有无抗-D,输 RhD(＋)供者的血小板都不会"抗原抗体同时存在",都是安全的。但是,如果 RhD(一)患者含抗-D,RhD(＋)供者的血小板中残存一定数量的 RhD(＋)红细胞,输血小板就可能有一定风险。此时可以输单采血小板,因为单采血小板中所含红细胞极少。

(张立娥)

第三节　特殊情况相容型输血

一、应用范围

其应用范围如下:①ABO 疑难血型患者紧急抢救输血;②ABO 同型血液储备无法满足需求时患者紧急抢救输血;③RhD 阴性患者紧急抢救输血;④交叉配血不合和/或抗体筛查阳性患者紧急抢救输血。

二、启动指征

由各种原因导致患者失血性休克或严重贫血,不立即输血将危及其生命,且在紧急输(备)血过程中出现下列情况之一者,本着抢救生命为第一要义的原则,立即启动"推荐方案"程序。

(1)采取各种措施,输血科(血库)血液储备仍无法满足患者紧急抢救输血的需要。

(2)输血科(血库)在 30 分钟内无法确定患者 ABO 或 RhD 血型和/或交叉配血试验不合时。

三、启动流程

(1)输血科(血库)工作人员根据患者输血前血型血清学试验结果及血液库存情况,凡符合"推荐方案"启动指征 1.2 条中任何一条,立即向临床科室负责医师说明情况。

(2)临床科室主治医师及以上人员根据患者病情和输血科(血库)反馈信息,判定符合"推荐方案"启动指征,双方协商后决定启动"推荐方案"程序。

(3)输血科和临床科室分别将患者病情上报医院医务管理部门审批或总值班备案后,立即启动"特殊情况紧急抢救输血程序"。

四、几点说明

(一)ABO 疑难血型判定提示

判定提示如下:①正、反定型不一致;②与先前血型鉴定结果不一致;③弱凝集、混合凝集或其他情况难以准确判定结果;④与 ABO 同型血液交叉配血试验不相合;⑤不符合一般遗传规律。

(二)RhD 抗原阴性判定及处理原则

RhD 抗原初筛试验阴性者,须排除 Du 型和 Del 型以后才能确认为 RhD(一);RhD 抗原结果难以判定和/或先前鉴定不一致者,均暂按 RhD 阴性血型处理。

(三)特殊情况下输注血小板

(1)首选与受血者 ABO/RhD 血型同型血小板输注。

(2)在紧急抢救患者生命时,发现患者血型难以判断或血小板供应短缺情况下,可以选择不同血型的单采血小板输注。

(3)输注不同血型的单采血小板前,要向患者及家属进行风险告知并签署知情同意书。例如:供者血浆中的血型抗体引起急性溶血反应的可能;血小板输注无效的可能;RhD 阴性患者输注 RhD 阳性血小板后有可能产生抗-D,特别对育龄期妇女,可能发生流产、死胎、新生儿溶血病(女童患者成年后风险同上)等。

(4)输注不同血型的单采血小板,应选择抗-A、抗-B 效价≤64 的供者,儿童应尽量减少血小板中的血浆量,以防止发生溶血性输血反应。

(5)AB 型单采血小板的血浆中不含抗-A、抗-B,但 AB 型血小板上有 A 抗原和 B 抗原,因此非同型输注比较安全但疗效略差。

(6)RhD 阴性无抗-D 的患者,特别是育龄期妇女(包括女童),输注 RhD 阳性单采血小板后,有条件者可尽快注射抗 D 人免疫球蛋白以预防抗体产生。

(张立娥)

第二十章

输血相关疾病检测

第一节　艾滋病病毒抗体检测

艾滋病又称获得性免疫缺陷综合征(acquired immunodeficie-ncy syndrome,AIDS),是由人类免疫缺陷病毒(human immunodeficiency virus,HIV)引起的。艾滋病病毒主要是经血源或性接触传播,其特点是传播速度快、涉及范围广和致病性高。实验室中主要通过检测 HIV 抗体来筛查和辅助诊断艾滋病。HIV 抗体以 IgG 类抗体为主,抗-HIV-IgG 出现的人群广,持续的时间长,为实验室诊断 HIV 的主要检测对象。常用的检测方法分为初筛和确证试验。

初筛试验一般采用酶联免疫吸附试验进行检测,而 HIV 确认实验多采用蛋白印迹法或荧光抗体定量法检测 HIV 抗体来进行,且必须由取得资格的确认实验室来检测。根据卫健委规定,HIV 抗体阳性必须由卫健委认证并取得资格的 HIV 抗体确认实验室报告才具有法律效应。

一、酶联免疫吸附试验

(一)标本

静脉血 2mL,常规分离血清或血浆(肝素、枸橼酸钠或 EDTA 抗凝)。

(二)原理

酶标板包被 HIV-1p24,HIV-1gp160,HIV-1ANT70 合成肽和 HIV-2evn 合成肽,每个酶标板孔内放置一个由辣根过氧化物酶标记相同抗原的球状复合物。首先加入酶标板孔内的标本稀释液溶解球状抗原复合物,再加入标本,如果标本存在 HIV-1 抗体、HIV-2 抗体和(或)HIV-1 O 亚型抗体,就会形成固相 HIV 抗原-HIV 抗体-酶标记抗原复合物。洗板后加入四甲基联苯胺(TMB)底物溶液,辣根过氧化物酶催化底物溶液显色,颜色深浅与抗体量成正比。据此推断 HIV 抗原-HIV 抗体-酶标记抗原复合物的含量。

(三)器材

加样器(50 μL,100 μL)、37 ℃水浴箱、酶标仪(450 nm、630 nm)、振荡器、吸水纸、洗板机等。

(四)试剂

(1)微量酶标板(12×8),包被有 HIV-1p24,HIV-1gp160,HIV-1ANT70 合成肽和 HIV-2evn 合成肽。每孔含有珍珠样冻干 HRP 标记的 HIV-1p24,HIV-1gp160,HIV-1ANT70 合成

肽和 HIV-2evn 合成肽。

(2)HIV-1 抗体阴性对照质控:不含有抗 HIV-1 单克隆抗体的人血清。

(3)HIV-2 抗体阳性对照质控:含有抗 HIV-1 单克隆抗体的人血清。

(4)浓缩磷酸盐洗液:使用时蒸馏水或去离子水 1：25 稀释。

(5)酶标抗人 HCV-IgG 或 IgM 抗体。

(6)标本稀释液:含有蛋白稳定剂和防腐剂。

(7)底物 A、B 液。

(8)终止液(2mol/L H_2SO_4)。

(五)操作步骤

(1)从冰箱中取所需数量微孔条固定于支架,按顺序编号,置室温平衡 10 分钟。

(2)按顺序分别在相应孔中加入 50 μL 待测样本和阴性、阳性对照血清及空白对照。

(3)每孔加入 HIV 酶标记抗原 100 μL,混匀,37℃孵育 60 分钟。

(4)弃去板内液体,每孔加满洗涤液,洗涤 5 次,洗涤完后在吸水纸上扣干(每次应保持 30～60 秒浸泡时间)。亦可用洗板机自动洗涤。

(5)加底物 TMBA、B 液各 50 μL,混匀后置 37℃水浴避光 15 分钟。

(6)加终止液 50 μL,振荡混匀。

(7)用酶标仪单波长 450 nm 或双波长 450/630 nm 测定各孔 OD 值,30 分钟完成测定,并记录结果。

(六)结果判断

1.目测

阳性孔呈橘黄色,阴性孔为无色。

2.比色

(1)临界值(CO)的计算:临界值＝阳性对照均值×0.1＋阴性对照均值。

(2)阴性对照:OD 值小于 0.05 时以 0.05 计算。

(3)阳性对照:正常情况下,阴性对照孔 OD 值≤0.1。

(4)阴性对照:正常情况下,阳性对照孔 OD 值≥0.5。

(5)结果判定:样品 OD 值 S/CO≥1 者为 HIV 阳性,样品 OD 值 S/CO≤1 者为 HIV 阴性。

(七)注意事项

(1)试剂使用单位必须是经当地卫生行政部门批准的 HIV 实验室。整个 HIV 检测必须符合《全国艾滋病检测技术规范》,严格防止交叉感染。操作时必须戴手套,穿工作衣,严格健全和执行消毒隔离制度。

(2)试剂仅用于体外诊断。

(3)避免在有挥发性物质及次氯酸类消毒剂的环境下操作。

(4)使用前请将试剂放置室温 30 分钟。

(5)封板膜不能重复使用,不同批次的酶标板、酶标试剂和阴、阳性对照不可混用。

(6)加样品和液体试剂时必须用加液器加注,并经常校准。

(7)洗涤时各孔均须加满洗液,浸泡 30～60 秒。

(8)测定结果的判定必须以酶标仪为准。读取结果时,应擦干酶标板底部,且孔内不能有气泡。不要触碰孔底部的外壁,指印或划痕都可能影响板孔的读值。

(9)所用样品、废液和废弃物都应按传染物处理。

(10)初试阳性者应重新取样双孔复试,复试阳性者应按"全国 HIV 检测管理规范",送 HIV 确证实验室进行确证实验。

(八)临床意义

临床上主要通过检测 HIV 抗体进行 HIV 感染的诊断。在献血员筛查时,任何一种检测方法检测结果出现阳性即被取消献血资格。HIV 抗体阳性说明患者处在 HIV 的感染的潜伏期;HIV 隐性感染期;艾滋病相关综合征或艾滋病。

二、免疫层析试验

(一)标本

(1)静脉血 2 mL,尽快分离血清或血浆以避免溶血。

(2)检测时应尽量使用新鲜标本。

(3)标本若不能及时送检,可在 2~8 ℃冷藏 3 天。

(4)长期保存需冷冻于 -20 ℃,忌反复冻融。

(二)原理

用特异性重组 HIV1/2 抗原 gp41 和 gp36 及兔抗 HIV1/2 多克隆抗体包被硝酸纤维素膜,配以红色乳胶标记重组 HIV1/2 抗原 gp41 和 gp36。根据免疫层析原理,当标本迁移通过结合物包被处时,如标本含 HIV1/2 抗体,被固相包被的合成肽和重组抗原所捕捉固定,形成一条红线;如标本中无 HIV1/2 抗体,则抗原-抗体结合物将会通过患者窗口,而没有红线。余下混合物继续迁移至质控窗口形成红线。

(三)器材

试剂冰箱、微量加样器等。

(四)试剂

HIV1/2 抗体胶体硒检测拭子条。

(五)操作步骤

(1)使用前将诊断试剂和血清(血浆)标本恢复至室温。

(2)从原包装铝箔袋取出诊断试剂(在打开铝箔袋前应先恢复至室温)。

(3)将诊断试剂置于干净平坦的台面上,加 50 μL 血清或血浆标本于加样孔 S 中,随后再加入 50 μL 缓冲液。

(4)等待红色条带的出现,在 15~30 分钟读取测试结果。

(六)结果判断

(1)阳性结果:两条红色条带出现。一条带位于测试区内(T),另一条带位于质控区内(C)。

(2)阴性结果:仅质控区(C)出现一条红色条带,在测试区内(T)无红色条带出现。

(3)无效:质控区(C)未出现红色条带,表明不正确的操作过程或诊断试剂已变质损坏。在任何情况下,应重新测试。

(4)由于样本中抗 HIV1/2:抗体滴度的不同,测试区(T)内的红色条带会显现出不同深浅的颜色,均表示阳性结果。当样本中含有低滴度的抗 HIV1/2 抗体时,可能会导致出现的 T 线颜色很淡。测试结果不能作为判定样本中抗体滴度高低的依据。

(七)注意事项

(1)试剂取出后要尽快地使用(1 小时内),特别是在室温高于 30 ℃或是在高度潮湿的环境中应尽快使用。

(2)必须在 15～30 分钟内判读结果,否则结果无效。

(3)阳性结果仅表示样本中(HIV1/2)抗体存在的可能,而不能作为机体感染 HIV 的标准。对阳性结果必须用 ELISA 或 Western Blot 做进一步分析确证。

(4)如有临床症状存在,阴性结果并不能排除感染 HIV 的可能性。应用如 Western Blot 法检测做出判定。

(张立娥)

第二节 梅毒螺旋体抗体检测

梅毒是梅毒螺旋体(treponema palidum,TP)引起的慢性传染病,属于性病的一种,主要通过性接触和血液传播,也可通过胎盘传给下一代。实验室中检测梅毒除直接于暗视野显微镜下检查梅毒螺旋体外,还采用了多种血清学方法进行筛选和确认实验。本章重点介绍 ELISA 和明胶颗粒凝集试验。

一、酶联免疫吸附试验

(一)标本
静脉取血 2mL,常规分离血清或血浆。

(二)原理
当人体感染梅毒螺旋体后,机体可产生抗密螺旋体特异性抗体。本实验采用 ELISA 双抗原夹心法检测血清或血浆中梅毒螺旋体抗体(treponema palidum antibody,TP-Ab)。在微孔条上预包被基因表达梅毒抗原(分子量 17 000、47 000),用酶标记基因重组梅毒抗原,与血清中抗梅毒螺旋体抗体反应,然后用底物作用显色。呈色强弱与标本中的 TP-Ab 含量成正相关。

(三)器材
加样器(50 μL、100 μL)、37℃水浴箱、酶标比色仪、振荡器、吸水纸、洗板机等。

(四)试剂
(1)包被梅毒抗原的 8 孔×12 反应板。

(2)TP 酶标记抗原。

(3)底物 A 液(3,3′,5,5′-四甲基联苯胺,TMB);底物 B 液(0.1 mol/L 枸橼酸-0.2 mol/L 磷酸氢二钠缓冲液)。

(4)洗涤液 pH 7.4 的 Tris-HCl-Tween20 或运用试剂盒中浓缩液,使用前用蒸馏水 25 倍稀释。

(5)质控品:阴性、阳性对照血清。

(6)终止液:2 mol/L H_2SO_4。

(五)操作步骤
(1)将微孔条固定于支架,按序编号。

(2)分别用加样器在对照孔中加入待测样品及阴阳性对照血清各 50 μL 于相应孔中。

（3）分别在每孔中加入酶标记抗体 100 μL，振荡混匀。

（4）置 37℃ 温育 60 分钟，室温平衡 5 分钟。

（5）用洗涤液充分洗涤 5 次，洗涤完后在吸水纸上扣干（每次应保持 30～60 秒浸泡时间），亦可用洗板机自动洗涤。

（6）每孔加底物 A、B 各 50 μL，振荡混匀，置 37 ℃ 避光 20 分钟。

（7）每孔加终止液 50 μL，混匀。

（8）用酶标仪单波长 450 nm 或双波长 450/630 nm 测定各孔 OD 值（用单波长测定时需设空白对照孔，30 分钟完成测定，并记录结果）。

（六）结果判断

1.目测

阳性孔呈橘黄色，阴性孔为无色。

2.比色

（1）阴性对照：正常情况下，阴性对照孔 OD 值≤0.1，阴性对照 OD 小于 0.05 时以 0.05 计算。

（2）阳性对照：正常情况下，阳性对照 OD 值≥0.5。如果所有阳性对照孔 OD 值都超出正常范围，应重新测试。

（3）临界值（CO）计算：临界值＝阴性对照孔 OD 均值 N×2.1。

（4）结果判定：标本 OD 值为 S，如果 S/CO≥1 者为 TP-Ab 阳性；S/CO＜1 者为 TP-Ab 阴性。

（七）注意事项

（1）从冰箱中取所需数量微孔条固定于支架，按顺序编号，置室温平衡 10 分钟。

（2）使用前应将试剂摇匀，同时弃去前 1～2 滴再使用。

（3）设空白对照时，不加样品及酶标记抗体，其余各步与标本检测相同。

（4）洗涤时各孔均须加满洗涤液，防止孔口有游离酶未能洗净。

（5）加酶标记抗原时，注意勿使加样器接触血清，避免血清间交叉污染。

（八）临床意义

ELISA 法检测梅毒螺旋体 IgG/IgM 抗体具有较高的敏感性和特异性，本方法适合于大样本的筛查和确诊，因其也存在假阳性结果，故阳性标本还应继续做确证试验，如梅毒螺旋体血凝试验（treponema palidum hemagglutination assay，TPHA）、梅毒螺旋体颗粒凝集试验（treponema palidum passive particle agglutination assay，TPPA）和荧光螺旋体抗体吸收试验（FTA-ABS）等。因为本实验同时检测 IgM 型和 IgG 型抗体，而 IgG 型抗体在抗原消失后很长时间，仍可通过记忆细胞的作用继续产生，甚至终身携带，因此其结果不能作为疗效观察和判断复发的指标。

二、明胶颗粒凝集试验

（一）标本

静脉血 2 mL，常规分离血清。

（二）原理

将梅毒螺旋体的精制菌体成分包被在人工载体明胶粒子上，这种致敏粒子和标本中的梅毒螺旋体抗体进行反应发生凝集，由此可以检测出血清和血浆中的梅毒螺旋体抗体。本实验可作为梅毒确认试验。

（三）器材

微量振荡器、微量反应板、加样器（0～100 μL）等。

（四）试剂

（1）标本稀释液。

（2）致敏粒子液。

（3）未致敏粒子液。

（4）阳性对照：效价1：320。

（五）操作步骤

（1）从冰箱中取出试剂及微量反应板，编号2排4孔，置室温平衡10分钟。

（2）在2排微量反应板的第1孔加入标本稀释液100 μL，从第2孔至第4孔每孔加25 μL。

（3）用微量加样器取标本25 μL至第一排第1孔中，稀释后取25 μL至第2孔中，依次稀释到第4孔。

（4）用微量加样器取阳性对照血清25 μL至第二排第1孔中，稀释后取25 μL至第2孔中，依次稀释到第4孔。

（5）在第3孔中加25 μL未致敏粒子，在第4孔中加25 μL致敏粒子。

（6）用微量振荡器混合30秒，加盖后于室温（15～30 ℃）下水平静置。2小时后观察结果。放置至次日可能也不影响结果判定。

（六）结果判定

（1）阴性：粒子成纽扣状聚集，呈现出外周边缘均匀且平滑的圆形。

（2）弱阳性：粒子形成小环状，呈现出外周边缘均匀且平滑的圆形。

（3）阳性：粒子环明显变大，其外周边缘不均匀且杂乱地凝集在周围。

（七）临床意义

常用的梅毒确认试验TPHA，其试剂是用梅毒螺旋体为抗原致敏醛化的禽类红细胞制成，由于红细胞具有生物活性易产生非特异性凝集，且保存时间较短，故近年来推出TPPA试验。TPPA以纯化的梅毒螺旋体抗原致敏惰性的人工明胶颗粒替代TPHA试验中的致敏红细胞，使结果更为稳定，敏感性和特异性更高。TPPA检测的是梅毒螺旋体特异性抗体，其中包括IgM型和IgG型，本实验可作为梅毒的确证试验，但不适合用作治疗效果的监测。

（张立娥）

第三节　巨细胞病毒抗体检测

巨细胞病毒（cytomegalovirus，CMV）属DNA病毒，人和动物均可感染。多数人因受CMV早期感染而在血清中产生相应抗体。抗CMV阳性率在西欧、美国、澳大利亚的献血者中为40%～79%，而不少第三世界国家则高达81%～100%。目前CMV感染在国内外已广泛引起临床医师的注意。

一、酶联免疫吸附试验

(一)标本

(1)血清或血浆:常规采静脉血 2 mL,分离血清或血浆。

(2)脑脊液(CSF)。

(3)如不能即时检测可将标本于 2～8 ℃保存。

(二)原理

用抗人 μ 链单克隆抗体包被反应板微孔,待测血清中的 IgM 被固相抗人 μ 链所"捕获"。再加入巨细胞病毒(CMV)抗原,与特异的 IgM 抗体结合。然后依次加入酶标记抗 CMV 抗体和底物,即可出现呈色反应。呈色的强弱与 CMV 抗体成正相关。

(三)器材

加样器(0～50 μL、100 μL)、37 ℃水浴箱、酶标比色仪、振荡器、吸水纸、洗板机等。

(四)试剂

(1)洗涤液 pH 7.4 的 Tris-HCl-Tween20。

(2)酶标记的巨细胞病毒抗原。

(3)样品稀释液 PBS-Tween20。

(4)底物 A 液(3,3′,5,5′-四甲基联苯胺,TMB);底物 B 液(0.1 mol/L 枸橼酸-0.2 mol/L 磷酸氢二钠缓冲液)。

(5)阴性、阳性对照血清。

(6)终止液 2 mol/L H_2SO_4。

(五)操作步骤

(1)用最适浓度抗人 μ 链单抗包被反应板微孔,每孔 100 μL,4 ℃过夜。

(2)用洗涤液洗涤 3 次后扣干,在反应板上分别设定空白、阴性和阳性对照各 2 孔。待测孔中先加样品稀释液 100 μL,再加样品 20 μL,混匀后 37 ℃孵育 2 小时。

(3)用洗涤液洗涤 3 次后扣干,每孔加最适浓度 CMV 抗原 100 μL,37 ℃孵育 2 小时。

(4)每孔加最适浓度 HPR-抗 CMV 100 μL,37 ℃孵育 2 小时。

(5)每孔加底物 A、B 溶液各 100 μL,37 ℃避光显色 15 分钟。

(6)每孔加终止液 450 μL,终止反应。

(7)立即置酶标仪 450 nm 波长(以空白孔调零)或双波长 450 nm/630 nm 下测定阴阳性对照和样本的 OD 值,30 分钟完成测定,并记录结果。

(六)结果判断

1.目测

呈色者为阳性,无色或极浅黄色者为阴性。

2.比色

阳性:待测孔 OD 值/阴性对照 OD 平均值≥2.1;阴性:待测孔 OD 值/阴性对照 OD 平均值<2.1。

(七)注意事项

同其他酶联免疫吸附试验。

(八)临床意义

我国普通人群中 CMV 感染率较高,其临床表现亦相差较大。对人群中 CMV 抗体的检测主要用于预防免疫损伤或使用免疫抑制剂患者的 CMV 再感染以及儿童先天性或获得性感染、正常人原发性感染和孕妇原发性感染的诊断。也可用于献血员的筛查,但并非必检项目。

抗 CMV-IgM 阳性,提示患者近期有 CMV 感染,但应结合临床情况具体分析。双份血清 IgG 抗体滴度 4 倍及以上升高提示 CMV 近期感染。

二、免疫荧光测定法

(一)标本
同酶联免疫吸附试验。

(二)原理
在固定有 CMV 感染的细胞(抗原)上加待测血清,如存在 CMV 相应抗体,待其结合后加入荧光素标记抗 IgG 抗体,在荧光显微镜下观察结果,出现荧光为阳性,反之为阴性。

(三)器材
荧光显微镜、加样器、试管等。

(四)试剂
(1)含 CMV 抗原的细胞涂片。

(2)荧光素标记抗人 CMV-IgG 抗体。

(3)pH 7.4 为 PBS 缓冲液。

(4)0.2 g/L 伊文思蓝染液。

(五)操作步骤
(1)以 PBS 缓冲液倍比稀释待测血清。

(2)将稀释血清加入含 CMV 抗原的细胞涂片上,置 37 ℃孵育1 小时。

(3)以 PBS 缓冲液振荡洗涤 3 次,每次 3 分钟,甩干。

(4)加荧光素标记抗人 IgG 抗体于涂片上,置 37 ℃孵育30 分钟。

(5)同第 3 步洗涤后甩干,加 0.2 g/L 伊文思蓝染液染色 3～5 分钟。置荧光显微镜下观察结果。

(六)结果判断
在荧光显微镜下,可见细胞核内及弥漫性胞质内荧光。抗体滴度≥1∶16 为阳性。

(张立娥)

第二十一章

新生儿溶血病

第一节　母婴 ABO 血型不合新生儿溶血病检测

一、孕妇 IgG 抗 A(B)检测

孕妇 IgG 抗 A(B)检测是预测新生儿溶血病发病的可能性及严重程度。人血清中的抗 A(B)往往是 IgM 和 IgG 的混合物,它们具有相同的特性,要单独测定 IgG 抗 A(B)必须去除 IgM 抗 A(B)的干扰,使血清中 IgM 抗 A(B)分解,剩下的 IgG 抗 A(B)就能与相应的红细胞反应,从而检出 IgG 抗 A(B)。

(1)标本:受检者不抗凝静脉血 2.0 mL,待凝固后,以 3 000 r/min 离心 5 分钟,分离血清备用。

(2)原理:血清以 2-巯基乙醇(2-mercaptoethanol,2-Me)或二硫苏糖醇(dithiotheritol,DTT)处理后,IgM 抗体分子裂解为 6~7s 亚单位。此种亚单位虽然仍保持与抗原结合的能力,但已失去与其相应红细胞凝集的作用。IgG 抗体分子则不被 2-Me 或 DTT 灭活,保持与相应红细胞致敏的血清学特性,达到检测 IgG 抗体的目的。

(3)器材:刻度吸管、37 ℃水浴箱、小试管、塑料吸管、离心机、显微镜、加样器(0~100 μL)、微柱凝胶孵育器、微柱凝胶离心机等。

(4)试剂:①pH7.4 PBS KH$_2$PO$_4$ 1.73 g,NA$_2$HPO$_4$12H$_2$O 19.35 g,NaCl 8 g 加蒸馏水至 100 mL。②0.2 mol/L 2-Me 应用液取 2-Me 1.6 mL,以 pH 7.4 PBS 稀释至 100 mL,分装,每支 1 mL 或 2 mL,保存在 4 ℃冰箱 4 周。③抗球蛋白血清试剂。④5%A 型和 B 型红细胞 PBS(或生理盐水)悬液。⑤Coombs 微柱凝胶卡。

(一)抗球蛋白法

1.操作步骤

(1)取受检者血清 0.4 mL,加 2-Me 或 DTT 应用液 0.4 mL,混合,将试管口塞紧,置 37 ℃水浴箱温育1 小时。

(2)排列小试管 2 排,每排 10 支,第 1 排每管加 pH 7.4 PBS 0.4 mL。

(3)第 1 排第 1 管加 2-Me 或 DTT 处理血清 0.4 mL,混合,吸出 0.6 mL,移 0.2 mL 至第 2 排第 1 管内,其余 0.4 mL 移入第 1 排第2 管内,混合以此类推,做倍比稀释至第 10 管,各管内留有

1∶2,1∶4,……,1∶1 024不同稀释度的血清应用液各0.2 mL。

(4)第1排每管加5%A型红细胞悬液0.2 mL,第2排每管各加5%B型红细胞悬液0.2 mL,置37 ℃水浴箱温育1小时。

(5)结果观察,如在前几管内发现有红细胞凝集,是由于高效价IgG抗A(B)或IgA抗A(B)所引起,称为"盐水效价"。

(6)其余未见红细胞凝集的试管,再加pH7.4 PBS洗涤3次,除去洗涤液,留取压积红细胞,最后每管各加pH 7.4 PBS 2滴,混合。

(7)每管各取1滴,分别移至另一排小试管中,各加入最适稀释度抗球蛋白血清试剂1滴,混合。

(8)以1 000 r/min离心1分钟,轻轻摇动试管,观察结果。

2.结果判断

用显微镜判断凝集强度,以(+)以上红细胞凝集为阳性,红细胞凝集的最适稀释度的倒数为IgG抗A或抗B效价。

3.注意事项

(1)2-Me或DTT应用液每次开瓶后要一次用完,没用完的放回冰箱保存。

(2)倍比稀释要准确,避免"跳管"现象。

(3)观察结果要以(+)凝集为准,可凝时用显微镜确证。

(二)微柱凝胶法

1.操作步骤

(1)同抗球蛋白法1～3。

(2)取Coombs微柱凝胶卡,去除铝箔,标记被检者的姓名、性别、年龄及编号,同时标明A1～A10孔和B1～B10孔。

(3)在孔中分别加入50 μL 5%A、B型标准红细胞生理盐水悬液,然后各孔加入50 μL不同稀释度的血清。

(4)将加好的Coombs卡置于微柱凝胶孵育器内,孵育15分钟。

(5)将孵育好的Coombs卡置于微柱凝胶离心机内,离心10分钟。

(6)取出微柱凝胶卡观察结果。

2.结果判断

红细胞抗原与相应抗体在微柱凝胶中形成的特异性抗原抗体复合物悬浮在凝胶表面或凝胶中,为阳性反应;沉于凝胶的尖底部为阴性反应,以出现阳性反应的最适稀释度的倒数为IgG抗A或抗B效价。

3.注意事项

(1)微柱凝胶卡必须保存在室温下,并检查微柱凝胶卡是否胶质均匀、胶面整齐、无气泡等。

(2)红细胞标本不能被细菌污染,否则出现假阳性。

(3)在微柱凝胶卡中出现溶血现象,强烈提示为红细胞抗原抗体阳性反应,但也不排除其他原因所致溶血,故一定要认真分析。

4.临床意义

当孕妇IgG抗A和/或抗B效价≥64可认为有临床意义,当效价≥256或者检测到抗体效价持续升高达4倍以上时,可认为胎儿受害的可能性大,应进行定期检测,必要时采取药物治疗。

二、抗球蛋白试验

抗球蛋白试验(antiglobulin test or coomb's test,AGT)是1954年,Coomb's、Mourant和Race等人研究能检查出附着于红细胞表面,但不引起凝集的抗体的试验方法,最初只用于检测血清中抗体,其后用于检测体内包被或致敏的红细胞抗体和补体。抗球蛋白试验的建立在血型血清学上有着非常重要的意义。

(一)直接抗球蛋白试验

1.标本

EDTA抗凝的静脉血2.0 mL。

2.原理

患者体内若有与红细胞抗原不相合的不完全抗体存在,可与红细胞结合形成抗原抗体复合物。但因不完全抗体分子量小,不能有效地连接红细胞,仅使红细胞处于致敏状态。加入抗球蛋白血清,与红细胞上吸附的不完全抗体结合,在致敏红细胞之间搭桥,出现肉眼可见的凝集。这种直接检测体内被抗体和/或补体致敏红细胞的试验称之为直接抗球蛋白试验(direct antiglobulin test,DAT)。

3.器材

小试管、尖滴管、刻度吸管、37 ℃水浴箱、台式离心机、显微镜等。

4.试剂

(1)多特异性抗球蛋白试剂(IgG、C_{3d})。

(2)阳性对照 IgG型抗D致敏的5%Rh(D)阳性红细胞生理盐水悬液。取3人份O型红细胞等量混匀,经生理盐水洗涤后取压积红细胞,加等量抗D血清,置37 ℃水浴致敏1小时,取出后用生理盐水洗涤3次,压积红细胞洗涤配成5%红细胞生理盐水悬液。

(3)阴性对照 正常人5%红细胞生理盐水悬液。取3人份O型红细胞等量混匀,经生理盐水洗涤后取压积红细胞,配成5%红细胞生理盐水悬液。

(4)0.9%生理盐水。

5.操作步骤

(1)取抗凝全血标本2滴于试管中,加生理盐水6 mL,混匀,以1 000 r/min离心1分钟,去上清,轻轻摇散离心沉淀后,再加生理盐水6 mL,离心洗涤。第4次洗涤后,摇散沉淀,再加生理盐水19滴,混匀,成为约5%红细胞生理盐水悬液。

(2)取上步配成的5%红细胞生理盐水悬液1滴于一试管中,加生理盐水1 mL,以1 000 r/min离心1分钟,洗涤一次。

(3)尽可能地去净上清液,加1滴多特异性抗球蛋白试剂。

(4)阳性对照 IgG型抗D血清致敏的5%D阳性红细胞悬液1滴,加多特异性抗球蛋白试剂1滴,混匀。

(5)阴性对照正常人5%D阳性红细胞悬液1滴加多特异性抗球蛋白试剂1滴,混匀。

(6)受检管以及阳性、阴性对照管同时以1 000 r/min离心1分钟,轻轻摇动,先用肉眼观察管底红细胞的凝集,再用低倍镜观察。

(7)试验操作见表21-1。

表 21-1　DAT 操作步骤

反应物	被检测管	阳性对照管	阴性对照管
5％被检红细胞生理盐水悬液	1 滴	—	—
5％阳性对照红细胞生理盐水悬液	—	1 滴	—
5％阴性对照红细胞生理盐水悬液	—	—	1 滴
多特异性抗球蛋白试剂	1 滴	1 滴	1 滴

6.结果判断

先观察阴性和阳性对照管,阴性对照管无凝集,阳性对照管出现 3＋～4＋凝集,说明检测管结果可信。如被检测管凝集,直接抗球蛋白试验阳性,不凝集者为阴性。如实验结果阴性要加试剂对照细胞检查,对照阴性实验结果可靠。

7.注意事项

(1)标本采取后应立即进行试验,延迟试验或中途停止可使抗体从细胞中丢失。

(2)抗球蛋白试剂应按说明书最适稀释度使用,否则可产生前带或后带现象而误认为阴性结果。

(3)受检红细胞一定要用盐水洗涤 3 次,除去红细胞悬液中混杂的血清蛋白,以防止假阴性结果。

(4)最好对阴性结果进行核实,即在该试管中再加 1 滴 IgG 致敏红细胞,如结果为阳性,则表示试管内的抗球蛋白试剂未被消耗,阴性结果可靠。

(5)如需了解体内致敏红细胞的 Ig 类型,则可分别以抗 IgG、抗 IgM 或抗 C_3 单价抗球蛋白试剂进行试验。

(6)红细胞上吸附抗体太少或 Coombs 试验阴性的自身免疫性溶血性贫血患者,直接抗球蛋白试验可呈假阴性反应。

(7)全凝集或冷凝集血液标本及脐血标本中含有 Wharton 胶且洗涤不充分、血液标本中有很多网织红细胞且抗球蛋白试剂中含有抗转铁蛋白时,均可使红细胞发生凝集。

8.临床意义

(1)新生儿溶血病的诊断(胎儿红细胞被母亲血型抗体致敏)。

(2)溶血性输血反应的研究(输入的不相合红细胞被受血者不完全抗体致敏)。

(3)自身免疫性溶血性贫血的诊断(患者红细胞被自身抗体致敏,如甲基多巴、青霉素等药物诱导产生的自身抗体或其他原因所致)。

(4)研究药物致敏的红细胞。

(二)间接抗球蛋白试验

1.标本

不抗凝静脉血 2.0 mL,以 3 000 r/min 离心 3 分钟,取上层血清备用。

2.原理

用已知抗原的红细胞检测受检者血清中相应的不完全抗体;或用已知的不完全抗体检测受检者红细胞上相应的抗原。在 37 ℃条件下孵育,若被检血清或红细胞有对应的不完全抗体或抗原,抗原抗体作用使红细胞致敏,再加入抗球蛋白试剂,与红细胞上不完全抗体结合,出现肉眼可见凝集。这种通过体外将人血清致敏红细胞后,再检测红细胞上有无不完全抗体或补体吸附的试验称为间接抗球蛋白试验(indirect antiglobulin test,IAT)。

3.器材

小试管、滴管、37 ℃水浴箱、台式离心机、显微镜等。

4.试剂

(1)多特异性抗球蛋白试剂(IgG、C_{3d})。

(2)已知抗体血清(用于检测特殊红细胞抗原)。

(3)5％已知抗原的红细胞盐水悬液(用于检测血清中不完全抗体)。

(4)5％D 阳性红细胞盐水悬液(阳性对照用)。

(5)不完全抗 D 血清。

(6)AB 型血清。

5.操作步骤

(1)取小试管 3 支,分别标记受检者、阳性对照、阴性对照,按表 21-2 将各反应物加入相应的试管内。

表 21-2　间接抗球蛋白试验操作步骤

反应物	受检者管	阳性对照管	阴性对照管
受检者血清*	2滴	—	—
5％已知抗原的红细胞悬液**	1滴	—	—
不完全抗 D 血清	—	2滴	—
5％D 阳性红细胞悬液	—	1滴	1滴
AB 型血清	—	—	2滴

注:如检查特殊红细胞抗原,则将 * 改为已知抗体的血清,将 * * 改为 5％受检者红细胞悬液。

(2)混匀,置 37 ℃水浴箱中温浴 1 小时。

(3)取出试管,以 1 000 r/min 离心 1 分钟,弃上清,将管底红细胞摇匀,用生理盐水洗涤 3 次后用滤纸吸净管口残液。

(4)各管分别加多特异性抗球蛋白试剂 1 滴,混匀 1 分钟后,以 1 000 r/min 离心 1 分钟。

6.结果判断

(1)先观察阴性和阳性对照管,阴性对照管无凝集,阳性对照管出现 3＋～4＋凝集,说明受检者管结果可信。此时受检者管凝集,说明受检者血清中有与已知抗原红细胞相对应的不完全抗体(或被检者红细胞上有与已知抗体相对应的抗原),试验结果为阳性;如为阴性要加对照细胞试剂检查,对照阴性结果可靠。

(2)假阳性结果分析:①用免疫兔或羊制备的抗球蛋白中含有的种间抗体未吸收干净,引起假阳性;用酶处理的细胞实验时,因敏感性增加,极微量的种间抗体也能引起假阳性。②红细胞在用生理盐水洗涤时已有凝集。如自身凝集等患者的红细胞。③所用红细胞是直接抗球蛋白试验阳性的红细胞,造成间接抗球蛋白试验的假阳性。④红细胞被污染;败血症患者的多凝集细胞;含有抗 T、抗 Tn 等抗体的抗球蛋白试剂也造成假阳性。⑤不抗凝标本在冷环境里经一段时间的保存后,自身冷抗体激活补体,补体成分(主要是 C_4 的片段)结合在红细胞上,用多特异性抗球蛋白试剂发生假阳性反应。⑥离心速度过快、时间过长,血细胞比容过紧,不易充分摇散,被误认为阳性反应。⑦保存在质量较差的玻璃容器内的盐水,含有容器上脱落的硅胶可引起非特异性的红细胞凝集。保存在金属容器中的盐水,如有较多的金属离子可导致蛋白非特异性地吸附到红细胞上,造成假阳性。

(3)假阴性结果分析:①致敏后的红细胞洗涤不充分,残留的球蛋白中和了试剂中的抗球蛋白,造成假阴性。②操作过程不连续,时间过长,结合在红细胞上的抗体已经解离。洗涤完成后未及时加抗球蛋白试剂,或加抗球蛋白试剂后未立即离心观察结果,都会使抗 IgG 的反应减弱,造成假阴性。③红细胞、血清和抗球蛋白试剂保存不当都可能发生活性减弱或丧失,引起假阴性。④离心速度过慢、时间过短,红细胞压得松散,此时如用力过大摇动,把较弱的凝块摇散,造成假阴性。⑤所用血清抗体的浓度过大,洗涤后的红细胞可能有结合的抗体游离下来,中和抗球蛋白造成假阳性。⑥试剂中抗球蛋白浓度过大,产生前带现象,造成假阴性。⑦孵育时间和温度不当,会使反应结果减弱或变为假阴性。

7.注意事项

(1)如血清与相应红细胞在 37 ℃水浴中致敏 1 小时,75％的抗体吸附于红细胞上,如致敏 2 小时,则抗体吸附达 95％;如以低离子盐水溶液代替生理盐水配制 5％红细胞悬液,则致敏时间可减少至 15～30 分钟,但抗 Fy 和抗 Jk 抗体需较长的孵育时间。

(2)红细胞洗涤应迅速、彻底。要将生理盐水用力冲入管底,使管底红细胞松散分离。要防止手上的蛋白质污染。1 滴 1∶4 000 稀释的血清可中和抗球蛋白血清 1 滴,导致假阳性结果。

(3)离心速度和时间非常重要,应取能使阳性对照管出现阳性反应的最小离心力和最短离心时间。

(4)当红细胞上的抗体分子数量在 500 个以上时才有利于抗球蛋白与不完全抗体的结合。当红细胞上抗体数量较少,可通过反复离心、摇动,再离心的方法,增加抗原抗体的接触,提高阳性率。

(5)如果检测的抗体为补体依赖抗体,则必须加入新鲜 AB 型血清,抗球蛋白血清中也应含有抗 C_3。

8.临床意义

(1)交叉配血及血型鉴定。

(2)器官移植、妊娠所致免疫性血型抗体以及自身免疫性血型抗体的检出和鉴定。

(3)检查用其他方法不能查明的红细胞抗原。

(4)特殊研究,如抗球蛋白消耗试验,混合凝集反应以及白细胞和血小板抗体试验。

三、患儿红细胞抗体释放试验

在患儿的血液中,来自母亲的 IgG 抗体,有的游离在血浆中,有的结合在红细胞上。要检查患儿红细胞上是否被来自母亲的 IgG 抗体所包被或致敏,必须通过抗体释放试验使红细胞表面抗体释放出来进行鉴定。

(一)抗球蛋白法

1.标本

患儿 EDTA 抗凝静脉血 3.0 mL。

2.原理

被不规则抗体包被或致敏了的患儿红细胞通过加热释放试验将不规则抗体释放于放散液中,然后再加入酶处理的相应红细胞致敏,红细胞经酶处理可增强吸收抗体的能力。经充分洗涤后,用抗球蛋白血清来检测酶处理红细胞上的不规则抗体。

3.器材

37 ℃水浴箱、56 ℃水浴箱、台式离心机、小试管、大试管(10 mL)、尖滴管、刻度吸管、显微镜等。

4.试剂

(1)生理盐水。

(2)5％A、B、O 型酶处理红细胞生理盐水悬液 用 pH 5.5 磷酸盐缓冲液稀释的 1％菠萝蛋白酶液 2 份加0.2％半胱氨酸盐水溶液 1 份即为间接酶液。再将洗涤 1 次的压积红细胞 1 滴加间接酶液 1 滴混合后,置于 37 ℃ 10 分钟,取出后用生理盐水洗涤 1 次,再配成 5％酶处理红细胞生理盐水悬液。

(3)多特异性抗球蛋白试剂(IgG、C_{3d})。

(4)5％牛血清白蛋白。

5.操作步骤

(1)患儿红细胞用生理盐水洗涤 3 次,取压积红细胞 1 mL 左右,加等量 5％牛血清白蛋白或生理盐水,置大试管中。

(2)将大试管放在 56 ℃水浴箱中不断振摇 7～8 分钟,取出后置预先准备盛有 56 ℃热水的离心管中,立即以 2 000 r/min 离心 5 分钟,吸取上清液(即放散液)备用。

(3)将放散液各加 2 滴于 3 支小试管中,再分别加入 5％A、B 及 O 型酶处理的红细胞盐水悬液 1 滴。37 ℃水浴箱中致敏 1 小时。

(4)取出后,用盐水洗涤 3 次,加入最适稀释度多特异性抗球蛋白试剂(IgG、C_{3d})1 滴,以1 000 r/min离心 1 分钟,肉眼观察。

6.结果判断

(1)用显微镜确定凝集强度,(＋)以上为试验阳性。

(2)A 型患儿红细胞上放散出抗 A,B 型患儿红细胞上放散出抗 B,或放散出 ABO 以外的抗体都是阳性指征。见表 21-3。

表 21-3 患儿红细胞抗体放散试验结果

与指示红细胞反应			结果判断
A	B	O	
＋	－	－	释放出 IgG 抗-A 抗体
－	＋	－	释放出 IgG 抗-B 抗体
＋	＋	－	释放出 IgG 抗-A 抗体、抗-B 或抗-A,B 抗体
－	－	－	未释放出抗体
O＊	O	＋	释放出 ABO 血型系统以外的抗体

注:＊为(＋)或(－)。

7.注意事项

(1)制备的半胱氨酸活化菠萝蛋白酶溶液 4 ℃保存 1 周,—20 ℃保存 2 个月。

(2)热放散试验完后,一定要在 56 ℃热水的离心管中离心,以免温度降低使抗体重新吸收。

(3)最适稀释度多特异性抗球蛋白试剂是根据试验特点进行滴定确定的。

(4)如果该试验结果为阴性,应加阳性致敏细胞以检查试验结果的可靠性。

(二)微柱凝胶法

1.标本

患儿 EDTA 抗凝静脉血 2.0 mL。

2.原理

被 IgG 型抗体致敏的患儿红细胞通过加热释放试验将抗体释放于放散液中,然后运用微柱凝胶检测卡检测放散液中 IgG 型抗体。

3.器材

56 ℃水浴箱、台式离心机、大试管、尖滴管、加样器(0～100 μL)、微柱凝胶孵育器、微柱凝胶离心机等。

4.试剂

(1)5%A、B、O 型标准红细胞生理盐水悬液。

(2)Coombs 微柱凝胶卡。

5.操作步骤

(1)同抗球蛋白法 1 和 2。

(2)取 Coombs 微柱凝胶卡,去除铝箔,标记患儿的姓名、性别、年龄、科室、床号,标明 A、B、O 三孔。

(3)在 Coombs 微柱凝胶卡的 A、B、O 三孔中,分别加入 50 μL 5%A、B、O 型标准红细胞生理盐水悬液。

(4)将加好的 Coombs 微柱凝胶卡置于微柱凝胶孵育器内,孵育 15 分钟。

(5)将孵育好的 Coombs 微柱凝胶卡置于微柱凝胶离心机内,以 1 000 r/min 离心 10 分钟。

(6)取出微柱凝胶卡观察结果。

6.结果判断

(1)红细胞抗原与相应抗体在微柱凝胶中形成的特异性抗原抗体复合物浮在凝胶表面或胶中,为阳性反应。

(2)特异性红细胞抗原抗体复合物位于凝胶表面为强阳性反应;复合物在凝胶中为弱阳性反应;愈靠近凝胶底部颗粒愈小,反应愈弱。

(3)红细胞沉于微柱凝胶的尖底部为阴性反应。

7.注意事项

(1)微柱凝胶卡必须保存在室温下,并检查微柱凝胶卡是否胶质均匀、胶面整齐、无气泡等。

(2)红细胞标本一定不能被细菌污染,否则出现假阳性。

(3)在微柱凝胶卡中出现溶血现象,强烈提示为红细胞抗原抗体阳性反应,也不排除其他原因所致溶血,故一定要认真分析。

四、患儿血清中游离抗体检测

(一)标本

患儿不抗凝静脉血 2.0 mL,待凝固后,取血清备用。

(二)原理

新生儿血清中 IgG 抗 A(B)来自母亲,如果在新生儿血清中发现有与其红细胞不配合的 IgG 抗 A(B)时,应将其血清与标准的 A、B 和 O 红细胞反应加以证实。

(三)器材

56 ℃水浴箱、台式离心机、小试管、尖滴管、加样器(0~100 μL)、微柱凝胶孵育器、微柱凝胶离心机等。

(四)试剂

(1)5％和 0.8％A、B、O 型标准红细胞生理盐水悬液。

(2)Coombs 微柱凝胶卡。

(3)广谱抗 IgG 抗球蛋白试剂。

(五)操作步骤

1.间接抗球蛋白法

(1)取小试管 3 支,每管加患儿血清 2 滴。

(2)分别加 5％A、B、O 型红细胞盐水悬液 1 滴,37 ℃水浴致敏1 小时后取出,若致敏后已发生凝集,说明存在相应的抗体,则不必继续往下做。

(3)若不凝,用盐水洗涤 3 次后,加入广谱抗 IgG 最适稀释度抗球蛋白试剂 1 滴,以 1 000 r/min 离心1 分钟后,肉眼观察。按表 21-4 分析结果。

表 21-4　新生儿血清中游离抗体检查结果

与指示红细胞反应			结果判断
A	B	O	
＋	－	－	有游离的抗-A 抗体
－	＋	－	有游离的抗-B 抗体
＋	＋	－	有游离的抗-A、抗-B 或抗-A,B 抗体
O*	O	＋	有游离的 ABO 系统以外的抗体
－	－	－	无游离的抗体

注:＊为(＋)或(－)。

2.微柱凝胶法

(1)取 Coombs 微柱凝胶卡,标记患儿的姓名、性别、年龄及编号,去除铝箔。

(2)分别加入 50 μL 0.8％A、B、O 型标准红细胞生理盐水悬液,然后各加入 25 μL 患儿血清。

(3)将加好的 Coombs 卡置于微柱凝胶孵育器内,孵育 15 分钟。

(4)将孵育好的 Coombs 卡置于微柱凝胶离心机内,离心 10 分钟。按表 21-4 分析结果。

(六)临床意义

A 型患儿血清中检出抗 A,B 型患儿血清中检出抗 B,或检出 ABO 以外的抗体,都是新生儿溶血病的重要证据。新生儿溶血病检测"三项试验"的临床意义见表 21-5。

表 21-5　新生儿 ABO-HDN 血清学试验的临床意义

直接 Coombs 试验	游离抗体试验	抗体释放试验	结果判定	意义
+	+	+	确诊	ABO-HDN
+	−	+	确诊	ABO-HDN
−	−	+	确诊	ABO-HDN
+	−	−	可疑	可疑 ABO-HDN
−	+	−	可疑	可疑 ABO-HDN
−	−	−	否定	血清学试验未能证实 HDN

（杜迎新）

第二节　母婴 Rh 血型不合新生儿溶血病检测

母婴 Rh 血型不合新生儿溶血病一般是指 Rh(D)血型不合,严格来说,E、e、C、c 也能造成新生儿溶血病,但这些抗原即使不配合也很少导致新生儿患病,因此在产前检查中并不考虑这些抗原的不配合性,当检出 IgG 类 Rh 抗体时,如果夫妇该 Rh 血型不合,则无论抗体效价高低,都需定期进行抗体效价测定。

一、孕妇血清 IgG 抗 D 测定

孕妇血清中 IgG 抗 D 测定如下。①标本:受检者不抗凝静脉血 2.0 mL,待凝固后,取血清备用。②原理:同 IgG 抗 A(B)检测。③器材:同 IgG 抗 A(B)检测。④试剂:pH7.4 PBS。0.2 mol/L 2-巯基乙醇应用液。抗人球蛋白血清。5%带有相应 Rh 抗原的红细胞 PBS(或生理盐水)悬液。Coombs 微柱凝胶卡。

(一)抗球蛋白法

1.操作步骤

(1)取受检者血清 0.2 mL,加 2-Me 或 DTT 应用液 0.2 mL,混合,将试管口塞紧,置 37 ℃水温中1 小时。

(2)排列 10 支小试管,每管加 pH 7.4 PBS 0.2 mL。

(3)第一管加 2-Me 或 DTT 处理血清 0.2 mL,混合,作倍比稀释至第 10 管,各管内留有 1∶2,1∶4,…,1∶1 024不同稀释度的血清应用液各 0.2 mL。

(4)每管加入 5%带有相应 Rh 抗原的红细胞 PBS(或生理盐水)悬液 0.2 mL,置 37 ℃水浴温育 1 小时。

(5)取出后观察有无凝集,不凝集管以生理盐水洗 3 次,倒尽盐水,加抗球蛋白血清 2 滴,混匀,以 1 000 r/min 离心 1 分钟。

(6)轻轻摇动试管,观察结果。

2.结果判断

用显微镜判断凝集强度,以(+)以上红细胞凝集为阳性,红细胞凝集的最适稀释度的倒数为IgG 抗 D 效价。

3.注意事项

同 IgG 抗 A(B)检测。

(二)微柱凝胶法

1.操作步骤

(1)同试管法前 3 步。

(2)取 Coombs 微柱凝胶卡,标记被检者的姓名、性别、年龄及编号,去除铝箔。

(3)加入 10 孔 50 μL 5% 带有相应 Rh 抗原的红细胞生理盐水悬液,然后各加入 50 μL 不同稀释度的血清。

(4)将加好的 Coombs 卡置于微柱凝胶孵育器内,孵育 15 分钟。

(5)将孵育好的 Coombs 卡置于微柱凝胶离心机内,离心10 分钟。

(6)取出微柱凝胶卡观察结果。

2.结果判断

同 IgG 抗 A(B)检测。

3.注意事项

同 IgG 抗 A(B)检测。

4.临床意义

当母婴 Rh 血型不合时,孕妇 IgG 抗 D 效价＞16 可认为有临床意义。

二、直接抗球蛋白试验

同 ABO 血型不合的直接抗球蛋白试验。

注意事项:Rh 新生儿溶血病的直接抗球蛋白试验都相当强,一般≥2＋,而 ABO-HDN 的直接抗球蛋白试验一般较弱,因此新生儿直接抗球蛋白试验强弱是区别 ABO 和 Rh 溶血病的主要标志。

Rh-HDN 患儿的 Rh 血型定型会遇到困难,因为患儿直接抗球蛋白试验强阳性时,一般 IgG 性质的血型定型试剂不适用,应选用 IgM 类抗体试剂。当 Rh 阳性患儿的红细胞完全被来自母亲的IgG 抗体所饱和时,出现"遮断现象",即 IgM 类抗体试剂的检测结果也可能出现阴性或弱阳性,遇此情况,应先将患儿红细胞做热放散(不必放散到直接抗球蛋白试验完全阴性)后再定型。

三、患儿红细胞抗体释放试验

Rh-HDN 患儿的红细胞进行释放试验时应使用乙醚放散,因为 Rh 抗体与新生儿红细胞相结合的能力较强,用热放散效果不佳。

(一)抗球蛋白法

1.标本

患儿抗凝静脉血 2.0 mL。

2.原理

被 IgG 类 Rh 抗体致敏了的患儿红细胞通过乙醚放散试验将抗体释放于放散液中,放散液与一组谱红细胞反应,再用抗球蛋白试剂检测抗体种类。

3.器材

37 ℃水浴箱、台式离心机、试管(10 mL 和 5 mL)、尖滴管、刻度吸管、显微镜等。

4.试剂

(1)生理盐水。

(2)乙醚(试剂级)。

(3)一组谱红细胞(1～11 号)。

(4)多特异性抗球蛋白试剂(IgG、C_{3d})。

5.操作步骤

(1)取洗涤后的婴儿压积红细胞 1～2 mL 于试管中,加入等体积生理盐水和双倍体积的乙醚。

(2)用软木塞塞紧管口,用力摇动试管 10 分钟。

(3)待红细胞全部破坏后,小心打开软木塞,以 2 000 r/min 离心 5 分钟,离心后分为 3 层,取下层深红色放散液层转入另一试管中。

(4)将试管置于 37 ℃水浴箱中孵育 30 分钟,让乙醚充分挥发。

(5)取 12 支试管,编号同 1～11 号谱细胞,第 12 管编为自身,均匀加入放散液,1～11 管加入相应的谱红细胞 1 滴,第 12 管加入自身红细胞 1 滴。

(6)混匀,置于 37 ℃水浴箱中孵育 1 小时。

(7)取出,各管用生理盐水洗涤 3～4 次,倒尽盐水,每管加多特异性抗球蛋白试剂 2 滴,以 1 000 r/min,离心 15 秒,肉眼观察结果。

6.结果判断

(1)放散液与谱红细胞产生凝集反应,表明放散液中含有相应抗体。

(2)根据谱红细胞反应格局和婴儿的 Rh 血型,判断放散液中该抗体的特异性。

7.注意事项

(1)如母婴存在 Rh 血型不合的同时,也存在 ABO 血型不合,则应排除合并 ABO-HDN,例如 O 型血母亲生出 A 型,患有抗-D 引起的新生儿溶血病的婴儿,则需要 Rh 阴性的 A、B 型红细胞来排除患儿同时患有 ABO-HDN。

(2)乙醚为易燃试剂,使用时注意远离明火。

(二)微柱凝胶法

1.标本

患儿抗凝静脉血 2.0 mL。

2.原理

被不完全抗体致敏的患儿红细胞通过乙醚放散试验将抗体释放于放散液中,然后运用不完全抗体筛选卡检测放散液中 Rh 系统不完全抗体。

3.器材

37 ℃水浴箱、台式离心机、大试管、尖滴管、加样器(0～100 μL)、微柱凝胶孵育器、微柱凝胶离心机等。

4.试剂

(1)生理盐水。

(2)乙醚(试剂级)。

(3)一组谱红细胞(1~11号)。

(4)Coombs微柱凝胶卡。

5.操作步骤

(1)同试管法1~4。

(2)取Coombs微柱凝胶卡一张,标记患儿的姓名、性别、年龄、科室、床号及编号,去除铝箔。

(3)分别加入50 μL 5%谱红细胞生理盐水悬液于Coombs微柱凝胶卡中,另加一孔婴儿自身红细胞,然后各加入50 μL放散液。

(4)将加好的Coombs微柱凝胶卡置于微柱凝胶孵育器内,孵育15分钟。

(5)将孵育好的Coombs微柱凝胶卡置于微柱凝胶离心机内,以1 000 r/min离心10分钟。

(6)取出微柱凝胶卡观察结果。

6.结果判断

同试管法。

7.注意事项

同试管法。

四、患儿血清中游离抗体检测

Rh-HDN的游离试验要求最好用母亲的血清代替婴儿血清做一组谱细胞,因为婴儿体内所有IgG抗体都来自母亲,而且母亲血清中的抗体效价一般比婴儿血清中的抗体更高,血清量也更多,可以得到更清楚的结果。

(一)标本

患儿或母亲不抗凝静脉血2.0 mL,待凝固后,取血清备用。

(二)原理

Rh-HDN游离试验是检测新生儿或母亲血清中的Rh系血型抗体,如果检出抗体并能够和新生儿红细胞发生反应,则游离试验阳性。

(三)器材

37 ℃水浴箱、台式离心机、小试管、尖滴管、加样器(0~100 μL)、微柱凝胶孵育器、微柱凝胶离心机等。

(四)试剂

(1)一组谱红细胞(1~11号)。

(2)Coombs微柱凝胶卡。

(3)广谱抗IgG抗球蛋白试剂。

(五)操作步骤

1.试管法

(1)取12支试管,编号同1~11号谱红细胞,第12管为婴儿自身红细胞。

(2)各管加入婴儿或母亲血清2滴,1~11管加入相应的谱红细胞1滴,第12管加入婴儿自身红细胞1滴,混匀。

(3)37 ℃水浴箱中孵育1小时。

(4)取出以1 000 r/min,离心1分钟,肉眼观察结果。

（5）再用盐水洗涤 3 次后,加入广谱抗 IgG 最适稀释度抗球蛋白试剂 1 滴,以 1 000 r/min 离心 1 分钟后,肉眼观察结果。

2.微柱凝胶法

（1）取 Coombs 微柱凝胶卡,标记患儿的姓名、性别、年龄及编号,去除铝箔。

（2）在凝胶卡孔中分别加入 50 μL 5％谱红细胞生理盐水悬液和婴儿自身红细胞,然后各加入 50 μL 患儿或母亲血清。

（3）将加好的 Coombs 卡置于微柱凝胶孵育器内,孵育 15 分钟。

（4）将孵育好的 Coombs 卡置于微柱凝胶离心机内,离心 10 分钟,观察结果。

3.结果判断

（1）血清与谱红细胞产生凝集反应,表明血清中含有相应抗体。

（2）根据谱红细胞反应格局和婴儿的 Rh 血型,判断血清中该抗体的特异性。

4.注意事项

如母婴存在 Rh 血型不合的同时,也存在 ABO 血型不合,则应排除合并 ABO-HDN,例如 O 型血母亲生出 A 型,患有抗-D 引起的新生儿溶血病的婴儿,则需要 Rh 阴性的 A、B 型红细胞来排除患儿同时患有 ABO-HDN。

（杜迎新）

第二十二章

输血不良反应

第一节 发 热 反 应

发热反应(pyrogenetic reaction)是输血反应中最常见的,其中尤以发热性非溶血性输血反应为主。通常所说的发热反应是指发热性非溶血性输血反应,广义上的发热反应包括发热性非溶血性输血反应、溶血反应时的发热表现、细菌污染引起的感染性发热等。本节所述发热反应主要是指发热性非溶血性输血反应(febrile non hemolytic transfu sion reaction,FNHTR)。

一、发病原因

(1)因输血材料或用具不洁引入的致热原所致。

(2)误输被细菌污染的血制品引起者。

(3)同种免疫反应,因多次输血,受血者产生同种白细胞或血小板抗体,再次输血时发生抗原抗体反应。

二、临床表现

(1)接受输血的患者在输血期间或输血后1~2小时内体温升高1 ℃或以上,并排除其他可导致体温升高的原因时可诊断为 FNHTR。

(2)除发热外,可伴有寒战、恶心、呕吐、出汗、皮肤潮红等症状,一般血压不降低。

(3)当患者连续接受多次输血时,发热反应的发生不一定和正在输注的血液有关,可能是此前进行的输血引起的反应,也可能是多次输血累积起来的作用引起输血反应。

三、实验室检查

发热反应的确定应采取"排除"程序,排除其他可能引起发热的原因。

(1)患者本身患发热性疾病,如感染、肿瘤等。

(2)急性溶血性输血反应引起的发热,通过抗人球蛋白试验、患者血浆游离血红蛋白等实验室检测判断是否存在输注血液不配合所致的溶血。

(3)细菌性输血反应引起的发热,应从输注的血液制品中采样涂片做革兰染色和细菌培养。

(4)药物引起的发热,如两性霉素 B 等。

四、治疗方法

(1)首先要尽快明确发热反应的原因,依据患者症状的轻重确定是减慢输血速度还是立即停止输血。

(2)患者发热期间主要作对症支持处理,可给予抗组胺药物,必要时予异丙嗪或哌替啶25 mg肌内注射,也可采取物理降温措施,一般1~2小时后患者体温开始下降。

五、预防措施

(1)为了消除致热原,在输血中应严格无菌操作。

(2)去除白细胞可使FNHTR明显减少,过滤除去白细胞后的血液可应用于反复发生发热反应者。

(3)有HLA抗体的患者,应给予HLA相配合的血液制品。

(4)临床上对曾经发生过FNHTR的患者一般采取输血前给予异丙嗪25 mg肌内注射或地塞米松5~10 mg静脉滴注。

(高真子)

第二节 溶 血 反 应

由于免疫的或非免疫的原因,使输入的红细胞在受血者的体内发生异常破坏而引起的输血不良反应称为溶血性输血反应(hemolytic transfusion reaction,HTR),即溶血反应(hemolytic reaction)。溶血反应是最严重的输血反应,而且是死亡率最高的输血反应。

一、发病原因

(一)免疫性溶血反应

到目前为止,已发现25个红细胞血型系统,400多种红细胞抗原,由于血型不合的输血,导致的溶血性输血反应称为免疫性溶血反应(immune he molytic reaction)。这类反应严重而且死亡率高。其中以ABO血型不合、Rh血型不合较为多见。

(1)ABO血型不合主要是血管内溶血。抗体为IgM类,可导致即发型输血反应,为临床上最危险的输血反应。

(2)Rh血型不合主要是血管外溶血。抗体为IgG类抗体,为不规则抗体,导致迟发型溶血反应。

(3)MNS血型系统中有许多变异型及卫星抗原,而其中Miltenberger亚系统的抗原抗体反应在黄种人群中的概率比其他人种高。在该系统中MiⅢ是最常见的血型抗原之一,国内所发现的抗体限于抗Mia(0.18%),抗-Mur则是于2000年第一次在国内发现。抗Mia可能是国内输血工作中最常见且最重要的同种异体抗体之一。抗Mia主要是IgM类抗体,也有IgG,可引起的输血反应在临床上与ABO血型不合的急性溶血性输血反应相似,有的患者在开始输血后10分钟即有发冷及呼吸困难等反应。

（4）Kidd 血型系统不配合的输血常导致严重的迟发型溶血性输血反应，主要由抗 Jk^a 和抗 Jk^b 抗体引起。抗 Jk^a 和抗 Jk^b 抗体都属于 IgG（主要是 IgG_3），且在抗人球蛋白介质中反应。它们与补体的结合良好，可导致血管内或血管外溶血。可发生伴有血红蛋白尿的严重溶血性输血反应。

（5）供血者之间血型不合，主要见于一次大量输血或短期内相继输入不同供血者的血液。

（二）非免疫性溶血反应

（1）红细胞本身有缺损，包括红细胞膜缺陷、红细胞酶缺陷和珠蛋白异常。

（2）理化因素导致输血前红细胞就已受到破坏，如红细胞冰冻或加热、加高渗或低渗溶液、混入乙醇、贮存期过长、运输中机械损伤或细菌生长等，也可导致红细胞破坏而发生非免疫性的溶血反应（non-immune hemolytic reaction）。

二、发生机制

抗原抗体复合物触发免疫介导的一系列病理生理变化，主要活化神经内分泌、补体和血液凝固系统，导致休克、弥散性血管内凝血（DIC）和急性肾衰竭等。

溶血分血管内溶血和血管外溶血两种。IgM 类抗体主要见于血管内溶血。一旦抗原－抗体复合物形成，则激活补体，导致红细胞在血管内迅速破坏，血红蛋白释放到血浆中；红细胞被破坏后，可激活神经内分泌系统、凝血系统等，患者可能产生休克、DIC 和急性肾衰竭，并导致死亡。引起血管外溶血的抗体大多为 IgG 类抗体，不需要结合补体。其中以 Rh 血型系统的抗体，尤其是抗 D 抗体最为重要。红细胞抗体包裹在红细胞上，红细胞变为致敏红细胞，由网状内皮系统（脾脏的巨噬细胞）吞噬和清除。

三、临床表现

根据溶血反应的类型不同，临床表现虽然有相似之处但也有差异。

（一）即发型溶血反应（acute hemolytic reaction）

即发型溶血反应主要是血管内溶血反应，临床表现很不一致，轻者类似发热反应，严重者迅速死亡，严重程度和发病时间与输入量有关。多在输血开始 10～30 分钟出现寒战、发热、心悸、头胀、面红、腰背痛、恶心、呕吐、腹痛、呼吸困难、烦躁等症状；可出现血红蛋白尿、少尿、无尿、急性肾衰竭。

（二）迟发型溶血反应（delayed hemolytic reaction）

迟发型溶血反应多为 Rh 血型不合所致，多见于有输血史者或经产妇，输血后 1 天或数天发生溶血反应，偶尔数周后发生溶血反应。一般症状同血管内溶血反应，表现为黄疸、发热、贫血、血红蛋白尿少见。少数病例可发生急性溶血性输血反应，导致 DIC、少尿、无尿和肾衰竭，甚至死亡。

四、实验室检查

首先要核对患者及血液制品有无错误，因为还可能涉及另外一个患者也会输错血。早期实验室诊断是在寒战之后抽取受血者的抗凝血样本一份，连同未输完的剩血和输血器送检，应迅速检测。溶血反应发生后，结合珠蛋白下降，血清游离血红蛋白和血清胆红素常在输血 6 小时后增高，高铁血红素白蛋白在 12～18 小时后出现，含铁血黄素则在 24 小时后尿中才能查出。可开展的相关检查如下。

（一）重新核对血型

患者输血前后的血标本，输血袋中剩余血和配血试管中的血均须重做 ABO 正反定型和 Rh
（D）血型鉴定，观察有无血型错误或不相符的现象。

（二）重做配血试验

重做配血试验包括盐水、胶体介质、酶介质和抗人球蛋白试验等。交叉配血：献血员的红细
胞与患者输血前后的血清，患者输血前后的红细胞与献血员的血清进行交叉配合试验。

（三）不规则抗体筛选及鉴定

取患者血清作不规则抗体筛选及鉴定，可能发现不规则抗体的存在。

（四）直接抗人球蛋白试验

取输血后患者红细胞作直接抗人球蛋白试验，在溶血反应时该试验往往为阳性。

（五）观察血浆颜色

立即取受血者血液分离血浆，肉眼观察血浆颜色，正常应为微黄色，如为淡红或红色，则可证
明有溶血。

（六）尿血红蛋白检测

取出现溶血反应后第 1 次尿，尿血红蛋白增高。游离血红蛋白超过结合珠蛋白的结合能力
时，多余的血红蛋白即可从肾小球滤出，出现血红蛋白尿。

（七）外周血涂片

外周血涂片可见破碎和畸形红细胞增多，甚至出现有核红细胞。

（八）血浆血红蛋白检测

正常血浆的游离血红蛋白 1～10 mg/L，在急性血管内溶血时血红蛋白可高达 1 000 mg/L
以上。

（九）血浆结合珠蛋白检测

正常为 500～1 500 mg/L，血管内溶血后，血浆结合珠蛋白的含量降低。

（十）高铁血红素白蛋白血症

血管内溶血时，血浆游离血红蛋白被氧化为高铁血红蛋白，后者分解为高铁血红素与珠蛋
白。高铁血红素与血浆白蛋白结合，形成高铁血红素白蛋白。

（十一）血浆血结素检测

在血管内溶血时，血浆血结素被大量结合而耗竭，因此其含量明显减低或缺乏。

（十二）含铁血黄素尿测定

主要见于慢性血管内溶血。急性血管内溶血时几天后才转为阳性。

（十三）高胆红素血症

大量溶血时血清游离胆红素增高，出现黄疸。

（十四）粪胆原含量测定

正常人粪胆原含量每天为 40～280 mg。当血红蛋白大量分解时，粪胆原含量明显增多。

（十五）尿中尿胆原含量测定

正常人每天从尿中排出的尿胆原为 0～3.5 mg。急性大量溶血时，排出量可明显增加。

五、治疗方法

（1）立即停止输血，保持静脉输液通畅。

(2)抗休克适当注射糖皮质类激素和输液以纠正低血压、低血容量、电解质失衡和酸中毒等。

(3)防治 DIC 要越早越好,肝素治疗应在严重病例的早期,对成人患者,静脉注射量首次为 4 000 U,再根据病情进行 6～24 小时静脉持续滴注,每小时 1 500 U。

(4)防治急性肾衰竭,改善肾血流以减轻肾缺血。甘露醇是一种渗透性利尿剂,也可增加血容量,是多年来用于治疗急性溶血性输血反应的药物。在急性期,还可以用多巴胺扩张肾血管和增加心排血量。对严重肾衰竭的患者,在少尿或无尿期应限制液体输入量,并及时复查肾功能、电解质和心电图,必要时应作腹腔透析或血液透析。

(5)换血疗法:病情严重者应及时开展换血疗法。ABO 异型输血导致的严重溶血反应,早期采用换血疗法效果显著,无论是 ABO 血型中哪种血型的错输,均应使用 O 型红细胞加 AB 型血浆的合成血进行换血治疗。换血量应根据病情决定,置换量可以达到患者的整个血容量。

(6)如果还需输血,可输入交叉配血试验相配合的洗涤红细胞。

六、预防措施

(1)端正态度,严格执行操作规范。

(2)输血治疗前,不论是输全血或红细胞悬液,都必须对患者和供血者血液成分做 ABO 及 Rh(D)血型鉴定、抗体筛选及交叉配血等。

(3)我国卫健委已制定了《临床输血技术规范》,对临床输血的全过程所要遵循的原则做了明确的规定。临床输血是一项具有高度责任性和技术性的工作,实验者必须严格遵守各项技术标准,做好标本的接受、核对工作。熟练和灵活应用现代血清学试验的原理和技术,对所得的试验结果能给予全面、细致地观察和分析,这样才能使患者的输血风险降到最低,才能使输血前检查成为患者安全输血治疗的保障。

(高真子)

第三节　变态反应

输全血、血浆或血液制品后可以发生轻重不等的变态反应(alergic reaction)。轻者只出现单纯的荨麻疹;中间型为过敏样反应;严重的可以发生过敏性休克和死亡。荨麻疹反应比较常见,发生率为1%～3%。重度变态反应少见。

一、发病原因

(一)过敏体质患者

对供者血中所含蛋白或某些物质(如药物)过敏,或属过敏体质的供血者随血液将体内有关抗体(如青霉素抗体)输给患者,而此时患者又恰好接触有关变应原(如青霉素),即可因抗原抗体反应而触发变态反应。引起此类变态反应的抗体常属 IgE 型。

(二)IgA 缺陷患者

严重变态反应与 IgA 抗体有关,IgA 缺乏者可能产生 IgA 抗体,IgA 水平正常者也可能出现 IgA 亚型或同种抗体。抗 IgA 抗体可自然产生,患者不一定有妊娠或输血史。

（三）多次输血后产生抗血清免疫球蛋白抗体的患者

多次接受含血浆的血液制品，可产生抗血清免疫球蛋白抗体。如 IgG 缺乏、结合珠蛋白、抗胰蛋白酶、转铁蛋白、C_3、C_4 等患者可产生此类抗体。

二、发生机制

变态反应属于血浆蛋白质的免疫性反应，即抗原抗体反应。急性症状和体征大多数是由于抗原抗体反应，激活补体，释放 C_{3a} 和 C_{5a} 片段所致。而白三烯作为这些反应的介导体也起重要作用，它是一种非常强有力的人支气管收缩物，至少和血管紧张肽一样是一种强有力的血管收缩物，在促成血浆漏出上比组胺的活性高 1 000 倍以上。

三、临床表现

（一）荨麻疹反应

常见，只发生风疹，少的只有几个，多的可以遍布全身，为局部红斑、瘙痒、不发热，无寒战，一般对患者无危险。

（二）变态反应

有时发生，症状可以有皮肤潮红、出汗、不安、脉搏增快、血压降低、胸骨疼痛、血管神经性水肿，甚至会厌水肿，最严重者可发生休克。也可出现寒战和发热。重反应患者，多在输注血液制品后立刻发生或只输注几毫升血液制品之后就出现反应。

四、实验室检查

（1）一般症状较轻的患者，血常规可能没有变化或表现为白细胞减少。

（2）对发生过敏性休克的患者，应检查有无 IgA 抗体和 A_m 同种异型抗体。

（3）使用微量血凝抑制试验可以诊断 IgA 缺乏以及患者血清中是否存在血浆蛋白的同种抗体。

五、治疗方法

（1）局限性皮疹患者无须特殊处理。如有广泛性荨麻疹，可给予抗组胺药物。抗组胺药物可以抑制或减轻变态反应。

（2）有输血变态反应史的患者，可以在输血前 1 小时口服苯海拉明 50 mg，开始输血后再口服 50 mg。

（3）输血后发生变态反应的患者，可以通过静脉注射苯海拉明 25 mg 或口服氯苯那敏 10 mg。

（4）严重变态反应患者，应立即停止输血，同时用生理盐水保持静脉输液畅通。可以皮下注射或缓慢静脉注射 1∶1 000 肾上腺素 0.5～1 mL，也可静脉注射糖皮质激素。如发生会厌水肿，应立刻施行喉插管或气管切开术。

六、预防措施

（1）有过敏体质的受血者在输血前半小时给口服抗组胺药物，并同时静脉注射糖皮质激素。

（2）应选择无变态反应史、无服用或注射任何药物的献血者。有过敏史者不宜献血，在采血前 4 小时供血者应禁食。

(3)对产妇或有输血史的献血者,应检查血浆内有关抗体,凡抗 IgA 或 HLA 抗体阳性者不应献血。

(4)储备一定数量的 IgA 阴性献血者血液,专供 IgA 阴性且有抗 IgA 抗体的患者输血使用。

(5)有抗 IgA 抗体的受血者可使用洗涤红细胞、冰冻红细胞或洗涤浓缩血小板,禁用血浆或含血浆的血液制品。同时自身输血也是一种可取的方法。

(高真子)

第四节 细菌性输血反应

细菌性输血反应(bacterium transfusion reaction)是由于细菌污染血液和血液制品并在其中增殖,这种血液和血液制品输入给患者可引起严重的细菌性败血症,危及患者生命,后果极为严重。目前由于多联塑料血袋使用后,可以在密闭的塑料多联袋中分离、制备血液成分并密闭保存,细菌性输血反应的发生率显著降低。近年来随着血小板输血的发展,为了保存血小板活性,要求在室温下(22±2)℃保存血小板,此温度适宜于细菌生长繁殖,细菌性输血反应再次受到关注和重视,成为重要的输血反应之一。

一、发生机制

(1)献血者在献血时处于菌血症状态,采集的血液中本来就带有细菌。

(2)在采血时皮肤(包括皮肤表面和皮肤深层)带有细菌,采血针损伤皮肤产生的带细菌的皮肤碎片经采血针头随血流进入血袋。

(3)塑料输血器材生产过程发生问题使塑料血袋本身污染细菌(包括袋内和袋外污染细菌)使血液污染细菌。

(4)血液分离、制备、运输、发放、输血过程中如不严格按操作规范进行均可导致血液污染细菌。

二、临床表现

(一)细菌性输血反应的常见临床表现

(1)患者在输血期间或输血后出现与原发病无关的寒战、发热、恶心、呕吐、呼吸困难、腹泻等症状,甚至出现休克、少尿、DIC 等症状及体征。

(2)通常红细胞输血引起的细菌性反应临床表现比血小板输注严重,而且大多出现在输血期间,而血小板引起的细菌性输血反应可发生在输血后 1~15 天。相对应,导致患者死亡的概率也有差异,红细胞细菌性输血反应患者死亡率达 71%,而血小板者则为 26%,但近年来死亡率有所下降。

(3)细菌性输血反应患者有时伴有溶血性输血反应的一些症状,如头痛、胸痛、背痛、腹痛,还可能伴有呼吸道症状,如咳嗽、喘鸣等。

(二)影响细菌性输血反应严重程度的因素

1.细菌

细菌的种类和反应的严重程度密切相关。一般来讲,革兰阴性细菌(红细胞制品常见此类细菌的污染)导致的输血反应较革兰阳性细菌严重。

2.保存温度和时间

保存温度是影响细菌繁殖情况的重要条件。血小板制品由于在室温保存,这种温度条件更适宜于细菌生长繁殖,因此随着血小板输注的增加,细菌性输血反应也显著增加,这是使细菌性输血反应近年来重新受到关注的重要原因之一。同样,保存时间越长,细菌繁殖的可能性就更大,繁殖的数量也会更多,这必然影响到细菌性输血反应的发生率和严重程度,红细胞引起的细菌性反应多发生在保存21天后的制品,血小板多为保存3天后的制品引起反应。

3.受血者的病情

患者的病情也会影响细菌性输血反应的严重程度,如患者是否正在应用多种抗生素,是否存在免疫抑制及其程度,这些因素都会影响细菌性输血反应的严重程度。

三、实验室检查

(1)检查输注的血液外观,包括颜色是否变深变黑,有无凝血块或溶血。

(2)作血涂片和革兰染色。

(3)未输完的血液制品留样做细菌培养,同时采取受血者血样及受血者输注的液体样品同时做细菌培养。培养应同时做需氧菌培养和厌氧菌培养。对于红细胞制品,除在37 ℃培养外,还应作4 ℃和室温条件下的培养,因为有的血液污染细菌在37 ℃条件下不生长繁殖。

(4)输注的血液制品和受血者血样品中培养出相同的细菌,或者从来自同一次献血的其他血液成分制品中培养出相同的细菌,可确诊为细菌性输血反应。

四、治疗方法

(1)首先应立即终止输血,但保持静脉输液通路通畅,同时应做进一步的检查和实验室检测。

(2)当发生严重的细菌性输血反应时,应采取紧急抗菌等治疗措施,不能等待细菌培养出结果再开始治疗。

(3)如果革兰染色检出细菌,应根据革兰染色结果(阳性或阴性)选择相应敏感的抗生素,反之,应选用广谱抗生素。

(4)感染患者需要的一般支持疗法,包括退热、输液等均应根据病情决定,如发生感染性休克,应采取相应的抗休克治疗。

五、预防措施

(1)加强献血者问讯和体检,加强献血前献血者的问询和体检的目的是排除可能处于菌血症状态的献血者参加献血,我国实施的献血者健康标准对拔牙、感冒、胃肠道感染等暂不能献血都作了明确具体的规定,我们应遵照执行。

(2)加强和规范采血处皮肤消毒,由于血液污染细菌的一个主要来源是皮肤上的细菌,特别是血小板制品,因此加强采血处皮肤消毒是预防细菌性输血反应的重要措施。

(3)丢弃采血时最初少量血液,丢弃最初10～20 mL可能被细菌污染的血液可以避免细菌污染,从而大幅度减少血液污染。

(4)限制血液保存时间,确保正确的保存和运输温度。

(高真子)

第五节　输血相关性移植物抗宿疾病

输血相关性移植物抗宿主病（transfusion associated graft vers-us host disease，TA-GVHD），也称输血后移植物抗宿主病（post-transfusion graft versus host disease，PT-GVHD），是输血的最严重并发症之一。它是受血者输入含有免疫活性淋巴细胞（主要是 T 淋巴细胞）的血液或血液成分后发生的一种与骨髓移植引起 GVHD 类似的临床症候群，是致命性的输血后免疫性并发症，死亡率高达 90％～100％。该病发病率 0.01％～0.1％，多发生在有免疫功能抑制的患者，起病突然，绝大多数对皮质激素或免疫抑制剂治疗无效，临床表现缺乏特异性，特别不易早期诊断，极易漏诊或误诊，而且治疗效果差。但是，可以有效地预防，采用 γ 射线辐照血液或血液成分是目前预防 TA-GVHD 的唯一可靠、有效的方法。

20 世纪 50 年代，日本学者 Shimoda 报道了术后输血发生"手术后红皮病（POE）"的病例，之后调查了 340 家医院，发现 63 257 例手术输血患者有 96 例"手术后红皮病"，其死亡率超过 90％，表现类似现在的 TA-GVHD。之后，美国等国家也有手术后发生 TA-GVHD 散发病例的报道。我国首例 TA-GVHD 是由沈柏均等 1991 年报道的。在我国，TA-GVHD 尚未引起临床医生的足够重视，因此，至今仅有为数极少的个案报告，估计是漏诊的可能性大。

一、发病率

多数回顾性统计资料认为 TA-GVHD 发病率为 0.01％～0.1％。据统计恶性淋巴瘤患者发生 TA-GVHD 为 0.1％～2.0％，大剂量化疗及放疗患者 TA-GVHD 的发生率较高。亲属之间的输血，特别是 HLA 单倍体半相合的受血者，即使免疫功能正常，如果输注未经 γ 射线辐照的血液或血液成分，也可发生 TA-GVHD。无关供者 HLA 半相合受血者 TA-GVHD 的风险见表 22-1。

表 22-1　无关供者 HLA 半相合受血者 TA-GVHD 风险

国家	报道者	
	Ohto	Tahahashi
日本	1∶874	1∶312
美国白人	1∶7174	1∶792
加拿大	1∶1664	
欧洲		1∶1024
德国	1∶3144	

从表中可以看出，日本人 TA-GVHD 发生率较高，仅 1996 年前就报道了 200 多例的 TA-GVHD 病例，这主要与日本人的遗传同质性和日本人喜欢使用新鲜全血有关。目前我国对临床输注的血液或血液成分大多数未经辐照处理，但 TA-GVHD 的病例报告又如此之少，估计是因认识不足而造成的漏诊，可能有以下几方面的原因：①临床医师对 TA-GVHD 认识不足，没有将出现的症状与本病联系起来考虑。②TA-GVHD的症状与伴发病或药物的不良反应或变态反应有时难以区别而忽略了本病。③患者往往是免疫功能低下、病情严重时才输血，此时 TA-GVHD 的症状易被原发病所掩盖，出现的症状也常用原发病来解释。④TA-GVHD 往往病情严

重,进展快,未能及时作出诊断就死亡,而死因往往归咎于原发病或其他并发症。⑤确诊 TA-GVHD 的条件要求很严格,特别是要求高技术的实验室检查项目,而许多医院尚不具备有关的检测条件,不能诊断 TA-GVHD。

二、发病机制

TA-GVHD 的发病机制十分复杂,主要是因受血者不能排斥输入的有细胞毒活性的 T 淋巴细胞而产生。已经明确,细胞免疫功能严重缺陷者发病率较高。TA-GVHD 的发生涉及的因素包括:组织相容性因素;患者的身体状况;各种原因引起的免疫抑制;宿主免疫监护功能的有效性和成熟程度;免疫活性细胞的功能和来源;微生物因素(如巨细胞病毒,CMV)等。

正常情况下,受血者可把输入的供者淋巴细胞视为异物而加以排斥,使其不能在受血者体内生存或增殖,因此,通常输血不会发生 TA-GVHD。如果受血者有先天性或继发性细胞免疫功能低下或受损,则不能识别输入的供者活性淋巴细胞,或无力排斥输入的供者活性淋巴细胞。供者活性淋巴细胞因此得以在受血者体内生存、增殖、分化,并把受血者组织、器官视为异己而进行免疫性攻击,造成宿主广泛性的组织、器官损害,产生 TA-GVHD,通常在输血后 10～12 天出现发热、皮疹、肝炎等临床表现。BilinghA$_m$ 提出 TA-GVHD 的发生必须具备以下三个条件:①输入的血液或血液成分中有免疫活性淋巴细胞。②受血者不能清除供血者的免疫活性淋巴细胞。③供、受血者 HLA 不相合,供血者的免疫活性淋巴细胞可识别受血者不同的组织相容性抗原。TA-GVHD 的发病主要与受血者的免疫状态、供者的 HLA 抗原及输入的活性淋巴细胞数量有关。

(一)受血者免疫状态

TA-GVHD 首先在先天性免疫缺陷的儿童中发现,目前所报道的 TA-GVHD 绝大多数发生于免疫系统存在严重缺陷或受到严重抑制的受血者,可能是因为受血者免疫系统缺乏识别、清除输入体内的供者 T 淋巴细胞的能力,致使供者 T 淋巴细胞在受者体内移植存活并分裂增殖,然后视受者为"异己",反过来攻击和破坏受者的细胞和组织而发生 TA-GVHD。

(二)供、受者的 HLA 抗原

有些非免疫功能受损害的患者,输血后也发生了 TA-GVHD,此类患者多见于直系亲属之间(父母与子女)的输血,即供血者与患者之间有一个 HLA 单倍型相同(半相合),若患者是 HLA 杂合子,而供血者是 HLA 纯合子,并与患者的一个单倍型相同,则患者不能识别供者的 T 淋巴细胞为外来物,也就不能排斥,使供者 T 淋巴细胞得以在受者体内存活并增殖。此后供者的 T 淋巴细胞将受血者组织细胞视为异物而予以排斥、攻击,造成严重组织、器官损害,产生致命的移植物抗宿主反应,也就导致 TA-GVHD。

(三)输入的淋巴细胞数量

输入异基因活性 T 淋巴细胞数量多少与 TA-GVHD 的发病及严重程度密切相关。迄今为止,所有含活性淋巴细胞的新鲜血浆和细胞性血液成分的输注均有发生 TA-GVHD 的报道,但尚未发现输注新鲜冰冻血浆、冷沉淀或凝血因子复合物引起 TA-GVHD 的报道。淋巴细胞数量显著减少的血液成分如冷冻去甘油红细胞和洗涤红细胞的输注也未发现 TA-GVHD 的报道。上述事实与 TA-GVHD 发生的机制是一致的,即与淋巴细胞的剂量效应有关,输入的免疫活性 T 淋巴细胞数量越多,其病情越严重,死亡率越高。由于新鲜全血中含免疫活性 T 淋巴细胞数量最多,故特别不主张使用新鲜全血。研究表明,一般引起 TA-GVHD 的淋巴细胞数量应大于 10^7/kg(受血者体重),若低于 10^5/kg,则不会引起 TA-GVHD。全血及各种血液成分中淋巴细胞含量见表 22-2。新鲜冰冻血浆(FFP)和冷沉淀无完整的活性淋巴细胞存在,不会引起 TA-GVHD。

表 22-2　全血和血液成分中淋巴细胞含量

血液成分	淋巴细胞数量/单位
全血	$1\sim2\times10^9$
洗涤红细胞	$1\sim2\times10^8$
冰冻去甘油红细胞	5×10^7
手工采血小板	4×10^7
机采血小板	3×10^8
手工采粒细胞	1×10^{10}
单采血浆	1.5×10^5
新鲜冰冻血浆	0
冷沉淀	0

三、易感因素

(一)受血者

根据受血者易患程度,TA-GVHD 易感者(表 22-3)可分为以下三类。①高危者:骨髓移植,先天性细胞或联合免疫缺陷,换血治疗之新生儿和未成熟儿,宫内输血胎儿。②低危者:白血病、淋巴瘤化疗后骨髓抑制期、实体瘤化疗后。③偶发者:再生障碍性贫血、心脏外科、胃肠道外科及大量输血。

表 22-3　TA-GVHD 的高危(易感)人群

分类	易感人群
明确的高危易感者	BMT 受者:造血干细胞移植受者、接受亲属血液者、先天免疫缺陷者、HLA 相合血小板输血者、宫内输血者、未成熟儿、新生儿患血者、霍奇金病患者、接受 FLudarabine 治疗的慢性淋巴细胞白血病患者
可能危险者	霍奇金病患者以外的恶性血液病:白血病、非霍奇金淋巴瘤、实体器官移植受者、化疗或放疗的实体瘤患者、神经母细胞瘤患者、新生儿等
无特别风险的患者	足月新生儿、AIDS 患者、免疫抑制剂治疗患者

(二)供血者

纯合子供者所供血液容易诱发 TA-GVHD。有人统计 15 例 TA-GVHD 供者的 HLA 定型,13 例为纯合子。供者若是受者的亲属,单倍型相同的可能性明显增加。

1.亲属供者

已报告的 TA-GVHD 病例,由亲属供血引发者居多。日本人 TA-GVHD 发病率较高,与日本喜欢用亲属供血有关,因为亲属供血者与受血者的基因同质性较高。以前认为,一级亲属供者引发 TA-GVHD 的潜在危险性最大,为此,美国血库协会(AABB)曾建议辐照一级亲属供者的血液。后来进一步证明,二级亲属供者危险性仍大,因而,AABB 重新修订标准,建议对所有亲属供者血液(或血液成分)进行辐照处理。

2.随机供者

随机供者引起 TA-GVHD 有逐年增多的趋势。有人报告 15 例 TA-GVHD,其中 7 例是亲属供者,8 例为无关供者。无关供者引发 TA-GVHD 的危险性,取决于单倍型杂合子与纯合子的频率。尽管 HLA 呈广泛的多态性,但有些单倍型在某一人群中较其他人群多见。有学者报告,输注无关供者 HLA-Ⅰ类抗原相配的血小板,明显增加发生 TA-GVHD 的危险。

3.血液或血液成分的种类

临床输注新鲜全血、红细胞、浓缩血小板、浓缩白(粒)细胞、新鲜液体血浆均有发生 TA-GVHD 的病例报告,唯有输注新鲜冰冻血浆和冷沉淀未见引起 TA-GVHD 的报告。血液或血液成分引发 TA-GVHD 的危险,与其含有的活性淋巴细胞数量相关。动物实验表明,引发 TA-GVHD 至少需要 10^7 个淋巴细胞/kg 受者体重。新鲜血(4 天内)所含活性淋巴细胞数量最多,发生 TA-GVHD 的危险性也最大。有学者报告 51 例 TA-GVHD,发现有 46 例是输注 96 小时内的血液,其中 38 例是输注 24 小时之内的血液。

四、临床表现

TA-GVHD 是一种免疫反应异常的全身性疾病,临床表现较为复杂,症状极不典型,易与药物和化、放疗引起的不良反应相混淆。发生 TA-GVHD 时,主要受损的靶器官是皮肤、骨髓、肠和肝,其主要表现是上述靶器官受损引起的一系列症候群。临床症状以发热和皮疹最为多见。TA-GVHD 一般发生在输血后 2~30 天,平均 21 天,多数在输血后 1~2 周发病,通常的表现是皮肤出现红斑和细小斑丘疹,逐渐向周身蔓延,甚至可累及远端肢体,严重者可出现全身红皮病,形成水疱和皮肤剥脱。在皮疹出现后,出现恶心、呕吐和腹泻等消化道症状,腹泻可为稀便、水样便或血水样便,多伴有腹痛。严重病例可出现肝区疼痛、黄疸、转氨酶增高。多数患者有全血细胞减少,常死于严重感染。骨髓衰竭导致全血细胞减少是TA-GVHD终末期的重要特征,也是区别 GVHD 的重要特点。多数 TA-GVHD 可迅速致命,一般从有症状到死亡约 1 周左右,极少超过 3 周。BM-GVHD 与 TA-GVHD 临床表现比较见表 22-4。

表 22-4　BM-GVHD 与 TA-GVHD 临床表现比较

表现	BM-GVHD	TA-GVHD
发生时间(d)	20~100(逐渐)	2~30(突然)
皮疹	+	+
胃肠道受累	+	+
症状	严重	轻至中度
肝病理学	阻塞性	肝细胞性
转氨酶	↑	↑↑
胆红素↑	+	−
全血细胞↓	罕见	几乎都有
骨髓增生不良	+/−	++
发生率	70%	0.1%~1%
疗效	80%~90%	无效
死亡率	10%~15%	90%~100%

五、诊断

TA-GVHD 发生在未经 γ 射线照射的血液或血液成分输注后约 2 周(时间范围为 2~50 天),临床以皮肤、胃肠道、肝和骨髓功能障碍为主要表现,而这些临床表现没有特异性,因此 TA-GVHD 不易诊断。文献报告的病例多为死亡后诊断。诊断思路如下。

(1)输血后 1~2 周出现发热、皮疹、胃肠道反应、全血细胞减少,有时出现肝功能异常和消化道症状,又不能用原发病完全解释者应考虑本病的可能性。

（2）皮疹部位的病理活检对 TA-GVHD 的临床诊断很有价值,据报道 85% 的 TA-GVHD 是通过皮肤病理活检而做出诊断的。病理活检的特点为表皮基底细胞空泡变性,真皮与表皮交界部位淋巴细胞浸润,表皮角化或角化不良。

（3）染色体检查主要用于性别不同的供、受者之间的输血检查。

（4）如果能在受血者（患者）体内测出供者 T 淋巴细胞移植存活的证据,则 TA-GVHD 的诊断确定无疑,此时需作 HLA 定型或 DNA 多态性检测证实,包括各种限制性片段长度多态性,微卫星 DNA 多态性、短串联重复多态性等,现多使用 PCR 复方检测,灵敏度高,特异性强。用于诊断或证实 TA-GVHD 的方法有:①传统 HLA 分型。②患者亲属 HLA 分型推测。③PCR-HLA 基因分型。④细胞遗传学方法（染色体）。⑤限制性片段长度多态性,微卫星 DNA 检测,短串联重复多态性。⑥皮肤活检标本的供者 T 淋巴细胞检测（用上述各方法）。

六、治疗

因 TA-GVHD 的发生突然,疾病进展迅速,许多患者不能及时被正确诊断,因此,TA-GVHD 的治疗效果极差。临床上应用泼尼松和甲泼尼龙,但并不成功,抗胸腺球蛋白单用或合并使用甲泼尼龙也不能逆转 TA-GVHD。而采用综合治疗可能有一定效果,如使用抗 CD3 单克隆抗体、环丝氨酸（cyclosporine）、甲泼尼龙、G-CSF 或 15-去氧精胍菌素（15-deox yspergualin）,可以采用大剂量肾上腺皮质激素、抗-T 细胞单克隆抗体、抗淋巴细胞或抗胸腺细胞球蛋白及其他免疫抑制剂如环磷酰胺、环孢素等综合治疗。采用上述方法治疗,对骨髓移植后 GVHD 有一定疗效,但对 TA-GVHD 几乎没有疗效,并不能降低其死亡率（死亡率高达 84%～100%）,其原因似乎与本病的病理生理条件有关,而与其诊断的迟早关系不大。也有个别报道显示某些患者对治疗有些许反应,但并不足以从中取得有效的治疗原则。因此,对于 TA-GVHD,预防显得尤为重要。

七、预防

因 TA-GVHD 几乎全是致命性的,临床治疗效果极差,因此其预防就显得特别重要。对 TA-GVHD 应立足于预防,可由以下几方面入手。

（一）严格掌握输血指征

临床医生必须认识到输血的潜在危险性,对易发生 TA-GVHD 的高危易感者,在输血时应充分权衡利弊,对无适应证的患者坚决不输血,尤其应尽量避免亲属之间的输血,更不能滥用新鲜血。

（二）血液和血液成分的辐照

应用 γ 射线对血液和血液成分进行照射处理能选择性地灭活血液中有免疫活性的淋巴细胞,防止它们在受血者体内存活或增殖,这是预防 TA-GVHD 的唯一有效并可靠的方法。由于输血患者都有发生 TA-GVHD 的危险性,故要消除这种危险,将来有可能对所有需要输注的血液或血液成分都进行照射处理。

1.辐照血的输注适应证

美国 AABB 将 TA-GVHD 的高危人群进行了分类,并确定这些高危人群应输注辐照血液成分。他们制定的《血库和输血服务机构标准》中要求下列情况应输注辐照血液成分:宫内输血的胎儿;免疫功能损害或免疫缺陷受血者;输用亲属血受血者;骨髓移植或造血干细胞移植受血者。考虑到我国临床医生对 TA-GVHD 需要有逐渐加深认识的过程,加上经济因素,下列情况下应考虑输注辐照血液或血液成分:①严重免疫功能损害受血者。②造血干细胞移植受血者。③先天性免疫缺陷受血者。④早产儿受血者。⑤强烈化疗、放疗受血者。⑥宫内输血受血者。⑦输用亲属血受血者。⑧HLA相合或血小板交叉相合的血小板制品等。

2.γ 射线照射血的剂量

最佳照射剂量应是既能选择性灭活淋巴细胞,又能保持其他血细胞(主要是红细胞和血小板)的功能和活力。AABB 现在所规定的最低剂量标准为 25 Gy。γ 射线来自两种放射性核素源,一种是钴-60 (^{60}Co),另一种是铯-137(^{137}Cs)。^{60}Co 放射源的半衰期为 5.3 年,而^{137}Cs 的半衰期为 30 年。但^{137}Cs 的γ 射线能量较^{60}Co 低,穿透力弱。

3.γ 射线辐照血的质量控制

输注辐照血仍有发生 TA-GVHD 的报道。究其原因,缺乏质控监测是一个重要因素。血液是否经过照射,从外观上无法区别,是否达到有效照射剂量也无质控证实。辐照血质量控制的 3 个要素是:①选择有效照射剂量;②确保辐照物品经过有效照射;③核实辐照区内实际传送剂量及剂量分布的均匀性。关于选择有效照射剂量问题,AABB 已将最低剂量标准从 15 Gy 改为 25 Gy,为确保辐照物品的有效照射,国外有人推荐应用放射敏感胶片标签,此标签贴于需要照射的血液上,能对 12~30 Gy 剂量进行监测,当照射剂量高于 15 Gy 时,胶片变黑,并转换标签上的"无辐照"字样为"已辐照",这是证实血液经过辐照的简便可靠方法。

4.辐照血的保存与不利影响

多数学者认为应尽量接近用血日期才进行照射,照射过的血液应尽快输注,不宜保存。保存辐照血,主要为高危患者急诊应用。此外,有些预定辐照血的患者,因病情变化或手术延期,不能如期输注,需保存待用。为此,国外有学者对辐照血的保存作了探讨,例如,有人用 25 Gy 辐照单采的血小板,保存 5 天,其体内回收率和存活时间,照射组与对照组虽无显著性差异,但照射对血小板的聚集反应有影响,故作者认为血小板照射后应立即输用。还有人用 30 Gy 辐照红细胞,4 ℃保存 42 天结果显示,保存后照射组血钾明显升高,输注后 24 小时红细胞体内回收率比对照组低。另外有人用 35 Gy 照射红细胞,4 ℃保存 7 天,再−80 ℃冷冻保存 14 天,结果表明,照射组与对照组血钾、血红蛋白无明显差异,输注后 24 小时回收率大于 75%,说明红细胞照射后可在 4 ℃短期保存(7 天),不宜长期保存。

（高真子）

第二十三章

输 血 管 理

第一节　临床输血管理的意义

一、我国临床输血管理现状

为达到输血管理的目的,需建立针对性强,行之有效的管理办法。而这一切均建立在对实际情况充分了解的基础之上,通过科学的分析找出问题症结所在,才能制定出一套行之有效,标本兼治的管理办法。

总的来看,世界各国都在不断加强临床输血管理工作。我国近十几年来相继颁布了《中华人民共和国献血法》(1998年)《医疗机构临床用血管理办法(试行)》(1999年)《临床输血技术规范》(2000年)《卫生部办公厅关于进一步加强血液管理工作的通知》(卫办医政发[2009]151号)等一系列法律法规及要求,血液管理法律体系得以进一步健全。各项法规实施以来,在各级卫生行政部门、采供血机构和医疗机构的共同努力下,血液管理工作以及临床科学、合理用血水平均取得了长足的进步。但各地对血液管理工作重要性的认识尚存在很大差异,血液管理工作水平及工作进展尚不均衡。输血科(血库)管理水平参差不齐,输血护理及科学合理用血水平尚存在许多问题,亟须进一步提高。目前,临床输血管理存在的问题主要表现在以下3个方面。

(一)管理者认识水平与重视程度

广义地讲,管理的作用就是对工作过程进行科学设计、有效控制,防止失误的发生。工作过程的标准化、规范化只有依赖于科学管理才能实现。就输血管理而言,管理者只有清醒地认识到输血管理工作的重要性,以及疏于管理可能带来的严重后果,才能主动地对临床输血进行管理。我国颁布的一系列法律、法规也明确地指出管理在临床输血工作中的重要性,但许多管理者并未体会到临床输血管理工作的实质及重要性。近年来,从各地陆续报道的关于临床输血管理工作的文章中可以看出,输血相关法律法规中的许多规定与要求在实际工作中并未落到实处,管理者对临床输血工作的认识水平及重视程度有待提高。比如,《医疗机构临床用血管理办法(试行)》第五条规定:"医疗机构应当设立由医院领导、业务主管部门及相关科室负责人组成的临床输血管理委员会,负责临床用血的规范管理和技术指导,开展临床合理用血、科学用血的教育和培训。"但实际工作中,多数医院虽然按要求成立了相应的临床输血管理委员会,并制定了许多有关的管理制度,可大多数仅是停留在纸面上,组织执行力较差,工作人员对有关规定并不熟悉,更谈不上将其落实到实际工作中了。临床合理用血、科学用血的教育和培训更加滞后,临床用血随意性大,输血不循证,并未按照《临床输血技术规范》中的要求开展输血治疗。更有甚者,许多管理者和医务人员根本就不知道《临床输血技术规范》的存在。可以想见,为何近年来由输血引起的医疗纠纷在全国各地层出不穷并呈现上升趋势。

开发领导层,提高管理者对临床输血管理工作的认识与重视程度是做好临床输血管理工作的基础。管理者需要不断学习,静心体会,将来自法律法规等的外部管理压力转化为管理者自身的内在需求,才能真正做好临床输血管理工作,更好地为广大患者服务。

(二)血库的硬件与软件管理

《临床输血技术规范》对输血科(血库)的设置、检测项目以及血液的入库、核对、贮存、发放等均作出了明确而细致的要求,但在实际管理工作中却存在较大偏差。许多二级医院并未单独设置血库,即使设置了单独的血库,业务用房也很难达到卫生学要求,贮血区、配血区、发血区等区域划分不明确,没有严格区分清洁区与污染区,血液污染问题令人担忧。仪器设备配置不能满足用血需要,如部分医院临床使用血浆、机采血小板,血库却无与之相配套的冰冻血浆解冻仪、血小板恒温震荡保存箱。输血相关工作人员配备不足,专业技术培训欠缺,试验操作不够熟练。检测项目开展不全,住院患者不进行常规 Rh(D)检测,交叉配血时不对血型进行复检,不规则抗体检测的开展普遍不好,有输血史或妊娠史的患者在输血前不进行不规则抗体的筛查。输血前传染病检测执行力度不理想,部分医院的输血前传染病检查项目欠缺,甚至不进行输血前检查,存在明显医疗隐患。日常工作管理不够规范,缺乏相关的管理制度,或是管理制度制定不科学、不严谨,相关记录不完善、内容不完全。

输血科(血库)工作人员综合业务素质亟须提高。《医疗机构临床用血管理办法(试行)》《临床输血技术规范》明确指出输血科(血库)具有参与临床有关疾病诊断、治疗,为临床用血提供技术指导,确保科学、合理用血的职能。对输血科(血库)工作人员提出了更高的要求,不仅要熟悉实验室的各项检测工作,而且还要熟练掌握各种疾病的特点、输血指征、血液制剂品种的特点及适用范围,以及科学合理用血原则等相关的临床知识与技能。目前我国普遍的情况是,输血科(血库)工作人员大多毕业于医学检验专业,对临床知识掌握较为欠缺,指导临床科学合理用血信心不足,不能使临床医师信服,很大程度上制约了临床科学合理用血水平的提升。考察国内外临床科学合理用血管理可以发现,凡是临床输血管理工作做得较好的单位,输血科(血库)负责人大多由有临床经历的医师来担任,可以很好地与临床用血科室进行沟通,对提高科学合理用血水平起到了积极的推动作用。

(三)临床用血

保证输血安全的最根本方法是尽可能地使用输血的替代疗法,而不采用输血治疗。是否采用输血的方法对患者进行治疗决定权掌握在临床医师手中,提高临床医师的用血水平是保证临床输血安全的关键,而在我国临床实践与管理中,这点恰恰是最薄弱的。受传统观念影响,许多临床医师对临床输血工作不够重视,认为输血是一件非常简单的事,只要血型相合就可以了。普遍欠缺对血液成分特性、血液安全、科学合理用血、输血指征等输血相关知识的了解。在各种血液成分的使用中,许多病例未根据特定的临床输血指征严格控制,非必要输血普遍存在,血液滥用,尤其是血浆滥用现象十分严重。而且输血记录也不完整,普遍没有完整的能说明输血治疗过程、输血治疗效果的记录。输血不良反应反馈机制欠缺、不健全或形同虚设。

导致临床医师输血知识欠缺,科学合理用血水平不高的原因是多方面的。临床医师所接受的传统医学教育在课程设置上存在一些缺陷,所用教材对临床输血尤其是科学合理用血介绍甚少,知识更新迟缓,甚至有些过时的、错误的观点做法仍在继续沿用。目前,虽有些医学院校开设了临床输血、输血技术等课程,但学习这些课程的不是今后为患者诊病治病的临床医学系的学生而是在实验室工作不接触患者的医学检验系的学生。临床医师走上工作岗位后,由于医疗机构对临床输血工作的重要性认识不到位,管理力度不够,使他们又失去了宝贵的第二次重新接受输血医学知识的医学继续教育的机会,导致我国普遍的科学合理用血水平不高的现象的发生。可见,提高科学合理用血水平,教育是根本,临床输血管理是达到这一目的的重要保障手段。

二、临床输血的特点与作用

输血治疗是现代临床治疗学的一个重要组成部分。输血治疗的意义在于,可以迅速补充红细胞、血小板、凝血因子及血容量等,改善血液循环纠正代谢紊乱。常用于失血引起的危重患者抢救及外科手术中。不幸的是,输血治疗是一把锋利的"双刃剑",在给患者带来诸多益处的同时也可能带来许多意想不到的危害,这种危害是由血液的药物属性决定的。血液和其他药物一样,有许多功能和效应,需要的作用就是通常意义上的输血治疗作用,而不需要的作用就是输血的不良反应。

输血带来的不良反应根据产生的原因可以分为两类,一类是由血液的自然属性决定的。输血固有的不良反应是客观存在的,并表现出一定的自然发生率。例如,输血会加重患者的代谢负担,大量输血加重心血管负担,引起急性肺水肿;加重免疫系统负担,引起感染、肿瘤扩散与复发;加重肝脏负担,引起枸橼酸盐中毒、氨中毒等。输血可以引起多种不良反应,如发热、过敏、溶血、输血后紫癜、移植物抗宿主病等。另外,输血还会带来难以预计的感染经血传播疾病的风险,如感染 HIV、HBsAg、HCV、梅毒螺旋体、疟原虫等。输血治疗的有效性和有害性是同时存在的,只要输血就有可能发生不良反应。

另一类输血不良反应的发生与人为因素有关。医疗机构使用的由采供血机构提供的合格血液,从入库到患者使用需要经过一系列的操作过程,如血液保存、血型鉴定、交叉配血、冷链运送、输血护理等。在此过程中,任何与输血相关的工作人员都有可能出错,导致输血不良反应的发生。例如,血库工作人员可能会误判血型;取血人员可能不按照冷链要求取血;护士可能疏于核对而给患者输错血液;医师可能凭经验而不是输血指征就决定给患者输血等。所有人为因素引起的失误都会引起输血不良反应,甚至导致受血者死亡。

可见,输血治疗的利与弊是同时存在的,输血管理的作用在于通过一系列管理措施的实施,使输血的"弊"降至最低,使输血的"利"达到最大。在临床实践中,输血治疗过程涉及众多工作人员与环节,如临床医师、护士、血库工作人员等,不同的工作人员其工作内容都不一样,但有一点却是相同的,即任何一个环节出现失误都会直接影响输血治疗的安全性与有效性。输血管理涉及面广而且内容庞杂,如何进行有效管理是个难题。遇到复杂的问题,往往从最后环节入手将复杂的大的问题分解成小的可解决的问题,这样可以使复杂的问题变得清晰起来。输血治疗的目的是使患者的利益达到最大化,这就首先要求临床医师对输血治疗作出的决定是正确的,血液品种的选择与用量是恰当的。做到这一点需要对临床医师进行管理,不断更新输血知识,提高对输血不良反应的认识与重视程度,用科学的理论指导输血治疗实践活动。输血治疗的具体实施主要由护士来执行,血液的正确使用并保证患者输到正确的血液是影响此环节的重要因素,输血护理工作的管理是输血管理中重要的一环。护士为患者输注的血液是从医院的血库取来的,血库的主要工作是对血液进行正确的保存、检测及配血、发血,是影响输血安全的另一个重要环节。

输血管理就是要分析影响输血有效性与安全性的各种因素,针对威胁输血安全有效的各个环节制定出针对性强且行之有效的管理方法。任何管理的核心内容都是对人的管理,临床输血管理也不例外。临床输血管理的外在形式是使所有与输血工作相关的业务及管理人员都能按照标准操作规程完成每一个动作,达到有效控制的目标。从表面上看输血管理可以控制人为因素对输血安全产生的影响,但却无法直接对血液自然属性带来的不良反应进行控制。实际上,输血管理的重点之一就是提高临床医师的用血能力,输血要循证,要科学合理,减少非必要输血。通过对临床医师用血的管理可以间接达到降低输血自然属性引起不良反应发生的目的。可见,临床输血管理是保障输血治疗达到预期效果的有效途径。

(夏丽翠)

第二节 临床输血管理体系

一、临床输血管理体系的建立

建立一套行之有效的临床输血管理体系是保障临床用血安全的有效途径。临床输血管理体系是一个覆盖多个层面的严密的管理体系,它涉及 WHO,国家、省、市及县区卫生行政管理部门,各级输血专业学术团体,医疗机构等。这些组织机构在临床输血管理过程中起着重要的作用,从不同侧面影响着临床输血的安全。总体上讲,WHO 根据世界各国输血工作的成功经验与存在的不足,提出输血安全发展战略。各国卫生行政主管部门根据本国实际情况制定切实可行的输血工作方针、政策,制定相关的法律法规及各项标准,为本国输血工作的健康发展指明方向。省、市一级的卫生行政主管部门根据实际情况制定适合本地区的操作办法。各医疗机构应在上级行政卫生主管部门的指导下,严格执行相关规定。输血管理组织体系框架主要由以下不同层面的组织机构组成。

(一)WHO 层面

为提高全球血液供应的安全性,减少或消除不安全的血液,WHO 提出,各国应在法律的框架内,按照国家统一的血液政策和计划,建立输血服务机构。负责制定本国的输血安全指导方针和行业标准,并对相关人员进行培训,以及建立输血过程的监管和评估系统。WHO 血液安全策略,一方面为提高血液质量而努力,另一方面为临床科学合理用血而努力。为配合全球血液安全战略的推广与实施,WHO 组织专家编写了《血液和血液制品安全》及《临床用血》,以教育临床医务工作者如何恰当地使用血液及血液制品。建立血清学和输血传播传染病的外部质量审核方案,建立监督和评估体系,同时希望通过科学合理输血的培训和实践,减少非必要输血,降低输血风险。血液合理输注,目标控制在"仅用以治疗可导致患者死亡或引起患者处于严重状况而不能用其他方法有效预防和治疗的疾病",并建议通过对贫血的早期诊断和处置、失血时有效的扩容、完善的麻醉、手术技巧的提高、有效的止血、自体输血等措施减少对输血的需求。

WHO 在提出全球总体血液安全战略的同时,要求各执行国要有国家级临床用血政策、法规的支持,并对临床用血实施监控和评估。把临床输血管理作为一项长期的规划,帮助成员国监控、评估和重新修订计划、建立质量体系,实现全球血液供应的安全性。

(二)国家层面

国家卫生行政主管部门应根据本国实际情况制定与输血工作相关的法律法规,从制度上保证临床用血的安全。如我国 1978 年 11 月 24 日,国务院批转了卫生部(现卫健委)《关于加强输血工作的请示报告》,各级政府加强了对输血工作的领导,推行了公民义务献血制度,开始实行输血工作管理的"三统一",即统一管理血源、统一采血、统一供血,基本保证了临床用血的需求。

为进一步加强对采供血机构和临床输血工作的管理,合理开发利用血液资源,提高血液和血液制品的质量,确保供血者和受血者的安全,确保医疗和急救工作的需要,卫生部(现卫健委)和国家物价局于 1990 年 4 月 12 日联合发布了《关于加强输血工作的若干规定》,结束了把血液当作商品倒卖的谋利行为,加强了各级卫生行政部门的管理职能。为纠正输血管理混乱的局面,规定一个地区只设置一个供血机构且不得跨省采血,不得跨省出售全血和血浆。规定了血液及血液制品价格由省、自治区、直辖市卫生厅(局)管理、同级物价局(委员会)审定,采供血机构必须按规定价格执行。

1997 年 12 月 29 日第八届全国人民代表大会常务委员会第二十九次会议通过了《中华人民共和国献血法》,并于 1998 年 10 月 1 日起开始实施。其宗旨是保证医疗临床用血需要和安全,保障献血者和用血者身体健康,发扬人道主义精神,促进社会主义物质文明和精神文明。确定了我国献血制度为无偿献血制度。规定了临床医疗机构的职责并强调医疗机构临床用血应当制订计划,遵循科学、合理的原则,不得浪费和滥用血液。

根据《中华人民共和国献血法》宗旨,1999 年 1 月 5 日卫生部(现卫健委)发布了《医疗机构临床用血管理办法》(试行),规定了政府卫生行政部门对辖区医疗机构临床用血的监督和管理职能。要求医疗机构成立临床输血管理委员会,开展输血医学教育和培训,规范管理和指导临床科学合理用血。要求临床医疗机构从血液接收到血液输注的全过程实施全面质量管理。

根据《中华人民共和国献血法》和《医疗机构临床用血管理办法》,为规范、推广科学合理用血,杜绝血液浪费和滥用,保证临床用血的质量和安全,2000 年卫生部(现卫健委)颁布了《临床输血技术规范》。使临床输血得以实施系统化和法制化管理。《临床输血技术规范》明确规定,血液资源必须加以保护、合理应用,避免浪费,杜绝非必要输血。规定临床医师和输血医技人员应严格掌握输血适应证,并提倡正确使用成熟的临床输血技术和血液保护技术。对输血申请、交叉配血、血液入库、贮存、发血、输血记录和回馈等临床输血全过程进行了规范化、系统化管理。

为了更好地促进法律、法规的贯彻执行,2009 年卫生部(现卫健委)开展了医疗质量万里行血液安全督导检查工作,并把县医院输血科质量管理列为专项检查内容。重点检查县级医疗机构输血科基础建设和人员培训情况,同时制订了《县级血库人员应知应会一百问答》,以加强基层医疗机构的用血安全。

从国家法规的层面,采供血机构的管理和临床输血的管理是相互衔接的、不可分割的整体。只有相互融合、相互延伸,保持良好沟通、互助合作、相互监督,提高双方服务质量和服务能力,才能有效地对临床采、供、用血全过程进行监督管理,不断提高临床输血的安全性和有效性。

(三)省、自治区、直辖市层面

省、自治区、直辖市卫生行政部门直接管理辖区内的临床输血工作,及时传达并贯彻中央、国务院、卫健委的各项规定和精神,组织法律法规的培训、实施和效果的评估。由于区域间经济发展、医疗资源配置、人才分布、观念和管理水平等不平衡,发达地区可根据自己的人力、财力和技术资源制定更严格的标准,以起到带动和探索作用,为国家法律、标准的更新提供参考。

国家制定标准、规范时,要考虑到全国实施的可行性。各省、自治区、直辖市可根据自身的综合技术实力制定更加严格的可实施性方案。例如广东省卫生厅在《临床输血技术规范》的基础上结合本省实际情况制定了《广东省医院输血技术规范》,增加了部分内容,如严格控制 600 mL 以下的输血申请。《深圳市医疗机构输血科、血库、储血室设置规范》中对业务用房的功能、面积、人员资格、仪器设备进行了规定,并全面推广了临床输血网络化建设与管理,同时制定了《深圳市临床输血技术规范》。《上海市采供血机构设置规划(2006-2010)》《河北省采供血机构质量控制考核与评价方案》《江苏省医疗机构输血科(血库)建设管理规范(暂行)》等地方性法规相继出台,对临床输血提出了更高的标准和要求。

(四)地、市级层面

地、市级卫生行政部门是直接管理本区域内临床输血工作的部门,虽然不同于医疗机构存在规模、专科特色、技术水平的差异,但其整体医疗质量的构架和要求处于同一平台,对临床输血质量的管理和要求不存在差异。

临床输血管理的规划要与本区域的医疗规划相吻合,临床输血资源配置要与当地医学发展水平相符合。制订区域性的临床输血科、血库、贮血室的配置标准,只要医院有输血治疗行为,就应纳入统一管理,不能因输血量小而疏于管理。严格执行国家和省输血管理规范和要求。制订本区域的规范、质量体系、操作细则、评估体系,使本区域内不同级别医疗机构的临床输血管理在同一质量标准下运行。

建立临床输血管理的近期目标和中长远目标。近期目标要有可实施性,立竿见影,效果明显,既不要高不可攀,也不可唾手可得。中长远目标要有前瞻性,要立足于科学的发展,特别是发达地区技术力量比较雄厚,不应仅限于满足或符合现有标准,可以实行更严格的标准,争取将新技术、新方法运用于临床输血实践中,稳步提高输血质量,更好地为广大患者服务。

(五)输血行业学术团体

输血行业学术团体主要有"输血协会""医学会输血分会""医师协会输血分会""医学会输血专业委员会""血液保护委员会""麻醉医师协会"等。其特点是民间性、非营利性。输血行业学术团体所开展的工作主要有行业管理、信息交流、业务培训、国际合作、咨询服务等方面。宣传贯彻相关法律法规,推动无偿献血,普及血液科学知识,促进科学合理用血。配合卫生部门积极参与血液质量标准、行业规范的制定或修改。开展专业技术和规范管理培训,不断提高输血行业技术人员和管理者的水平。组织国内外学术交流与技术合作,出版学术性刊物,推广新技术、新材料、新产品等。接受委托开展输血医学有关的技术信息、调查研究、项目评估、成果鉴定、技术咨询等服务。

输血行业学术团体可以通过各种方式向立法机构或政府反映情况,以民间的身份参与有关输血法律法规的讨论、制定和修改,并与国际上相应的组织如 WHO,保持联系和协作,以促进血液质量的提高和输血安全,促进安全科学用血。输血行业学术团体是临床输血管理工作中不可或缺的重要技术力量。

(六)医疗机构

医疗机构是临床输血管理的具体执行单位。医疗机构应本着依法行医、依法管理的原则,在上级卫生行政部门的指导下,建立健全临床输血管理组织,制定相关的管理监察制度。积极开展临床科学合理用血的培训与管理工作,对输血治疗过程中涉及的临床医师、护士、输血科(血库)

及管理人员进行输血相关法律法规及输血专业知识的培训,并对输血治疗过程中各环节进行规定、指导、控制和改进,实施输血治疗全程质量管理,保障临床输血工作的安全性与有效性。医疗机构临床输血管理涉及临床输血管理委员会、用血科室及输血科(血库)等多个环节。

二、临床输血管理方式

国家和省、自治区、直辖市卫生行政部门主要以督导、检查的形式对医疗机构临床用血进行管理。地方卫生行政部门作为医疗机构的直接管理部门,应在临床输血管理体系下制定管理方案、实施办法、评估标准、问题分析及整改处理意见。地方卫生行政部门可会同临床输血行业学术团体对所管辖的医疗机构进行常态管理和检查,有利于及时发现问题解决问题,是促进临床输血科学化的有效手段,可以有效地对临床输血全过程进行实时监督管理。

为不断提高本地区临床科学合理用血水平,卫生行政部门可组建临床输血管理专家组,并选择辖区内用血量较大、有代表性的医疗机构作为试点单位,开展高标准输血管理工作,以点促面,达到提高本地区临床输血水平的目的。

(一)成立市级临床输血质量控制组织

在当地卫生行政部门的统一协调指导下,成立一元化的、有能力的市级临床输血质量控制组织,对本地区临床输血未来的发展作出统一规划并制订行动计划。同时成立临床输血专家组,集合一批各学科的专家,延伸管理组织的能力,为临床输血质量控制、组织科学规范管理全市临床用血工作提供技术支持。

临床输血管理专家组是临床输血管理的重要组成部分,是不断提高临床用血水平的技术保障。专家组成员应由输血科(血库)高级专业技术职务人员、临床用血科室学科带头人、采供血机构专业技术人员、卫生行政管理人员等组成。成员应具有广泛的代表性,应来自不同学科、不同级别的医疗机构。

临床输血质量控制组织负责制定临床输血质量控制标准和技术操作规范,负责全市输血从业人员的质量控制培训和业务指导工作,负责制订临床输血质量控制督查方案并组织实施,负责组建临床输血专业的区域性质量控制网络并指导区县质量控制组织开展工作,建立相关专业信息资料数据库,开发专业质量控制软件,对相关专业的规划布局、特殊技术开展、设备引进等工作进行调研,为卫生行政部门决策提供依据,同时承担市卫生行政部门交办的其他工作。

各医疗机构成立相应的临床输血质量控制组织,负责本医疗区域内输血质量管理工作。依据科学合理用血的原则,输血科(血库)应对每份临床输血申请单进行常规质量审核,对不符合科学合理用血原则的申请,有权拒绝发出血液,并及时与临床用血科室沟通,指导临床正确用血。医疗机构临床用血质量控制组织应定期对输血病历进行质量检查,发现问题及时与相应临床用血科室负责人及责任人进行有效沟通,逐步提高临床医师科学合理用血水平。

(二)制定统一的质量管理标准

原则上各医疗机构应在上级卫生行政部门的指导下,结合自身实际情况实行输血个性化管理,但对于各医疗机构普遍存在并给输血安全造成隐患的问题,卫生行政部门应制定统一标准并在本行政区域内实行统一化管理,杜绝各种可能影响输血质量与安全的危险因素,保证临床用血的安全性与有效性,达到有效管理的目的。由临床输血专家组编写行业技术规范、管理规范及实施细则,作为区域性的可操作性文件。制定"医疗机构用血管理办法实施细则",促进医疗机构临床输血管理整体水平的提高,制定"输血科、血库、储血室设置规范",促进输血科业务管理水平的提高,根据《临床输血技术规范》,制定"临床用血操作细则""临床科学合理用血的要求和评估标准",提高临床科学、合理用血水平。除此之外,统一管理的内容还应包括以下几部分。

1.临床用血表单

《临床输血技术规范》对临床用血过程中涉及的各种表单均有明确要求,但不同医疗机构制作的各种临床用血表单差别很大,且常有漏项,或不规范,建议由专家组统一设计本区域的表单,如输血申请单、输血同意书、输血不良反应记录单等。

2.输血病程记录

统一患者住院输血病程记录,要求对每次的输血须有独立的"输血病程记录",其内容包括患者输血的适应证、输血的目的、输血的品种和量、输注效果、输血不良反应及处理等。通过这一要求,可以降低临床医师随意输血的比例。

3.专用取血箱

为确保血液运输过程中的冷链完整及血液制品的安全,临床用血科室统一使用专用取血箱。

4.取血人员资格

为保证临床用血的安全,杜绝人为差错事故的发生。各临床用血科室必须由医护人员取血,使用统一的取血凭证,并对所取血液进行认真核对。

5.技能培训

不断提高医护人员的输血观念需要经常性地开展临床科学合理用血新知识、新方法的培训。培训内容包括血液成分的基本知识、特性、用血指征、用血原则等。医务人员临床用血知识的培训,可由各医疗机构自行完成,也可由专业团体或卫生主管部门或医学继续教育中心统一分期举办系列培训班。

(三)实行输血科(血库)准入制

国家目前尚无输血准入制度,只要医院是合法的,就可以成立输血科或血库。深圳市在全国率先实施了输血科(血库)准入制,未通过输血准入评估的医疗机构不得开展临床输血治疗。

医疗机构输血科(血库)准入评估内容主要涉及医疗机构临床输血管理委员会职能的履行、血液的来源、输血科(血库)的业务用房、人员资质、仪器设备、检测项目、科室管理制度、网络化建设、工作流程、输血档案文书等内容。

医疗机构输血科(血库)准入评估流程可分为四个阶段:第一阶段为自查阶段。医疗机构对照评估标准进行自查,符合要求后向市卫生局提交准入申请,同时提交自查报告。第二阶段为检查评估阶段。在卫生局的统一安排下,由临床输血专家组成员进行现场考核。考核合格后,由专家组整理考核意见上报卫生局,经批准后即可开展临床输血治疗。若考核不合格,则进入第三阶段,即整改阶段。医疗机构针对评估中存在的问题进行专项整改,并汇报整改的措施和效果,同时提出复查申请。第四阶段为复查阶段。专家组对完成整改的医疗机构进行复查和验收。

(四)临床输血管理周期性评估

为不断促进输血管理质量的持续改进和提高,需对通过准入评估的医疗机构输血科(血库)进行周期性评估,一般一年评估一次,评估结果纳入卫生系统医疗卫生质量评估体系中。周期性评估的目的在于确保临床输血管理的计划、方针及实施方案得以落实,发现工作中存在的缺点和错误,以便及时纠正并避免重犯,起到对临床输血管理工作有效控制的作用。对评估不达标的医疗机构,卫生行政主管部门要求其限期整改,在整改期间暂时取消其用血资格。整改后,通过复评估的医疗机构可以恢复其用血资格,否则取消其用血资格。评估结果的通报应按照表扬鼓励与批评教育相结合的原则进行,卫生行政主管部门组织召开由医疗机构业务主管院长、医务科主任、输血科主任参加的评估通报会。同时提出下一阶段的工作重点和计划,使临床输血管理工作始终处于持续改进的状态。

三、医疗机构临床输血内部管理

(一)临床输血管理委员会

卫生部颁布的《医疗机构临床用血管理办法》及《临床输血技术规范》要求医疗机构成立临床输血管理委员会。其基本组成:主任委员由主管院长担任,副主任委员由医务处主任和输血科主任担任,委员由临床用血科室主任、检验科主任、质控科主任、感染科主任及护理部主任等组成。其主要职能是负责临床用血的规范管理和技术指导,开展临床合理、科学用血。

临床输血管理委员会是在院长或分管院长领导下,根据有关法律、法规、制度,对全院临床输血工作进行规范化管理和技术指导,制定各种临床输血治疗的用血原则,做到科学合理用血,避免血液滥用,杜绝临床输血事故的发生。制定本院的输血计划、工作制度、岗位职责,并认真组织实施、协调输血科与其他临床科室输血工作事宜,建立临床输血质量管理体系并监督运行,保证临床输血安全有效。制订继续教育和岗位培训计划,努力提高工作人员的政治素质、业务素质和职业道德。加强职工责任心教育,严格执行各项规章制度、岗位职责和标准操作规程,严防责任事故的发生。每年至少召开一次医院输血管理工作会议,及时通报输血管理工作动态,总结经验吸取教训,表彰有突出表现的工作人员。

(二)输血科

输血科应在《医疗机构临床用血管理办法(试行)》等相关法规的指导下,正确认识输血科的职能,开展科学合理的管理工作。随着医学科学技术的发展以及国家一系列政策、法规的颁布,我国输血事业正在发生着日新月异的变化,并取得了显著成绩。但在输血事业发展过程中也存在着种种问题,如何把输血科建设好,推动输血工作持续健康发展,是摆在输血工作人员面前最现实的问题。输血科不只是存血的仓库,其中心任务是向临床提供安全有效的血液及血液制品,指导并监督检查临床科学合理用血工作,同时参与有关疾病的诊断、治疗与科研。这对输血科工作是个挑战,需要在实际工作中不断学习,努力提高自身业务水平,同时需要对全院医护人员进行输血相关知识的培训,转变陈旧的用血观念,使科学合理用血、节约用血成为全院所有输血相关人员的自觉行为。结合我国实际情况,在现阶段输血科的管理工作应重点放在两个方面:一是科室内部的管理质量,不断完善输血科质量标准化建设工作,保证临床输血的质量;二是对临床用血各科室输血质量管理,指导临床科学合理用血。

树立为临床服务的理念,加强对工作人员的岗位技能培训考核工作,全面掌握临床科学合理用血的有关知识,提高指导临床用血能力。积极开展临床用血情况的调查与科研工作,实时了解和掌握临床用血的基本情况。建立院内输血管理程序及临床用血操作程序,建立输血质量监督、检查、反馈机制,逐渐树立科学合理用血、节约用血的观念。加强对临床用血申请科学性、合理性的审核工作,发现问题及时与相关科室沟通,并主动参与临床用血科室输血方案的制订,发挥输血科在医院临床输血工作中应有的主导作用。不断引进输血新技术、新方法,提高临床输血质量保证临床用血安全。

(三)临床科室输血管理

患者一旦需要输血治疗,临床输血过程所涉及的所有医护人员都有责任确保正确的血液在正确的时间输注给正确的患者,要求所有输血相关人员均要严格执行医院临床输血标准程序及步骤,确保临床输血安全。

用血如用药,科学合理用血可以挽救患者的生命,否则会给患者造成输血不良反应,甚至威胁患者生命。

1.用血申请与审批

决定输血治疗前,经治医师应向患者或其家属说明输血可能引起的不良反应和经血传播疾病的风险,征得患者或家属的同意,并在《输血治疗同意书》上签字。《输血治疗同意书》入病历。无家属签字的无自主意识患者的紧急输血,应上报职能部门或主管领导审批。

申请输血时,应由经治医师逐项填写《临床输血申请单》,由主治医师核准签字,连同受血者血样于预定输血日期前送交血库备血。

输血科应根据《临床输血技术规范》及相关输血治疗知识,对每份《临床输血申请单》进行审核,检查其输血指征、用血品种、用血量等是否符合科学合理用血的原则。符合时,可以及时提供所需血液,否则,应建议经治医师作出相应调整,或上报医院临床输血管理委员会裁决。

2.输血核对

护士接到经治医师开出的输血申请单后,必须核对患者的床号、姓名、性别、年龄、住院号、病区/门急诊、诊断和输血治疗同意书。贴在试管上的条形码标签必须填写患者的姓名、床号、病区等内容。

抽取患者血液送检时,必须由两名护士到患者床边,按照输血申请单共同核对床号、姓名等内容无误后方可抽血(夜间一名护士当班时,应与值班医师共同核对)。执行者、核对者在输血申请单反面签全名。同时有两名以上患者需备血时,必须严格遵守"一人一次一管"的原则,逐一分别采集血液标本,严禁同时采集两名患者的血标本。血标本与输血申请单由护理人员送交输血科(血库),双方进行逐项核对并确认签字。

配血合格后,由护理人员到输血科(血库)取血。取血和发血的双方必须共同核对患者的病区/门急诊、床号、姓名、性别、住院号、血型、血液有效期、交叉配血试验结果及血液外观等,准确无误后,双方共同签名后取回。

输血前由两名护士(夜间一人当班时与值班医师)按照"三查,十对"标准,严格查对输血单及血袋标签上的各项内容,同时在输血单反面签上输血时间及执行者、核对者的全名。准确无误方可输血。

输血时,由两名护士(夜间一人当班与值班医师)带病历共同到患者床边核对患者的床号、姓名、年龄、住院号、血型等,确认与输血单相符,再次核对血液后,用标准的输血器进行输血,并观察至少15分钟后方可离开。

3.输血反馈

患者输血后若出现不良反应等情况,应及时采取有效手段进行控制,并认真填写《输血反应记录》,送输血科。输血科每月将反馈意见、分析结果上报医务科、主管医疗院长。

4.临床医师用血注意事项

临床医师应熟悉血液及其成分制品的规格、特征、适应证、剂量、用法及注意事项。必须严格掌握输血适应证,做到能不输血坚决不输,能少输绝不多输。若受血者只需要某种血液成分,应输注相应的血液成分,尽可能不输全血。若受血者符合自身输血条件,应积极征得受血者或家属同意开展自身输血,不输或少输同种异体血。

5.输血操作注意事项

输血前必须严格检查全血的外观,检查血袋有无破损渗漏,血液颜色是否正常。还要认真核对患者、交叉配血报告单和待输血液是否正确并一一对应,经两人核对无误后方可输血。

血液输注前在室温中停留的时间不得超过 30 分钟。输用前将血袋内的血液轻轻混匀,避免剧烈震荡。血液内不得加入其他药物,如需稀释只能用静脉注射用生理盐水。

输血前、后用生理盐水冲洗输血器管道。连续输注不同供血者的血液时,前一袋血输尽后,用静脉注射用生理盐水冲洗输血器,再接下一袋血继续输注。输注 4 个单位血液后应更换输血器。血液输注完毕后,血袋应在 2～8 ℃冰箱中保存 24 小时,以备出现意外情况时核查。

输血速度应先慢后快,根据病情和年龄调整输注速度,并严密观察受血者有无输血不良反应,若出现异常情况应及时处理。输血初期 10～15 分钟或输注最初 30～50 mL 血液时,必须由医护人员密切注视患者反应。如果发生不良反应,须立即停止输血并报告负责医师及时诊治,同时通知输血科做必要的原因调查。

（夏丽翠）

第三节　输血质量管理概述

质量管理作为一门学科,随着社会生产力的发展,也在不断地发展、延伸和完善,同时也为现代工业,乃至各行各业带来巨大的效率和效益。为解决血液安全问题,确保为临床提供安全、可靠、有效的血液和输血服务,采供血和输血服务行业逐渐引入质量管理的思想和方法,开始对从献血者招募到血液输注的全过程进行质量管理。通过多年的发展和改进,采供血和输血服务机构相继建立和实施了输血质量管理体系,输血质量管理已成为输血管理的重要组成部分。

一、质量管理基本概念

掌握质量管理基本概念,有助于理解质量管理相关知识,根据国家标准《质量管理体系基础和术语》(GB/T19 000－2 000)的规定,将质量管理的一些基本概念介绍如下。

(一)质量
产品、体系或过程的一组固有特性满足顾客或其他相关方明示的、通常隐含的或必须履行的需求或期望的程度。

(二)过程
一组将输入转化为输出的相互关联或相互作用的活动。

(三)产品
过程的结果,即一组将输入转化为输出的相互关联或相互作用的活动的结果。产品可分为服务、软件、硬件和流程性材料四种类别,许多产品由多种类别的产品共同构成。

(四)质量方针
由组织的最高管理者正式发布的该组织总的质量宗旨和方向。

(五)质量目标
在质量方面所追求的目的。

(六)质量管理体系

在质量方面指挥和控制组织的管理体系。

(七)质量管理

在质量方面指挥和控制组织的协调的活动。

(八)质量策划

质量管理的一部分,致力于制定质量目标并规定必要的运行过程和相关资源以实现质量目标。

(九)质量控制

质量管理的一部分,致力于满足质量要求。

(十)质量保证

质量管理的一部分,致力于提供质量要求会得到满足的信任。

(十一)质量改进

质量管理的一部分,致力于增强满足质量要求的能力。

(十二)持续改进

增强满足要求的能力的循环活动。

(十三)审核

为获得审核证据并对其进行客观评价,以确定满足审核准则的程度所进行的系统的、独立的并形成文件的过程。审核可分为内部审核和外部审核,内部审核也称第一方审核,用于内部目的,由组织自己或以组织的名义进行的审核;外部审核包括通常所说的第二方审核和第三方审核。

(十四)评审

为确定主题事项达到规定目标的适宜性、充分性和有效性所进行的活动。

二、质量管理发展历程

纵观质量管理学科发展的历程,目前一般可将其分为三个阶段:质量检验阶段、统计质量控制阶段和全面质量管理阶段。

(一)质量检验阶段

质量检验阶段也称传统质量管理阶段,其时间跨度大致是从大工业化生产方式出现直至20世纪40年代。在此阶段,美国著名管理学者泰勒提出"计划、标准化、统一管理"的三条基本原则,实施了计划与执行、检验与生产分开的管理模式,其主要特征是按照规定的技术要求,对终产品进行质量检验,剔除不合格品,提高产品的出厂合格率。

尽管质量检验阶段只是质量管理的起步阶段,但质量检验的管理模式仍然是目前工厂企业不可或缺的质量管理手段,而现代输血质量管理体系的许多环节同样采用了这种方式,如血站质控科对原辅材料和血液产品进行的质量检验等。质量检验方法的缺陷也是显而易见的,一方面对终产品进行逐一的检验花费了大量的质量成本,另一方面终产品检验无法确认产品的所有质量。更为重要的是终产品质量检验只是发现了不合格品,而无法发现产生不合格品的原因,因而就不能预防或避免不合格品的出现。

(二)统计质量管理阶段

随着工业化生产的高速发展,生产规模和生产效率不断提高,对终产品逐一进行质量检验的管理方式无法适用于大量产品的质量管理,同时也无法减少因大量不合格品的出现所致的经济损失。因此在20世纪40年代,统计学的原理和方法被应用到质量管理领域中,统计质量控制方法(SQC)也就应运而生,它主要是应用数理统计的方法对生产过程进行控制。也就是说,从单一终产品的检验转变为对生产过程的工件(半成品和成品)进行定期的抽样检验,再运用控制图等统计学方法对检验结果进行分析,判断生产过程是否存在异常情况,以便及时发现和消除异常的原因,从而降低不合格品的发生率。

统计质量控制阶段是质量管理发展过程中的一个重要阶段,20世纪40-60年代得到了迅速发展和推广应用。与质量检验方法相比,统计质量控制方法不仅是质量管理方法的进步,使得从单一终产品质量检验转变为对生产各过程产品的抽样检验和统计分析。更为重要的是,质量管理思想的重大改变,把事后的终产品把关转变为事先的初步预防。因此,统计质量控制方法作为质量管理的重要方法和手段,目前仍广泛运用于实际质量管理工作中。在医学实验室领域,包括采供血和输血机构的实验室,经常使用的室内质量控制图表就是统计质量控制方法在输血质量管理中的具体应用。但统计质量控制方法仍未实现全过程的质量管理,仍然无法实现真正有效地预防不合格品出现的作用。

(三)全面质量管理阶段

20世纪下半叶以来,新技术、新工艺、新设备、新材料大量涌现,工业产品的技术水平迅速发展,影响质量的因素越来越多,完全依赖终产品质量检验和统计质量控制的管理方式无法满足现代工业发展的需要。1961年,美国通用电气公司经理菲根堡姆所著的《全面质量管理》一书中最早提出"全面质量管理"(TQM)的新概念,即全面质量管理是为了能够在最经济的水平上,在考虑到充分满足顾客要求的条件下,进行生产和提供服务,并把企业内部研制质量、维持质量和提高质量的活动构成一体的一种有效体系。其本质就是要建立、运行、监控和改进质量管理体系,充分体现了以预防为主、领导作用、全员参与、为顾客服务的质量管理思想,对生产全过程进行有效控制和系统管理。

在近50年来的全面质量管理不断发展、充实的历程中,全面质量管理已渗入到各个领域,成为制定各类质量管理体系标准的指导思想。输血质量管理体系也是遵照全面质量管理原则建立和发展起来的。

三、我国输血质量管理的发展历程

我国输血质量管理发展经历了一个从无到有、从引入通用标准到实施行业规范、从自愿选择到强制要求的一个发展过程。

从1978年实施公民义务献血制度至20世纪90年代中期,卫生部(现卫健委)下发了一系列行政管理文件,包括《采供血机构和血液管理办法》《血站基本标准》《单采血浆站基本标准》《医院输血科(血库)基本标准》,并采取评审验收制度,对采供血机构行政管理、业务活动、血液质量和服务质量实施评审和规范化、标准化管理。此阶段的质量管理主要是对血液产品的质量检验和部分过程或要素的控制,尚未真正建立质量管理体系实施全面质量管理。

从20世纪90年代末期至2005年,随着我国无偿献血和输血事业的蓬勃发展,特别是1998年《献血法》颁布实施,使得采供血机构的硬件和软件建设得到了迅速发展,国内外血站的交流不断加强,部分采供血机构陆续开始采用ISO9000、ISO/IEC17025等质量管理体系对血站和血站实验室进行系统质量管理。但在此阶段,也仅限于少部分血站引入了质量管理体系对采供血业务工作进行全面系统的管理,大部分血站仍停留在产品检验的阶段。由于 ISO9000、ISO/IEC17025 质量管理体系均为国际通用标准,缺乏采供血行业特点,在体系运行过程中遇到了较多的困惑,不能针对性解决采供血机构的质量管理难题。

2005 年 11 月,卫生部(现卫健委)颁布了《血站管理办法》(简称"一个办法"),并于 2006 年制定了在我国输血事业质量管理历程中具有里程碑意义的《血站质量管理规范》和《血站实验室质量管理规范》(简称"两个规范"),明确要求采供血机构必须按照"一个办法"和"两个规范"的要求,建立覆盖采供血和相关服务所有过程的质量管理体系,实施全面质量管理。为督促和指导采供血机构贯彻落实"一个办法"和"两个规范",卫生部(现卫健委)分别于 2007 年和 2008 年组织两次全国采供血机构质量管理督导检查,对全国所有省级血液中心(除西藏外)和部分中心血站进行了全面检查。各省级卫生行政部门也对辖区内的采供血机构进行了督导检查。检查结果表明全国采供血机构已基本按照"一个办法"和"两个规范"的要求初步建立了质量管理体系,但尚处于起步阶段,体系还未得到有效运行和改进。卫健委已明确要求在今后进一步推动采供血机构落实和改进质量管理体系建设,同时加强对临床科学合理用血的管理,确保血液质量和输血安全。

(夏丽翠)

第四节 输血质量管理八项原则

国际标准化组织根据 ISO9000 系列标准多年来的实践经验和一批国际著名质量管理专家的意见,提炼出质量管理八项原则,并将其归入 ISO9000:2000《质量管理体系基础和术语》标准内,于 2000 年 12 月 15 日正式发布。质量管理八项原则是质量管理最基本并可在任何行业通用的一般性规律,适用于所有产品和组织,是质量管理的理论基础。

一、以顾客为关注焦点

以顾客为关注焦点是质量管理的核心思想,任何组织都必须依存于顾客,顾客是组织存在和发展的基础。

首先必须明确谁是自己的顾客。对采供血机构而言,献血者、临床用血单位、受血者、检测委托单位和委托人,甚至政府都是其服务对象和顾客。

其次需要调查、分析和评估顾客当前和未来的需求,通过召开献血者联谊会和实施献血者满意度调查,了解献血者的需求和期望。通过召开临床用血单位座谈会和质量反馈会议,搜集正面和负面的反馈信息,进行综合分析和评估,并作为制定质量方针和质量目标的依据。

最后针对不同情况采取相应的改进措施,不断提高服务质量,满足顾客要求并争取超越顾客的期望。由于顾客的需求和期望是不断变化和提高的,因此需要不断了解顾客的需求和期望,并加以持续改进。

二、领导作用

领导者必须确立对组织的领导作用,重视质量管理工作,建立组织统一的宗旨和方向。领导者必须承诺发挥领导作用,配置各种相应资源,激励员工积极参与质量管理,建立一个行之有效的质量管理体系。在采供血和输血服务活动中,领导作用主要体现在以下几个方面。

(一)建立、实施、监控和持续改进质量管理体系

按照《血站质量管理规范》的要求,法定代表人是质量管理的第一责任人,制定和颁布血站的质量方针和目标,负责建立和实施覆盖采供血及相关服务过程的高效质量管理体系,并对质量管理体系的运行效果进行监控、测量分析和改进。

(二)合理配置资源

领导者必须合理配置实施质量管理所需的具有资质且能够胜任相应工作的各级技术和管理人员,以及设备、试剂、物料和环境条件,并对各种资源进行有效管理。

(三)营造良好的人文环境

领导者还应在组织内部营造一个尊重知识、尊重人才、激励先进、相互信任、宽松和谐的人文环境,提高员工的工作积极性,鼓励全体员工为实现质量方针和质量目标而努力。

(四)开展管理评审

领导者定期对质量管理体系进行评审,并采取改进措施,确保其适宜性、充分性和有效性。

三、全员参与

人既是质量管理活动的主体,也是客体。质量管理是通过人员的参与来实现的,只有全员参与才能更好地体现质量管理的有效性。质量管理不仅需要领导的重视,还有赖于全体员工的积极参与,不但领导需要对血液质量负责,所有员工均应对其职责范围内的质量负责,以形成人人参与、人人负责、各尽其职、各显其能的良好局面。

(一)提高员工质量意识

加强培训,增强质量意识,增强事业心和责任心,使全体员工了解自身在质量管理中的重要性和相关性。

(二)提高员工业务素质

通过培训,努力学习新知识、新技能,不断提高工作能力。

(三)发挥主观能动性

营造良好的人文环境,充分调动员工参与质量管理的积极性,明确员工的质量职责,将具体质量活动交由相关员工负责执行,充分发挥其主观能动性,鼓励员工对质量管理工作提出建议。

四、过程方法

过程是一组将输入转化为输出的相互关联或相互作用的活动,过程是质量管理体系的基础。任何采供血和输血活动都是通过过程来实现的,一个过程的输出通常是另一个过程或几个过程的输入,一个过程往往也由多个子过程构成,过程之间是相互关联、相互作用和相互影响的,因此需采用过程方法进行管理。

(一)识别过程

要实现采供血和输血服务过程的有效管理,必须全面识别采供血和输血服务的所有过程,包括业务过程、支持服务过程和管理过程,特别是主要过程或关键过程。

(二)明确职权

识别过程后,必须明确实现过程所需的活动,以及活动的顺序和关键步骤,确定实施和管理这些活动的部门和人员的职责与权限,理顺各部门之间的接口关系。

（三）控制过程

影响过程效果的因素包括人员、设备、物料、质量管理体系文件、环境条件、信息和监测等,因此必须对参与过程的人员、设备、物料、检测环境、信息等资源进行配置和有效管理,恰当地形成过程活动的所需文件,并对过程活动实施监测。

五、管理的系统方法

将相互关联的过程作为系统加以识别、理解和管理,以提高组织实现目标的有效性和效率。所谓系统（体系）,就是相互关系或相互作用的一组要素。影响采供血和输血服务活动的要素是在不断变化和发展的,各个要素之间、各个过程之间、要素与过程之间均存在复杂的相互关联和相互作用,因此不能仅仅对单个过程或要素进行单独地控制,必须使用系统方法对过程进行管理。将采供血和输血服务活动作为一个系统加以管理,依据相应的标准、规范建立一个行之有效的、系统的、全面的质量管理体系,对采供血所有要素和所有过程进行协调、控制和管理,以实现质量方针和质量目标,保证采供血和输血服务活动的有效进行并取得高效率。

六、持续改进

建立了质量管理体系并不是质量管理的终极目标,而只是质量管理工作的新起点,持续改进才是质量管理永恒的追求目标,持续改进是永无止境的。质量管理没有最好,只有更好。

持续改进的基本途径分为突破性持续改进和渐进性持续改进。持续改进的具体程序一般包括选择改进的区域和分析改进的原因,评价现有过程的有效性和效率,识别并验证产生问题的根本原因,实施解决问题的最佳方法,评价改进效果和实现改进目标,将新的改进规范化,寻求新的改进目标以进行下一次的改进。

持续改进的机会无处不在,任何一个采供血和输血服务过程都存在改进的必要性,也只有通过持续改进,才能更好地实现组织的质量方针和目标,不断满足顾客日益增长的需求和期望,不断提高有效性和效率,达到提升血站整体业绩的目的。

七、基于事实的决策方法

决策就是为了达到一定的目标,在掌握充分的信息和对有关情况进行深刻分析的基础上,用科学的方式制定、评估各种方案,并选择最佳可行方案的过程。可见有效决策是建立在数据和信息分析的基础上,因此应重视数据和信息的收集、分析,确保信息的准确性和可靠性,以作出科学决策。决策过程一般分为四个阶段：①收集相关信息,通过符合逻辑、客观的分析,找出事物内在联系,明确需要进行决策的理由；②根据分析结果制订各种可行方案；③按照现有条件,根据满意的原则,合理选择最佳决策方案；④对所实施的决策方案进行评估,寻求改进机会。

八、与供方互利的关系

组织与供方是相互依存的关系。组织与供方的合作互利,有利于增强双方创造价值的能力,从而使双方获益,形成双赢的局面,因此必须加强与供方的联系与合作。在采供血和输血服务活动中,可通过以下活动加强双方的联系与合作。

（一）供方为血站提供技术支持

供方在为血站提供产品的同时,应为血站培训相关人员和提供必要的技术支持服务,确保其产品顺利使用。另外,供方为血站提供最新的产品信息和最新技术信息,帮助血站改进技术能力。

（二）血站为供方提供改进需求

血站在使用供方的产品过程中,及时向供方反映使用情况,提出改进需求和建议,帮助供方实施改进,一方面可保证提高供方产品的竞争力,另一方面可保证采供血和输血服务活动更加有效地进行。

（夏丽翠）

第五节 输血相关质量管理体系

在输血质量管理发展过程中,世界各地采供血和输血服务机构一般均按照 WHO、政府主管部门和行业组织的要求,遵循各国相关法律法规、输血行业规范的规定,结合自身实际情况,建立和实施输血质量管理体系。目前,世界各地采供血和输血服务机构常用的输血或输血相关质量管理体系有药品生产质量管理规范、ISO9000 和输血行业规范等,而我国采供血机构建立和实施输血质量管理体系的依据为《血站质量管理规范》和《血站实验室质量管理规范》。

一、药品生产质量管理规范

血液属于特殊的药品,因此血液采集和制备的质量管理早期基本上沿用了药品生产质量管理规范（GMP）。GMP 根据实施范围可分为两类。一类由国际组织和区域组织制定,如 WHO 和欧盟制定的 GMP。另一类由国家制定的行业 GMP,如药品、生物制品和输血行业的 GMP。随着 GMP 在药品行业的迅速发展,其影响不断扩大,许多领域为确保质量,相继建立了一系列质量管理规范,如用于实验室质量管理的优良实验室规范（GLP）,用于临床治疗质量保证的药品临床试验管理规范（GCP）,以及用于药品流通领域质量管理的良好的药品供应规范（GSP）等。

1969 年,WHO 在第 22 届世界卫生大会上提出各成员国应在药品生产中实施 GMP 管理。我国于 1982 年试行药品 GMP 管理,1988 年卫生部（现卫健委）公布了药品 GMP 文件,并于 1992 年和 1998 年经过两次修订。GMP 在输血质量管理中的应用是为了解决日益增长的输血不良反应的发生所带来的输血安全问题,尤其是经血传播疾病的发生。美国是最早对采供血和输血服务机构实行 GMP 管理的国家,1973 年美国食品药品管理局（FDA）正式要求美国的采供血和输血服务机构必须按照 GMP 规定接受统一管理,并相继颁布相关法律条文,要求采供血和输血服务机构必须遵照执行。进入 20 世纪 80 年代后,澳大利亚、加拿大、欧洲一些国家和地区相继将 GMP 引入血站管理,澳大利亚 1992 年根据专门用于采供血和输血服务机构的《澳大利亚血液和血液制品 GMP 规范》,开始对采供血和输血服务机构进行认证。

二、ISO9000 质量管理体系

国际标准化组织（ISO）是由各国标准化团体（ISO 成员团体）组成的世界性联合会。ISO 于

1947 年正式成立,经过 60 多年的发展,到目前为止,已有来自世界 170 多个国家和地区的标准化团体加入 ISO。我国于 1978 年加入 ISO 并成为正式会员,代表我国参加 ISO 的机构是国家市场监督管理总局下属的国家标准管理委员会。

ISO 技术工作的执行由技术委员会(TC)担任,技术委员会可设立分技术委员会及工作小组,负责国际标准的起草和审议,其中于 1979 年成立的质量管理和质量保证技术委员会(TC176),负责制定质量管理和质量保证标准,包括 ISO9000 系列标准。国际标准最终草案交由 ISO 所有会员团体投票表决,如有 75% 以上会员团体同意,经过一定程序后将正式成为国际标准。由于很多因素会导致标准过时或不适用,因此 ISO 标准发行后,每 5 年内必须进行重新审查,以便修正。

ISO9000 系列标准自 1987 年发布以来,得到世界许多国家的积极响应,成为质量管理体系认证的依据。为使 ISO9000 系列标准更好地适应社会发展的需求,ISO/TC176 分别于 1994 年、2000 年和 2008 年对 ISO9000 系列标准进行了三次修订,从过去质量保证的理念逐步转变为对质量管理的要求。在 2008 年 11 月 15 日,ISO 第三次正式发布了最新版本的 ISO9001:2008 国际标准。根据 ISO/TC176 的计划,ISO9000:2008 系列国际标准由四个部分组成,其中第一部分为核心标准,包括以下四个核心标准。①ISO9000:2005 质量管理体系——基础和术语。表述质量管理体系基础知识,并规定质量管理体系术语。②ISO9001:2008 质量管理体系——要求。规定质量管理体系要求,用于证实组织具有提供满足顾客要求和适用法规要求的产品的能力,目的在于增强顾客满意度。③ISO9004:2009 质量管理体系——业绩改进指南。提供考虑质量管理体系的有效性和效率两方面的指南,目的在于促进组织业绩改进和使顾客及其他相关方满意。④ISO19011:2002 质量和/或环境管理体系审核指南。

其中前三个标准是关于质量管理体系的,后一个是用于指导质量管理体系和环境管理体系的审核工作。

我国在引进 ISO9000 质量管理体系过程中,使用等同采用的方式将国际标准转换为国家标准。在转换过程中,为了便于识别,在 ISO9000 系列标准编号加上数字"10000",如 GB/T19001-2000idt ISO9001:2000,其中"GB"代表国家标准,"T"表示推荐性标准,idt 表示等同采用。

我国采供血机构于 20 世纪 90 年代末期开始引入 ISO9000 国际标准,在全面质量管理指导思想下初步建立、运行了质量管理体系,并取得一定成效,对采供血工作人员掌握和理解质量管理的基本知识和基本技能有较大帮助,提高了工作人员的质量管理水平和能力,在一定程度上保证了血液质量和输血安全。但由于 ISO9000 为国际通用标准,缺乏采供血行业特性,使得 ISO9000 质量管理体系无法真正有效地发挥其质量管理的作用。

三、《血站质量管理规范》与《血站实验室质量管理规范》

《献血法》实施以来,特别是进入 21 世纪后,我国输血事业得到了迅速发展。2001 年国家启动了血站建设项目,进一步提高了血站的硬件水平,加强了血站人才队伍的建设。从 2002 年到 2005 年,卫生部(现卫健委)实施了 WHO 制定的输血服务机构质量管理计划(QMP),对全国血站技术骨干进行了质量管理培训,为《血站质量管理规范》的制定奠定了基础。与此同时,由于献血者、用血者越来越重视血液质量和输血安全,对采供血和输血服务机构的质量管理提出了更高的要求,政府加大了对血站的监管力度,但现行的《血站基本标准》、ISO9000 国际标准不能完全适应我国血站的质量管理要求,迫切需要制定相应的质量管理规范以加强血站质量管理工作。因此在多种因素影响下,《血站质量管理规范》的制定和发布是我国输血事业发展的历史必然。在借鉴国外血站 GMP 实践的成功经验和吸收 ISO9000 国际标准优势的基础上,根据我国血站的实际情况,卫生部(现卫健委)组织专家于 2003 年开始起草《血站质量管理规范》,并于 2006 年 4 月 25 日发布实施。

《血站质量管理规范》是血站质量管理的基本准则,适用于提供采供血和相关服务的一般血站。卫生部(现卫健委)要求所有血站必须按照《血站质量管理规范》的要求建立和实施覆盖所开展的采供血和相关服务所有过程的质量管理体系。其具体内容包括总则、质量管理职责、组织与人员、质量体系文件、建筑设施与环境、设备、物料、安全与卫生、计算机信息管理系统、血液的标识及可追溯性、记录、监控和持续改进、献血服务、血液检测、血液制备、血液隔离与放行、血液保存发放与运输、血液库存管理、血液收回、投诉与输血不良反应报告,共计 20 个条款。

在制定《血站质量管理规范》的同时,为加强血站实验室的标准化、规范化、科学化建设和管理,保证血液检测的准确性,保证临床用血安全,卫生部(现卫健委)加紧制定《血站实验室质量管理规范》,并于 2006 年 5 月 9 日正式发布,要求所有血站实验室必须建立和实施覆盖血液检测和相关服务所有过程的质量管理体系。《血站实验室质量管理规范》具体内容包括总则、实验室质量管理职责、组织与人员、实验室质量体系文件、实验室建筑与设施、仪器与设备、试剂与材料、安全与卫生、计算机信息管理系统、血液检测的标识及可追溯性、实验室质量及技术记录、检测前过程管理、检测过程管理、检测后过程管理、监控和持续改进,共计 15 个条款。

《血站实验室质量管理规范》既是一个独立的质量管理规范,又可以看作是对《血站质量管理规范》中"血液检测"条款作出的具体要求。从两者的结构和内容可以看出,《血站实验室质量管理规范》从总则到实验室质量及技术记录,以及监控和持续改进的条款内容与《血站质量管理规范》大致相同,同时也增加了实验室所特有的要求,但其突出特点是根据血站实验室的行业特性,对血液检测前过程、检测过程和检测后过程进行了详细规定。

四、GMP、ISO9000 标准、两个规范的比较

GMP、ISO9000 标准、"两个规范"各具特点,三者之间存在共同点和区别。

(一)共同点

三者均是采供血和输血服务机构实施质量管理和质量保证的标准和依据。均属于全面质量管理范畴,共同遵循质量管理八项原则。

(二)主要区别

ISO9000 标准为国际通用标准,可用于各种性质、不同行业与规模的组织,而 GMP 和"两个规范"为行业规范,只适用于药品、血站等特定的行业。ISO9000 标准为推荐性质量管理体系标准,各组织自愿参照执行,GMP 和"两个规范"为强制性规范,强制要求药品和血站行业必须遵照执行。

ISO9000 标准更具体系性,但只注重质量管理要素,缺乏技术要素的规定。GMP 除了包括管理要求外,更重视过程控制和行业具体技术要求。而"两个规范"既吸收了 ISO9000 标准的体系性优势,强化了体系建设,又发挥了 GMP 的过程控制优势,细化了采供血过程管理,具有显著的血站行业特征。但"两个规范"未对体系的质量方针、质量目标、质量体系文件、内部质量审核、管理评审、合同评审、测量不确定度、测量溯源性、纠正措施和预防措施等重要的管理要素进行细

化,可操作性不强。《血站实验室质量管理规范》作为独立的规范,甚至缺乏管理评审这一重要因素,因此"两个规范"的体系性和系统性有待加强。

五、输血质量管理体系的整合

(一)整合的可行性

任何一个质量管理体系都应具有开放性,在完全符合现有质量管理体系标准的前提下并不排斥其他质量管理体系或管理体系,反而是鼓励加入、融合其他质量管理体系或管理体系的优点,使质量管理体系更趋完善、更能符合组织的实际情况。目前,在一个组织中将多个质量管理体系整合成同时满足和符合多个标准的一体化质量管理体系,已成为质量管理发展的一种趋势,甚至可将质量管理体系与组织的环境、财务、安全与卫生等其他管理体系进行整合。一体化的管理体系有利于组织统一进行质量策划、配置资源、开展内审和管理评审,并评价组织的整体有效性。

(二)整合的必要性

对于在"两个规范"实施前就已建立了 ISO9000 或 ISO/IEC17025 质量管理体系的采供血机构,在贯彻落实"两个规范"的过程中,基于原有体系所具有的特点和优势,而希望继续予以保留的话,则必须进行质量管理体系的整合。对于具有血液检测资格的采供血机构,完全按照"两个规范"建立质量管理体系时,应充分考虑到"两个规范"之间的密切联系,两者无论是结构还是内容均具有共通性,完全可以将"两个规范"进行整合而建立一个同时满足"两个规范"的输血质量管理体系。因此,对输血质量管理体系进行整合是完全必要的,以实现体系间的优势互补,使体系更趋完善。

(三)整合的实施

1.整合的原则

整合后的体系必须同时符合和满足原有质量管理体系和"两个规范"的要求,两者各自的独有要求和要素均应得到遵循和满足,对于两者共性部分,即共同或共有要素,若在程度上要求有所不同时,应以要求较高和较严的要素作为整合标准。

2.整合的过程

整合的关键在于构建一体化的质量管理体系文件,因此在编写质量管理体系文件时,需将"两个规范"和原有体系的具体内容和要求逐条逐款进行整合,避免遗漏,形成一体化的《质量手册》,并据此编写和修订程序文件、作业指导书和表格等。

(夏丽翠)

第六节　输血质量管理体系的建立和实施

一、质量管理体系的策划

质量策划就是制定质量目标并规定必要运行过程和相关资源以实现质量目标的活动。质量管理体系的建立必须经过精心策划和周密安排才能得以实现,因此需要制订详细计划,并成立相应的组织,负责贯彻实施。

(一)质量管理体系知识培训

一方面需要了解与采供血和输血服务相关的质量管理体系的基本情况,包括体系的适用范围、结构、要素、内容、复杂程度等。另一方面需要掌握质量管理体系建立的流程与步骤,以便按计划循序渐进地进行。

(二)血站现状调查与分析

调查和分析血站的组织结构、人员结构、资源配备、质量管理情况,评估血站现状是否满足准备建立的相应质量管理体系标准的要求。

(三)选择合适的质量管理体系

与采供血和输血服务相关的质量管理体系包括《血站质量管理规范》《血站实验室质量管理规范》、ISO9000、ISO15189 和 ISO/IEC17025 质量管理体系等,应按照血站的现状调查和分析结果,选择适合自身实际情况的质量管理体系。需要指出的是,《血站质量管理规范》《血站实验室质量管理规范》要求采供血和输血服务机构必须强制执行。

二、质量管理体系的建立

(一)领导重视、全员参与、系统培训

首先,血站领导必须重视质量管理体系的建设,召开动员大会,说明建立质量管理体系的重要性和迫切性,组织全体员工进行《血站质量管理规范》《血站实验室质量管理规范》和选定的其他质量管理体系标准的培训,理解其中的含义和要求。其次,可先安排业务骨干参加由外部培训机构组织的相应质量管理体系标准的培训和内审员培训,为日后的内部审核、管理评审和质量管理体系文件的编写工作做好准备。

(二)制定质量方针和质量目标

质量方针应该反映组织的质量宗旨和方向,体现满足顾客要求和增强客户满意的目的,因此在制定方针前应明确顾客的需求是什么,以及如何才能满足顾客的需求,并使其在质量方针上体现出来。同时需要结合血站的性质和国家对血液检测的要求进行综合考虑后制定质量方针。另外,质量方针还应包括公正性、诚信性和持续改进的承诺。在表述上力求简明扼要,易懂好记。

质量目标应在质量方针的框架内制定并加以展开细化。质量目标是血站各职能部门所追求和需要完成的主要任务的综合阐述,也是评价质量管理体系有效性的重要标准。因此,质量目标既要有一定的先进性,又要有可行性和可测量性,便于检查实际运行中质量目标是否得以实现和评价质量管理体系是否有效,以及是否需要修改质量目标。

(三)识别过程确定控制对象

1.识别过程

首先需要识别采供血和输血服务工作主要业务过程,对于一般血站而言,主要有三个工作流程。

(1)献血过程:包括献血者招募、咨询、体检、初筛、献血和献血服务等过程。

(2)血液管理过程:血液采集、运输、交接、分离制备、贴签、包装、批放行、贮存、发放、运输、输血不良反应处理等过程。

(3)检测过程:从标本采集到报告发放的全过程,可分为检测前过程、检测过程、检测后过程等。

2.确定控制对象

识别过程后还需确定各过程中的控制对象。对于献血过程,主要控制对象是献血者是否符合献血要求和如何做好献血服务工作。对于血液管理过程,主要控制对象是如何确保血液符合血液质量要求。对于检测过程的主要控制对象是标本接收、检测方法、检测结果质量保证和检测报告发放等。另外,管理过程和支持过程是任何质量管理体系都必须要有的过程,需对其中的组织结构、文件、内部审核、管理评审、资源配置、采购和培训进行必要的控制。因此只有明确采供血和输血服务的全过程,并对各过程所涉及的要素和环节进行控制,才能最终形成和实现质量管理。

(四)组织结构及资源配置

1.组织结构

合理设计和调整采供血和输血服务的组织结构,成立相应的职能部门,包括满足献血宣传与献血者招募、献血服务、血液采集、制备、检测、贮存与供应、质量管理等功能需求的部门。建立质量管理体系要素与职能分配表,将质量管理体系标准中的各项要素与各职能部门相对应,明确各要素的归口管理部门以及各职能部门负责的主要要素和次要要素,使各部门工作人员各施其能、各尽其责。

2.资源配置

任何过程的实现都有赖于适当的人力资源、物质资源和良好的工作环境。在人力资源方面,需要配备数量适宜、接受过良好培训,具有专业知识、相应资质、采供血工作经验和相应能力的管理和技术等人员。国家对血站的各工作岗位都有相应资历规定,包括职称、学历、工作年限、执业证书、血站从业人员上岗证、HIV检测证书等,因此必须选择具有相应资质、能够胜任的人员从事相应的岗位工作。在物质资源方面,除了必要的基础设施以外,领导层必须提供采供血和输血服务工作所需的仪器设备、物料、防护设施,并对仪器设备加以维护和保养,确保其符合使用要求。在工作环境方面,提供满足献血采集、制备、检测和贮存的环境条件,并加以严格控制。另外,领导层亦应营造一个良好的人文环境以提高员工的积极性。

(五)编写质量管理体系文件

质量管理体系文件是对所开展的采供血和输血服务所有业务过程和质量活动的书面描述,采供血和输血服务的所有过程均应适当地形成文件。质量管理体系文件是质量管理体系存在的基础和证明,是开展采供血和输血业务活动、质量活动的依据,是质量管理体系评价、改进、持续发展的依据,因此必须编写好、管理好质量管理体系文件。

1.质量管理体系文件的结构

质量管理体系文件分为内部文件和外来文件,其中内部文件包括质量手册、程序文件、作业指导书和记录表格四个层次的文件。

(1)质量手册:为第一层次文件,体现血站的质量管理宗旨、总要求和总规定,是血站质量管理体系的纲领性文件。按照血站确定的质量方针、质量目标和质量管理体系标准的要求,阐述血站质量管理体系结构、要素、覆盖范围和运行方式,界定采供血和输血服务过程的控制目的、范围、职责和要求,以及各过程的接口和相互关系。

(2)程序文件:为第二层次文件,是为进行某项活动或过程所规定的途径而形成的文件,是质量管理体系的指导性文件,阐述为实施质量管理体系各要求所实施的各项活动的途径。

（3）作业指导书：为第三层次文件，是用于指导某些具体活动开展的详细作业指令，是质量管理体系的操作性文件。作业指导书一般包括标准操作规程（SOP）和管理性规程。标准操作规程分为项目标准操作规程和仪器标准操作规程。

（4）记录表格：为第四层次文件，是产品、项目规定或合同约定的质量要求及其形成过程和最终状态的证实记载，是质量管理体系特殊的证据性文件。采供血和输血服务记录应涵盖从献血者筛选、登记到血液采集、检验、制备、贮存、发放、运输和使用的整个过程，并确保记录的真实性、完整性、准确性、规范性和可追溯性。

2.质量管理体系文件的编写要求

质量管理体系文件编写过程中应注意遵循以下的基本要求。

（1）质量管理体系文件的符合性：血站质量管理体系文件必须符合法律、法规、标准和规范的要求，以及所选定的质量管理体系标准的要求。

（2）质量管理体系文件的系统性：运用系统的方法，从血站全局和实际情况出发，充分考虑所有可能影响到质量的环节和因素，统一规划、协调和编制体系文件，做到层次清楚、接口明确、协调有序、要素齐全、剪裁恰当。

（3）质量管理体系文件的适用性：应充分考虑血站实际情况，包括血站的规模、采供血业务过程的复杂程度、工作人员的素质与能力等，使文件能够确实发挥其指导采供血和输血服务活动的作用，避免出现所写的与所做的不一致的情况。

（4）质量管理体系文件的可操作性：体系文件应详细描述具体活动的实施全过程，实现文件理解的唯一性，力求详细、准确以及具有可操作性和重现性，使得不同的操作人员按照标准操作规程进行操作时，在一定的允许误差范围内得到相同的检测结果。

3.质量管理体系文件编写的格式与要求

（1）质量手册：必须覆盖《血站质量管理规范》《血站实验室质量管理规范》和选定的其他质量管理体系的所有要素，不适用的要素可进行适当的删减，但不能遗漏相关的要素。质量手册一般包括封面、目录、修改页、前言、手册颁布令、质量方针、质量目标、组织结构、职责与权限、任命（授权）书、引用标准、术语与定义、手册说明与管理、质量管理体系要素的描述等。

（2）程序文件：由封面、刊头、正文、支持性文件和记录表格组成，其中正文规定了文件适用范围、为何要做（why）、何时做（when）、何地做（where）、做什么（what）、何人做（who）、如何做（how）、做到何种程度（how much），即"5W2H"。

（3）作业指导书：标准操作规程由封面、刊头、正文、支持性文件和记录表格组成，其中正文规定了文件适用范围、为何要做（why）、何时做（when）、何地做（where）、做什么（what）、何人做（who）、如何做（how）、所用的方法（method）、所用的物料（matter），即"5W1H2M"。管理性规程可参照程序文件格式要求进行编写。

（4）表格：表格同样需要按文件管理要求进行管理，表格设计要做到简洁明了，与文件所要求记录的内容相一致，保持表格名称和编号的一致性和唯一性。

4.质量管理体系文件编写的具体步骤

（1）确定编写者：成立体系文件编写小组，由质量负责人统筹安排，内审员、质量管理人员和相关业务骨干参与编写，分工合作。

（2）文件编写培训：培训内容包括《血站质量管理规范》《血站实验室质量管理规范》和选定的其他质量管理体系，以及文件编写要求、格式、遣词造句等，保证文件的符合性、系统性、适用性和可操作性。

（3）调查与策划：编写小组根据血站现状进行文件编写的总体策划，编写者就各自分工进行工作流程、具体采供血活动的调查和分析。

（4）制订编写计划：根据总体策划，制订编写计划，明确编写进度安排和责任人。

（5）实施编写计划：按照编写计划起草文件、修改、评审、再修改，最终由编写小组讨论后定稿。

5.质量管理体系文件的管理

为充分发挥质量管理体系文件的作用，必须建立和实施文件管理程序文件，对文件的编写、标识、审核、审批、颁布、发放、使用、评审、更改、回收、作废、销毁等进行规定，确保工作现场所使用的文件是经过批准的现行有效的文件。

（六）质量管理体系的运行和监控

1.宣贯培训

在质量管理体系文件编写完成后，按照"体系文件应传达至有关人员，并被其理解、获取和执行"的要求，必须进行体系文件的宣贯培训工作。制订培训计划，明确培训内容、培训者、培训类型、培训方式、参加人员、评估标准，按照培训计划实施培训。由体系文件编写小组成员对所有工作人员进行质量手册和程序文件的讲解，使每位员工都能正确理解质量手册的方针、目标和基本内容，相关人员清楚程序文件中各项工作的流程。作业指导书的宣传、贯彻和培训由各科室自行组织，主要针对各具体岗位的工作人员，使之熟悉每一步的操作细则。培训结束后应留下培训实施记录、培训评估结果和结论，评价工作人员的胜任程度。

2.质量管理体系的运行

质量管理体系文件经过审核、批准、颁布和培训后，正式实施质量管理体系。按照质量管理体系文件的要求，有条不紊地充分运行质量管理体系各要素，并监控质量管理体系的运行情况。

3.质量管理体系的监控

质量管理体系运行一段时间后，通过日常监控、内部审核、管理评审、外部审核等多种方式监控质量管理的运行情况。

（1）日常监控：日常监控方式包括过程监控、关键物料和试剂的质量检测、全血与成分血质量抽检、环境卫生监测、设备监管、现场检查、结果统计与数据分析等。过程监控就是对采供血和输血服务的献血过程、成分制备过程、检测过程、隔离与放行过程、贮存与发放过程、使用过程中各项主要具体活动进行检查，做到预防为主，监控其是否按照体系文件的要求进行各项操作，特别是需要加强关键控制点的监控。对关键物料和试剂进行质量检测，确保合格物料和试剂的使用。按照国家血液标准定期对全血、成分血进行质量抽检，回顾性分析血液产品的质量。对采血、成分制备、血液贮存等环境卫生进行质量监测，确保环境卫生符合要求。对设备的购入、验收、确认、检定校准、标识、使用、期间核查、维修维护、档案管理等进行监察，以及定期对关键设备进行质量监测，确保设备处于正常工作状态。对以上各项监测结果、检测数据、不合格品数据、体系运行情况进行统计与分析，查找存在的问题或隐患。通过日常监控，及时发现质量管理体系存在的问题和不符合项，采取纠正措施和预防措施进行改进。

（2）内部质量审核：也称第一方审核，是血站为获得自身质量管理体系审核证据并对其进行客观的评价，以确定满足审核准则的程度所进行的系统的、独立的并形成文件的过程。血站每年制订年度审核计划和审核实施计划，经法定代表人批准，由符合资质人员组成内审组，编写内审检查表，召开首末次会议，对质量管理体系覆盖的所有部门、场所和要素进行全面审核。对照审核依据开具不符合项报告,进行原因分析、制定和落实纠正措施,编写内审报告,对质量管理体系的符合性和有效性进行评价,并进行相应的改进。内审一般每年进行一次,必要时可增加内审频率。

(3)管理评审:由最高管理者按照既定计划和程序,定期对质量管理体系适宜性、充分性和有效性进行评价,评估质量方针和质量目标的实现情况,并进行必要的变更或改进。管理评审的典型周期为 12 个月,必要时可增加管理评审的次数。

(4)外部审核:包括第二方审核和第三方审核。第二方审核是由组织的相关方(如顾客)或由其他人员以相关方的名义进行的审核。第三方审核是由外部独立组织进行的审核,如申请认证认可后,由认证认可机构组织的初审、监督评审和复评审,卫生行政主管部门组织的督导检查和验收检查等。针对外部审核结果,采取纠正和预防措施,实施改进。

(七)质量管理体系的持续改进

建立和实施了输血质量管理体系并不代表可以一劳永逸、万事大吉,其实建立和实施输血质量管理体系并非采供血和输血服务机构实施质量管理的终极目标,而仅仅是质量管理工作的新起点,只有持续改进才是质量管理永恒的追求目标,持续改进是永无止境的。持续改进的核心是通过提高有效性和效率来提升血站的整体业绩。

任何质量管理体系都是建立在当时特定环境和条件下的,不可能一成不变,输血质量管理体系亦然。由于血站面临的内外环境不断变化,国家对采供血和输血服务工作越来越重视,陆续颁布了一系列法律法规和质量技术规范加以监管,献血者对献血安全的关注和受血者对用血安全的要求也越来越高,以及新技术、新方法的快速发展和应用,都要求血站从管理层到员工均需积极参与持续改进活动,建立持续改进的快速反应机制。通过内部审核、管理评审、日常监控、人员培训等方式,充分运用 PDCA(P:play 策划,D:do 实施,C:check 检查,A:act 行动)法则的原理进行持续改进,发现问题、分析问题、制定和实施纠正措施或预防措施,并跟踪验证措施的有效性,避免类似问题再次发生或预防问题的发生。通过对外交流和学习,正确预测质量管理、血液检测的发展趋势,适当引入先进的质量管理方式和技术检测手段,利用项目管理的方法,对现行过程进行突破性的改进,不断提高管理水平和检测水平。通过实施满意度调查和召开服务对象座谈会,了解服务对象的需求和期望,不断提高服务质量。

在领导者的重视和全员参与下,监控和持续改进现行的输血质量管理体系,使其持续符合国家的法律、法规、标准和规范的要求,并满足甚至超越服务对象日益增长和不断变化的需求和期望,提高质量管理有效性和效率,并最终达到提升血站整体业绩和更好地实现可持续性发展的目的。

(夏丽翠)

第七节　血液标准

一、标准与标准化

(一)标准与标准化的定义

1.标准的定义

标准(standard)是对重复性事物和概念所作的统一性规定,它是以科学、技术和实践经验的综合成果为基础,经有关方面协商一致,由主管机构批准,以特定形式发布,作为共同遵守的准则和依据。

标准的定义显示标准具有以下基本特性:标准的特定性,是指对制定标准的领域和对象所做的特殊规定;标准的科学性,是指标准制定的依据是科学、技术和实践经验的综合成果;标准的统一性,是指标准在一定时期、一定条件下,对重复性事物和概念所作的统一性规定;标准的法规性,是指标准由主管机构批准的相关领域的技术法规,尤其是强制性标准,必须遵照执行。

2.标准化的定义

标准化(standardization)是在经济、技术、科学和管理等社会实践中,对重复性事物和概念,通过制定、发布和实施标准,达到统一,以获得最佳秩序和社会效益。

从其定义可以看出,标准化具有广泛性、动态性和效益性,其核心就是标准,制定、修订、发布和贯彻执行标准是标准化的主要内容和基本任务。

(二)标准的管理与分类

标准按其级别可分为国家标准、行业标准、地方标准和企业标准。按其对象可分为技术标准、管理标准和工作标准。按其适用领域可分为不同专业的共 24 类,如医疗、卫生等。按其性质可分为强制性标准和推荐性标准,法律、法规所规定的标准是强制性标准,其他标准是推荐性标准。

中国标准化工作实行统一管理与分工负责相结合的管理体制。按照国务院授权,在国家市场监督管理总局管理下,国家标准化管理委员会统一管理全国标准化工作。

二、血液标准与输血质量管理

血液标准是指对献血者招募与选择和血液的采集、制备、检测、贮存、发放、使用等过程,以及根据血液安全相关要求所作出的技术规定。血液标准化是制定、修订、发布和贯彻执行血液标准的所有活动。为确保血液质量,各国均十分重视血液标准化工作。

(一)国际血液标准化工作现状

WHO、美国、日本、欧盟等国家和组织均制定了血液相关的技术标准、管理标准和工作标准,要求采供血和输血服务机构遵循和执行,并作为对其血液质量进行监督的依据。另外,输血行业组织也积极参与制定相关的血液标准,国际输血协会、欧盟输血协会、美国血库联合会(AABB)等均制定了有关血液制品和血液服务标准,并不断及时进行修订和补充。如美国AABB 制定的血液标准,包括血库制度、血液使用评估指南、技术手册、脐血标准、造血干细胞服务标准、血库和输血服务标准等,定期予以修订,并在 AABB 网上公布,以供交流,推动和促进世界输血事业的发展。

(二)我国血液标准化工作现状

为加强我国血液标准化工作,确保血液质量和输血安全,在第四届全国卫生标准委员会成立之时,经卫生部(现卫健委)批准,增设了血液标准分委会,并于 1997 年成立了第一届血液标准委员会,成为我国 14 个卫生标准委员会之一。按照血液标准计划,血液标准委员会组织编写了两项国家标准和一项行业标准,分别为 GB18467－2001《献血者健康检查要求》、GB18469－2001《全血及成分血质量要求》和 WS/T203－2001《输血医学常用术语》,为采供血和输血服务行业保证血液质量和开展质量管理提供了依据和准则。但随着输血工作的开展,现行的血液标准已不适应输血事业发展的需求,目前卫健委已组织相关专家对现行血液标准进行修订,相信在不久的将来,新版或新的血液标准即将发布,将更好地保证血液质量和输血安全。

(三)血液标准与输血质量管理的关系

血液标准化工作是输血事业发展的导向,血液标准是开展采供血工作的基本准则和依据,也是输血质量管理目标的最低要求。

血液标准与输血质量管理的关系表现:血液标准具有制约作用,要求采供血和输血服务机构贯彻落实,并为执业许可和执法监督提供了依据。血液标准具有评价作用,为采供血和输血服务过程的质量评价、血液产品质量评估等输血质量管理工作提供了依据。血液标准与其他标准作为质量管理体系的核心,连同组织管理、体系文件、培训、评价构成了输血质量管理体系的5个基本要素,是实施输血质量管理的先决条件,输血质量管理体系必须符合国家标准的要求。

由此可见,一方面血液标准和标准化活动推动了输血质量管理和输血事业的发展,另一方面输血质量管理和输血事业的发展反过来又对血液标准和标准化工作提出了新需求,需要及时对原有的血液标准进行修订、补充或制定新标准,推动了血液标准化工作的开展。

(夏丽翠)

第八节 采供血与临床输血管理

采供血及输血管理就是按照采供血及输血工作的客观规律,对采供血及输血工作进行科学管理的理论和方法。采供血及输血管理学既是应用科学,又是以采供血及输血科学和社会科学为基础的管理科学,是管理学的一个重要分支。

一、任务与内容

采供血及输血管理的研究对象是采供血及输血机构及其各个层次的管理内容及管理规律。广义上讲,目前我国采供血及输血管理面临的任务是总结我国采供血及输血管理的经验,研究并借鉴国内外先进的采供血及输血管理模式和方法,创立适应我国实际情况的采供血及输血管理理论。具体内容包括采供血组织机构管理、安全献血管理、血液质量管理、科学合理用血管理、科研教学管理、信息管理、血站文化管理、后勤保障管理等。由于采供血及输血工作涉及献血者和受血者,而且采供血及输血管理必须遵循国家有关的法律法规,因此,输血伦理和法学在采供血及输血管理中也是不可缺少的重要内容。

采供血及输血机构的管理工作是一个完整的系统,系统内的各个部门都有各自的职责和工作目标,而整个系统只有一个总体目标,各部门的目标必须服从这个总体目标。采供血及输血机构的总体目标是及时为患者提供安全、科学、有效的输血治疗。

二、挑战与展望

随着采供血机构的迅猛发展和管理学的不断创新,采供血机构及临床输血管理学作为管理学的一个分支,同样面临着新的挑战。

（一）新知识新技术的挑战

随着人类社会的进步和我国文明程度的提高，无偿献血已逐步为群众接受并成为许多爱心人士的行为习惯。据卫生部（现卫健委）统计，2009年全国无偿献血率已达98％。与此同时，群众对血液质量和安全有了更高的要求。于是，如何使血液产品更加安全、风险更低便成了摆在管理者面前的一个重要问题。近年来，成分献血、血浆病毒灭活技术、白细胞过滤技术、核酸检测技术（NAT）等新技术相继开展，以及大量高精尖仪器设备的投入使用使采供血工作的操作技术相应拓展，不仅给输血技术工作者带来挑战，同时也给输血工作管理带来挑战。

（二）全程血液质量管理的挑战

2006年卫生部（现卫健委）颁发了《血站管理规范》、《血站实验室管理规范》（简称"两个规范"），标志着我国采供血管理工作步入了科学化、规范化的轨道。"两个规范"要求采供血机构实施全程血液质量管理。由于我国采供血机构发展不平衡，尤其是对血液质量管理的认识程度参差不齐，距离"两个规范"的要求仍存在一定差距，是对输血管理的另一个挑战。

（三）人才要求的挑战

随着卫健委"两个规范"的实施以及采供血业务工作的发展，采供血机构要求的人员素质大幅度提高，新形势下人才要求已成为输血管理工作的一个比较突出的问题。建立一个让优秀人才脱颖而出的机制和一个让优秀人才充分施展才智的环境是所有输血工作管理者必须积极面对的问题。

（四）循证医学的挑战

循证医学实践是医务人员审慎地、准确地应用最佳科学证据，使之熟练地与临床知识和经验相结合，参照患者的愿望，在某一特定领域作出符合患者需求的临床变革的过程。循证医学对输血管理尤其是临床输血管理提出更高的要求。循证输血要求临床医师要以最新、最科学的方法实施临床决策，管理者也要以循证医学原理为指导，促进临床输血管理工作的不断完善和发展。

（五）展望

随着新技术和新设备不断地应用到输血工作中，尤其是《血站管理办法》和"两个规范"的颁布实施，血液的质量和安全得到了提高。毫无疑问，未来输血管理工作将一如既往地围绕"血液的质量和安全"这一主题展开。此项工作的全面实施、集中化检测的全面开展、科学合理用血的全面推进、人员素质的全面提升等将是今后的发展方向。

（夏丽翠）

第九节　献血者管理

一、确定低危献血者

献血者应是来自低危人群的自愿无偿献血者，但自愿无偿献血者通常不了解哪些行为是增加输血传播疾病风险的行为。因此，必须对献血者开展传染病危险性教育，并在每次献血时，询问献血者是否有危险行为。定期无偿献血者目前被认为是对输血安全威胁最小的低危献血者，采供血机构应当积极动员、鼓励献血者定期献血。定期献血者人数占总献血人数的比例通常被作为评价当地无偿献血工作水平的指标,如果定期献血者比例不断提高,说明当地无偿献血工作水平也在不断提高,当地临床用血的安全性也会得到更有力的保障。

采供血机构负有教育献血者和为愿意献血的公民避免危险行为的责任。当献血者有危险行为时,应阻止他献血或鼓励他主动放弃或延期献血。这是因为在"窗口期"献出的血液可能会误当作合格的血液而发往临床,这将使接受输血的患者感染输血相关传染性疾病。

动员献血者主动放弃或延期献血是招募安全献血者非常重要的组成部分。主动放弃是指献血者意识到自己有危险行为,有可能损害受血者或由于他自己的健康状态而决定放弃献血。延期献血是指献血者愿意等到符合献血条件后再献血。

有时当献血者明知自己的血液不安全,仍然不愿意主动放弃或主动延期献血,特别是在进行团体献血或结伴献血时这种情况更容易发生,因为他不希望其他人了解他为什么不适合献血,担心如果自己被拒绝献血,其他同事或同伴会怀疑他患有传染性疾病而对他有所戒备,这被称为"同组压力"。因此,应当让献血者有机会告诉工作人员真实情况,以便工作人员将他们所献的血液废弃掉,这是十分重要的制度,我们称之为"保密性弃血"。当献血者要求废弃他们所献的血液时,采供血机构的工作人员必须认真执行并严格替他们保密,这对于临床的用血安全十分重要。

二、献血者的筛选

任何一个采供血机构都有责任保证献血行为对献血者和受血者均不构成伤害。献血者筛选的目的是为了检查出对一个献血者来说暂时的或永久的不适宜献血的各种因素,并向那些不适宜献血的献血者解释原因,使他们认识到延迟或永久排除献血的必要性。献血者筛选程序有三个主要部分:献血前咨询、征询健康状况、体格检查及血液初筛检验。

献血者筛选过程在献血者来献血前就已经开始了。有效的献血教育及宣传能够告诉潜在的献血者有关献血的健康检查标准以及不能献血的危险行为。但仍然会有献血者对此不了解,所以献血前咨询非常重要。通过献血前的咨询能够使采供血机构的工作人员对献血者的健康状况作出初步评价,了解献血者对危险因素的理解程度,给献血者提供一个自我排除或自我延期的机会。在献血前咨询的过程中,工作人员应耐心回答献血者提问,解除对献血的疑虑,明确地获得献血者对献血及各项操作过程的知情同意。

献血者一般都会认为自己感觉没病就是身体健康,但这远远不够。工作人员在献血前咨询的过程中,应使献血者明白为什么他们要提供准确而完整的既往病史及近期用药情况,使献血者了解如果他们不这样做,不仅有可能危害自身健康,而且也可能危害受血者的健康。

如果献血者明白了提供真实、准确、完整的健康状况资料是为了他们自己的相关权益,那么他们会认为献血者的健康和受血者同样重要,对采供血机构更加信任和放心,也因此更容易成为定期无偿献血者。

取得献血者健康史的最简单的方法是在献血者每次来献血时填写一张标准的健康状况征询表。我国各级采供血机构在开展无偿献血工作时,采集献血者健康状况和既往病史的健康状况征询表普遍依据国家标准《献血者健康检查要求》(GB18467－2001)制定而成。健康状况征询表应由献血者和记录者同时签名并填上日期。使用标准的健康状况征询表来记录献血者的健康史有 4 个优点:一是有助于保证系统地收集到每一位献血者的健康状况和既往病史;二是可以防止工作人员在提问时遗漏某些重要的问题;三是有明确地确认及签名;四是便于工作人员作出接受献血、延期献血和永久排除献血的决定。

取得一份准确的健康状况和既往病史的书面记录,对输血安全是十分重要的。因此,健康状况的征询应该由经过专门训练的执业医师填写,特别是在接待新的献血者时,这一点尤为重要。经过专门培训的执业医师能够习惯于询问一些人们可能感到难为情的问题,他们也比较容易判断出献血者是否适合献血。

虽然有标准的健康状况征询表,也不应简单地将表格交给献血者自己填写。大多数献血者,特别是新的献血者,他们可能不理解征询表上所列出的医学术语。工作人员应当用简单的语言来解释,使每一位献血者明白并确定他们是否有征询表中所列出的状况。而征询既往病史应当在能够保护献血者隐私的环境下进行,否则献血者可能会担心他人能够听到谈话而不愿透露一些重要的情况。

在献血前,必须对献血者进行体格检查,体格检查应当由经过专门培训的医师来进行,并严格执行《献血者健康检查要求》。根据《血站管理办法》和《血站质量管理规范》的规定以及各地区的实际情况,献血者体格检查合格后,还应对献血者进行血液初筛检验。初筛检验的项目有ABO 血型(正定型)、血比重筛选、乙型肝炎病毒表面抗原快速诊断,在有条件的地区还将乳糜血、丙氨酸氨基转移酶快速诊断纳入献血前血液检验的项目。献血前体格检查、血液初筛检验的目的有两个:一是为了保证献血者的安全,通过体格检查和血液初筛检验确定他们目前健康状况是否符合献血条件,献血不会影响他们自身的健康;二是通过献血前的血液初筛检验,判断献血者是否存在延期献血或永久排除献血的情况,如血比重未达标、丙氨酸氨基转移酶超过规定值、乙型肝炎病毒表面抗原快速诊断结果为阳性等。

通过献血前教育和咨询工作后,一部分献血者能够自我排除,而另外一些献血者是通过病史征询及健康检查之后,由工作人员作出延期献血或永久排除献血的决定。当献血者被拒绝献血时,无论是暂时的还是永久的,他们都会表现出烦躁和焦虑。因此,工作人员应当用明确而简朴的语言对这种情况作出合理的解释,让献血者明白此时若勉强献血可能有损其自身的健康,或者他的血液可能对受血者有危害,以及明确告知献血者需要延期献血还是永久排除献血。如果是延期献血,何时再来献血才是安全的,并鼓励他们届时再来。如果是永久排除献血,告知其原因,并给予恰当的建议,如进一步的检查或治疗等。

(夏丽翚)

第十节　无偿献血志愿服务组织

深圳是率先开展无偿献血志愿服务实践活动的城市。本节以深圳市无偿献血志愿服务组织建构背景进行讲述。深圳市于 2000 年 5 月成立了"深圳市红十字会无偿献血志愿工作者服务队"(简称服务队、捐血志工服务队)。服务队是由有多次无偿献血或捐献外周血造血干细胞经历的志愿者及特别关心和支持无偿献血社会公益事业的爱心人士组成的志愿服务组织。其性质是以推动无偿献血和造血干细胞捐献事业发展为目的,专业化、群众性、无级别、非受薪、无补贴的群众性志愿工作者(简称:志工)组织。其宗旨是在遵守《中华人民共和国红十字会法》、《献血法》和《深圳市义工条例》,承认《中国红十字会章程》及相关法律规章的规定,遵循红十字会 7 项基本原则(人道、公正、中立、独立、志愿服务、统一、普遍)的基础上,挖掘和调动一切可以利用的社会资源,传播献血救人、无损己身、奉献社会愉悦自我的理念,唤起更多健康适龄者加入无偿献血和造血干细胞捐献的行列。为无偿献血者和造血干细胞志愿捐献者提供咨询及志愿服务,实现全社会共同为保护人的生命和健康而开展人道主义志愿服务,推动无偿献血和造血干细胞捐献事业健康持续发展。到 2009 年底,深圳服务队已发展成为一个拥有 1 500 多名经过系统培训的注册队员、组织架构明晰、制度完善、管理有序、团队凝聚力强的群众性无偿献血和造血干细胞捐献志愿服务组织。这支队伍对深圳市的无偿献血和造血干细胞捐献事业的健康持续发展起到了积极的推动作用,取得了卓越的成就。

深圳市服务队所取得的成绩,得到了卫生部(现卫健委)和中国红十字会总会的高度赞扬。自 2006 年起,卫生部(现卫健委)和中国红十字会总会向全国推广深圳的成功经验。在深圳市服务队的示范和带动下,我国许多城市都相继成立了类似的无偿献血和造血干细胞捐献志愿服务组织,但各地志愿服务组织的隶属关系不尽相同、制度建设不完善、培训体系未建立,影响了志愿服务事业的发展。为了更好地推动我国无偿献血事业的健康持续发展,充分发挥志愿服务在无偿献血事业发展中的作用,促进无偿献血志愿服务组织的规范化、制度化建设,2009 年 5 月 8 日,中国红十字会总会在深圳市红十字会无偿献血志愿工作者服务队的基础上成立了"中国红十字无偿献血志愿服务总队",志愿服务总队在中国红十字会总会指导下,面向全国开展无偿献血志愿服务工作,并逐渐在全国发展成立志愿服务分队,建立中国红十字无偿献血志愿服务网络,促进全国无偿献血志愿服务工作健康发展。

一、志愿者组织的制度建设

无偿献血志愿服务组织是自发成立的,志愿服务不能靠权力指使,亦不能靠经济利益驱动,它的原动力是个人的志趣、信念、社会责任和志愿服务精神。在志愿服务组织的管理方面值得注意的是,志工是一群不为利益、不图金钱和物质回报、不畏权贵,追求精神享受的特殊群体。他们来自社会的各个领域、各个阶层,成长和生活的文化背景不同,受教育的程度参差不齐,习俗和性格各异。为了职业之余的共同志趣和信念走到一起,他们之间是平等的。而志工的指导者、辅导者、支持者及合作者,甚至管理和领导者常常是志工在献血时的服务者。因此,无偿献血志愿服务组织的管理,不同于一般志愿服务组织的管理,也不同于受薪服务组织的管理。无偿献血志愿服务组织的管理,靠的是公众认可的管理办法、行为规范和制度约束;靠的是管理者周密的策划和组织,公平的处事原则、渊博的知识、坚韧不拔的毅力、以身作则的威望和人格魅力;靠的是每个志工的自觉和自律。所以,健全并完善管理办法、规范、制度是团队建设和发展的需要,必须常抓不懈。

二、志工培训及考核

很多人对无偿献血志工的培训和考核很不理解,他们认为"我白给你干活,你连午饭和来回路费都不给解决,凭什么还要约束我、考核我?"其实,用心做过志愿服务的人都有这样的感受,志愿服务的内涵是非常丰富的,是需要良好服务技巧支持的,它不但要求志工本身具有一定的理论知识水平,很多时候还要讲究方式方法。无偿献血志愿服务是一项涉及多领域的社会性工作,需要有专业知识、实践经验和切身感受等个人资源的支持。由多次献血者和造血干细胞捐献者发展成的志工,来自社会各个领域、各个阶层,他们中的大部分人对无偿献血和造血干细胞捐献志愿服务所需的知识了解不多,即使有一定的了解也需规范、补充和整合。另一方面,由于每位志工的价值观存在差异,加入志愿服务组织的动机多种多样。有的人想通过参与志愿服务帮助他人,了解社会奉献社会,创造更大的社会价值;有的人想通过志愿服务,尝试解决社会问题。价值观指引着志工的言行。因此,价值观的导向在志工群体中尤为重要。在忽视这一因素的组织中,常常会出现一些影响到整体形象和团队发展的问题。比如,志工之间常常因为价值取向不一而莫衷一是,发生内耗。当个人愿望与组织宗旨或工作职责出现矛盾时,会影响到他们对组织的认同和工作效果。如果忽视了引导志工树立勤劳奉献的价值观,有的志工会感叹与想象的不一样。志愿服务组织如果不能及时有效地向志工传达组织宗旨和推崇的理念,培养志工的公民责任意识和勤劳奉献的价值观,以阳光的心态从志愿服务中收获充实和快乐,视高尚的情操和良好的社会习惯为宝贵的人生财富,那么部分目标不明确,意志不坚定的志工就会产生失落感。因此,建立志工各级培训制度,不断完善志工培训及继续教育体系,是组织建设的重要组成部分,它关系到团队稳固发展和存在的必要性。

随着志愿服务工作的不断发展,志工培训的内容也越来越丰富,为不同级别的志工设计内容恰当的培训是志愿服务组织极为重要的工作。新志工的培训侧重于血液及献血方面的专业知识、相关法律法规和志愿服务行为规范。志愿服务组织应制定培训后才进行志愿服务的制度,使志工在志愿服务过程中有足够的专业知识,可以为公众提供咨询服务,使志工向公众传播的信息是正确的,传播的献血理念与无偿献血的宗旨是相符合的。在服务过程中志工要保持良好的个人形象,举止得体,语言规范。志工在经过一段时间的志愿服务后,会总结出自己的一些服务体会,会感到自己的专业知识不足,有继续学习的愿望,他们在志愿服务过程中也会遇到一些解决不了的问题和困惑,而志工本身在其从事志愿服务的过程中可能还存在着一些不规范的行为。针对这些较为资深的志工就应当适时开展进一步的培训,如志愿服务理念与精神追求、典型志愿服务个案分析与探讨、血液成分机采原理等。这一级培训的目标是为了充实志工专业知识、强化奉献意识、进一步规范服务行为、提升志工的综合素质,为培养骨干志工打下坚实的基础。那些把志愿服务当成自己的志趣,坚持不懈、无怨无悔、快乐地从事志愿服务工作的是志工中的骨干,是志愿服务组织的宝贵财富。对志工骨干要进行更高级别的培训,比如志愿服务组织管理者培训、志愿服务点负责人培训、如何组织策划团体献血活动、志愿服务座谈及研讨会等。通过对志工骨干的培训,逐渐将他们培养成志愿者组织的管理者、教导者、行为模范,以期实现志愿者组织的自主管理、自我完善并不断发展壮大。

志愿服务是自愿无偿的,志工从事志愿服务的原动力是乐于奉献的阳光心态和社会责任感,它需要社会各界的肯定、激励、鼓舞来推动和完善。在不以利益为目的的志愿服务组织中,施以肯定性的弘扬和授予相应荣誉是激励志工的重要手段。志愿服务组织应建立志愿服务考评和表彰机制,并按规定和计划对志工参加志愿服务等活动的情况进行考评、表彰。管理者要加强与志工的沟通、交流、指导,依据志愿者组织的规章制度,定期对志工参加志愿服务工时和献血量、捐献造血干细胞情况进行统计,对志工的服务技能和服务质量进行考评,考核结果作为志工级别晋升和优秀志工评选及表彰的依据。对在志愿服务工作中作出突出贡献者,予以申报各级各类先进志工的荣誉。对于在志愿服务过程中不遵守法律法规、规章制度,给志愿服务工作造成恶劣影响的志工,经志愿者组织民主评议和讨论同意后,给予暂停志愿服务、劝退、除名等处罚,情节严重者及时交由司法机关处理。

三、志工的作用

规范化管理无偿献血志愿服务组织能够协助政府、红十字会、采供血机构、健康教育等部门开展与人道、博爱、捐血献髓等相关的宣传、咨询、无偿献血者和造血干细胞志愿捐献者招募、志工招募、志愿服务等社会公益活动。

志工能够利用与公众无利害关系、无界限、零距离的身份优势，凭借自身献血或捐献造血干细胞经历的资源优势，传播献血救人、无损己身，奉献社会带来的自豪而愉快的切身感受和"我健康，我捐血，我捐血、我快乐"等理念。与政府或采供血机构的宣传相比，更易于被公众信任和接受。

志工来自社会各阶层，通过志工开展无偿献血和造血干细胞捐献的宣传、动员、招募、保留和召回等志愿服务，筹划和组织无偿献血和造血干细胞捐献宣传活动，推动无偿献血和造血干细胞捐献知识和理念更广泛、更有效、更深入的传播，促进城市无偿献血社会氛围的形成。

志工的宣传不受时间和空间的限制，他们能够在工作、生活中动员、鼓励自己周围的人群参加献血或造血干细胞捐献，组织本单位或本社区的团体献血活动，扩大献血者的队伍。

志工在献血场所从事志愿服务的主要内容有两项，一是招募工作，志工同样能够利用自己的身份优势动员符合条件的献血者捐献机采成分血。在招募献血者的同时，配合"中国造血干细胞捐献者资料库"，在献血者中招募非亲缘关系的造血干细胞志愿捐献者，并提供相应的咨询服务。二是献血服务，服务内容包括迎送服务、接受咨询、流程引导、指导填写表格、献血者心理抚慰、茶点服务、献血后注意事项的指导等。

组织稀有血型献血者开展联谊联欢活动，招募稀有血型应急献血志愿者，建立稀有血型应急献血志愿者队伍，以保障急救时对稀有血型血液的需求。

四、志愿者组织及志工与采供血机构的关系

组建无偿献血志愿服务组织，为无偿献血和造血干细胞捐献的宣传、招募、保留、召回及服务搭建一个合法有序的平台，是实现全社会共同推动无偿献血和造血干细胞捐献事业发展的理想模式，是解决困扰中国采供血机构几十年之困惑的有效方法，是一种科学、有效、操作性强，便于推广的成功做法。值得注意的是，由多次献血和捐献造血干细胞者发展而来的志工，是来自各行各业的社会人，他们出于无私奉献和社会责任，利用闲暇时间及可利用的富余资源无偿从事志愿服务，是值得人们敬仰的爱心大使，也是采供血机构及其从业人员的服务对象。怎样才能最大限度地挖掘、发挥和保护志工的积极性，如何做好志愿服务组织的管理、协调、沟通、交流，是采供血机构从业人员的新课题，也是一个巨大的挑战。面对这种挑战，从业人员应放下架子、积极接纳、虚心向志工们学习，积极摸索与这些乐于奉献的社会人交往的方法和技巧，真诚地肯定志工们的奉献精神、高尚行为所发挥的作用，包容志工的个性，严格要求自己，尽职尽责做好本职工作，为献血者真诚服务，支持、引导志工的服务行为，尽自己所能参与献血和志愿服务。志愿服务是取之不尽，用之不竭，不受编制和经费限制的社会资源，需要恰当挖掘、科学的整合和利用，每个采供血机构及其从业人员应该爱护、支持和扶持志愿者组织。

在志工培训和交流的过程中，要有意识地提示和引导志工牢记从事志愿服务不是被诱惑或裹挟，更不是一时头脑发热盲目的随大流凑热闹，而是经过深思熟虑，不畏艰辛、自愿无偿

地将职业和生活之余的闲暇时间和可利用的富余资源,以一个社会人出于高度的社会责任感和奉献精神,以志愿服务的形式奉献给社会,以达到促进社会和谐进步的目的。让志工明白业余性志愿服务工作与全职受薪的职业性工作在文化和信念上是有差异的。志工做志愿服务工作是因为志趣,不是为了谋生,更不是为了钱,而是因为自己喜欢、有兴趣,才利用闲暇时间和可利用的富余资源去做的。因此,很多志工做志愿服务很投入,甚至是追求完美。而从业人员所做的工作是出于职业所为,可能不是自己最热爱的,只是谋生的手段而不得不去做。因此,可能不是所有从业人员都能够全身心地投入工作,应理解他们在工作中可能或多或少会出现些不尽如人意之处。当志工感到从业人员并不具备无私奉献思想、精益求精的追求和完美的工作表现时,不要心生怨气。志工是从业人员献血服务质量的监督者,发现从业人员的不恰当行为,志工应当以帮助采供血机构发现问题、解决问题的态度,积极与采供血机构沟通交流、提意见或建议,甚至投诉,从而提高采供血机构的献血服务水平。从业人员职业素质的提升也有赖于志工善意的提醒与帮助。

目前,各地无偿献血志愿服务组织大多隶属于血站,往往是通过血站这个平台向政府申请经费,或者是由血站资助。因此,许多人甚至血站的领导及工作人员会认为志愿服务组织和志工就是帮血站做事,解决血站人力资源的不足。这种误解会使志工从事志愿服务的高尚感、荣誉感大打折扣,久而久之,会产生内心的不平衡。我们要反复强调,志工从事志愿服务,不是帮血站或从业人员做事,而是出于奉献爱心自愿承担社会责任,将富余资源回馈社会、促进社会和谐进步的高尚行为。明确志愿服务组织及志工的服务宗旨是利用身份优势,广泛传播无偿献血理念,号召更多的人加入无偿献血者的行列中来。志愿服务组织及志工与采供血机构及其从业人员是平等与合作的关系,是为了共同的目标而努力工作。志工明白了这一点,自然会保持阳光心态,快乐地去做志愿服务。

五、无偿献血志愿服务组织及志工对社会的影响

深圳市红十字会无偿献血志愿工作者服务队现已成为推动深圳市无偿献血和造血干细胞捐献事业发展的重要力量。身着志工服活跃在深圳街头的志工是深圳精神文明的一道亮丽风景线。他们取得的成就得到了各级政府及社会公众的普遍赞誉。为了表彰深圳服务队在无偿献血事业中的卓越贡献,2004 年 10 月在北京人民大会堂召开的全国无偿献血表彰大会上,深圳服务队被卫生部(现卫健委)和中国红十字会总会授予全国无偿献血促进奖十佳先进集体。2009 年又被中国造血干细胞捐献者资料库评为全国捐献造血干细胞志愿服务工作先进集体,被深圳市政府授予义工服务市长奖先进集体等。十多年来,在这支队伍里涌现出了一大批社会公益先进模范人物,数十人被各级政府、红十字会、民政部门等公益机构评为全国无偿献血促进奖先进个人、全国优秀社会公益之星、省级五四青年奖、市文明市民、义工服务市长奖先进个人、十佳杰出青年、学雷锋先进人物、十大最具爱心人物、十大最具爱心家庭、百名优秀义工等多种荣誉称号。随着服务队影响力的日益增强,志工队伍不断壮大,无偿献血和造血干细胞捐献的理念逐渐深入地传播到社会的各个角落,使越来越多的普通市民了解、理解、支持并加入这一公益行动中来,促进公民无偿献血和捐献造血干细胞意识的提升,促进社会无偿献血和捐献造血干细胞氛围的形成,使深圳市无偿献血和造血干细胞捐献事业已步入了良性发展的轨道。

同时,深圳无偿献血和造血干细胞捐献事业的蓬勃发展,使更多的普通市民参与了社会公益事业,促进了城市文明程度的提高,提升了城市的社会公益形象。无偿献血和造血干细胞捐献也

是全国文明城市评选的两项指标,深圳被评为首批全国文明城市也得益于各级各类志愿服务团体所做出的贡献。

公益和慈善事业的发展程度是社会文明程度的重要标志之一,公益和慈善团体所起到的作用是任何行政部门都无法取代的,他们是社会矛盾的缓冲剂、润滑剂,是政府行为有效的补充,他们来自民间,服务于民间,与广大人民群众无利害、无距离,他们更易于被群众接纳。"人之初,性本善",每个人都有善良的一面,但很多时候,人的善心无从发挥,而无偿献血志愿服务组织正是为普通群众参与社会公益和慈善事业提供了一个合法有序的平台,其产生的影响已远远超越了无偿献血和造血干细胞捐献的领域,成为城市人文精神不可缺少的一部分。

(夏丽翠)

参考文献

[1] 刘巧玲,张春霞,刘忠伦,等.现代临床输血检验[M].合肥:安徽科学技术出版社,2022.

[2] 李继业,鲁锦志,海洋,等.检验学基础与临床应用[M].北京/西安:世界图书出版公司,2022.

[3] 朱光泽.实用检验新技术[M].北京:中国纺织出版社,2021.

[4] 董艳.实用临床检验学[M].西安:陕西科学技术出版社,2021.

[5] 于凤华,武慧慧,李艳芹,等.临床输血与检验[M].哈尔滨:黑龙江科学技术出版社,2022.

[6] 贾天军,李永军,徐霞.临床免疫学检验技术[M].武汉:华中科学技术大学出版社,2021.

[7] 刘开彦.血液病临床输血[M].北京:北京大学医学出版社,2021.

[8] 高海燕,刘亚波,吕成芳,等.血液病临床检验诊断[M].北京:中国医药科学技术出版社,2021.

[9] 韩瑞,张红艳.临床生物化学检验技术[M].武汉:华中科学技术大学出版社,2021.

[10] 邢海燕.实用临床检验与输血[M].天津:天津科学技术出版社,2021.

[11] 黄华,卢万清,叶远青,等.新编实用临床检验指南[M].汕头:汕头大学出版社,2021.

[12] 王秀玲,马丽芳,李英,等.现代医学检验与临床诊疗[M].北京:科学技术文献出版社,2021.

[13] 李春红.检验输血技术与临床分析[M].天津:天津科学技术出版社,2021.

[14] 柯培锋,赵朝贤.临床生物化学检验技术实验指导[M].武汉:华中科学技术大学出版社,2021.

[15] 付玉荣,张玉妥.临床微生物学检验技术实验指导[M].武汉:华中科技大学出版社,2021.

[16] 高洪元.免疫学检验理论与临床研究[M].西安:陕西科学技术出版社,2021.

[17] 李凌波,陈维佳.血液免疫学血型相容性实验指南[M].长春:吉林大学出版社,2021.

[18] 王宁.临床检验鉴别诊断[M].天津:天津科学技术出版社,2021.

[19] 曹元应,严家来.医学检验综合实训[M].北京:高等教育出版社,2021.

[20] 迟延芳,董广云,贺姗姗,等.精编医学检验学[M].哈尔滨:黑龙江科学技术出版社,2021.

[21] 岳保红,杨亦青.临床血液学检验技术[M].武汉:华中科学技术大学出版社,2022.

[22] 彭传梅,王杨,王佳.当代检验医学与检验技术[M].北京:科学技术文献出版社,2021.

[23] 薛枭,唐汉物,吴艳凌,等.医学检验项目与临床诊断[M].北京:科学技术文献出版社,2021.

[24] 胡嘉波,朱雪明,许文荣.临床基础检验学[M].北京:科学出版社,2022.

[25] 张家忠,殷彦.血液学检验[M].西安:西北大学出版社,2021.

[26] 李宜雷.实用检验诊断与分析[M].北京:科学技术文献出版社,2021.

[27] 杨云山.现代临床检验技术与应用[M].开封:河南大学出版社,2022.

[28] 刘晶,陈维霞,李磊.现代检验技术与临床[M].沈阳:辽宁科学技术出版社,2021.

[29] 董彦军.临床检验医学与诊断[M].北京:科学技术文献出版社,2021.

[30] 李玉云,欧阳丹明.临床血液学检验技术实验指导[M].武汉:华中科学技术大学出版社,2022.

[31] 辛叶.新编医学检验技术[M].沈阳:沈阳出版社,2021.

[32] 钟楠楠,窦迪.免疫学检验[M].西安:西北大学出版社,2021.

[33] 王宇,王玉芳,王卓童,等.实用医学检验技术与疾病诊断[M].哈尔滨:黑龙江科学技术出版社,2022.

[34] 张金凤.实用医学检验与实践[M].北京:科学技术文献出版社,2021.

[35] 韩安功,臧家兵,汤伟胜.实用临床检验医学[M].北京/西安:世界图书出版公司,2022.

[36] 胡三强,杨帆,张鑫,等.微柱凝胶技术在ABO血型不合新生儿溶血病诊断及输血前检验中的应用分析[J].中国现代药物应用,2022,16(16):116-120.

[37] 焦彦,张莹,时红林,等.慢加急性肝衰竭不同预后患者血浆外泌体差异蛋白的生物信息学分析[J].临床肝胆病杂志,2021,37(4):834-840.

[38] 宋小彦,马品,王一童.血型实验室中输血检验质量控制方法及输血安全策略分析[J].河南医学研究,2022,31(2):338-341.

[39] 关飞舜.自体输血和异体输血的临床应用比较[J].中国卫生标准管理,2021,12(4):40-43.

[40] 曲岩.临床检验ABO血型的质量控制对策分析[J].中文科技期刊数据库(全文版)医药卫生,2022(12):173-176.